KB216785

의료 사고를
일으키는
의사들

의료 사고를
일으키는
의사들

대니엘 오프리 지음

고기탁 옮김

WHEN WE
DO HARM

WHEN WE DO HARM
by DANIELLE OFRI

Copyright (C) 2020 by Danielle Ofri
Published by arrangement with Beacon Press
Korean Translation Copyright (C) 2025 by The Open Books Co.

All rights reserved.

Korean translation rights arranged with Beacon Press through EYA (Eric Yang Agency).

일러두기
• 원주는 모두 미주로 처리하였고, 본문의 각주는 옮긴이의 주이다.

이 책은 실로 꿰매어 제본하는 전통적인 사철 방식으로 만들어졌습니다.
사철 방식으로 제본된 책은 오랫동안 보관해도 손상되지 않습니다.

나아바, 노아, 아리엘을 위해

병원이 지켜야 할 첫 번째 요건이 환자에게 해를 끼치지 않는 것이라고 말한다면, 어쩌면 이상한 원칙처럼 보일 수 있을 것이다.

그런데도 반드시 그와 같은 원칙을 정할 필요가 있다.

—플로렌스 나이팅게일, 1863년

차례

1장
점보제트기 추락 사고

〈이게 정말 사실인가요?〉 비컨 출판사의 편집자가 내게 믿을 수 없다는 듯이 메일을 보내왔다. 2016년 어느 봄날 오후였고, 메일에는 『영국 의학 저널 *British Medical Journal*』에 소개되며 여러 주요 언론의 헤드라인을 장식한 (동시에 의료계에 건전한 비평을 불러일으킨) 한 기사가 첨부되어 있었다.[1] 기사는 의료 실수가 미국의 전체 사망 원인 중 세 번째라고 결론을 내렸다.

그녀의 질문에 답변할 말을 찾으면서 나는 갈팡질팡했다. 비단 내 진료실과 우체통, 받은 편지함과 심지어 화장실까지 무자비하게 쌓여 가는 의료 학술지를 그동안 꾸준히 챙겨 읽지 않았기 때문만은 아니었다.

사실상 답을 줄 수 없었기 때문이다. 세 번째 사망 원인이라고? 〈정말?〉 의료 실수가 정말 유방암이나 뇌졸중, 알츠하이머병, 교통사고, 당뇨병, 폐렴 같은 병을 제치고 3위라고?

미국에서 가장 큰 병원이자 가장 바쁜 병원 중 하나인

벨뷰 병원에서 25년째 일하는 내과 전문의로서 나는 오늘날 의료계의 나름 합당한 한 단면을 보고 있다. 21세기 〈선진〉 사회에 만연한 비만이나 당뇨병, 심장병, 고혈압, 암 같은 질병으로 고통받는 수많은 환자를 만나기 때문이다.

따라서 만약 의료 실수가 세 번째로 높은 사망 요인이라면 나 역시 수시로 그런 사례를 접했어야 하지 않을까? 지인이나 가족을 통해 이야기를 듣지 않았을까? 심장병과 암에 이어서 세 번째로 마치 출근부에 도장을 찍듯이 빈번하게 사람을 죽인다면, 의료 실수는 내가 의료 현장에서 일상적으로 겪는 일 중 하나가 되어야 할 것이다.

하지만 현실은 그렇지 않다.

적어도 내가 느끼기에는 그렇지 않다.

물론 나도 의료 실수를 목격한 적이 있으며 명백히 내가 일조한 적도 있다. 병원 복도에서 뼛속까지 오싹해지는 이야기를 들은 적도 있고, 언론에서 충격적이고 가슴이 찢어지는 기사를 접하기도 했다. 이런 사건들은 하나같이 이례적이고 끔찍하지만 그런데도 드문 사고처럼 느껴질 뿐이다. 내가 일하는 임상 현장에서는 의료 실수보다 울혈 심부전이나 폐암, 폐 공기증으로 사망하는 환자가 훨씬 많다.

의료 실수에 관련된 자료는 끊임없이 쏟아지고 있다. 1년에 약 4만 4천 명에서 9만 8천 명이 의료 실수로 사망하는 것으로 추산한 의료 협회의 1999년 최초 보고서[2]부터 1년에 25만 명 이상이 사망한다고 주장하는 『영국 의학 저널』의 분석에 이르기까지, 마치 의료 실수 때문에 공중 보건에 비상사태가 초래되기 직전인 것처럼 보일 정도다. 설령 수치가 완전히 정확하지 않더라도 — 이들 보고서는 방법론에 문제가 제기되었다 — 연구자들은 의료 실수가 발생하는 빈도가 절대 낮지 않다는 데 의견을 같이하고 있다.

자료가 틀렸을까? 아니면 내가 잘못 알고 있는 것일까?

나를 비롯한 의료인 대부분이 이 만연한 현상을 단지 인지하지 못하는 것일까? 우리가 편견에 빠졌을까? 현실 부정일까? 과연 우리 임상의들은 전례 없을 정도로 많은 환자를 죽이고 있음에도 그런 사실조차 모른 채 태평한 것일까? 정말 그렇다면 우리는 아마도 병원을 폐쇄하고 환자들에게 위해를 가하는 행위를 중단해야 할 것이다. 병원 출입문에는 이런 안내문을 붙여 놓아야 한다. 〈몸에 좋은 퀴노아와 콩을 드십시오. 계단을 이용하고 병원을 멀리하십시오.〉

〈세 번째 사망 원인〉이라는 주장이 어쩌면 과장된 표현일 수 있지만 어쨌든 의료 실수를 둘러싼 공개된 통계와 현장에서 일하는 임상의들의 경험 사이에는 명백히 커다란 틈이 존재한다. 게다가 일상적인 환자들의 경험도 방식은 다르나 통계 자료와 견해를 달리한다.

현역 내과 의사로서, 그리고 때때로 환자가 되기도 하는 한 사람으로서 나는 이 문제의 진상을 밝혀야 할 의무감을 느꼈다. 공식적인 자료에 근거한 추론과 내가 경험하는 현실은 완전히 상반되어 보였다. 즉 둘 중 하나는 틀린 주장을 펴고 있다는 뜻이었고, 나의 목표는 누가 틀렸는지 알아내는 것이다.

의료계의 지난 200년 역사를 한 편의 장편 영화로 만든다면 아마도 호화로운 액션이 펼쳐지는 대작 모험 영화가 될 것이다. 영화 초반에는 하얀 가운을 입은 영웅들이 청진기와 피펫을 휘두르며 의료용 마체테로 단칼에 질병을 참수한다. 곧이어 공중위생과 소독, 마취가 스크린을 압도하며 19세기 질병들을 물리친다. 20세기 초에 이르러서는 백신과 항생제가 마치 수류탄처럼 폭발하면서 전염성을 가진 약탈자들로부터 대중을 구한다. 의기양양해진 슈퍼 영웅들은 으스대며 20세기 후반을 맞이하고 화학 요법과 투석, 항정신병 약물, 수혈, 산아 제한, CT 촬영, 심장 카테터법, 중환자실, 스타틴, 혈압 강하제, 에이즈 치료제 등을 동원하여 전방위적인 주짓수 공격을 휘몰아치면서 일말의 주저함도 없이 병실의 모든 드래곤을 학살한다. 팝콘 통이 기름기로 번들거리는 바닥을 드러낼 틈도 주지 않은 채 영화는 각종 질병을 상대로 연전연승하며 평균 기대 수명을 거의 두 배로 늘리는 일방적인 양상으로 전개된다.

그동안 의료계 근간에는 이런 일련의 놀라운 성공에 대한 자부심이 존재했다. 충분히 그럴 만했다! 한때의 획일적인 살인자들을 추억거리로 만든 일은 절대로 당연하게 여길 수 없는 인상적인 위업이었다. 그리고 이런 승리를 둘러싼 끊임없는 주제는 의료 실수나 이상 반응에 관한 논의가 끼어들 틈을 주지 않았다. 의료 실수나 이상 반응은 기껏해야 우리 영웅들이 확신을 가지고 성큼성큼 걸어가는 길 위에 깔린 성가신 자갈에 불과했다.

의료계가 이런 실수들을 검토하지 않은 것은 아니다. M&M이라는 친숙한 이름으로 잘 알려진 질병률과 사망률 회의는 지난 한 세기 동안 의료계와 함께해 왔다. 질병률과 사망률 회의는 과거에도, 그리고 현재에도 부정적인 의료 결과에 대한 공식적인 평가를 제공하고 있다. 하지만 의료 실수를 분석하는 과정에 우리 의료계 영웅들의 견고한 개인주의가 스며들면서 무엇이 ─ 더 흔하게는 〈누가〉 ─ 제대로 작동하지 못했는지 파악하고, 그 부분을 개선하는 방식이 보편적으로 자리를 잡게 되었다. 의료 실수는 발전 과정에서 어쩔 수 없는 단순한 부산물로 간주되었다. 모든 문제는 의료 연구가 끊임없는 진전을 이어 감에 따라 저절로 해결될 일이었다.

그러므로 의료 피해에 대한 고찰이 의료 연구의 활발한 분야가 아니었다는 점은 전혀 놀라운 일이 아니다. 의료계의 연로한 기득권층은 고귀한 의술 ─ 대규모로 진행되는 과학적 연구로 강화된 ─ 이 의료계의 성스러운 직무에 모범적이라는 견해를 가지고 있었다. 오히려 이런 맹점을 가장 먼저 지적한 사람들은 사실상 전공의들이었다.

브루크 육군 의료 센터의 전공의 로버트 모저는 의료의 부정직인 면에 가장 먼저 본격적으로 관심을 기울인 사람 중 한 명이었다. 1956년에 『뉴잉글랜드 의학 저널*New England Journal of Medicine*』에 발표한 논문에서 그는 〈의학적인 처치가 시행되지 않았으면 발생하지 않았을 질병들〉을 설명했다. 해당 논문은 우리 임상의들이 심지어 타당한 의학적 치료라는 이름으로 끼친 위해를 조사한 최초의 사례였다. 그는 논문 제목을 「의학적 진보가 낳은 질병Diseases of Medical Progress」이라고 지었고, 약 5퍼센트에 이르는 환자들이 해당 질병을 경험한다는 사실을 알아냈다.[3]

몇 년 뒤 예일 뉴헤이븐 병원 내과 전공의들의 아침 회의에서 이 논문이 우연히 논의되었다. 그날 회의에 참석한 전공의 중에 엘리후 시멜도 있었는데, 그는 브루클린 버러 파크 에이츠 하임 신학교의 탈무드에서 금메달을 수상한 전력이 그때까지 학계에서 자신의 이름을 알린 전부였다. 그는 자신이 배우는 의술이 환자들에게 도움을 줄 수도 있지만, 위해를 가할 수도 있다는 불편한 사실에 충격을 받았다. 그리고 전공의 수련 동안 자신이 시행하고 있는 의학적 치료가 초래한 것으로 생각되는 합병증이나 부정적인 의료 결과에 주목하며 직접 평가표를 작성하기 시작했다.

3년에 걸친 수련 과정이 끝나고 시멜은 1960~1961년 학년도에 내과 수석 전공의에 선임되었다. 수석 전공의가 연구 과제를 수행하는 것은 예일의 전통이었고, 시멜은 모저의 연구를 좀 더 확대하기로 했다. 모저는 자신의 과거 사례를 조사했으며, 모든 후향적 연구는 편견 — 이를테면 뒷공론처럼 — 을 내포하기 마련이었다. 시멜은 과학적으로 더욱 엄격하고자 했으며 문제를 전향적으로 살펴보고자 했다. 그는 자신들이 행하는 의학적 치료의 결과로 얼마나 많은 환자가 합병증을 경험하는지 실시간으로 기록하기로 했다. 시멜은 자랑스러운 표정으로 내게 〈이 연구는 분자와 분모를 모두

생산하는 최초의 연구였습니다〉라고 말했다.

연구에 참여할 보병들은 예일의 내과 전공의 과정을 공부하는 33명의 전공의였다. 「이 연구가 외과 치료 쪽에서 시행되지 못할 것은 분명합니다.」 그가 소리 없이 웃으며 말했다. 그는 보수적인 성향이 더 강한 외과라면 자신들의 치부를 더욱 공개하고 싶어 하지 않을 거라고 판단했다.

1960년 8월 1일을 기점으로 모든 환자의 차트 전면에는 한 가지 양식이 첨부되었다. 그리고 내과 전공의들은 바람직하지 않은 사건들을 무조건 기록해야 했다. 설령 꼭 필요하고 이해할 만한 의학적 치료나 실험의 결과로 발생한 사건이라도 상관없었다. 시멜은 특히 고의가 아닌 실수로 일어난 사건들(예컨대 우연히 잘못된 약병을 집어 든 것 같은)은 제외했다. 의료 행위 자체가 유발하는 위해에 더 관심이 있었기 때문이다. 그의 연구는 8개월 동안 진행되었고, 1천 명 남짓한 환자가 포함되었다.

전공의들은 198명의 환자에게 발생한 240건의 이상 반응 사례를 기록했다. 그들이 실시한 의료의 결과로 환자의 약 20퍼센트가 어떤 식으로든 피해를 경험한 셈이었다. 이는 놀라운 수치였다. 의료계에 있는 누구도 자신들의 의료 행위가 환자 5명 중 1명에게 위해를 가하고 있을 줄은 상상하지 못했을 것이다.

자신들의 치부를 드러내는 문제와 관련해서는 내과도 외과만큼이나 과묵한 성향으로 드러났다. 시멜이 속한 내과의 교수들은 아무도 그의 논문에 공동 저자로 참여하기를 원하지 않았다 — 당시에는 전공의가 연구 과제를 수행할 때 교수가 공동 저자로 이름을 올리는 것이 관행이었다. 결국 시멜은 혼자 논문을 작성했다.

치부를 공개하고 싶지 않기는 의료계 전체가 매한가지인 듯 보였다. 시멜에게 돌아온 말은 〈우리『뉴잉글랜드 의학 저널』에서는 그런 글을 싣지 않습니다〉와 같은 내용뿐이었다. 수많은 거절을 당한 끝에 그의 1964년 논문은 마침내 『내과 의학 연보Annals of Internal Medicine』에 실릴 수 있었다.[4]

시멜의 논문 —「입원에 따른 위험The Hazards of Hospitalization」— 은 많은 사람에게, 특히 예일 대학교처럼 아이비리그에 속한 교육 기관에서 환영받지 못했다. 그는 의원성 질병 — 의사에게 유발된 질병 — 에 관한 도발적인 논평을 발표함으로써 이미 1년 전에도 상류층의 신경을 거슬렀다.[5] (해당 기사는「병원균으로서 의사The Physician as Pathogen」라는 신선하면서도 비판적인 제목으로 발표되었다.) 시멜이 병례(病例) 검토회에서 본인의「입원에 따른 위험」연구 결과를 발표하자 병원장이 그를 자신의 사무실로 데려갔다. 그리고 〈뉴헤이븐 병원에 대해 무슨 말을 하고 싶은 건가?〉라고 물었다.

「병원은 아무런 위험이 되지 않습니다.」시멜이 건조한 어조로 말했다. 「병원〈건물〉이 의술을 펼치는 것은 아니니까요.」할 말은 많았지만, 그는 더 입을 열지 않았다.

1980년대에 이르러서야 연구자들은 비로소 대대적으로 의료 피해를 조사하기 시작했다. 하지만 그들의 시선은 실질적으로 환자의 안전을 향해 있지 않았고, 아직은 그런 용어조차 만들어지지 않은 상태였다. 그보다는 미국의 의료 실수 실태를 파악하기 위함이었다. 의사들이 소송을 통해 징계를 받았는가? 환자들은 늘어난 의료비를 감당할 만큼 금전적으로 충분한 보상을 받았는가? 소송하지 못한 환자들은 어떻게 되었는가? 이와 같은 의문들은 답을 얻을 수 없었다. 문제의 심각성을 제대로 아는 사람이 아무도 없었기 때문이다. 얼마나 많은 환자가 치료 과정에서 위해를 당했을까? 위해는 얼마나 심각한 수준이었을까? 해당 사고는 정당한 의학적 치료의 〈부작용〉이었을까? 아니면 명백한 부주의로 인한 부정적인 결과였을까? 경제적인 영향은 무엇이었을까?

이런 문제들을 엄밀하게 조사한 최초의 연구 중 하나는 하버드 의료 행위 연구였다.[6] 연구자들은 1984년에 만 1년 동안 뉴욕주에 있는 51개의 병원을 조사했다. (추측하건대 이들 하버드 연구자들은 치부가 공개되더라도 그들 병원이 있는 매사추세츠주가 아닌 뉴욕주의 문제로 비치기를 바랐던 것 같다!) 그들은 무작위로 3만 121개의 차트를 선별했고, 그들이 치료 과정에서 의도되지 않은 상해로 규정한 이상 반응 횟수를 기록했다. 해당 연구에 따르면, 입원 치료의 3.7퍼센트가 의료 상해로 드러났고 그중 14퍼센트는 치명적이었다. 이 같은 연구 결과를 뉴욕주의 모든 거주자에게 적용한다면 1984년 한 해에만 병원 치료의 결과로 거의 10만 건에 달하는 의료 상해가 (1만 3,451명의 사망자와 2,550건의 영구 장애를 포함하여) 발생했음을 의미한다.

해당 연구의 저자 중 한 명인 소아외과 의사 루치안 리프는 환자들을 상대로 자행되는 엄청난 규모의 위해에 큰 충격을 받았다. 그래서 자신의 외과용 메스를 내려놓은 채 이러한 자료를 연구하는 데 남은 경력을 바쳤다. 그는 위해의 약 3분의 2가 잠재적으로 막을 수 있었던 것처럼 보인다는 사실에 특히 충격을 받았다. 심지어 해당 연구는 심각한 위해로 이어진 실수들만 다루고 있었다. 상해 정도가 미미하여 인지되지 않은 채 넘어간 실수는 훨씬 더 많을 것이 분명했다. 게다가 위해를 아예 유발하지 않은 수많은 실수는 어떠한가? 그 또한 실수이기는 마찬가지였기에 잠재적인 재앙의 지뢰밭이 훨씬 크다는 사실을 암시했다.

1994년에 리프는 의료 실수 연구의 초점을 기존의 의료 소송 체계가 아닌 의료 행위를 전반적으로 더 안전하게 만드는 목표로 재설정하는 중대한 논문을 발표했다.[7] 우선은 자료 수집 단계에서 상해를 입힌 실수뿐 아니라 모든 실수에 초점을 맞출 필요가 있었다. 의료 전문가들은 실수가 환자의 상해로 이어지지 않았다는 이유만으로 안심할 수 없었기 때문이다. 그런데도 리프의 논문에서 가장 중요한 화두는 의료 실수가 일반적으로 개인의 실패뿐 아니라 시스템의 실패에서 기인한다는 내용이었다. 즉 의료 실수의 직접적인 원인이 간호사가 잘못된 약을 투약하는 사례처럼 사실상 인간의 행위인 경우에도 우리는 언제나 그와 같은 실수를 가능하게 만든 시스템상의 중첩된 오류를 발견할 수 있었다.

문제의 간호사는 어쩌면 너무 많은 환자를 담당하고 있

었거나, 잦은 비상 호출 때문에 그녀의 사고 흐름이 끊임없이 방해를 받았거나, 약들이 비슷하게 들리는 이름을 가졌거나, 약의 위치가 병동마다 달랐거나, 형광등 아래서 라벨이 너무 반짝거린 탓에 읽기가 불가능했을 수도 있다. 이런 경우에 간호사를 징계하거나 의무적으로 보충 교육을 받도록 하는 것이 기존의 방식이었다면, 리프의 주장은 만약 정말로 미래에 똑같은 실수가 일어나지 않도록 예방하고자 한다면 시스템을 더욱 철저하게 조사해서 무엇이 간호사를 실수하게 했는지를 파악해야 한다는 것이다. 〈실수는 인간보다 시스템에 문제가 있음을 보여 주는 증거로 받아들여야 한다〉라고 그는 주장했다.

리프가 강조한 두 번째 화두는 의료 실수는 피할 수 없다는 것이다. 즉 리프는 의료 실수가 〈인간은 실수하는 것이 당연하다고 전제하기보다 실수하지 않을 거라고 전제하는〉 의료 체계의 근본적인 실수에서 비롯된다고 설명했다. 그는 인지 심리학과 인간 요인 연구(인간과 기계가 상호 작용하는 방식에 초점을 맞추는 인간 공학적 설계)에 흥미를 느꼈다. 특정 상황에서 인간이 생각하고 반응하는 방식을 이해한다면 우리가 어떻게, 왜 그토록 많은 전형적인 의료 실수를 저지르는지 배울 수 있기 때문이다. 그리고 이런 정보들로 무장함으로써 우리는 시스템을 인간이 더욱 실수하기 어려운 형태로 재설계할 수 있을 것이다.

(리프의 논문에서 세 번째 〈화두〉는 그의 개인적인 견해다. 요컨대 하버드 의료 행위 연구에서 드러난 치명적인 상해

들을 미국 전체로 확대하여 추론해 보면 점보제트기가 매일 한 대씩 — 정확히는 한 대 반씩! — 추락하는 셈이라고 주장했다. 그렇게 비행기 사고는 초기 환자 안전 운동을 규정하는 은유가 되었다.)

리프는 1999년에 미국 의료 협회에서 발표된 「실수를 범하는 것은 인간이다To Err Is Human」라는 획기적인 보고서의 공동 저자이기도 했다. 많은 사람이 이 의료 협회 보고서를 현대적인 환자 안전 운동의 토대를 수립한 문서로 여기면서 마치 사해 문서나 미국 헌법을 대하듯이 경건한 경외심을 표한다. 「실수를 범하는 것은 인간이다」는 의료계가 실수를 범한 의료인 개개인에 대한 비난은 자제하고 대신 시스템을 더 안전하게 만들기 위해 노력해야 함을 강조했다. 그리고 이 보고서가 언론에 유출되자 매년 약 9만 8천 명에 달하는 미국인들이 의료 실수로 사망하고 있다는 내용이 헤드라인을 장악했다. 점보제트기 은유는 이제 어디에서나 볼 수 있었고, 신문이나 잡지와 같은 가능한 모든 곳에서 비행기가 추락하는 자극적인 사진이 사용되었다.

그런데 대중의 생각과 달리 「실수를 범하는 것은 인간이다」는 조사 연구가 아니었다. 저자 중 누구도 셜록 홈스의 망토를 입지 않았고 혹시라도 응급실에 남아 있을지 모를 지문을 찾아 나서지 않았다. 아무도 수술실을 엿보거나 근무 중인 간호사들을 추적하지 않았다. 의료 기록을 꼼꼼하게 읽거나 부검에 참여하지도 않았다. 해당 보고서의 저자들이 한 일이라고는 하버드 의료 행위 연구의 자료, 유타주와 콜로라도주에서[8] 행해진 비슷한 연구의 자료를 취합하고 이를 미국 전체로 확대해서 추론한 것이 전부였다(뉴요커의 한 사람으로서 나는 이 연구에 뉴욕 의료 행위 연구라는 이름을 붙였어야 한다고 지적할 의무를 느낀다). 자주 인용된 9만 8천 명이라는 한 해 사망자 수는 뉴욕을 미국 전체로 간주한 수학적인 행위에 불과했다(물론 우리 뉴요커들은 그렇게 생각하는 것이 당연하다는 사실을 이미 알고 있다). 만약 미국이 유타나 콜로라도처럼 인구 밀도가 희박한 직사각형 모양의 주(州)들로만 이루어져 있다면 의료 실수로 인한 한 해 사망자 수는 4만 8천 명으로 줄어들 것이다. 따라서 의료 협회의 보고서에서 밝힌 의료 실수로 인한 공식적인 사망자 추정치는 4만 8천 명에서 9만 8천 명 사이다.

언론은 가장 낮은 사망자 추정치에 대해 금방 관심을 끊었다. 다른 모든 미묘한 차이에 대해서도 마찬가지였다. 그들은 오로지 의사들이 어떻게 매년 9만 8천 명에 달하는 미국인들을 죽이고 있는지만 떠들었다. 언론이 외면한 가장 중대한 사실 중 하나는 의료 협회의 보고서가 주된 근거로 삼은 2건의 연구가 입원 환자들을 대상으로 했다는 점이었다. 사람들 대부분이 보통은 입원 치료를 받지 않는다는 점에서 해당 자료는 이미 일반화될 수 없었다. 입원 환자들은 당연히 일반 환자보다 아픈 사람들이며 나이도 많다. 병이 위중할수록 치료도 더 많이 받고, 약도 더 많이 먹으며, 수술도 더 많이 받는다. 즉 보통 환자들보다 의료진과 상호 작용이 더 빈번할 수밖에 없다 — 이 부분에 대해서는 나중에 몇 번 더 언급할 예정이다. 설령 그 모든 경우에서 99퍼센트 완벽하게 상호 작용이 이루어지더라도 입원 환자의 치료에 관여하는 다양한 역할자의 존재는 그와 같은 수많은 역할 중 적어도 한 가지는 계획대로 흘러가지 않을 가능성이 크다는 사실을 의미한다.

언론이 놓친 두 번째 미묘한 차이는 예방 가능성에 관련된 문제였다. 의료 협회의 보고서가 근거한 2건의 연구는 얼마만큼의 실수가 예방 가능했는지 알아내기 위한 연구가 아니었다 ― 연구자들은 의료 피해와 의료 소송 사례를 파악하는 데 중점을 두었다. 그들이 나중에 해당 정보를 추출하기 위해 다시 관련 자료를 꺼내 들었을 때는 분석을 위한 사례 요약만 남아 있을 뿐 의료 차트는 사라지고 없었다. 많은 세부 사항이 유실된 상태에서 연구자들은 어떤 실수가 예방 가능했는지를 두고 그들끼리도 쉽게 의견을 모으지 못했다.

예방 가능한 〈실수〉와 예방 가능한 〈죽음〉은 완전히 다른 이야기다. 예컨대 간 질환 말기로 죽음을 앞둔 환자에게 잘못된 항생제가 처방되었다고 가정해 보자. 해당 환자는 예방 가능한 〈실수〉를 겪고 결국 〈죽음〉에도 이르렀지만, 이 두 가지 사실이 꼭 관련 있다고는 말할 수 없다. 항생제를 제대로 처방했더라도 ― 즉 실수를 예방했다고 해서 ― 환자는 간 질환으로 인한 죽음을 피할 수 없었을 것이다. 어떤 하나의 실수가 실질적으로 죽음을 〈유발〉했는지 아닌지 알아내기 위해서는 복잡한 분석이 요구된다. 마찬가지로 9만 8천 명의 사망자도 치료를 받는 과정에서 실수를 경험했을 수 있다. 그렇다면 정말 그들이 실수 때문에 목숨을 잃었을까? 의료 협회의 보고서는 이와 같은 질문에 대답할 수 없었고, 언론에서도 굳이 그런 부분까지 신경을 쓸 형편이 아니었다. 그냥 지나치기에는 헤드라인 제목이 너무 매혹적이었기 때문이다.

우리의 실수 때문에 미국 땅에서 날마다 죽어 나가는 환자들의 숫자가 점보제트기가 추락하는 만큼은 아닐 가능성이 크다. 아마도 훨씬 더 적을 것이다. 하지만 전혀 없는 것은 아니다. 매년 의료 실수로 사망하는 환자가 9만 8천 명이 아니라 실제로는 5만 명, 또는 2만 명, 또는 5천 명 수준일지라도 여전히 많은 환자가 우리 잘못 때문에 목숨을 잃는 셈이다. 게다가 의료 실수로 인한 〈사망〉은 의료 실수 때문에 피해를 보는 환자들의 일부 사례에 불과하다. 의료 실수 때문에 출혈이나 신부전, 혈전을 겪는 환자들은 어떤가? 사망으로 이어지지 않더라도 이런 부작용은 매우 심각한 위해다. 여기에 더해서 이제는 진단 실수와 진단 지연도 의료 실수로 간주되면서 〈예방 가능한 위해〉의 범위가 넓어지고 있다.

이처럼 완전히 맞는 내용은 아니었을지 몰라도 — 그리고 언론들이 명백히 분석 과정에서 드러난 미묘한 차이를 흘러 버렸음에도 — 의료 협회의 보고서는 어쨌든 의료계와 일반 대중에게 환자 안전 문제에 따른 관심을 불러일으키는 데 성공했다. 또한 보조금 지원도 이끌어 냄으로써 연구자들이 인간에게 위해를 가하는 다른 질병들처럼 의료 실수도 깊이 있게 연구할 수 있도록 해주었다. 비틀스의 「화이트 앨범

White Album」 원본처럼「실수를 범하는 것은 인간이다」의 원본, 즉 하버드 의료 행위 연구를 비롯한 원래의 연구도 비록 많은 관심을 받지는 못했지만 궁극적으로 환자 안전 운동을 촉발하고자 한 본래의 목적을 달성했다.

우리 의료계는 종종 항공 산업계를 〈모방〉하라는 말을 듣는다. 오늘날 항공사들의 운영 실태를 고려할 때 레그룸이나 수하물 요금 체계는 절대로 따라 하면 안 된다고 생각할 사람이 분명히 나 혼자만은 아니겠지만, 그런데도 경쟁자인 항공 산업계에 우리가 배울 점이 많다는 것은 틀림없는 사실이다. 항공 산업계는 의료계와 마찬가지로 엄격한 개인주의자들로, 이 경우에는 중력과 물리 법칙에 맞서고자 하는 대담한 독불장군들로 구성된 개방적인 연구실에서 시작했다. 하지만 그들도 이제는 유명한 1935년에 B-17 〈하늘의 요새 Flying Fortress〉 폭격기 사건으로 전환점을 맞이했다. B-17 폭격기는 세계 전장에서 미국의 주도권을 유지하기 위해 개발된 당시로써는 가장 진화된 항공기였다. 앞선 그 어떤 비행기보다 크고 빨랐으며 조종석에는 그때까지 선보인 적 없는 복잡한 통제 시스템을 자랑스럽게 탑재하고 있었다. 그렇지만 첫 비행에서 이 폭격기는 이륙한 지 30초 만에 폭발하고 말았다. 나중에 밝혀진 바에 따르면, 조종사가 날개에 달린 가변익으로 알려진 부위의 잠금장치를 해제하지 않았기 때문이었다.

  만약 의료계였다면 조종사는 질병률과 사망률 회의에

출석하여 증언대에서 수치스러운 얼굴로 자신이 깜빡하고 가변익의 잠금장치를 해제하지 않은 경위를 설명해야 했을 것이다. 그리고 맨 앞줄에 버티고 앉은 선임 의사들은 돋보기 안경을 쓴 채 가변익이 잠겨 있을 때 왜 조종사가 비행기 각도를 변경할 수 없는지 요리조리 손짓해 가며 이야기했을 것이다. 결과적으로 비행기는 고정된 각도로 잠겨서 조종사가 조종할 수 없는 상태였다. 자동차 운전에 비유하자면 운전대가 잠겨서 방향을 틀 수 없는 자동차를 운전하는 것과 비슷하다.

모든 사람이 지켜보는 가운데 병리 생리학이 공들여 설명되고 비극적인 결말을 향한 피할 수 없는 외길이 펼쳐지는 동안 증언대의 조종사는 돌처럼 굳어 있었을 것이다. 응징이라는 단어를 언급할 필요조차 없이 조종사에게는 온갖 형태의 채찍질이 가해졌다. 참관인 중 절반은 〈저런 얼간이 같으니라고〉라며 생각했을 것이고, 나머지 절반은 자신의 묵주를 찾으며 〈오, 하느님, 조종석에 있던 것이 내가 아니어서 정말 감사합니다〉라고 읊조렸을 것이다.

그런 일이 일어나지 않은 이유는 그 폭발로 조종사가 안타깝게 사망했기 때문만은 아니었다. 인간의 실수가 직접적인 추락 원인이기는 했지만, 조종사가 단지 충분히 뛰어나지 않아서 그와 같은 실수를 한 것이 아니었기 때문이다. (실제로 미군 전체의 비행 시험을 진행한 수석 조종사로서 그는 조종사 대다수보다 더 많은 전문 지식을 보유하고 있었다.) 오히려 인간의 실수는 한 사람이 모두 챙기기에 현실적으로 지나치게 많은 부속을, 달리 말하자면 역할자를 보유한 시스템 때문으로 평가되었다. 즉 문제의 최고 제트기에는 최신의 진보된 장치들이 너무 많았기에 조종사가 그 모든 것을 일일이 추적할 수 없었던 것이다. 의료 협회의 「실수를 범하는 것은 인간이다」가 발표되기 65년 전에 항공 산업계는 실수의 원인으로 인간에게 초점을 맞추기보다 실수를 가능하게 만드는 시스템에 초점을 맞추는 결정적인 전환을 이루어 냈다.

해당 경험을 통해 항공 산업계는 비행 점검 목록을 개발했다. 점검 내용은 수십 년 동안 수정을 거쳐 왔으나 점검 목록을 확인하는 의식 자체는 그대로 유지되고 있다. 비행을 대하는 이 같은 기술적인 접근 방식은 비록 일부지만 비행기 조종을 둘러싼 신비를 서서히 덜어 냈다. 반면에 더욱 엄격해진 이러한 접근 방식으로 비행 안전은 더욱 개선되었다. 일례로 B-17 폭격기는 두 번 다시 같은 사고를 겪지 않았다. 전반적으로 비행기 추락 사고나 승객의 사망 사고가 꾸준히 감소했다.

의료 분야에도 점검 목록을 도입해야 한다는 의견이 여러 학계에서 주기적으로 제시되었다. 그런데도 번번이 큰 호응을 얻지 못했다. 비행기 조종과 달리 의료 행위는 거의 무한에 가까운 복잡성을 갖는다는 인식 때문이었다. 의사들은 점검 목록을 적용한다는 발상 자체를 불쾌하게 여겼다 — 자신들은 조종사와 같은 기술자가 아니다! 위대한 의사를 만들어 주는 과학적 연금술과 예술에 가까운 행위, 직관, 환자를 대하는 태도 등은 절대로 점검 목록화할 수 있는 것이 아니었다.

점검 목록이 의료계에서 그나마 유의미한 호응을 얻은 것은 의료 협회가 예의 보고서를 발표한 직후인 2001년이었다. 여기에는 개발자인 피터 프로노보스트가 복잡한 과학적 연금술을 점검 목록화하려고 시도하지 않은 부분이 크게 작용했다. 그는 단 하나의 이상 반응 — 카테터와 관련된 감염 문제 — 을 제거하려는 목표로 오직 하나의 구체적인 과제, 중심 정맥관만 다루고자 했다.

중심 정맥관은 환자에게 다량의 수액과 약물이 투여될 필요가 있을 때, 또는 오랜 치료의 여파로 작은 정맥들을 더는 이용할 수 없을 때 신체 주요 정맥 — 경정맥, 빗장밑 정맥, 넙다리 정맥 등 — 에 삽입되는 대구경 카테터다. 중심 정맥관을 삽입해야 하는 환자들은 대체로 매우 위중한 상태이거나 중환자실에 있는 경우가 많다. 그리고 이 중심 정맥관이 감염되면 (뒤에서 계속 언급될 제이라는 이름의 환자처럼) 가뜩이나 면역력이 약해진 환자들을 세균이 순식간에 장악할 수 있다. 프로노보스트가 당시에 근무하던 존스 홉킨스 병원의 중환자실에서는 중심 정맥관을 삽입한 환자의 11퍼센트가 세균에 감염되었다.

프로노보스트의 점검 목록 — 손을 씻고, 환자의 피부를 닦고, 환자를 무균 천으로 덮고, 무균 처리된 옷을 입고, 삽입이 완료되면 환부를 살균된 붕대로 감을 것 — 은 차라리 우스꽝스러워 보였다. 마치 양치질하는 순서를 점검 목록까지 만들어서 알려 주고 있는 것 같았기 때문이다. 양치질하는 법을 모르는 사람이 없는데 — 순서를 의식해 가면서 양치질하는 사람은 없을 것이다 — 점검 목록이 무슨 소용일까?

하지만 그가 중환자실에서 진행한 실험은 이제 전설이 되었다. 중심 정맥관에 의한 감염이 그의 병원에서 말 그대로 완전히 사라졌기 때문이다.[9] 그리고 미시간주에 있는 70개 병원의 100개에 가까운 중환자실에서 점검 목록을 시범 운영하자 불과 석 달 만에 마찬가지로 감염률이 거의 전무한 수준으로 떨어졌다.[10] 사실로 믿기에는 과도하게 훌륭한 결과처럼 보였다.

프로노보스트의 동료인 마틴 마카리(『영국 의학 저널』에서 의료 실수가 세 번째로 높은 사망 원인이라고 주장한 논문의 저자 중 한 사람)와 보스턴 출신의 외과 의사이자 의학 저술가인 어툴 거완디가 포함된 한 국제 협력 팀은 수술실용으로 유사한 점검 목록을 만들었다. 해당 점검 목록에는 수술 팀 모두의 이름과 역할을 소개하는 기본적인 항목들을 비롯하여 열아홉 가지의 항목이 포함되었다. 일부는 당연히 예상되는 항목들 — 환자 이름과 수술 유형, 알레르기를 확인하거나, 수액과 혈액을 투입할 준비가 되어 있는지 확인하거나, 수술 전후로 모든 도구와 스펀지 개수를 확인하는 것처럼 — 이었다. 그리고 사전에 합병증에 대해 대략 설명하는 과정처럼 생각을 요구하는 항목들도 몇 가지가 포함되어 있었다. 그들은 이 점검 목록을 런던과 시애틀부터 탄자니아와 인도에 이르기까지 전 세계 8개 병원에서 시범 운영했다. 그 결과 합병증 발병률은 11퍼센트에서 7퍼센트로 감소했고,

사망률은 1.5퍼센트에서 0.8퍼센트로 떨어졌다.[11]

　　점검 목록은 언론의 집중 조명을 받았고 ― 그 모든 점보제트기가 하늘에서 떨어지지 않도록 막아 줄 간단하고 어렵지 않은 방법이 마침내 등장했다! ― 순식간에 모든 환자의 안전 문제에 대한 해법으로 여겨지게 되었다. 어쨌거나 항공 산업계도 명백히 점검 목록을 도입함으로써 모든 비행 관련 문제를 해결했다. 관리자들이 볼 때도 저렴하고, 어디든 적용할 수 있고, 쉽게 시작할 수 있는 점검 목록은 그야말로 이상적이었다. 그들이 해야 할 일은 직원들에게 한 장의 종이를 나누어 주는 것이 전부였다. 병원들은 혈전 예방이나 뇌졸중 치료부터 연명 치료 거부를 둘러싼 논의나 뇌사 판정에 이르기까지 모든 분야에 점검 목록을 도입하기 시작했다. 심지어 병원 자판기에서 과자를 사 먹으려고 해도 점검 목록이 붙어 있었다. 점검 목록을 향한 관리자들의 사랑이 이 정도였으니 정부 관리들은 어떠했을지 쉽게 상상할 수 있을 것이다.

　　2010년에 온타리오주 보건부는 해당 지역의 모든 병원에 수술용 점검 목록을 사용하도록 의무화했다. 어쨌든 런던 사람들뿐 아니라 탄자니아 사람들까지 해낸 일이라면 규칙을 잘 지키기로 유명한 캐나다에서는 그야말로 식은 죽 먹기였다. 연구자들은 의무화 시행을 전후해서 온타리오주에 있는 거의 모든 병원으로부터 자료를 수집했다. 바야흐로 그들은 전 세계에 의료 서비스를 대대적으로 개선하는 법을 뽐낼 준비가 완료된 상태였다.

결론부터 말하자면 그들이 기대했던 일은 일어나지 않았다. 92퍼센트에서 98퍼센트에 달하는 병원들이 지시대로 점검 목록을 사용했음에도 조금의 개선도 이루어지지 않은 것이다. 사망률은 꿈쩍도 하지 않았고, 합병증 발생률에도 아무런 변화가 없었다. 연구자들이 어떻게든 자료를 세분— 연령이나 성별, 수술 유형, 중증도, 병원 유형 등에 따라— 해서 분석해 보았지만 단 한 집단도 점검 목록을 도입한 뒤에 나아진 모습을 보이지 않았다.[12]

어떻게 그럴 수 있었을까? 뉴델리의 복작거리는 자선 병원이든, 시애틀의 최신 대학 병원이든 똑같이 잘 작동했던 점검 목록이 합리적인 온타리오주에서는 어떻게 아무런 효과도 발휘하지 못했을까? 해답은 우리 인간이 기억하기 쉬운 해법들(예컨대 단순한 점검 목록처럼)에 매료되지만 막상 이런 해법들을 잘 작동하도록 만드는 골치 아픈 과정에는 관심을 덜 둔다는 사실에 있다. 중심 정맥관 감염을 근절시킨 것은 자신의 5개 항목으로 된 점검 목록이 아니었다고 밝힌 사람은 아마도 피터 프로노보스트가 최초일 것이다. 감염을 근절하기 위해서는 의료 문화의 전면적인 변화가 필요하다. 다시 말해, 고되고 지루하며 뉴스거리가 되지 않을 것이 분명하고, 의료계라는 모래 상자 안에서 보편적으로 환영받지 못하는 어떤 것이 필요하다.

프로노보스트가 자신의 프로젝트를 시작할 때 가장 먼저 해야 했던 일은 중심 정맥관 감염이 예방 가능한 피해라고 동료들을 설득하는 일이었다. 오늘날에는 터무니없을 정도로 명백해 보일 수 있지만 당시의 의료 전문가 대다수는 중심 정맥관 감염을 일정한 확률로 일어나는 피할 수 없는 어떤 것으로 여기고 있었다. 이를테면 약물의 부작용 같은 것이었다. 일부 환자들이 경험하는 불운한 결과라고 생각했으며, 자신들은 이런 부정적인 측면을 긍정적인 측면과 균형을 맞추기만 하면 된다고 생각했다. 중심 정맥관 감염을 예방 가능한 위해로 생각하기 위해서는 마음가짐을 완전히 바꾸어야 했다.

그가 두 번째로 해야 했던 일은 감염률을 실질적으로 측정하도록 사람들을 설득하는 것이었다. 이 또한 오늘날에는 당연한 일처럼 생각되겠지만 당시에는 문제의 규모를 (또는 위치를) 정확히 알지 못하는 병원들이 많았다.

세 번째이자 어쩌면 가장 중요한 부분은 의사소통 규칙이 바뀌어야 한다는 점이었다. 점검 목록은 명백히 무언가 새로운 사실을 제시하기 위한 것이 아니었다. 중심 정맥관을 삽입하기 전에 손을 씻어야 한다는 사실은 의사라면 누구나 안다. 외과 의사라면 수술을 시작하기 전에 언제든 사용할 수 있도록 수액을 준비해야 한다는 사실을 누구나 안다. 그런데도 이런 사항들을 점검 목록에 분명하게 적어 놓음으로써 팀원들은 관련 사항에 대해 실질적으로 대화를 나눌 수밖에 없다. 진정한 문제는 — 그리고 프로노보스트의 원래 점검 목록에서 궁극적인 비법으로 여겨질 수 있는 부분은 — 간호사들이 자기 목소리를 낼 수 있도록 권한을 부여받는 것이었다.

간호사에게 그와 같은 권한을 부여하는 것은 엄청난 규모의 문화적 변화였다. 이미 당시에도 간호사들은 두려움 때문에 무슨 일에도 절대로 소리 내지 않던 1950년대의 유순한 양들이 아니었다. 그런데도 그 이상으로 각각의 간호사들은 매일 수천 건에 달하는 미시적인 결정과 미시적인 상호작용이 이루어지는 거대한 계획 안에서 어떤 문제가 보일 때 혹시 계획을 뒤엎을 만한 가치가 있는지 항상 따져 볼 필요가 있었다. 의사들은 간호사들이 손을 씻는 일처럼 사소하고 귀찮은 문제로 그들에게 잔소리하면 대부분 잘 반응하지 않았다. 그렇지만 간호사들이야말로 무슨 일이 일어나고 있는지 현장에서 볼 수 있고 상황을 개선하는 데 잠재적으로 핵심적인 역할을 할 수 있는 사람들이었다.

그러나 간호사들에게 의사가 다섯 가지 항목의 점검 목록을 지키지 않을 때 지적할 권리가 있다고 말하는 것만으로는 충분하지 않았다. 진정한 힘은 병원의 경영진이 그들을 지원하도록 만든 데서 비롯되었다. 간호사들에게는 올바른 절차를 따르지 않는 모든 것을 중단시킬 권한이 주어졌고, 중역 회의실의 유력자들은 그들의 뒤를 받쳐 주기로 약속했다. 자신이 근무하던 병원에서 진행한 첫 번째 실험에서 프로노보스트는 간호사들에게 밤이든 낮이든 자신을 호출하면 그들을 돕겠다고 말했다.

『뉴욕 타임스』와의 인터뷰에서 프로노보스트는 〈모든 병원에서…… 환자들이 서열 때문에 죽습니다〉라고 주장했다.[13] 의료계에 몸담고 있는 사람이라면 이 순간 한 발 뒤로 물러나서 정신이 번쩍 들게 하는 그의 말을 곱씹어 볼 필요가 있다. 간호사들만 자기 목소리를 내기 어려운 것이 아니다. 환자 가족, 의대생, 지원 부서 직원, 간호조무사 등은 의료계에 존재하는 계급 제도에서 비교적 낮은 곳에 있으며, 선임 의사에게 맞서는 행위를 불편하게 생각하는 경우가 많다. 하지만 의료 실수를 예방하는 문제에 관한 한 이들은 최전선에 있는 사람들이며 실제로 무슨 일이 일어나고 있는지 아는 사람들이기도 하다. 그런데도 뿌리 깊은 서열 문화를 극복하기란 쉽지 않다.

의대 3학년 때 나는 밤늦은 시간에 수술을 도운 적이 있었다. 그런데 수술 도중에 갑자기 외과 의사의 바늘이 뜻하지 않게 내 손가락을 찌르는 사고가 발생했다(나는 수술에 방해가 되지 않도록 간이나 그 밖의 장기를 붙잡고 있던 참이었다). 나는 혹시 본 사람이 있는지 마스크 너머로 흘깃 다른 사람들의 눈치를 살폈으나 딱히 알 수 없었다. 어쩌면 간호사가 보았을지도 모르지만 확신할 수 없었다. 아무도 말을 하지 않았다. 수술은 그 뒤로도 몇 시간 동안 지속되었고 나는 내 자리에서 얼어붙은 채 말을 할지 말지, 말을 한다면 어떻게 말해야 할지 수술 시간 내내 고민했다. 결과적으로 나는 의대생이라는 낮은 신분으로 침묵을 강요하는 연공서열에 맞설 만큼 내 안의 힘을 끌어모으는 데 실패했다. 에이즈가 한창 창궐하던 시기에 수술이 진행되는 동안 상처 난 손가락을 환자의 피로 감추고 몇 주 동안 또는 몇 달 동안 에이즈 감염 검사를 반복하며 고뇌해야 했던 내 경우만 보더라도,

조직이 자신에게 문제를 만드는 대신에 침묵하기를 기대할 때 그에 맞서는 것이 얼마나 힘든 일인지 짐작할 수 있을 것이다.

환자 안전 운동의 아버지로 오늘날 자주 언급되는 루치안 리프는 온타리오주 중환자실 연구가 모든 사람의 점검 목록 행진에 찬물을 끼얹자 사려 깊은 논평을 내놓았다. 〈관행을 바꾼다는 것은 점검 목록의 확인란에 체크 표시를 함으로써 해결될 수 있는 기술적인 문제가 아니라 인간의 행동과 상호 작용에 관한 사회적인 문제라는 사실을 인지하는 것이 무엇보다 중요하다.〉[14] 행동하는 사람들과 반대로 점검 목록 자체에 초점을 맞춘다면 달라지는 것은 아무것도 없을 것이다. 리프는 온타리오주 사례에서 보듯이 특히 점검 목록이 상명하달식으로 의무화될 때 〈도박이 보편화된다〉라고 주장했다. 보고서에 언급된 92퍼센트에서 98퍼센트의 수용률은 우리 의료계에서 흔히 이야기하기로 도박의 특징이다. 즉 98퍼센트의 수용률은 누군가가 확인란에 체크 표시를 하는 데 진료 시간을 소비했을 확률이 98퍼센트라는 의미일 뿐이다. 다른 의미는 없다.

　어떤 점검 목록은 효과가 있고 어떤 점검 목록은 효과가 없는, 또는 어떤 개입 ─ 의료 실수를 예방하거나, 질병을 예방하거나, 건강을 증진하거나, 효율을 증대하기 위한 ─ 은 효과가 있고 어떤 개입은 효과가 없는 진짜 이유는 무엇일까? 그와 같은 차이는 전적으로 현장에서 실제로 개입이 이루어지는 방식과 또는 과학 기술 분야의 전문가들이 구현이라고 부르는 것과 관련이 있다. 이 부분은 혁신적인 연구나 생명을 구하는 극적인 개입처럼 흥미진진하지 않다는 점에서 의료의 지루한 측면이기도 하다. 시시한 병참 계획들만 존재할 뿐이다. 보급품은 어디에 배치될 것인가? 작전이 완료되는 시점은 정확히 언제인가? 여분의 시간은 주어질 것인가? 작전을 차질 없이 진행할 책임은 누가 맡을 것인가? 왜 이 모든 변화가 일어나고 있는지 직원들에게도 설명해 줄 것인가? 문제가 있을 때 누구를 호출하면 되는가? 누가 변화를 이끌 투사이자 치어리더가 될 것인가? 개입이 효과가 있는지 알려면 정확히 무엇을 확인해야 하는가? 나중에 피드백을 받을 수 있는가? 의도하지 않았지만 잠재적으로 발생할 수 있는 결과에 대해 생각해 본 사람은 있는가? 커피는 누가 제공할 것인가?

실행 목록은 길고 매우 세부적이지만 ─ 그 자체로 점검 목록이나 다름없다! ─ 이런 문제들을 제대로 처리하지 못하면 점검 목록이나 그 밖의 개입은 결국 실패할 수밖에 없다. 어느 날 아침 진료실에서 그날의 첫 번째 환자를 보고 있을 때였다. 나는 전자 의무 기록 장치인 EMRElectronic Medical Record이 조금 이상하다는 사실을 알아차렸다. 밤사이에 잠깐 다양한 업데이트를 통해 새로운 프로그램이 〈출시〉되었음이 분명해 보였고, 이제 사소한 많은 부분에서 순서가 뒤죽박죽되어 나의 실수를 유도하고 있었다.

일례로 내 손가락은 우리 병원에서 가장 많이 접하는 제

2 언어가 스페인어였기 때문에 환자가 사용하는 언어에 관한 한 스페인어가 41번이라는 사실을 자동으로 인식했다. 이렇게 번호를 외워 놓음으로써 나는 언어 목록 전체를 위아래로 스크롤 하는 번거로움을 피할 수 있었다. 하지만 업데이트 과정에서 새로운 언어가 추가되었는지 스페인어가 42번으로 밀려났다. 그런데도 내 손가락은 여전히 41번으로 향했고, 그 결과 그날 방문한 모든 환자가 세르비아어로 말한 것처럼 되었다.

그리고 그때 갑자기 화면에 완전히 처음 보는 3개의 새로운 입력 창이 떴다. 고무 알레르기와 음식 알레르기, 환경 알레르기에 관련된 창이었다. 이전에도 필수적으로 확인해야 하는 알레르기 입력 창이 존재하여 특정 유형의 알레르기—약물 알레르기와 음식 알레르기—를 선택하거나 심지어 다른 모든 종류의 알레르기를 직접 입력할 수 있었다(나는 때때로 〈EMR 알레르기〉라고 입력하고 싶은 유혹을 느꼈지만 참았다). 그랬음에도 이제 새로운 3개의 필수 입력 창이 떠서 제각각 나의 관심을 요구하고 있었다.

물론 내가 고무나 음식, 환경 알레르기를 덜 중요하게 여긴다는 말은 아니지만 새로운 입력 창들은 하필 부적절한 시기에 첫선을 보임으로써 가뜩이나 힘든 나의 하루를 더욱 힘들게 만들었다. 나는 평소 환자가 진료실을 나간 이후에 대부분의 진료 기록을 입력했다. 진료 시간에 컴퓨터에 초점이 맞추어지는 것을 피하기 위함이었다. 그런고로 갑자기 이 새로운 입력 창들이 등장함으로써 이를테면 모든 사람이 갑자기 세르비아어로 이야기하기 시작한 어느 날 대낮에 승강기를 타기 직전이던 환자들을 허겁지겁 불러 세운 채 큰 소리로 고무장갑이나 키위 열매, 고양이 비듬에 관한 두서없는 이야기를 늘어놓아야 할 상황이 된 것이다.

나는 EMR에 추가된 새로운 입력 창들이 의료 실수를 예방하기 위한 개입이라는 사실을 알았다. 이는 환자들을 대신한 선의의 노력에서 고무장갑을 사용하지 않도록, 또는 휴가철에 직원들이 꽃가루 알레르기를 일으키는 돼지풀로 부주의하게 병원 복도를 장식하지 않도록 확실히 하기 위해서 그 자리에 배치된 것이다. 하지만 나는 이 모든 일련의 과정에 화가 났다. 우리 병원은 진작부터 고무 성분이 포함되지 않은 장갑을 사용하는 중이었기에 이런 노력으로 얻을 수 있는 잠재적인 효과가 명백히 미미했다. 반면에 입력 창에 일일이 체크 표시를 하기 위해서는 내 환자들의 안전을 실질적으로 위협하는 당뇨병이나 심장 질환과 같은 것들에 집중할 시간을 빼앗길 수밖에 없다.

이런 노력에 대한 수용률이 100퍼센트였음은 의심의 여지가 없다 — 필수 입력 창인 까닭에 의사들은 뭐라도 입력해야만 해당 창을 닫을 수 있었다. 어딘가에 있을 어느 사무실에서, 어떤 중간 관리자는 의료 직원들이 〈100퍼센트 수용했다〉라고 자신의 상관에게 자랑스럽게 보고했을 것이다. 이런 노력이 실제로 우리 병원의 환자 안전이라는 대의에 보탬이 되었을까? 나는 매우 회의적이다. 거의 모든 사람이 좌절감에 포기한 채 고무 알레르기 질문에 대해 그냥 〈아니오)를 클릭했기 때문이다(음식과 환경 알레르기 질문에 대해서도 마찬가지다).

당시에 나는 이 사건을 단지 짜증을 유발하는 EMR 관련 사례이자 무능한 운영을 보여 주는 또 다른 사례 정도로만 여겼다. 하지만 점검 목록과 관련된 경험을 관찰한 뒤로는 실행의 대실패로 보게 되었다. 그야말로 실행이라는 측면에 최소한의 관심도 두지 않은 아주 감탄할 만한 환자 안전을 위한 개입이었다. 우리는 사전에 환자들에게 고무 알레르기에 관한 질문을 시작해야 한다거나, 히스패닉계 환자들이 세르비아어로 떠들어대기 시작할 거라는 등의 어떠한 경고도 받지 못했다. 수백 명의 의사가 무의식적으로 처리하고 있는 업무의 흐름을 재조정했을 때 발생할 수 있는 의도되지 않은 결과들에 대해서 아무도 미리 생각해 보지 않았다. 아무도 그로 인해 발생할 수 있는 시간 손실에 대해서 생각해 보지 않았다. 이미 고무장갑을 사용하지 않는 병원에서 이런 개입이 갖는 잠재적인 가치를 따져 본 사람이 아무도 없는 듯 보였다. (물론 고무 카테터가 있기는 하지만 고무 알레르기를 유발하는 주된 요인은 여전히 고무장갑이다.) 아무도 그 주스가 과연 짜낼 만한 가치가 있는지 묻지 않았다.

알레르기에 대한 이 같은 접근법은 점검 목록이 어떻게 그 자체의 성공으로 인한 희생양이 될 수 있는지 보여 준다. 모든 것을 점검 목록화하면 당연히 점검 목록 과부하 상태가 될 수밖에 없다. 중심 정맥관이나 수술용 점검 목록이 효과를 거둔 이유 중 하나는 그것들이 단지 한 벌의 점검 목록이었기 때문이다. 이런 점검 목록이 10여 개로 늘어나는 순간 의사와 간호사로서는 따라가기가 불가능해진다. 체크할 것들이 너무 많아서 정작 환자들을 돌볼 수 없게 된다. 모든 사람이 모든 것에 대해서 더는 체크 표시할 것이 없을 때까지 체크 표시만 하는 것이다. 그들의 행동은 시스템을 상대로 벌이는 의도적인 도박이 아니다. 생존을 위한 선택이다.

의료 실수를 줄이고 환자의 안전을 개선하기 위한 이와 같은 초기 시도에서 우리는 많은 교훈을 얻을 수 있다. 그중 하나는 시스템을 전체적으로 검토해야 한다는 것이다. 단편적인 노력으로는 딱 그만큼의 성과만 얻을 수 있는 법이다. 또 다른 하나는 〈100퍼센트 수용〉을 지나치게 강조하면 매우 높은 확률로 사람들이 시스템을 상대로 도박을 하게 될 거라는 사실이다. 그렇다고 그들이 어떤 악의적인 의도에서 그러는 것은 아니다. 무엇보다 가장 중요한 교훈은 인간의 행동 방식과 우리 인간이 의사소통하는 방식에, 시스템이 작동하는 방식에, 결정적으로 실행 계획에 집중하지 않는다면 아무리 훌륭한 해법이라도 결국은 실패하고 말 것이라는 사실이다. 물론 역사책을 읽어 본 사람이라면 누구나 이미 이같은 사실을 알고 있을 것이다.

1846년 여름에 이그나즈 제멜바이스라는 이름의 한 젊은 헝가리인 의사는 빈 종합 병원에서 오늘날의 산부인과 수석 전공의에 준하는 위치에 임명되었다. 해당 병원에는 의료계 특유의 실용적인 용어로 제1 산과와 제2 산과로 불리는 2개의 산부인과 병실이 존재했다. 치료비가 무료였던 까닭에 빈의 가난한 사람들은 아기를 낳기 위해 이 병원을 찾았다. 이런 조건이 가능했던 이면에는 병원이 선임 의사의 감독을 받는 수련의들에게 일종의 교보재 역할을 제공하는 이유도 있었다. 제1 산과는 의대생들을 교육하기 위한 병실이었고, 제2 산과는 조산사들을 교육하기 위한 병실이었다.

일정의 간소화를 위해 두 병실은 입원 날짜를 번갈아서 운용했다. 머지않아 제멜바이스 박사는 환자들이 제2 산과를 훨씬 선호하며 어떻게 해서든지 제1 산과가 아닌 제2 산과에 입원하려 한다는 사실을 알게 되었다. 제1 산과는 이른바 가면 죽는 곳으로 악명이 자자했다.

제1 산과를 그토록 바람직하지 않은 곳으로 만든 것은 비단 악명만이 아니었다 — 악명을 뒷받침하는 자료도 있었다. 당시의 산욕열(산후열이라고도 한다)은 그것만 아니라면 건강했을 많은 산모의 주된 사망 원인이었다. 그리고 제1 산과의 사망률은 제2 산과보다 때로는 열 배가 넘을 정도로 엄청나게 높았다. 환자들은 제2 산과에 입원시켜 달라면서 울고 간청하며 애원했다. 여자들 사이에서는 제1 산과에 입원해서 위험을 감수하느니 차라리 길거리에서 아기를 낳는 편이 낫다는 말까지 나돌았다.

수석 전공의로서 제멜바이스는 현저한 차이를 보이는 사망률의 원인을 알아내기로 했다. 두 병실이 격일제로 번갈아서 입원 환자를 받았기 때문에 환자들은 적어도 원칙적으로는 무작위로 배정되었다. 실제로는 제2 산과가 훨씬 많은 입원 환자를 수용했다. 예비 산모들이 그곳에 입원하기 위해 온갖 수단을 다 동원한 결과였다. 심지어 그렇게 업무 부하가 가중되었음에도 제2 산과의 사망률이 여전히 낮았다. 제멜바이스는 모유 수유율부터 종교 의식, 환기 상태, 날씨까지 자신이 생각하기에 두 병실의 사망률 차이를 설명해 줄 만한 모든 특징을 관찰했다. 결과적으로 그는 한 병실은 의대생들이 담당하고, 다른 병실은 예비 조산사들이 담당한다는 사실 말고는 아무런 차이도 찾을 수 없었다.

조산사들과 의대생들의 행동에 무슨 차이가 있을까? 적어도 그들이 산부인과 병실에서 각자의 환자를 돌보는 방식과 관련해서는 아무런 차이가 없는 것으로 나타났다. 조산 기술도 같았다. 차이는 산부인과 병실까지 가는 〈동안〉의 행동에 있었다. 의대생들은 오전에 부검을 했지만, 예비 조산사들은 그와 같은 일정이 없었다.

결정타는 제멜바이스와 같이 근무하던 동료 중 한 명의 불행한 죽음이었다. 해당 내과 의사는 부검 도중에 메스— 역시나 한 의대생이 잘못 휘두른—에 찔려 상처가 난 뒤로 병에 걸렸고 얼마 지나지 않아 곧바로 사망했다. 제멜바이스는 죽은 동료의 부검에 참여했고, 산욕열로 사망하는 산모들의 그것과 병변이 일치한다는 사실을 알아차렸다.

질병의 매균설이 아직 받아들여지지 않은 시절이었고 문제의 비열한 짓을 저지르는 원흉이 연쇄상 구균이라는 사실도 알지 못했지만, 제멜바이스는 일종의 〈작은 시체 조각들〉이 의대생의 손을 거쳐 부검실에서 산부인과 병실로 옮

1장 점보제트기 추락 사고

겨지고 있다는 결론을 내렸다. 1847년 5월에 그는 의대생들에게 병실에 들어갈 때마다 석탄산으로 손을 씻으라고 지시했다. 제1 산과의 사망률은 그 즉시 제2 산과 수준으로 떨어졌다.

의료사에서 이 사건은 최초의 성공적인 환자 안전을 위한 개입 사례로 기록되었다. 제멜바이스는 문제의 심각성을 판단하고 변화를 도입했으며, 그 결과를 평가했다. 그렇게 함으로써 수많은 잠재적인 생명을 구했다. 한편으로 제멜바이스의 일화는 실행의 중요성을 강조하는 경고이기도 하다. 자신이 세계 최고의 환자 안전을 위한 개입 방안을 가졌음에도—제멜바이스는 확실히 그랬다—제대로 실행하지 못한다면 그것은 가망 없는 일에 불과할 뿐이다.

제멜바이스는 용인된 질서를 어지럽히는 사람이라면 누구나 그렇듯이 의료계의 기득권층으로부터 저항에 직면했다. 빈의 선임 의사들은 그들의 존경받는 의료 서비스가 사실상 환자들에게 죽음을 초래한다고 암시하는 듯한 이 헝가리인 이주자—역시나 유대인이었다—의 행보에 불쾌감을 내비쳤다. 일반적으로 용인된 사고방식을 바꾸기란 매우 힘든 일이지만 변화를 만들고자 한다면 꼭 필요한 일이다. 설득과 회유, 격려, 압박 사이에서 최선의 절충점을 찾을 필요가 있다. 제멜바이스는 이런 기술 중 어느 한 가지도 가지고 있지 않았음이 분명했다.

우선 그는 10년이 넘도록 자신의 연구 결과를 발표하지 않음으로써 다른 의사들이 그의 기록을 검토할 기회를 주지 않았다. 그는 자신의 말을 믿으라는 소리만 되풀이했고, 그렇게 다른 의사들을 더욱 화나게 했다. 어떻게 보아도 제멜바이스는 거칠고 거만한 사람이었다. 다른 사람들의 비판을 개인적으로 받아들였고, 동료들의 회의적인 태도에도 공개적인 비난과 모욕으로 대응했다. 그는 한 의사에게 다음과 같이 썼다. 〈교수님, 당신은 내내 이 대학살극의 가담자였습니다.〉[15]

개인적인 악감정을 넘어서 시스템상의 문제도 있었다 —만약 의사들이 환자를 진료하기 전에 손을 씻어야 한다면 개수대가 사방에 비치되어야 한다. 결국은 병원의 배관 구조가 완전히 재설계되어야 한다는 뜻이었는데, 이는 절대로 쉽게 극복할 수 있는 문제가 아니었다. 제멜바이스는 초기 실험을 진행한 지 거의 15년 만에 마침내 산욕열에 관한 책을 출간했다. 그의 책은 여전히 공기 중의 해로운 〈독기〉가 질병을 유발한다고 확신하던 의료계로부터 혹평을 받았다. 기득권 세력들은 궁극적으로 제멜바이스와 그의 주장을 비웃고 무시했다.

그 후로 제멜바이스의 정신 상태는 급격히 악화되었다. 그가 알츠하이머병이나 조울증, 신경 매독을 앓았는지는 확실하지 않으나 그의 상태가 (과도한 음주에 더해서) 과도한 스트레스 때문에 악화되었을 거라는 사실은 의심의 여지가 없다. 그는 자신의 생애 중 마지막 4년을 의료계의 기득권층을 맹렬히 비난하며 자신의 동료들에게 분노와 모욕을 담은 편지를 보내면서 지냈다. 1865년에 정신 병원에 수용된 그는 2주도 지나지 않아 세상을 떠났다.

최고의 아이러니이자 안타까운 사실은 정신 병원에 도착했을 때 제멜바이스가 이미 아픈 상태이기는 했지만, 그에게 제공된 치료가 그의 죽음을 앞당겼음이 거의 확실하다는 점이다. 정신 병원을 탈출하려고 시도했을 때 그는 경비원들에게 극심한 구타를 당한 뒤 구속복 차림으로 독방에 감금되었다. 이 당시에는 표준 정신과 치료에 얼음 목욕이나 정화의식, 채찍질, 사혈(瀉血) 등이 포함되었다. 몇몇 이야기에 따르면, 구타를 당하는 과정에서 그는 손에 상처를 입었는데 정신 병원의 열악한 환경 속에서 다친 손이 세균에 감염되어 괴사로 발전했다. 제멜바이스는 빈의 제1 산과에 입원했던 그의 환자들과 마찬가지로 패혈증으로 사망했을 가능성이 매우 컸다.

제멜바이스 사건은 환자의 안전을 설계하는 과정에서 실행의 중요성을 보여 주는 사례 연구다. 여기에 더해서 그의 사건에는 우리가 배워야 할 또 다른 교훈들이 존재한다. 그중에서도 특히 중요한 교훈은 간호사들이 하는 일에 주의를 기울여야 한다는 사실이다. 제1 산과가 처음 몇 년 동안 제2 산과와 비슷한 수준의 낮은 사망률을 기록하며 한창 신이 나있을 때였다. 젊은 플로렌스 나이팅게일은 유럽 전역의 병원을 돌아다니는 중이었고, 해당 병원의 (대체로 끔찍한) 상황에 분노 가득한 메모를 작성하고 있었다. 그녀는 대다수 치료—비소와 수은을 사용하는 행위는 물론이고 사혈이 만연하는 — 가 도움을 주기보다 해를 끼친다는 사실에 주목했다. 그리고 금방 제멜바이스와 마찬가지로 의사들이 자신의 노련한 치료가 잘못되었거나 해를 끼친다는, 또는 둘 다라는 말을 듣고 싶어 하지 않는다는 사실을 알게 되었다.

크림 전쟁 기간 중 나이팅게일은 오스만 제국의 스쿠타리 지역에 있는 영국 육군 병원에서 근무했고, 그곳의 끔찍한 상황에 엄청난 충격을 받았다. 전장에서 죽는 군인보다 질병으로 죽는 군인이 최소한 네 배 이상 많았다 — 이 같은 수치는 전적으로 나이팅게일의 꼼꼼한 기록 덕분에 세상에 알려졌다. 그녀는 위생(손 씻기를 포함해서)과 부상 치료, 음식 준비, 의약품 관리, 환자 분류에 대한 엄격한 기준을 마련했다. 그 결과 1855년에 이 병원의 사망률은 33퍼센트에서 2퍼센트로 뚝 떨어졌다.

1863년에 발표한 저서 『병원에 대한 소고 *Notes on Hospitals*』에서 나이팅게일은 마치 오늘날의 의료 현실을 반영하는 듯한 의미심장한 아이러니에 대해 다음과 같이 썼다. 〈병원이 지켜야 할 첫 번째 요건이 환자에게 해를 끼치지 않는 것이라고 말한다면 어쩌면 이상한 원칙처럼 보일 수 있을 것이다. 그런데도 반드시 그와 같은 원칙을 정할 필요가 있다.〉나이팅게일의 저서는 의료 협회의 「실수를 범하는 것은 인간이다」보다 136년이나 앞서 출간되었으나 요지는 둘 다 비슷했다. 의료 행위가 환자들에게 실제로 위험을 초래할 수 있으며, 전반적인 건강과 안전을 개선하기 위해서는 시스템을 고치는 데 집중해야 한다는 것이다. 나이팅게일은 실행 측면에서 제멜바이스보다 조금은 더 영악한 접근법을 취했다. 자신의 책을 빅토리아 여왕에게 손수 전달한 것이다. 오늘날의 환자 안전 대변인들이라면 누구나 동의하겠지만 최고위층에게 직행하는 방법은 언제나 효과가 있다.

기득권층은 당연히 반발했다. 나이팅게일의 경험은 한 세기 반 뒤에 카테터와 관련된 감염 문제를 들고나온 피터 프로노보스트의 그것과 기이할 정도로 유사했다. 의료계는 이런 불행한 결과들이 예방 가능하다는 견해를 쉽게 받아들이지 못했다. 카테터와 관련된 감염이 단지 특정한 의료 영역의 문제라는 인식이 사회적으로 용인되는 통념이었듯이 야전 병원에서 일어나는 사망도 전쟁의 본질이라는 인식이 지배적이었다. 나이팅게일은 분노와 체념 상태에서 〈감염이 피할 수 없는 사망 원인〉이라는 인식에서 좀처럼 벗어나지 못하는 사람들 때문에 〈위생에 관련된 당연한 원칙들이 전혀 확산되지 않고 있다〉라고 주장했다.[16] 환자를 보살피는 방식에 따라 우리가 위해를 초래할 수도 있다는 생각은 2000년대 초반에 그랬듯이 1850년대에도 의료계의 기득권층에게 위협적이었다.

나이팅게일은 또한 프로노보스트가 논증해야 했던 것과 같은 요점을, 즉 어떤 부분에서, 어떻게 개선할 수 있을지 알기 위해서는 먼저 무슨 일이 일어나고 있는지를 확인해야 한다고 — 비슷한 저항 속에서 — 설명했다. 세부적인 기록 관리를 요구하는 나이팅게일의 고집에 군 관리들은 불만으로 얼굴이 터질 듯 붉어졌지만, 그녀는 끝내 자신의 주장을 관철시켰다. 그녀는 오늘날과 같은 감염 관리의 토대를 구축한 것으로 평가받는다.

　나이팅게일이 환자에 대한 보살핌을 개선하고자 제시한 나름의 처방에 프로노보스트의 점검 목록에 들어 있는 다섯 가지 항목이 전부 포함되어 있다는 사실은 아이러니에 가깝다. 프로노보스트가 〈멸균〉이라는 단어를 사용한 반면에 그녀는 〈깨끗한〉이라는 단어를 사용했지만 이런 점을 제외하면 두 사람이 제시한 규칙은 기본적으로 같다. 손을 씻어라. 환자의 피부를 깨끗이 닦아라. 환자에게 깨끗한 덮개를 사용하라. 직원에게 깨끗한 옷을 입혀라. 환부를 깨끗한 붕대로 감아라.

　프로노보스트가 환자 안전을 위해 간호사들에게 엄격한 기록 작성이나 양심적인 임상 기술부터 시스템 개선과 실행에 관한 부분에 이르기까지 권한을 부여할 필요성에 확신을 갖게 된 것은 전혀 놀라운 일이 아니다. 프로노보스트는 경력 초반에 자신을 매우 깨어 있는 사람으로 생각했다고 내게 설명했다. 〈나는 팀을 중시하고 간호사들에게도 스스럼없이 조언을 구하는 의사가 되겠다〉라고 그는 다짐했고, 자신의 이런 진보적인 태도를 스스로 대견하게 여겼다. 그는 어떻게 보면 이 말을 지켰지만 실제로는 단지 말뿐이었다. 간호사들에게서 진짜로 필요한 말은 듣지 못했기 때문이다. 그런고로 환자 안전 문제에 더욱 깊이 빠져들면서 그는 간호사들에게 의사들과 함께 회진에 참여하도록 지시했다. 이렇게 함으로써 의료 행위가 팀으로 이루어지는 공동 작업이라는 사실을 강조할 수 있었다. 하지만 중환자실은 분주한 곳이었고 회진에 맞추어서 일정을 조정하기가 어려울 때도 많았다. 간호사들이 바빠서 회진에 동참하지 못한다는 이유로 가장 중요한 일을 미루는 것은 말이 되지 않았기 때문에 그는 때때로 간호사들 없이 회진을 진행했다.

그가 내게 말했다. 「지금은, 간호사들의 시간이 되지 않을 때는 아예 회진하지 않습니다.」

그는 협업이 단지 정치적으로 올바른 유행어가 아니라 환자의 안전 문제에서 사실상 가장 중요한 기둥 중 하나임을 깨달았다. 다양한 분야와 직급의 직원들이 함께 일하고 솔직하게 이야기할 수 있어야 한다. 그들이 질책당하거나 무시당할 두려움 없이 문제와 실수를 지적할 수 있어야 한다. 의료 행위가 갖는 고위험성을 정확히 인지하고 환자의 안전을 개선하는 일에 전념하려면 의료 기관은 진정한 협업을 이끌어낼 수 있는 환경을 조성해야 한다. 그리고 이런 환경을 조성하기 위해서는 자원이 투입되어야 한다 — 즉 적절한 시간과 공간, 직원이 필요하다. (과중한 업무에 시달리며 주어진 업무조차 겨우겨우 해나가는 직원은 협업에 신경 쓸 여력이 없을 것이다.) 아울러 헌신적인 태도가 필요하다 — 위에서부터 비판을 장려하고, 누군가를 희생양으로 삼는 행위를 용납하지 않으며, 서열과 이기주의를 타파하는 모범을 보여야 한다.

의료 실수를 피하고 환자의 안전을 개선하는 일은 다양한 요소와 복잡하게 얽혀 있다. 각각의 의료 전문가들이 상호 작용하고 의사소통하는 방식과 그들이 환자나 그 가족들과 그와 같은 행위를 하는 방식, 최첨단 의료 시스템임에도 불구하고 작은 부분들을 놓치는 문제 등이다. 인간의 심리도 가장 진보된 과학 기술만큼이나 의료 서비스의 성공에 (또는 실패에) 중요한 역할을 한다. 또한 제멜바이스와 나이팅게일, 프로노보스트의 이야기를 관통하는 한 가지 요소도 있다. 바로 간호사의 이야기에 주의를 기울이라는 것이다. 이 조언은 제이의 이야기에서 특히 두드러지는 요소이기도 하다.

2장
불확실의 바다

모든 해군 비행사가 훌라후프를 시도해 볼 만큼 용감한 것은 아니겠지만 제이는 쉽게 겁을 먹는 사람이 아니었다. 5월 말의 어느 금요일 아침에 지하 가족실에서는 해군 소령이 닌텐도의 위 핏 훌라후프 게임과 대결하면서 사각팬티만 입은 채 벨리 댄서처럼 엉덩이를 돌리고 있었다. E-2C 호크아이 터보프롭 항공기를 조종하는 해군 예비역으로서 제이는 6개월마다 지독한 체력 시험을 통과해야 했고, 그래서 늘 창조적인 방식으로 체력을 관리할 방법을 모색했다. 따뜻한 봄날 아침에 속옷 차림으로 훌라후프를 하는 것보다 더 좋은 것이 어디 있으랴.

182센티미터의 날씬하고 탄탄한 체구에 흡연이나 음주를 하지 않고 잔병치레도 없던 제이는 억척스러울 만큼 성실했다. 서른아홉 살의 나이임에도 해군 사관 학교를 졸업할 때와 다름없는 훌륭한 몸 상태를 유지할 정도였다. 이제는 은행 지점장으로 일하고 있었는데, 심지어 주말에도 딱 은행

원처럼 보였지만 관대하고 유쾌하며 잘 웃었다.

하지만 훌라후프는 적절한 복장을 갖추지 않은 채 아무나 할 수 있는 운동이 아니다. 이튿날인 토요일 아침에 제이는 그로 인한 결과를 체감하기 시작했다. 아내인 타라에게 〈나, 고환이 아파〉라고 털어놓으며 아무래도 사각팬티만 입은 것이 실수 같다고 실토했다. 타라가 주치의에게 전화해 보라고 이야기했으나 그는 대수롭지 않게 넘어갔다. 경험이 풍부한 응급실 간호사였던 타라는 서혜부 근육을 다친 수많은 주말 전사*를 상대했었다. 그녀가 국부 보호대와 얼음찜질, 소염 진통제(꼭 밥을 먹고 먹을 것) 등의 기본적인 처치법을 줄줄 읊어 주었다. 당연히 훌라후프는 며칠 동안 금지였다!

다음 날 타라는 응급실 근무가 있었기 때문에 제이와 아이들이 아직 자는 동안 조용히 집을 나섰다. 그런데 같은 날인 일요일 아침 9시 30분쯤에 제이가 타라에게 전화해서 통증이 10 중 8 정도로 심하고 속이 메스껍다고 말했다. 타라는 그에게 서둘러 병원에 가서 초음파 검사를 받으라고 말했다. 해당 증상들이 고환 염전, 즉 고환이 꼬였을 때 나타나는 징후일 수 있었고 확실한 응급 상황이었기 때문이다. 외과 수술로 꼬임을 풀어 주지 않으면 산소 부족으로 괴사가 진행될 수 있다. 이번에는 제이도 그녀의 조언을 받아들였다.

하지만 응급실에서 받은 초음파 검사에 따르면 꼬인 부분이 없었다. 다양한 일상적인 검사가 뒤따랐고 약간 낮은

* 격렬한 운동을 주말에 몰아서 하는 사람들.

백혈구 수치를 제외하면 모두 정상이었다. 결국 과도한 운동이 원인으로 지목되었고 예비역 소령은 소염 진통제와 얼음 주머니를 들고 귀가했다.

백혈구는 면역 체계의 대표적인 유형 성분으로서 기능한다. 백혈구의 다양한 하위 유형들 ─ 호중구, 림프구, 단핵구, 호염기성 세포, 호산구 등 ─ 은 각각 특별한 역할을 하며 박테리아나 바이러스, 기생충, 암, 알레르기 유발 항원으로부터 우리 몸을 보호한다.

감염이 발생하면 흔히 말하는 백혈구 수치는 일반적으로 증가한다. 그렇지만 일부 감염증은 백혈구 수치를 낮추기도 한다. 제이의 소변 배양 검사에서 대장균이 검출되면서 요로 감염이 합리적인 설명처럼 보였다. 제이는 열흘 치의 시프로플록사신, 즉 항생제를 처방 받았고 치료가 끝나면 다시 백혈구 수치를 검사해 보기로 했다. 하루이틀 정도 얼음 찜질을 하고 나자 서혜부 통증이 가라앉았고 제이는 다시 은행 업무에 복귀했다.

그런데 반복 검사는 더욱 낮은 백혈구 수치를 보여 주었다. 며칠 뒤 제이와 타라는 혈액내과 전문의의 진료실에 앉아서 검사 결과를 놓고 머리를 쥐어짜고 있었다. 셀윈 박사의 설명에 따르면 그야말로 수수께끼 같았다. 제이는 지극히 건강한 상태였다. 열도 없었고, 체중이 줄어들지도 않았으며, 림프샘 부종도 없었다. 발진이나 관절 통증도 없었다. 최근에 외국을 여행하거나, 수혈을 받거나, 지저분한 시술실에서 문신을 새기거나, 인터넷에서 구입한 한약을 먹은 적도 없었다. 다만 약간의 피로감을 느꼈다. 그러나 2명의 10대 자녀를 키우며 은행에서 오랜 시간을 근무하고, 그 밖의 시간을 해군 예비역으로서 살아가자면 누구라도 약간의 '피로감'은 피할 수 없다.

제이의 임상 상은 백혈구 수치를 뚝 떨어트리는 백혈병이나 에이즈 같은 심각한 질병과도 맞지 않았다. 통계적으로 볼 때 낮은 백혈구 수치는 통상적인 바이러스 증후군이 원인일 가능성이 가장 크다. 다른 가능성으로는 주로 유전 질환 때문에 백혈구 수치가 주기적으로 감소하는 주기성 호중구 감소증이라고 불리는 질환이 있다. 혈액내과 전문의는 제이가 둘 중 어느 상황에 해당하든 백혈구 수치가 더는 위험한 수준으로 떨어지지 않도록 그에게 골수 자극제인 과립구 집락 자극 인자를 처방하는 것이 합리적이라고 판단했다.

타라는 왠지 석연치 않았다. 제이는 늘 더할 나위 없이 건강했을 뿐 아니라 바이러스 증후군을 의심할 만한 어떠한 증상도 없었기 때문이다. 요로 감염은 진즉에 치료가 완료되었다. 도대체 왜 백혈구 수치가 낮은 것일까? 그녀는 남편의 몸 안에서 무슨 일이 일어나고 있는지 알아내기 위해 셀윈 박사에게 골수 생체 검사를 해줄 것을 요청했다. 셀윈 박사의 반응은 미온적이었다.

골수 생검을 하려면 엉덩뼈에 무시무시하게 큰 바늘을 찔러서 골수 샘플을 추출해야 한다. 골수는 몸 안에서 적혈구와 백혈구가 만들어지는 곳이며, 의사는 골수 생검을 통해 미성숙한 상태의 혈구를 검사할 수 있다. 이 과정에서 의사는 (백혈병이나 림프종 같은 암을 판별할 때와 마찬가지로) 혈구가 정상인지, 비정상인지를 확인할 수 있다. 또한 감염이나 약물, 독소, 방사선, 유전적 기형, 자가 면역 장애, 특정 비타민 결핍증 등의 원인으로 골수에서 혈구가 생산되지 않는지도 확인할 수 있다.

따라서 왜 혈구가 제 기능을 하지 못하는지 원인을 알아내려면 골수를 검사하는 것이 최선의 방법이다. 하지만 골수 검사는 결코 간단한 일이 아니다. 에이즈가 한창 극성을 부리던 시절에 나는 벨뷰 병원에서 전공의로 일했고, 우리 병동에는 혈구 수치가 비정상인 까닭에 골수 생검이 필요한 열증 환자들이 넘쳐 났다. 과로에 지친 한 명의 혈액내과 전문의가 도저히 감당할 수 없는 수준이었다. 나 또한 혈액 검사를 진행할 전문의를 기다리느라 미칠 지경이었다. 치료는 물론이고 퇴원이 지연되면서 내가 담당하는 환자들의 수가 전혀 줄어들지 않았다. 결국 내가 판단하기에 현실적으로 유일한 방법은 직접 검사하는 법을 배우는 것이었다.

나는 친절하지만 피곤함에 찌든 혈액내과 전문의와 일주일 동안 붙어 다녔다. 그리고 진행해야 할 골수 생검이 차고 넘쳤기 때문에 금방 직접 검사를 시행할 수 있을 정도로 배울 수 있었다. 당연하지만 내가 골수 검사를 할 수 있다는 소문이 퍼지면서 곧 모든 의사에게서 검사 의뢰가 폭주했다. 나는 필요할 때마다 매번 중앙 물품 보관실까지 뛰어갈 필요가 없도록 검사 장비를 개인 사물함에 (내 필수품인 그래놀라 바 아래에) 보관하기 시작했다.

골수 생검과 관련해서 내가 가장 인상적으로 느낀 부분은 해당 검사가 매우 과격한 시술이라는 점이다. 그때까지 내가 행했던 의료 시술 대부분 — 요추 천자나 동맥 라인, 중심 정맥 카테터, 복수나 폐에 찬 물을 제거하는 것 등 — 은 신속하면서도 신중한 손길을 요구하는 섬세한 행위였다. 반면에 골수 생검은 오직 야만적인 힘을 요구했다.

볼펜 굵기에 길이가 15센티미터에 달하는 바늘은 환자의 피부와 연조직을 뚫고 엉덩뼈까지 들어간다. 물론 국부 마취가 행해지기는 하지만 바늘이 코르크 마개 따개처럼 뼛속 깊이 들어가야 한다. 이를테면 와인병 따개로 화강암을 뚫는 것과 비슷하다. 바늘을 엉덩뼈 속으로 몇 센티미터 집어넣기까지 의사는 전력으로 근육을 비틀어 힘을 짜내야 한다. 사실 통증을 감지할 수 있는 신경 수용체는 뼈의 표층, 즉 골막에만 존재하지만 그렇다고 환자가 뼛속 깊이 바늘을 주입할 때 동반되는 극심한 압력까지 느끼지 못하는 것은 아니다. 바늘을 주입해야 하는 의사로서도 별반 다르지 않다.

그렇기에 나는 제이의 담당의가 좋든 싫든 골수 생검에 선뜻 동의하지 않은 이유를 이해할 수 있었다. 골수 생검은 감염과 출혈 위험이 큰 침습적이고 고통스러운 시술이기에 매우 신중하게 행해져야 한다. 셀윈 박사는 본인이 생각하기에 제이는 적어도 아직은 골수 생검을 할 필요가 없는 것 같다고 말했다. 제이는 악성 종양이나 심각한 감염을 의심할 만한 증상(열이나 체중 감소, 림프샘 부종 등)이 전혀 없었다. 셀윈 박사는 〈게다가 골수 생검을 진행했는데 막상 보험이 적용되지 않으면 어떻게 할 건가요? 아마도 꼼짝없이 5천 달러를 내야 할 겁니다〉라고 지적했다.

타라는 셀윈 박사가 자신의 전문 분야에만 국한되지 않고 환자의 모든 부분을 고려한다는 사실을 알 수 있었기에 고마움을 느꼈다. 그녀가 병원에서 일하며 보아 온 그는 세심하면서도 철두철미한 성격이었다. 하지만 그녀는 남편의 낮은 백혈구 수치가 계속 마음에 걸렸고 집요할 만큼 셀윈 박사에게 골수 생검을 요구했다.

셀윈 박사는 제이에게 골수 생검이 정말로 필요한지 판단하기에 앞서 과립구 집락 자극 인자를 투약해 보고 싶었다. 그러나 한편으로 그는 타라의 임상적인 직감에 더해서 그녀가 그의 환자들을 위해 누구보다 열심히 노력하는 모습을 보아 온 상황이었다. 마침내 그가 말했다. 「좋아요, 타라. 당신이 원한다면 그렇게 합시다.」

급성 골수 백혈병이라는 진단이 나왔을 때 다른 모든 사람과 마찬가지로 셀윈 박사는 충격에 휩싸였다. 급성 골수 백혈병은 백혈구 암이며, 병명에서 알 수 있듯이 대개 급성으로 진행된다. 급성 골수 백혈병 환자들은 고열과 다량의 땀, 극심한 피로감, 잇몸 출혈 등을 겪는다. 병세가 악화되면 다수의 암세포가 출혈이나 혈전, 전방위적인 감염, 호흡 장애, 신장 질환, 심근 경색, 뇌졸중 등을 유발하기도 한다. 새로 급성 골수 백혈병 진단을 받은 환자라면 꼿꼿한 군인 자세로 서 있거나, 비행기를 조종하거나, 훌라후프를 하는 것이 보통은 불가능하다. 「정말 믿을 수 없군요.」 셀윈 박사가 말했다.

때때로 삶의 브라운 운동은 일견 양립할 수 없을 것 같은 사건들을 우연이란 이름으로 한자리에 소환한다. 이번에도 그랬다. 급성 골수 백혈병 진단으로 삶을 난도질당한 지 불과 24시간 뒤에 제이와 타라는 야생화가 그림처럼 펼쳐진 들판 한복판에서 두 자녀와 함께 사진사 앞에서 포즈를 취해야 했다. 열다섯 살인 사샤가 이틀 뒤면 태어나서 처음으로 중국에 갈 예정이기 때문에 타라는 이미 몇 달 전에 가족사진을 찍기 위해 이번 행사를 준비했다. 사샤는 본격적으로 중국어를 공부했고, 이제 중국 현지에서 한 달 일정의 언어 몰입 프로그램을 시작할 참이었다.

생소하고 참담한 심정으로 예스러운 돌 벤치에 걸터앉아 있는 제이와 타라의 뒤에서는 사샤와 열세 살인 크리스가 카메라를 향해 우스꽝스러운 표정을 지으며 빈둥거리고 있었다. 그들 부부는 아직은 아이들에게 제이의 병에 대해 알리지 않기로 했다. 결코 쉽지 않은 결정이었지만 그들은 오랫동안 계획해 온 여행을 사샤가 부담 없이 즐기기를 원했다. 사진을 촬영하는 내내 두 아이가 서로를 놀리며 농담을 주고받는 동안에 제이와 타라는 서로의 손을 꼭 잡은 채 머리를 ─ 그의 짙은 갈색 머리를 그녀의 붉은색 머리에 ─ 기대고 있었다. 「우리는 우리 어깨로 세상의 무게를 떠받치고 있었어요.」 타라가 회상했다. 「이 고통스러운 현실로부터 우리 아이들을 지키고 싶었어요.」 이날 찍은 사진 속에서 그들 가족은 자연스레 기울어진 주변의 나무 담장을 배경으로 수많은 분홍색과 보라색 꽃들에 둘러싸인 채 기분 좋은 미소를 짓고 있었다.

　이틀 뒤에 그들은 공항에서 사샤를 배웅했다. 타라와 제이는 그들의 감정을 힘들게 억누른 채 딸과 포옹했고, 그토록 기다려 온 모험을 떠나도록 그녀를 놓아주었다.

　셀윈 박사와 타라가 근무하는 병원에는 백혈병을 치료하기 위한 전문적인 장비가 없었기 때문에 제이는 더 큰 도시에 있는 암 센터를 추천받았고, 제이와 타라는 사샤와 작별하고 얼마 뒤 해당 병원을 찾았다. 상담실이 타라와 제이의 부모와 형제자매, 그들의 배우자로 가득 찼다. 제이 부부는 처음 상담하는 자리에 일가친척들과 함께 가라는 조언을 받았다. 일가친척 모두가 화려하게 질감을 살린 오크 탁자에 각자 자리를 잡고 앉았다.

　키가 크고 온화한 성격인 에버렛 박사는 대가족과 일일이 인사를 나누었고 그들의 별난 행동을 너그럽게 봐주었다. 동시에 솔직했다. 그는 상담이 끝나는 대로 곧장 제이를 입원시키고자 했다. 정확히는 서둘러 화학 요법을 시작하고자 했다.

　에버렛 박사의 설명에 따르면, 제이의 양호한 건강 상태와 아직 전형적인 급성 골수 백혈병 증상이 나타나지 않고 있다는 사실은 좋은 신호였다. 제이의 검사 결과 — 낮은 백혈구 수치를 제외한 다른 것 — 가 모두 정상이라는 사실도 좋은 신호였다. 가장 좋은 신호는 그가 어떠한 감염이나 출혈도 경험하지 않았다는 사실이었다. 이 모든 신호가 그의 치료 가능성을 높여 주고 있었다. 물론 급성 골수 백혈병의 특정 하위 유형이 밝혀지기 전까지는 예후를 속단할 수 없겠지만 그때까지 기다리면서 치료를 늦출 이유는 어디에도 없었다.

급성 골수 백혈병은 사실상 여러 하위 유형의 집합체인데, 이 중에는 치료가 가능한 것으로 알려진 것들도 있지만 예후가 좋지 않은 것들도 존재한다. 아직은 제이가 어떤 하위 유형인지 밝혀지지 않았으나 어떻게 보면 건강해 보이기까지 하는 그는 필시 치료가 가능한 유형의 환자일 것이다. 궁극적으로 제이에게는 골수 이식이 필요한 시점이 도래하겠지만, 의사들은 제이 본인의 조혈 모세포(자가 이식)를 이용하여 이 문제를 해결할 수 있다. 즉 그들은 제이의 조혈 모세포를 채취해서 나머지 세포가 화학 요법으로 제거되는 동안 안전하게 보관했다가 병이 수습되면 제이에게 본인의 세포를 이식하여 골수에 자리를 잡도록 할 계획이었다. 누군가의 면역 체계를 해제하고 제거하며 복구하는 일에는 늘 잠재적인 장애물이 존재하기 마련이지만 충분히 할 수 있는 일이었다. 완치 가능성을 생각하면 오늘 당장 화학 요법을 시작해야 했다.

그런데 문제가 하나 있었다. 미국 특유의 문제인 동시에 보험 증서의 작은 글씨로 된 불리한 조항들로 의료 혜택이 결정되는 곳에서만 나타나는 전형적인 문제였다. 요컨대 제이는 현재 직장에서 51주 동안 근무해 온 상태였다 — 단기 장해를 인정받기 위해서는 1년을 채워야 했는데 일주일이 부족했다. 만약 지금 화학 요법을 시작한다면 그는 장해 급여를 받을 수 없다.

　일주일 전 셸윈 박사에게 처음 급성 골수 백혈병 진단을 받았을 때 제이는 눈물을 참을 수 없었다. 그가 떨리는 목소리로 의사에게 가장 먼저 한 질문은 〈우리 아이들은 어떻게 될까요?〉였다.

　제이에게는 그 문제가 여전히 가장 중요했다. 그와 타라는 치료 과정이 육체적으로나 정신적으로, 그리고 금전적으로도 절대로 쉽지 않을 거라는 사실을 알았다. 그들 부부는 1년 전 제이에게 닥쳤던 일시 해고의 후유증에서 아직 회복하는 중이었다. 앞서 그들은 어쩔 수 없이 아이들을 데리고 그때까지 아이들이 알던 유일한 집을 떠나 자동차로 15시간을 운전해서 새로운 직장과 조부모님 댁 근처로 이사를 해야 했다. 급성 골수 백혈병 진단을 받았을 당시에도 집을 장만할 돈을 모으기 위해 아직 타라의 부모님 댁에 살고 있었다. 설령 건강 보험이 적용된다고 하더라도 큰 병은 그들이 저축한 돈을 앗아 갈 것이다.

　게다가 치료가 완료되는 시점에 제이의 상태가 어떨지, 그가 예전처럼 건강하게 직장으로 복귀할 수 있을지 없을지는 누구도 알 수 없었다. 타라가 응급실에서 일주일에 50시간에서 65시간을 일하고 있으나 그것만으로는 네 식구가 먹고살기에 충분하지 않다. 제이는 몇 달에서 길게는 1년 가까이 일할 수 없을 것이다. 따라서 단기 장해 급여는 그들 가족이 생존하는 데 매우 중요했다. 그의 불확실한 건강 상태만으로도 상황은 이미 충분히 고통스러웠다. 일종의 재정적인 대비책을 마련할 방법이 있다면 제이는 가족에게 경제적인 문제까지 떠안기고 싶지 않았다. 모든 것이 그 일주일 때문이었다…….

제이는 새로운 담당의가 된 혈액내과 전문의에게 치료를 일주일만 늦출 수 있는지 물었다. 에버렛 박사는 망설였다. 암이 발병하려면 생물학적으로 원래 몇 개월에서 몇 년이 걸린다는 사실을 생각하면 일주일은 어쩌면 그다지 의미가 없을 수 있었다. 다만 제이처럼 일단 싸움이 시작된 상황에서는 암에 조금의 여지도 주지 않는 것이 보통이다.

하지만 상상할 수 있는 가장 고통스럽고 두려운 여정 중하나를 시작해야 하는 가족에게서 여분의 호구책을 빼앗고 싶지도 않았다. 자신의 건강과 가족의 경제적 윤택함을 두고 선택해야 하는 상황으로 환자를 떠밀다니 얼마나 잔인한 짓인가? 게다가 의사라면 누구나, 특히 지금처럼 중요한 치료를 앞두었을 때 환자가 정서적으로 안정된 상태이기를 원할 것이다. 화학 요법은 마치 불도저와 같아서 환자 본인은 물론이고 주변인들에게도 영향을 끼치기 때문이다.

다행히도 제이의 긍정적인 예후 인자 — 젊은 나이와 나름 양호한 건강 상태, 증상의 부재 — 가 일종의 완충제 역할을 하고 있었다. 아직은 급성 골수 백혈병이 본격적으로 진행되는 것도 아니었고 조속한 치료를 해야 하는 증후도 없었다. 임상적으로 일주일을 기다리지 못할 이유가 전혀 없었다.

〈보통은 절대로 이렇게 하지 않아요〉라는 말과 함께 에버렛 박사가 첫 치료 ─ 유도 화학 요법 ─ 를 일주일 연기하는 데 동의했다.

7월 1일, 제이는 가족과 친한 친구들에게 자신의 근황을 알리기 위해 운영하기 시작한 블로그에 〈이제 시작이다!〉라고 적었다. 〈현재 우리가 아는 거라고는 내 병이 백혈병의 일종인 급성 골수 백혈병이라는 사실뿐이다. 그래서 내일 검사(또 골수 검사다!)를 받을 예정이다. 내가 걸린 병이 급성 전골수 백혈병인지 확인하기 위해서다. 급성 전골수 백혈병이 급성 골수 백혈병 중에서 가장 낫다고 한다. 의사들은 아닐 거로 생각하지만 나는 희망을 걸어 본다. 어떤 결과가 나오든 다음 주 수요일에는 첫 번째 화학 요법 치료를 받을 예정이다.〉

공교롭게도 7월 1일은 병원의 모든 수련의와 전공의, 전문의 등이 새로운 〈시작〉을 맞이하는 날이기도 하다. 실질적으로 병원의 한 해가 시작되는 첫날이고 직원들의 진급도 모두 7월 1일에 이루어진다. (이른바 〈7월 효과〉에 대해서는 ─ 만약 그런 것이 존재한다면 ─ 이 책의 뒷부분에서 다룰 예정이다.) 타라는 이처럼 날짜가 겹친다는 사실에 긴장했다. 그녀는 간호사로서 늘 긴장을 늦추지 않았지만 7월이 되면 특히 긴장했다.

제이는 직장의 복리 후생과에 전화하여 자신이 7월 8일에 단기 장해를 인정받게 될 거라는 사실을 확인했다. 가족의 건강 보험은 타라의 직장에 귀속시켰기 때문에 타라는 적어도 제이가 치료를 받는 동안은 계속 병원 응급실에 근무해야 한다. 7월 8일이 오기를 기다리면서 제이는 재차 하위 유형을 파악하기 위한 골수 생검을 받았다. 그는 자신의 블로그에 〈음, 오늘은 재미가 넘치는 하루였다〉라고 썼다. 〈그들은 골수 채취를 위해 내 골반에 또 구멍을 냈다. 화요일에 또 다른 검사를 진행할 예정이나 골반에 구멍을 뚫는 검사에 비하면 아무것도 아니다.〉

제이는 마약에 대한 자신의 내성 — 또는 내성의 부재 — 에 대해서도 알게 되었다. 그는 〈나는 정말 한심한 사람이다〉라고 썼다. 검사 전에 적당한 강도의 진통제를 맞았는데 검사가 끝나고 집으로 돌아가는 길에 엘리베이터 안에서 그대로 의식을 잃은 까닭이었다. 수액을 맞으면서 한동안 안정을 취한 뒤에야 집에 갈 수 있었다. 그는 블로그에 자신이 마약을 팔았다면 아마도 형편없는 마약상이 되었을 거라고 자조했다.

유도 화학 요법은 암세포를 최대한 효과적으로 확실하게 제거하기 위해 시행하는 가장 강력한 화학 요법이다. 하지만 인류의 모든 의학적 발전에도 불구하고 화학 요법은 여전히 투박한 수단이다. 빠르게 분열하는 세포들 — 암세포의 필수 조건 — 에 철퇴를 내리기도 하지만 그 과정에서 골수 세포와 유모(有毛) 세포, 구강과 위, 위장관 전체의 막을 형성하는 세포와 같은 인체의 빠르게 분열하는 다른 모든 세포까지 학살한다. 따라서 화학 요법은 적혈구와 혈소판, 건강한 백혈구의 소멸에 더해 구역질과 구토, 구강 궤양, 탈모와 같은 중대한 부작용을 수반한다. 또한 이런 세포들의 손실이 빈혈이나 출혈, 감염 등으로 이어지기도 한다.

이런 치명적일 수 있는 부작용이 나타나는지 자세히 관찰하기 위해 유도 화학 요법은 일반적으로 입원 치료 형태로 행해진다. (상대적으로 약한 약물이 사용되는 이후의 화학 요법은 외래 형태로 이루어지는 것이 보통이다.)

제이와 타라는 7월 첫째 주 내내 초조하게 기다리면서 가정생활을 정상적으로 유지하기 위해 노력했다. 그들은 열세 살 된 크리스를 데리고 앉아 제이의 병에 관해 이야기했다. 앞으로 몇 주 동안 아빠가 매우 아플 것이며, 그런데도 의사와 간호사에게 잘 치료 받을 거라고 설명했다. 사샤가 중국에서 돌아오면 그녀에게도 이야기할 거라고 설명했다. 그들 부부는 최대한 차분하고 침착하게 일을 처리했다. 공교롭게도 크리스는 일주일 동안 집을 떠나 잠을 자는 캠프를 앞두고 있었다. 제이와 타라는 크리스가 아빠의 힘든 첫 번째 화학 치료를 지켜보는 대신에 친구들과 함께 지내는 편이 나을 거라고 판단했다. 그들은 크리스를 도와서 짐을 쌌고 버스에 탄 아들을 배웅하면서 끝까지 미소를 잃지 않았다.

제이가 유도 화학 요법 치료를 받기 위해 병원에 입원하기 전날 친척들이 모여서 그가 삭발하는 것을 도왔다. 타라의 부모님과 다섯 남매, 그들의 배우자가 부모님 집 앞마당에 있는 커다란 단풍나무 아래 모였다. 분위기는 화기애애하면서도 침중했다. 타라의 아버지가 마치 이발사처럼 제이의 머리를 깎으면서 이탈리아어로 노래를 불렀다. 노래하는 중간에 이발기가 고장나서 가족들은 일반 가위를 꺼냈다. 이발사들이 말도 안 되게 미숙했던 까닭에 머리를 깎는 데 한 시간이 넘게 걸렸다. 군대에서 자주 머리를 삭발했던 제이였지만 그는 한심한 이발사들을 너그럽게 참아 주었다. 바보스러운 행동과 농담이 오가는 와중에도 가족들은 순간순간 눈물을 주체할 수 없었고, 그럴 때마다 각자 조용히 마당의 멀리 떨어진 곳으로 가서 눈물을 흘렸다.

삭발식을 시작하기 직전에 타라의 여동생이 제이의 사진을 찍었다. 사진 속 제이는 눈가에 잔주름이 생길 정도로 미소를 짓고 있었고 장난기가 가득했다. 그의 200와트짜리 미소에는 명백히 어떠한 두려움도 존재하지 않았다. 그러나 불과 몇 시간 뒤인 새벽 1시에 그는 타라의 가슴에 얼굴을 묻고 흐느꼈다. 그가 아내에게 〈나 무서워〉라고 말했다. 그의 몸은 떨리고 있었고 타라는 그에게 자신이 곁에 있을 거라며 안심시키는 것 말고는 아무것도 할 수 없었다. 그녀는 그의 부드러운 두피를 어루만지면서 그의 불안을 키우지 않기 위해 자신의 두려움을 속으로 집어삼켰다. 결국 제이는 잠이 들었지만, 타라는 자신의 두려움을 떨쳐 내려 애쓰느라 잠들 수 없었다.

다음 날인 7월 8일 아침에 타라와 제이는 유도 화학 요법 치료를 받기 위해 한 시간 동안 차를 달려 암 센터에 도착했다. 타라의 회상에 따르면, 그녀는 〈향후 2년간 내게는 이곳이 제2의 집이 되겠지〉라고 생각했다. 명성에 비해 병원은 그녀가 기대했던 것보다 낡은 모습이었다. 천장 타일은 얼룩지고, 벽은 곳곳이 패여 있었으며, 바닥재는 1950년대를 연상시켰다. 물론 타라는 간호사로서 많은 병원을 거쳤고 병원의 겉모습과 실력은 본질적으로 아무런 상관이 없다는 사실을 잘 알았다. 지극히 수수한 환경에서 환상적인 의료진과 일했던 경험도 있었다. 하지만 환자로 오게 되자 조금은 다르게 보였다. 약간의 겉치레도 나쁠 것 같지 않았다.

제이는 전날 밤 블로그에 〈이제 정말 시작이다!〉라고 썼다. 그리고 정말로 그랬다. 제이는 곧장 인터벤션 영상 의학실로 옮겨졌고 가슴에 유치 카테터를 삽입했다. 유치 카테터는 반영구적으로 설치되어 그가 화학 요법 치료를 받는 동안 맞게 될 수많은 주사와 점적 장치에 의한 상처를 최소화할 것이다. 타라는 이동식 침대에 실려 돌아오는 제이를 보며 안도했다. 그는 건장한 도우미 남성과 한창 대화에 심취해 있었는데, 그에게 자녀가 몇 명이고 그들의 나이가 어떻게 되는지 묻고 있었다.

카테터를 삽입한 위치가 부었고 오후를 지나면서 통증이 점점 심해졌다. 〈그들이 진통제를 놔 주었다.〉 제이는 그날 늦게 이렇게 썼다. 〈그리고 누군가는 또 기절했지! 이제 그들은 가능하면 내게 타이레놀만 주려고 할 거야!〉

카테터가 삽입되면서 제이는 화학 요법을 시작할 준비가 되었다. 그런데 에버렛 박사가 나쁜 소식을 들고 왔다. 제이의 골수 생검 결과가 최종적으로 11번 장완 세염색체증 — 매우 희귀하고 고약한 유형의 백혈병 — 으로 알려진 변이 형태로 나타났다는 것이다. 첫 상담에서 그토록 쾌활하고 낙관적인 모습을 보였던 에버렛 박사도 이 우울한 소식을 전할 때만큼은 매우 진지한 표정이었다. 화학 요법은 예정대로 오늘부터 시작이었다. 다만 그는 이 새로운 정보를 고려해서 화학 요법에 들어갈 성분을 조정하고자 했다. 그리고 제이는 골수를 이식할 때 자신의 골수를 사용할 수 없게 되었다 — 그들은 가족 중에서 기증자를 찾아야 했다.

유도 화학 요법 치료를 받은 한 주는 잔인했다. 정확하게 모든 전형적인 부작용 — 구역질과 구토, 구강 궤양, 혈구 감소 등 — 이 나타났다. 타라는 최대한 응급실 근무를 병행하면서 제이의 병원과 자신의 병원을 바쁘게 오갔다. 그녀의 다섯 남매와 그 배우자들, 그들의 인척들이 제이의 직장 동료들과 타라의 부모와 교대로 이 힘든 기간 동안 제이와 함께 있어 주었다.

제이는 블로그에 〈격려 편지와 병문안에 감사합니다〉라고 썼다. 〈많은 사람이 병문안을 와주고 함께 영화를 봐주어서 정말 좋습니다. 게다가 상황이 상황인 만큼 나는 더 개인적인 질문도 할 수 있었습니다. 내가 더 잃을 게 무엇이 있겠어요? 암 환자인 내 앞에서 사람들은 이제 내가 하는 질문에 무조건 답을 해야 한답니다!:-)〉

제이가 가장 두려워한 것은 무력감이었다. 그는 자신이 영화에서 본, 예컨대 휘어진 빨대로 진저에일을 홀짝거리는 것조차 힘들어하는 눈이 쑥 들어간 환자들처럼 되지 않겠다고 다짐했다. 그래서 몸이 아무리 좋지 않더라도 두세 시간마다 링거 폴대를 질질 끌면서 자신의 병실이 위치한 층을 걸었다. 그가 병실을 나설 때마다 마주치는 모든 사람과 매번 인사를 나누자 타라는 농담조로 그 모습이 마치 선거 운동에 임하는 후보자 같다고 말했다.

〈지금은 상태가 꽤 괜찮다.〉제이는 화학 치료를 시작하고 며칠 뒤에 이렇게 썼다. 〈메스꺼움과 화학 요법 약물이 적당히 균형을 이루고 있는 듯하다. 타라와 나는 저녁 산책을 시작할 예정이며 약 400미터 정도를 걸을 생각이다.〉

아직은 골수 이식을 받을 때가 아니었음에도 제이는 골수 이식실에 있었다. 골수 이식실은 백혈병을 앓는 혈액내과 모든 환자에게 매우 중요한 곳이다. 골수 이식실에서는 혈액 종양내과 전문의 차더리 박사가 제이의 일상적인 치료를 담당했다. 타라는 차더리 박사가 제이의 방에서 다른 누구보다 많은 귀중한 시간을 보냈다고 회상했다. 심지어 간호사들보다 많은 시간을 제이와 보냈다고 말했다(간호사가 할 수 있는 사실상 최고의 칭찬이었다). 제이와 타라는 차더리 박사 덕분에 즉각 마음을 놓고 안심할 수 있었다. 그녀의 진중한 방식과 질문 하나하나에 성실하게 답변해 주는 태도, 진심 어린 보살핌은 스트레스가 많은 이 시기에 일종의 구명줄과도 같았다. 에버렛 박사가 제이의 전반적인 치료를 지휘하는 주치의였다면 차더리 박사는 매일, 온종일 골수 이식실에 주둔하는 지상군과 같은 존재였다.

화학 치료를 받는 동안 제이는 〈여러분도 모두 나처럼 잘하고 있기를 바랍니다〉라고 썼다. 〈내가 턱이 한껏 올라간 것 같죠? 힘든 날이 반복되겠지만, 나는 즐길 준비가 되어 있답니다. 입술이 부르트고 항문도 마찬가지겠지요. 하지만 그 정도는 견딜 수 있어요…….〉

이틀 뒤 제이는 다음과 같이 썼다. 〈음, 이제는 진짜로 치료 일정에 적응하고 있는 것 같습니다. 아침 5시 반에 일어나서 면도를 한 다음 약간의 위 핏 운동과 함께 계속 13바퀴씩 걸었습니다. 그럼 다리와 복근이 조금 뻐근해지면서 기분이 좋아져요. 내가 살아 있음을 실감합니다.〉

〈기분은 좋으나 입맛은 별로입니다. 지금도 입에서 화학 약품 맛이 약간 많이 나는 것 같아요. 운동을 계속하다 보면 어느 순간에 입맛도 돌아오겠죠.〉

화학 요법 마지막 날인 7월 13일에 타라는 근무를 마친 뒤 저녁에 병원에 도착했다. 고단한 하루를 보낸 그녀는 제이의 병실 소파에서 곧 잠들었다. 새벽 3시에 잠을 깬 그녀는 으레 그렇듯 곧장 제이가 있는 쪽을 바라보았다. 하지만 제이의 침대가 비어 있음을 깨닫고 그 즉시 소파를 박차고 일어났다. 화장실에서 발견된 제이는 뒤얽힌 자신의 정맥 주사 줄을 풀고자 씨름하던 중이었다. 그를 도와주기 위해 다가간 그녀는 그의 안색이 평소와 다르다는 사실을 알아차렸다. 그는 안색이 창백했고 땀투성이였는데 그녀가 무슨 말을 꺼내기도 전에 발작을 일으키기 시작했다. 타라가 쓰러지는 그를 붙잡았지만 두 사람 모두 바닥에 쓰러졌다. 모든 병원 화장실마다 설치된 호출 버튼도 소용이 없었다. 180센티미터가 넘는 남편 밑에 깔린 탓에 타라는 버튼을 누를 수 없었다. 그녀가 큰 소리로 도움을 요청했지만 화장실 문은 닫혀 있었고, 제이의 병실은 간호사실에서 30미터 가까이 떨어져 있었다.

타라는 경련하는 남편에게서 몸을 빼기 위해 꿈틀꿈틀 기어서 안간힘을 썼고 겨우 호출 버튼을 누를 수 있었다. 간호사 한 명이 급히 달려왔고 그녀의 즉각적인 요청에 일단의 간호사들과 당직이던 혈액 종양내과 전문의 아미르 박사가 왔다.

타라는 코드 카트code cart*나 산소 탱크를 가져온 사람이 아무도 없다는 사실에 놀랐다고 회상했다. 그들은 심전도 검사를 했고 제이의 심박수는 분당 30회 정도로 매우 낮게 나타났다. 의료진의 설명은 느린 심박수가 실신(기절)을 유발하면서 발작이 일어났다는 것이었다.

다음 날 심장내과 전문의와 신경내과 전문의가 제이를 찾아왔다. (실신 원인을 찾기 위한) 머리 단층 촬영과 기립경 검사에서 결과가 음성으로 나왔고, 두 의사는 제이에게 〈깨끗하다〉고 선언했다. 부재중인 에버렛 박사를 대신해서 제이를 담당하던 혈액내과 전문의도 그 모든 사달이 화학 요법의 부작용이라는 데 동의했으며 제이는 이튿날 퇴원하게 되었다.

타라는 집에서 또 그런 일이 일어나면 제이가 넘어지다가 자칫 머리를 다칠 수 있다고 주장했다. 그녀는 제이가 적어도 하루는 더 병원에 머물러야 한다고 생각했다. 하지만 임시 담당의는 제이가 집에서 넘어질 위험보다 병원에 머물

* 심정지 등의 긴급 조처용 약품과 기기 일습을 실은 손수레.

다가 감염될 위험이 더 크다고 판단했다.

　집에 온 처음 며칠 동안은 비교적 평온했다. 제이는 항생제를 비롯한 항진균제와 항바이러스제, 항구토제, 제산제까지 먹어야 할 모든 약을 가지고 있었다. 화학 요법이 마치 탱크처럼 그의 면역 체계를 초토화한 까닭에 그는 감염에 매우 취약한 상태였다. 그런 점에서 집은 병원보다 덜 위험했지만 그런데도 위험은 존재했다. 딸꾹질 한 번이, 집먼지진드기 한 마리가, 더러운 얼룩 하나가 잠재적으로 치명적인 병원균을 끌어들이거나 옮길 수 있었다. 약물 치료는 일종의 보호망을 형성하기 위한 시도일 뿐이었고 어떠한 보호망도 완벽할 수 없었다. 제이와 타라는 매시간 그의 체온을 재야 했고 아주 약간의 열에도 촉각을 곤두세웠다. 체온이 38도가 넘으면 즉시 병원에 오라는 지시도 받았다. 의사는 〈열이 있으면 절대로 고민하지 말고 즉시 내원해야 합니다〉라고 말했다.

　제이는 집에 온 지 이틀째 새벽 4시에 〈한밤중에 또 잠을 깼습니다〉라고 썼다. 〈나를 불쌍하게 여길 필요는 없어요. 나는 여전히 집에 있고 그래서 정말 좋거든요. 텔레비전 채널도 훨씬 다양하고 인터넷 환경도 훨씬 좋답니다! 다만 혈구 수치가 너무 낮아 기운이 없어서 오늘 샤워는 미루어야 했어요. 타라는 나를 씻겨 줄 만큼 매우 친절합니다. 와, 정말 훌륭한 아내이자 간호사입니다! 스펀지 목욕은 정말 추천합니다. 물론 스펀지 목욕을 받기 위해 백혈병에 걸려야 한다면 비추이지만…….〉

이틀 뒤 제이의 체력이 회복된 듯하여 타라는 그가 그토록 필요로 하고 원하던 대로 샤워하는 것을 도왔다. 그들이 천천히 샤워실로 들어갈 때였다. 제이가 갑자기 몸을 떨기 시작했고 눈이 뒤집혔다. 그가 의식을 잃기 시작하자 타라는 단단히 힘을 준 채로 그를 붙잡았다. 제이가 그녀 위로 픽 쓰러졌다. 다행히 타라는 그가 바닥에 쓰러질 때 충격을 완화할 수 있었지만 이번에도 그에게 깔려서 꼼짝할 수 없었다. 그녀가 큰 소리로 어머니에게 도움을 요청하며 고개를 돌린 순간, 어린 아들이 문간에 서 있는 것을 발견했다. 타라는 억지로 목소리를 가다듬은 채 말했다. 「괜찮아, 크리스. 아빠는 괜찮아. 그런데 지금 할머니의 도움이 필요해. 얼른 할머니 좀 불러 주겠니?」 타라의 어머니가 화장실에 도착했고 그들은 제이를 반듯이 눕힌 다음에 다리를 높여 주었다. 제이는 금방 의식을 되찾았으나 아들에게 그런 모습을 보였다는 사실에 커다란 충격을 받았다. 그의 첫마디는 〈크리스한테 가 봐요〉였다.

그날 밤 크리스는 아버지가 잠든 소파 옆에 머물렀다. 바닥에서 자기로 한 타라의 바로 옆에 자신의 침낭을 펴고 함께 밤을 보냈다. 타라는 화장실 사건 때문에 잔뜩 겁에 질린 아들을 보면서 가슴이 미어졌다.

겁을 먹기는 그녀도 마찬가지였다. 제이가 실신한 것이 벌써 세 번째였다. 제이가 의식을 잃는 원인에 대해서는 그나마 걱정이 덜했다 — 앞서 병원에서 심장내과 전문의와 신경내과 전문의에게 충분한 검사를 받았기 때문이다. 문제는 그가 언제든 의식을 잃을 수 있다는 사실이었다. 화장실에서 자신이 옆에 없었다면 어떻게 되었을까? 혹시라도 넘어지면서 벽이나 바닥에 머리를 부딪치면 자칫 뇌출혈로 이어질 수 있을 뻔했다. 화학 요법 때문에 혈소판 수치가 10분의 1로 줄어서 출혈이 멈추지 않을 수도 있을 일이다.

타라는 병마와 싸우는 수많은 환자와 가족을 도왔지만 지금처럼 자신이 중병에 수반되는 생존과 직결된 극심한 공포에 사로잡힌 적은 처음이었다. 그녀에게 확신을 줄 만한 것이 아무것도 없었다—간호사로서 그녀의 경험도, 그녀가 의학 도서관에서 빌려 온 혈액학 전공 서적도, 제이를 담당하는 의사들의 기술이나 능력도 아무런 소용이 없었다. 정말 무서운 것은 자신이나 가족 중 누군가가 아프면 곁에 아무리 많은 친구나 친지가 있어도, 그리고 의료진이 아무리 뛰어나도 자신은 불확실의 바다에서 결국 혼자일 수밖에 없다는 사실이다.

3장
진단과 누락

그날은 나의 외래 진료실이 터질 듯이 붐비는 그런 날 중 하루였다. 모든 예약 환자가 내원한 것에 더해서 몇몇 추가 환자까지 받아야 했다. 그들 모두는 즉각적인 치료가 필요한 긴급한 문제가 있는 듯 보였다. 최근에 갑상샘 질환 진단을 받은 한 환자는 약물 치료를 받으면서 상태가 호전되기는커녕 악화되고 있었다. 어떤 환자는 아랫배에 기이한 찌릿한 통증을 느끼고 있었다. 한 여성은 팔에서 시작된 근육통이 이제는 다리 전체로 번지고 있었다. 어떤 환자는 허리 쪽에서 시작된 찌르는 듯한 통증이 목과 두피로 번지는 중이었다. 기침이 멎지 않는다는 남성도 있었고, 한 여성은 발바닥에 불이 난 것 같은 통증 때문에 걱정했다. 어떤 환자는 너무 기운이 없어 하루하루 사는 것이 힘들다고 말했다.

이런 각각의 증상에는 단순히 양성인 것부터 우려를 불러일으키는 시급한 것이나 즉각적으로 생명을 위협하는 것까지 다양한 잠재적인 원인 ― 의사들이 〈감별 진단〉이라고 부르는 것 — 이 존재한다. 여기서 가장 중요한 것은 각각의 증상마다 광범위한 특이 형태가 존재하는 까닭에 주어진 증상을 바탕으로 가능성과 심각성에 따라 우선순위를 정하는 것이다. 모든 잠재적인 원인을 검사하기란 애초에 불가능하기에 의사는 올바른 질문을 던져야 하고, 환자의 이야기를 주의 깊게 들어야 하며, 적절한 종류의 신체검사를 하고, 임상적인 단서들에 주의를 기울여야 한다.

모든 환자에게 넉넉히 한 시간씩 시간을 할애할 수 있다면 의사는 각각의 모든 가능성을 꼼꼼하게 살펴볼 수 있을 것이다. 그러나 현실에서 의사에게 주어지는 시간은 겨우 몇 분에 불과하다. 그리고 이 시간 안에 의사는 진단 가능성이 희박한 모든 잠재적인 병까지 고려한 다음 가장 가능성 큰 몇 가지 병명 — 드물지만 생명을 위협할 수 있는 가능성에도 주의해야 함은 물론이다 — 을 도출해서 환자에게 자신이 생각하는 바를 이야기해야 한다. 각종 검사나 엑스레이 등을 지시할 수도 있지만 검사 결과를 볼 수 있는 것은 나중이다. 의사는 지금 당장 환자에게 가장 유력한 진단명뿐 아니라 어떻게 치료를 시작하거나 어떤 식으로 추가 검사를 진행할지 계획을 제시해야 한다.

매우 어려운 일인 동시에 많은 스트레스를 유발하는 일이다. 전문 의학 서적 대부분은 진단을 여유로운 지적 과정으로 취급한다. 의대생들은 환자의 모든 기관계를 살핀 다음 기관이 제대로 기능하지 못하도록 만들 수 있는 모든 타당한 가능성 — 외상이나 감염, 물질대사 교란, 악성 형질 변환, 독성 노출, 유전적 기형 등 — 을 고려하도록 배운다. 그들에게 진단 과정은 흥분되는 학문적인 활동이다. 특히 노곤한 햇볕이 내리쬐는 가운데 김이 모락모락 피어오르는 차 한 잔과 잼을 바른 부드러운 빵이 준비되어 있고 천천히 생각할 수 있는 여유가 곁들여진다면 더욱 그렇다. 배경 음악으로 잔잔한 쇼팽의 선율까지 더해진다면 금상첨화일 것이다.

불행하게도 현장에서 감별 진단은 그런 식으로 이루어지지 않는다. 방대한 가능성의 심연을 탐색할 수 있는 시간은 기껏해야 1분이나 2분이 고작이다. 각각의 환자들이 호소하는 증상은 아무것도 아니거나 중요한 것일 수 있다. 또는 끔찍한 어떤 것일 수도 있다. 기운이 없다던 환자는 단순한 수면 부족일까? 빈혈이나, 갑상샘 저하증이나, 우울증일까? 췌장암에 걸린 것은 아닐까? 혹시 가정 내 폭력은 아닐까? 근육통을 호소한 환자는 약물 부작용일까? 아니면 새로운 침투성 염증 질환일까? 복부 통증을 호소한 남자는 장 혈관이 압박을 받는 것일까? 그냥 건강 염려증 환자일까? 인터넷에서 구입한 동유럽산 체중 감량 조제약을 먹은 것은 아닐까?

정신없는 하루를 보내는 가운데 나는 전체적인 진료가 너무 늦어지지 않도록 애쓰면서 동시에 실수하지 않으려고 노력했다. 모든 의사는 마음속에 〈혹시라도 내가 심각한 무언가를 놓치면 어쩌지?〉라는 두려움이 존재한다.

내과 의사나 가정의학과 전문의, 소아 청소년과 의사, 응급실 의사와 같은 일반의들은 진단 분야가 매우 광범위한 까닭에 커다란 도전에 직면한다. 의사들은 모두 제대로 하고 싶어 하지만 동시에 환자에게 해가 되거나, 금전적으로 부담이 되거나, 너무 많은 거짓 양성을 양산하거나, 이 모두를 초래할 수 있는 과도한 검사를 경계한다. 때로는 증상이 저절로 사라지는지 아니면 심해지는지 시간을 가지고 지켜보고 싶을 때도 있지만 혹시라도 그랬다가 자신이 심각한 질병을 놓치거나, 환자에게 해를 끼치거나, 고소를 당할 수 있음을 걱정한다. 가끔은 자신이 어쨌든 실수하지 않았다는 사실에 스스로 놀라기도 한다.

평균적으로 의사들은 거의 정확하게 진단한다. 의사들의 진단 정확도는 대략 90퍼센트에 달한다.[1] 물론 이 수치는 오진율이 10퍼센트에 이른다는 사실을 암시하지만 인체의 모든 세포 하나하나에 대해 진단 가능성을 열어 두어야 하고, 요소요소에 임박한 죽음이 잠복해 있는 것처럼 느껴지며, 그런데도 판단할 수 있는 시간이 겨우 몇 분밖에 주어지지 않는 상황에서 90퍼센트라는 숫자는 의사에게 위안을 주기에 충분하다.

물론 머리가 더욱 냉철해진 날에는 이 10퍼센트의 오진율도 충격적으로 다가온다.

임상의로 일한 지 13년이 되었을 때 나는 집필을 위해 1년의 안식년을 가졌다. 내가 없는 동안은 새로운 의사가 내 환자들을 맡아 주었다. 안식년에서 돌아온 나는 예의 동료와 앉아서 내 환자들에 관련된 주목할 만한 사항들을 전달받았다. 듣자 하니 내가 없는 동안 모든 것이 매끄럽게 진행된 상태였다. 그때 그녀가 잠시 침묵했다가 말을 꺼냈다. 「그런데 한 가지 알아야 할 것이 있어요…….」 그리고 나는 그녀의 목소리에서 절대로 좋은 이야기가 아님을 직감했다.

로메로 부인은 내가 몇 년째 담당해 온 예순아홉 살의 여성이었다. 그녀는 대체로 건강했고 우리의 만남은 주로 그녀가 체중을 줄이는 것을 돕고, 관절염에 걸린 부위를 운동시키며, 갑상샘 약과 혈압 약을 조절하는 데 집중되었다. 또한 모국에 사는 그녀의 성인 딸이 지독한 질병을 앓고 있었기 때문에 우리의 만남 중 많은 시간을 그로 인한 스트레스를 관리하는 데 할애했다.

「빈혈이 있었어요.」 동료가 조심스럽게 말했다. 「그런데 검사를 한 번도 하지 않은 것처럼 보였습니다.」 빈혈이라고? 검사를 하지 않았다고? 나는 장이 뒤틀리는 듯한 통증을 느끼기 시작했다. 내가 빈혈을 놓쳤나? 나는 대부분 빈혈이 그렇듯이 심각하지 않은 유형의 빈혈이기를 간절히 빌었다.

하지만 바람은 바람일 뿐이었다.

「다발 골수종으로 밝혀졌어요.」 그녀가 조용히 알려 주었고 나는 가슴이 철렁 내려앉았다. 내가 암을 놓친 것이다.

빈혈을 둘러싼 감별 진단은 빈혈의 종류만큼이나 다양하다. 빈혈은 철분이나 비타민 B_{12}, 엽산과 같은 영양소가 부족하면 생길 수 있다. 생리를 심하게 하거나, 위궤양에 의한 출혈이나 그 밖의 출혈이 원인일 수도 있다. 간 질환이나 신장 질환 때문에 생길 수도 있다. 염증성 질환이나 골수염, 당연하지만 암 때문에 생기기도 한다. 적혈구가 파열 — 용혈 — 되어도 빈혈이 생길 수 있다. 알코올과 약물, 독소도 빈혈을 유발한다. 에이즈 바이러스와 파보바이러스 B19도 빈혈을 초래할 수 있다. 빈혈은 일단의 만성 질환을 늘 따라다니는 길동무이기도 하다. 원인을 꼽자면 그야말로 끝이 없다.

로메로 부인은 이런 분명한 원인을 암시하는 어떠한 증상도 없었다. 그녀의 다른 혈액 검사들은 기본적으로 정상이었기에 많은 다른 원인이 배제된 것이다. 그녀가 최근까지 유방 엑스레이 검사나 대장 내시경 같은 암 검진을 정기적으로 받아 왔다는 사실에서도 알 수 있듯이 다발 골수종은 예후가 분명한 몇몇 암들과 거리가 멀었다.

다발 골수종은 일반적으로 〈발현〉 전까지 장시간에 걸쳐 느린 속도로 서서히 진행되는 혈액 세포암이다. 다발 골수종 환자들은 대체로 뼈 통증이나 이유를 알 수 없는 골절 때문에 병원을 찾는다. 다른 이유로 혈액 검사를 했다가 칼슘 수치가 높게 나와서 우연히 발견되는 경우도 많다.

로메로 부인은 이런 증상도 전혀 없었고 — 그녀는 만날 때마다 항상 건강했다 — 칼슘 수치도 언제나 정상이었다. 하지만 돌이켜 생각해 보건대, 그녀는 내게 진료를 받은 몇 년 동안 다발 골수종이 조용히 진행되고 있었음이 분명했다.

그녀의 가족은 매우 속상해했다. 진단이 늦어졌다고 해서 — 해당 질병의 느린 생명 활동을 고려할 때 — 치료와 예후에 영향을 미치는 것은 아니었지만, 그들에게는 여전히 충격적인 일이었다. 그들은 질환이 더 일찍 진단되지 않은 것에 분노했다.

「나쁜 소식을 전하게 되어 유감입니다.」 동료 의사가 내게 위로하듯 말했다. 「그래도 나였다면 알고 싶었을 거예요.」

암을 놓치는 경우보다 끔찍한 일은 거의 없다. 또한 나는 가장 본질적인 부분에서 환자의 신뢰를 저버린 기분이 들었다. 로메로 부인은 요 몇 년 동안 자신의 건강을 내게 일임한 상태였다. 자신이 약속된 날짜에 정기적으로 병원을 방문하면 내가 그녀의 건강을 지켜 줄 거라고 믿었다.

나는 오랫동안 지성보다 감정의 힘에 대해서 많은 글을 썼지만 사실상 그때만큼 감정의 힘을 강렬하게 느낀 적은 한 번도 없었다. 내 안의 지성은 즉시 로메로 부인의 차트를 참빗으로 이 잡듯이 뒤져서 내가 어디에서 어떻게 실수했는지 정확히 알아내고 싶어 했다. 그렇게 한다고 해서 결과가 바뀌거나 실수를 되돌릴 수 없음을 알았지만 그런데도 내가 실수한 부분을 정확히 알 필요가 있었다. 내가 생화학 실험실에서 한창 박사 과정을 공부할 때는 실험이 실패할 때마다 엄밀한 분석 과정이 뒤따랐다. 그것이 앞으로 더 잘할 수 있는 유일한 방법이었고 옳은 일이었기 때문이다.

그래도…….

그런데도 나는 당장 로메로 부인의 차트를 자세히 살펴볼 수 없었다. 진단 과정에서 발생한 실수와 환자를 실망시켰다는 사실에 대한 두려움(공공연하게 드러난 노골적인 실수에 따른 수치심은 말할 것도 없이)이 나를 사로잡았다. 그 감정이 너무 강렬해서 로메로 부인의 차트를 대충 훑어보는 것 말고는 아무것도 할 수 없었다.

그 후로 몇 년 동안 나는 병원에서 종종 로메로 부인의 모습을 발견했다. (내가 안식년에서 돌아온 뒤로 다른 모든 환자는 다시 나에게 치료를 받았지만, 그녀는 명백히 내 동료에게 계속해서 치료를 받고자 했다. 솔직히 말하자면 그럴 만했다.) 나는 그녀에게 다가가서 사과하며 해명하고 싶은 마음이 간절했다. 힘든 여정이지만 잘 버티기를 바란다는 말이라도 꼭 해주고 싶었다. 하지만 나는 고민스러웠다. 그런 행동이 진정 그녀를 위한 것일까? 혹시 나를 위한 것은 아닐까? 나는 진심으로 보상하려는 것일까? 아니면 그렇게 함으로써 단지 마음의 짐을 덜고 싶은 것일까?

나는 그녀의 처지에서 생각해 보았다. 내가 아무리 진지하게 사과한들 나의 등장이 과연 반가울까? 내가 주제넘은 짓을 하는 것은 아닐까? 나의 행동이 그녀의 곪은 상처에 연고가 될까? 이미 정리한 옛 감정을 다시 자극하는 것은 아닐까?

나는 직접 조사한 다수의 의료 실수 사례들을 통해 일반적으로 환자들이 가장 원하는 것이 의사의 솔직한 인정과 사과임을 알았다. 그런데도 만약 로메로 부인이 요 몇 년 동안 자신의 암 진단과 관련해서 이미 마음을 정리한 상태라면 내가 다시 그녀 앞에 모습을 드러내는 것은 애써 찾은 마음의 안정을 깨트리는 결과밖에 되지 않을 것이다. 그렇게 하는 것이 실질적으로 그녀에게 도움이 될까? 내가 너무 이기적인 것은 아닐까? 그녀가 내게 일종의 면죄부를 주어 〈내가〉

끔찍한 죄책감에서 벗어날 수 있게 해주기를 바라는 것은 아닐까? 결정적으로 혹시라도 그녀가 나의 등장을 불쾌하게 받아들이면 나는 다시 무를 수도 없는 일이다.

무엇보다 마지막 이유로 나는 그녀에게 다가가지 않기로 했다. 그녀에게 또다시 상처를 줄 수는 없다고 생각했다. 그러나 어쩌면 나는 단지 나 자신을 속이고 있었을지도 모르겠다. 실은 내가 무서워서 도망치고 있다는 사실을, 나 자신의 무능을 직면할 용기가 없다는 사실을 숨기기 위해 스스로 속이고 있었을지도 모르겠다.

만 5년이 더 지난 뒤에야 나는 비로소 그녀의 차트를 자세히 살펴볼 수 있었다. 로메로 부인이 세상을 떠났다는 소식을 접한 직후였다 — 그녀는 집에서 가족들에게 둘러싸인 채 평화롭고 편안하게 삶을 마감했다고 한다. 나는 그 모든 상황이, 어쩌면 내가 로메로 부인과 그 가족들에게 암 자체로 인한 고통에 더해서 굳이 겪지 않아도 될 아픔을 초래했을지도 모른다는 사실이 너무 가슴 아팠다.

나는 이제 때가 되었다고 판단했다. 나는 내가 저지른 실수를 직시해야 했다. 설령 늦었더라도, 그리고 나의 실수와 그녀의 죽음이 꼭 관련이 없더라도 상관없었다. 어쨌든 실수는 실수였다. 나는 빈혈을 놓쳤다.

나는 굳은 결심으로 이전까지 시도하지 못했던 분석에 들어갔고 로메로 부인의 차트를 강박적으로 파고들었다. 그녀의 임상 경과를 거의 하루하루 단위로 추적하면서 차트에 매달렸고, 똑같은 실수를 반복하지 않을 방법을 찾을 때까지 멈추지 않기로 다짐했다.

　그런데도 의료 분야에서는 아무것도 교과서처럼 명확하지 않다. 질병과 환자는 의학책에 그토록 자신 있게 구성된 흐름도를 절대로 따르지 않는 것 같다.

빈혈은 혈액 내의 적혈구 용적률을 나타내는 헤마토크릿으로 진단되고 정상으로 간주하는 범위가 꽤 넓다. 검사소에 따라 다르나 남성은 39부터 50까지, 여성은 36부터 46까지 정상으로 간주한다. 특히 여성은 월경에 의한 지속적인 출혈 때문에 30대 중반 이하의 수치를 보이는 경우가 많지만 대부분 아무런 불편 없이 생활한다.

　헤마토크릿은 CBCComplete Blood Count(전체 혈구 계산) 검사에서 측정되며, 혈액의 응고 작용에 관련된 혈소판과 신체의 면역 체계를 구성하는 백혈구 수치도 같은 검사를 통해 측정된다.

　〈포괄적 검사〉─〈모든 가능성을 확인〉하기 위해 행해지는 광범위한 검사 ─ 를 지시하는 관행에도 불구하고 아무런 증상이 없는 성인 환자에게 CBC 검사를 지시할 이유는 사실상 없다. 거짓 양성(실제로는 아무런 질환이 없음에도 비정상적인 결과가 나오는 것)의 위험이 매우 큰 까닭에 정기적으로 CBC 검사를 하도록 권고하는 임상 지침도 없다. CBC 검사는 출혈 문제(헤마토크릿 수치가 떨어졌는지 확인하거나 혈액 응고에 필요한 혈소판이 충분한지 확인하기 위해)나, 감염 문제(백혈구 수치의 비정상 여부를 확인하기 위해), 전에 없던 피로 증상(빈혈 확인을 위해)과 같이 명확한 임상적인 이유가 있을 때만 지시되어야 한다. 증상이 없더라도 일정한 나이대가 되면 정기적으로 검사하고 확실한 보조 임상 자료로 활용할 것을 권고하는 콜레스테롤 검사와 대조된다.

나로서는 로메로 부인의 다른 질환에 근거해서 CBC 검사를 지시할 이유가 없었기 때문에 내가 안식년을 떠나기 전까지 그녀의 차트에 기록된 CBC 검사는 다른 의사들이 다른 이유로 (예를 들면, 그녀가 폐렴으로 응급실을 방문했을 때처럼) 지시한 달랑 몇 건이 전부였다.

컴퓨터에 따르면 그녀는 거의 10년 전에 한두 번의 CBC 검사를 받은 적이 있었고 헤마토크릿 수치는 37에서 38 사이였다. 이후에는 내가 안식년을 떠나기 약 5년 전에 복통으로 입원한 적이 있었다. 당시에도 CBC 검사가 이루어졌다 — 아마도 감염 문제 때문에 백혈구 수치가 올라갔는지 검사한 것 같았다. 헤마토크릿 수치는 최초 검사에서 35가 나왔고, 이튿날에는 31이 나왔다. 일반적으로 급격한 헤마토크릿 수치 하락은 출혈 때문일 수 있다 — 하지만 차트에는 출혈을 암시하는 어떠한 증거도 언급되어 있지 않다. 또는 병원에서 다량의 수액을 맞음으로써 발생하는 인위적인 현상일 수도 있다. (헤마토크릿 수치는 백분율로 표시되는 까닭에 갑자기 다량의 수액을 맞으면 수치가 떨어질 수 있다. 이런 경우 실제로 중요한 적혈구 수치는 변하지 않는다.)

복통은 심각하지 않은 것으로 밝혀졌고 로메로 부인은 퇴원했다. 무슨 까닭인지 그녀는 내게 진찰 예약을 잡지 않았고 그다음 달에 워크인 클리닉walk-in clinic*을 찾았다. CBC 검사가 반복되었고 어느 순간에 헤마토크릿 수치가 다시 35로 올라갔다. 요컨대 그녀가 병원에 입원했을 때와 같은 수치였다. 의사는 그녀의 헤마토크릿 수치가 31로 떨어진 것이 수액 때문이며 이제 원래로 돌아갔다고 생각했을 수 있다. 아마도 그녀의 〈평소〉 헤마토크릿 수치가 35이며, 31은 잘못된 수치로 간주되었을 것이다.

그러나 단정할 수는 없다. 차트에는 그 의사의 사고 과정까지 기록되어 있지 않은 까닭이다. 그 뒤에 로메로 부인이 다시 나를 찾아왔을 때 어쩌면 나도 해당 검사 결과를 대충 훑어보고 같은 생각을 했을 수 있다. 물론 확인할 방법은 없다. 헤마토크릿 수치와 관련해서 아무런 기록을 남기지 않기는 나 또한 마찬가지였기 때문이다. 아마도 정상으로 생각되는 검사 수치에 대해서 굳이 내 견해를 기록할 필요를 느끼지 못했던 것 같다.

우리 의사들이 로메로 부인의 검사 결과를 머릿속에서 어떻게 보았는지에 관한 문제와 별개로, 의사들이 검사 결과를 검토한 물리적인 방식에도 문제가 있다. 당시의 EMR, 즉 전자 의무 기록 환경에서는 일단의 검사를 진행한 경우에 그중 첫 번째 항목만 표시되었고 엔터 키를 누르면 그때마다 나머지 항목들이 하나씩 차례로 출력되었다. 즉 의사는 CBC 검사를 살펴본 다음에 물질대사 측면을 검토하고, 간

* 예약이 필요 없는 진료소를 의미하며, 주로 일상 질환을 치료하는 1차 병원을 가리킴.

기능 검사 결과를 확인한 다음에 갑상샘 검사 결과를 확인할 수 있었으며, 다음 항목으로 넘어가고 싶을 때마다 매번 엔터 키를 눌러야 했다. 모든 개별적인 검사 항목에 대해서는 이번에 나온 검사 결과를 과거에 진행된 유사한 검사들과 비교할 수 있도록 추이 기능을 선택할 수도 있었다.

추이 기능은 장기간에 걸친 추세의 변화를 살펴볼 수 있다는 점에서 당뇨 환자의 혈당을 추적할 때 매우 유용하다. 그렇지만 검사 결과가 정상으로 나오면 일반적으로 굳이 전체적인 추이를 살펴볼 이유가 없다. 심지어 현재 결괏값을 이전 결과들과 자동으로 비교하게 되어 있는 EMR 전산 시스템도 일반적으로 이전에 시행된 혈액 검사 중 단지 몇 건만 비교하도록 설정되어 있다. 그보다 장기적인 변화를 살펴보기 위해서는 의사가 의도적인 결정을 내려야 한다.

나는 로메로 부인의 CBC 검사 결과를 전체적으로 검토한 뒤에야 그녀의 헤마토크릿 수치가 10년에 걸쳐 서서히 감소했음을 알 수 있었다. 그러나 당시에는 명백히 알아차리지 못했다. 아마도 나는 그녀의 CBC 검사 결과를 바로 이전 결과하고만 비교하고 그 이전 기록까지 전부 확인하면서 전체적인 추이를 살펴보지 않았을 것이다. 출혈을 동반하는 심각한 자궁 섬유종을 앓는 환자에게 하듯이 장기간에 걸쳐 적극적으로 그녀의 혈구 수치를 〈추적〉하지 않았기에 그러한 추이를 알아차리지 못한 것이다.

차트를 통해 알게 된 바에 따르면, 로메로 부인은 내가 안식년을 떠나기 얼마 전 어지럼증 때문에 워크인 클리닉을 방문했다. 이때 받은 CBC 검사에서는 헤마토크릿 수치가 30으로 나왔다. 담당 의사는 그녀에게 헤마토크릿 수치가 그녀의 기준선인 35보다 낮게 나왔다고 말했다. 하지만 그 다음 방문에서 어지럼증은 사라졌고 — 바이러스 증후군 때문이었던 것으로 여겨졌다 — 30을 기록한 헤마토크릿 수치도 해당 의사의 감시망에서 벗어났다.

몇 주 뒤 로메로 부인이 나를 찾았을 때는 그녀의 아픈 딸 이야기에 온통 초점이 맞추어졌다. 그날 나의 메모에 따르면, 나는 그녀의 어지럼증이 사라진 것에 대해 언급했다. 반면에 헤마토크릿 수치가 30을 기록한 부분에 대해서는 어떠한 내용도 기록하지 않았다. 어쩌면 내가 CBC 검사 결과를 보지 않았을 수도 있다. 또는 CBC 검사 결과를 보았지만 (그리고 30이라는 수치가 그 자체로 내 관심을 끌기에 충분히 낮은 수치임에도) 이전 수치들과 전체적으로 비교하지 않았을 수도 있다. 또는 그녀가 자신의 딸 문제로 진료실에서 펑펑 울었을 수도 있다 — 전에도 그런 경우가 있었고 우리는 그녀를 위로하는데 많은 시간을 썼다. 또는 내가 너무 바빠서 모든 의사가 마땅히 그래야 함에도 철두철미하지 못했을 수도 있다. 진실은 나도 알 수 없다.

거대한 건초 더미의 다른 모든 건초에 비해 특정한 한 가닥의 건초가 내게 두드러져 보였거나 두드러져 보이지 않은 이유에 대해 당시의 기억을 정확히 떠올리기란 불가능하다. 특히 그것이 내가 수년 전에 행했던 수백 또는 수천 건의 진료 중 하나일 때는 더욱 그렇다. (그런데도 의료 실수 사례에서는 정확히 그와 같은 불가능한 일을 기대한다.) 나는 내가 무슨 생각이었는지 기억을 떠올리고 싶은 마음이 간절했지만 그런데도 마치 생각해 낼 수 있다고 암시하는 것조차 지적으로 정직하지 못한 행동인 것 같았다. 실제로는 당시에 내가 무슨 생각을 했는지 전혀 기억나지 않는다.

몇 달 뒤에 로메로 부인을 담당하게 된 동료 의사는 그녀를 〈새로운〉 환자처럼 대하며 모든 것을 맨 처음부터 평가했다. 30이라는 낮은 헤마토크릿 수치는 금방 동료 의사의 눈에 띄었고 그녀는 다시 검사했다. 그리고 23이라는 수치가 나왔다. 환자를 넘겨주기까지 불과 몇 개월 사이에 헤마토크릿 수치가 급락한 상황이었고, 이제는 무언가가 매우 잘못되었다는 사실이 더할 나위 없이 명백했다. 그 시점에서 혈액내과 전문의는 골수 생검을 비롯해 추가 검사를 진행했고 서둘러 다발 골수종 진단을 내렸다.

로메로 부인의 사례는 수년 동안 나를 괴롭혔다. 의사들이나 간호사들의 관점에서 심각한 진단을 놓친다는 것은 악몽과도 같은 일이었고, 자신의 실수 때문에 환자가 질병 그 자체에 더하여 불필요한 고통을 겪는 모습을 지켜보는 것은 정말 괴로운 일이었다. 나는 수년에 걸친 기억을 전부 되짚어서 도대체 어쩌다가 병을 놓쳤는지 알고 싶었다. 내가 정신이 다른 데 가 있었나? 혹시 시간에 쫓기고 있었나? 그래서 시간을 벌려고 절차를 무시했나? 검사 결과를 의도적으로 무시했나? 단순히 그날 운이 나빴던 걸까?

나는 로메로 부인의 사례를 휴스턴에서 날아온 내과 전문의 하딥 싱과 의논했다. 그는 휴스턴의 재향 군인 병원에서 환자 안전 정책을 지휘하고 의료 실수 분야에서 세계적으로 유명한 권위자다. 싱은 진단명 자체가 움직이는 목표물인 까닭에 진단 과정에서 발생하는 실수는 엉뚱한 부위에 대한 수술이나 중심 정맥관에 의한 감염처럼 치료 과정에서 발생하는 실수와 완전히 다른 문제라고 지적했다. 그는 진단 과정의 실수를 〈놓쳐 버린 올바르거나 시기적절한 진단을 할 수 있는 기회〉라고 정의한다. 환자에게 지연에 따른 추가적인 피해가 발생하지 않더라도 달라지는 것은 없다. 문제는 의사에게 다르게 판단할 수 있는 여지가 있었는가 하는 점이다.

〈진단은 시간이 지남에 따라 진화합니다〉라고 싱은 설명했다. 환자가 다른 의사를 찾아가거나 다른 병원을 찾아가서 치료를 이어 가는 경우에서 보듯이 때로는 장소가 바뀌거나 사람이 바뀌어도 진화한다. 과거에 의료계가 답을 찾으려할 때 채택하던 방법인 부검은 문화적인 규범뿐 아니라 금전적인 부분을 우선시하게 되면서 급격히 감소했다. 진단 정확도를 정확히 평가하기가 지극히 어려워진 이유 중 하나도 그 때문이다. 싱은 〈의사로서 자신이 진단 실수를 범했는지를 알 수 없는 경우가 많습니다〉라고 말했다.

복통을 예로 들어 보자. 일반 내과나 응급실, 응급 처치 센터 같은 곳에서 일하는 임상 의사들은 일상적으로 해당 증상을 접한다. 마치 사방에 존재하는 공기처럼 느껴질 정도로 하루에도 수많은 환자가 복통 증상을 호소하며 때로는 이 같은 편재성(遍在性)이 긴박감을 무디게 만들기도 한다. 그렇지만 복통의 감별 진단은 다양한 원인만큼이나 매우 광범위하다. 위산 역류와 같은 평범한 질환이거나 포르피린증 같은 희귀한 질환일 수도 있고, 변비처럼 온화한 질환이거나 장 파열처럼 생명을 위협하는 질환일 수도 있다.

환자와 면담을 진행하고 해당 환자의 복부를 진찰할 때면 나는 마음속으로 위에 언급된 질환 목록을 떠올리면서 가장 의심되는 질환부터 우선순위를 매기는데, 그런 와중에도 비록 드물지만 내가 절대로 놓치지 말아야 할 더욱 심각한 질환들에 유념하고자 노력한다. 그리고 환자가 덧붙이는 모든 내용 — 대변에 핏기는 없다거나, 가끔 속이 메슥거리지만 토하지는 않았다거나, 체중 감소나 열은 없다는 등 — 에 귀를 기울이면서 머릿속으로 목록을 수정한다. 환자의 배경 병력 — 현재 앓고 있는 암이 없다거나 고혈압이 있다는 등 — 은 물론이고 그들이 받거나 받고 있지 않은 약물 치료까지 모든 것을 고려하여 재차 의심되는 질환들을 걸러 낸다.

정확히 옳은 답을 구할 필요가 없는 상황도 존재한다. 적어도 처음에는 심각한 것과 심각하지 않은 범주로 감별 진단을 분류하는 것만으로 충분한 경우도 많다. 예컨대 〈위험 신호〉가 없는 환자들을 추려낼 수 있다면 값비싼 검사를 유예한 채 경과를 지켜보기만 할 수 있다. 많은 환자가 단지 약간의 시간만 지나면 증세가 호전되는 경우가 많기에 그렇지 않은 사람들에 대해서만 추가적인 검사를 고려할 수 있다.

3장 진단과 누락

때에 따라서는 구체적인 진단 없이 치료를 진행하는 편이 합리적일 경우도 있다. 예를 들어, 위산 차단제는 위산 역류와 위염에 모두 효과가 있기에 대체로 그 둘을 구분하기 위한 검사를 굳이 진행할 필요가 없다. 이때는 구체적인 진단을 내리지 않더라도 실수로 간주되지 않는다.

하지만 의사가 결과를 모른 채 지나가는 일도 많다. 많은 환자가 재방문을 하지 않기 때문이다. 병이 나았다면 굳이 또 병원을 찾을 필요가 있을까? 반대로 증세가 더 악화되었다면 응급실로 가거나 다른 의사에게 갈 수도 있다. 만약 그렇게 찾아간 의사가 내시경 검사를 하고 헬리코박터 파일로리균에 의한 위궤양(위산 차단제에 더해 항생제 처방이 필요하다)을 발견한다면 나는 명확히 진단 실수를 범한 셈이 될 것이다. 그렇지 않을까?

싱의 설명에 따르면 꼭 그렇지는 않다. 내가 놓친 것 중에서 즉각적인 내시경 검사의 필요성을 암시하는 단서 — 환자가 평소보다 금방 복부 팽만감을 느끼거나, 체중이 감소하거나, 대변에 핏기가 보이는 등 — 가 존재했는지에 따라 다르다. 이런 증상들이 초기의 침습적인 검사를 정당화할 정도로 중요하지 않으며 시간을 두고 관찰하는 것이 적절함을 보여 주는 사례도 많다. 증상이 호전되지 않는다면 그다음 방문에서 당연히 내시경 검사가 진행될 것이다. 해당 시점에 궤양이 발견된다고 해서 내가 처음에 실수했다는 뜻은 아니다. 진단이 움직이는 표적이며, 정확한 진단이 나오기까지 종종 시간이 걸린다는 사실을 보여 줄 뿐이다. 복통 때문에 내과 의사를 찾아오는 모든 환자에게 내시경 검사를 시행한다면 확실히 초기에 모든 궤양을 발견할 수는 있겠으나 거의 모든 인간이 살아가면서 어느 시점에 복통을 느낀다는 점을 고려할 때 이는 물리적으로 — 그리고 금전적으로도 — 불가능한 일이다.

게다가 내시경 검사는 부작용이 있다. 내시경 검사 때문에 중대한 이상 반응(감염, 출혈, 위 또는 식도 부위의 천공, 진정제 투여로 인한 심장 마비 등)이 발생할 실질적인 가능성은 1천분의 1 정도로 낮은 편이다. 그렇지만 세상의 무수히 많은 복통 환자에게 모두 내시경 검사를 시행한다면 이런 충격적인 부작용 사례도 증가하기 시작할 것이다. 그리고 의사는 환자 대부분에게 결과적으로는 불필요한 내시경 검사를 받게 함으로써 별다른 소득도 없이 그들을 단지 위험에 노출시키게 된다. 특별한 위험 신호가 없는 한 의사 대다수가 보통은 일단 지켜본 다음에 기본적인 치료에도 불구하고 환자의 상태가 호전되지 않을 때만 내시경 검사를 고려하는 이유도 바로 이 때문이다.

대부분의 의료 실수 연구는 환자가 병원에 입원했을 때, 즉 입원 환자라는 환경에 집중된다. 환자가 입원한 상태에서 발생한 의료 실수는 대체로 더 극적이며 비교적 쉽게 드러난다. 연구하기도 훨씬 수월하다 — 환자와 의료진이 모두 한곳에 묶여 있기 때문이다. 입원 환자는 단기간에 집중적으로 검사를 받는다는 점에서 참고할 수 있는 자료도 넘쳐 난다. 그렇지만 정작 치료의 대부분은 외래 환자를 위한 환경 —

의사의 진료실이나 외래 병동, 지역 보건소 등 — 에서 이루어진다. 그리고 이런 환경에서 진단 과정의 실수를 찾아내기란 훨씬 어렵다. 외래 환자들이 보내는 시간은 겨우 15분 남짓하며, 그런 다음에는 연구자나 클립보드의 영향력이 미치지 않는 원래의 생활로 돌아가기 때문이다.

그런데도 의료 실수에 관한 연구는 이처럼 의료계가 더욱 통제하기 힘든 부분에 서서히 초점을 맞추고 있다. 싱과 그의 동료들은 외래 환자를 대상으로 하는 1차 진료에서 발생하는 진단 실수의 범위를 파악하기 위한 조사에 착수했다. 그리고 환자들이 언제든 어디든 갈 수 있는 상황에서는 실수를 추적하기가 훨씬 힘들다는 사실을 이내 깨달았다. 연구진은 심지어 어디에서 실수를 확인할 수 있는지조차 알 수 없었다. 〈실수〉가 발생하더라도 차트에 해당 사실을 기재하는 사람이 아무도 없었기 때문이다.

최초에 문제가 올바르게 진단되지 않았기 때문에 오진을 당한 환자들은 아마도 조만간 추가 진료를 받을 것으로 싱과 그의 동료들은 판단했다.[2] 그에 따라 최초로 병원을 방문한 뒤 2주 안에 두 번째 진료를 받는 사람들은 진단 실수를 경험했을 확률이 높을 것이라는 가설을 세웠다. 이런 기준을 활용하는 이점은 연구진이 EMR 전산 시스템에 오토 트리거automatic trigger*를 생성할 수 있다는 점이었다. 그렇게 되면 이유에 상관없이 2주 안에 환자가 의사를 다시 찾아오거나,

* 샘플링 기계에서 음을 샘플링할 때 입력 신호가 어떤 레벨 이상이 되면 자동으로 트리거를 발생시켜 샘플링을 시작하게 하는 기능.

입원하거나, 응급실이나 응급 처치 센터를 방문하는 등 치료를 위해 병원을 재방문하는 경우에 자동으로 붉은 깃발이 표시된다. 물론 환자가 병원을 바꾸면 소용이 없겠지만, 환자 대다수는 보험이나 치료의 편의성 때문에 가능하면 병원을 바꾸지 않는 편이다.

오토 트리거에 걸러진 모든 사례에 대해 연구진은 최초 방문에서 진단 실수가 있었음을 암시하는 요소가 있는지, 또는 2주도 되지 않은 기간에 서로 다른 건강 평가가 나온 것이 단순한 우연의 일치인지 파악하기 위해 수작업으로 차트를 조사했다. 총 21만 2,165건의 방문 중에서 오토 트리거는 최초 방문 후 2주 이내에 의사나 응급실이나 응급 치료 센터를 방문한 674명의 입원 환자와 669명의 외래 환자를 발견했다. 연구진은 이들 환자를 2주 이내에 추가적인 의료 행위를 받지 않은 614명의 〈대조군〉과 비교했다.

연구진은 많은 진단이 시간이 지나면서 진화한다는 사실 — 예컨대 초기에는 바이러스 증후군을 암시했지만 일주일 뒤 폐렴으로 발전하는 증상처럼 — 에 주목했다. 그리고 그런 사례들은 실수에서 제외했다. 연구진은 초기 방문에서 혹시 간과되었을지 모를 단서가 존재하는 사례들 — 증상은 바이러스 증후군을 암시했으나 폐 검사에서 이상 소견이 발견된 경우처럼 — 을 찾고자 했다. 그들은 더 일찍 진단을 내릴 기회를 놓쳤을 때만 실수로 분류했다.

최초 방문 후 2주 안에 병원에 입원한 환자 집단에서는 21퍼센트의 명백한 진단 실수가 발견되었다. 2주 안에 응급실이나 응급 처치 센터, 의사를 다시 찾은 외래 환자 집단에서는 5퍼센트의 진단 실수가 발견되었다. 그에 비교하면 대조군에서는 겨우 2퍼센트의 실수가 발견되었다.

가장 흔히 놓치는 진단은 폐렴과 심부전, 신부전, 암, 요로 감염이었다. 특히 내가 가장 흥미롭게 느낀 부분은 거의 모든 실수(80퍼센트 이상)가 검사나, (진찰 후 환자를 다른 병원이나 전문의 등에게 보내는) 위탁이나, 환자의 행동에 관련된 실수들이 아니라 의사와 환자가 상호 작용하는 과정에서 발생하는 문제와 관련이 있다는 내용이었다. 그에 따르면 문제는―그리고 잠재적인 해결책은―의사와 환자가 어떻게 상호 작용하는지에 달려 있었다.

싱과 그의 동료들은 이 상호 작용을 분석했고 의료 실수와 가장 직접적인 관련이 있는 세 가지 요소가 병력 검사와 신체검사, 진단을 위한 검사 지시라는 사실을 알아냈다. (환자의 차트를 철저히 검토하지 않는 것―내가 로메로 부인의 사례에서 저지른 것 같은 실수―도 어느 정도 원인을 제공하지만 결정적인 수준은 아니다.) 병력 검사와 신체검사, 진단을 위한 검사 지시는 언뜻 별개의 요소처럼 느껴지나 실제로는 환자를 진단하는 데 필요한 통일된 사고 과정에서 핵심적인 부분이다. 그리고 이런 사실은 진단 실수가 〈인지〉 오류, 즉 우리가 생각하는 방식과 관련이 있다는 주장을 뒷받침한다. 당연하지만 우리의 사고방식은 우리가 다른 영역의 의료 실수에 적용할 수 있는 점검 목록을 이용한 접근법이 잘 통하지 않는다.

연구진은 80퍼센트의 사례에서 감별 진단이 부재한다는 사실에 주목했다. 바꾸어 말하면, 의사가 차트에 일부러 기록할 만큼 충분히 진지하게 대체 진단을 고려한 경우가 다섯 번 중 한 번꼴에 불과했다는 뜻이다.

진단 실수 분야의 또 다른 선구적인 연구자 마크 그래버는 이와 같은 통계를 문제의 핵심으로 꼽는다. 「의사는 감별 진단을 원칙으로 삼아야 합니다.」 그가 말했다. 「우리는 모두 감별 진단을 해야 한다고 배우지만 경력이 쌓일수록 점점 감별 진단을 소홀히 하게 됩니다.」 노련한 의사는 환자의 전반적인 건강 상태를 순식간에 파악해서 불과 몇 초 만에 진단을 내릴 수 있다. 그리고 자신이 내린 결론을 뒷받침할 그럴듯한 진단명을 찾을 즈음에 이르러서는 다른 원인을 더 찾으려고 하지 않는다. 생각하기를 중단하는 것이다. 단순한 질환이면 이처럼 단순한 형태의 패턴 인식이 잘 통하지만 더욱 복잡한 질환일 때는 오히려 덫이 될 수 있다.

그래버와 싱은 의사의 진단 정확도를 개선할 수 있는 잠재적인 방법을 제시하고자 했다.[3] 그들은 수많은 진단 실수가 사실상 인지 문제임을 인식한 채 잠재적인 해결책을 세 가지 넓은 범주로 나누었다. 요컨대 지식을 늘리고, 도움을 구하며, 사고 과정 자체를 날카롭게 벼리는 것이었다.

〈지식을 늘리는 것〉은 의료계에서 성공하는 전통적인 방식이다. 의료 수련 시기와 면허 시험, 재인증 절차 등은 우리 의사들에게 자신의 머릿속에 더욱 다양한 지식을 욱여넣도록 강제한다. 그리고 대체로 꽤 효과적(어쨌거나 우리는 이런 방식을 통해 의사가 되었다)이나 주어진 뇌 속에 얼마나 많은 내용을 집어넣을 수 있는지에 따라 한계가 존재한다.

지식 증진을 위한 프로그램은 다양하지만 구체적인 분야를 집중적으로 교육하는 방식이 가장 효과적이다. 우리 병원은 ─ 그리고 대다수 의료 기관은 ─ 주기적으로 한 가지 중대한 사안을 정해서 특히 주의를 기울인다. 몇 년 전에는 우울증 진단을 개선하기 위해 전면적인 노력을 기울였다. 그에 따라 각종 토론회와 프로그램이 열렸고, 프로젝트 팀이 구성되었으며, 품질 향상 프로젝트가 진행되었다. 때로는 업무에 압도되기도 했으나 그 덕분에 우울증 진단과 치료의 인지도를 크게 높일 수 있었다. 마찬가지로 한때는 병원 내 감염 진단에 집중했고, 한때는 모든 환자에 대한 약물 치료의 정확도를 늘리기 위한 대대적인 계획에 착수하기도 했다.

이 모든 프로젝트는 하나하나가 중요한 임상 질환을 겨냥한 유익한 계획이다. 우리 환자들에게도 분명히 도움이 될 거로 생각하지만 실제로 증명하기란 언제나 쉽지 않다. 금전적, 시간적인 측면에서 환자의 이득을 고려하는 동시에 모두가 하나의 중대한 사안에만 매달릴 때 발생할 수 있는 문제에 대해서도 고려해야 하기 때문이다.

그 이점에도 불구하고 매번 이런 식의 전면적인 프로젝트가 끝날 때마다 나는 매번 복잡한 감정을 느낀다. 이를테면 현미경 렌즈를 통해 잠깐 집중적으로 우리 의료 행위 중 아주 작은 한 조각에 초점을 맞추는 것 같기 때문이다. 잠깐 동안 우리 의사들은 주어진 어떤 질환의 전문가가 된다. 이후 몇 달 동안은 모든 환자 개개인에 대해 감별 진단이 이루어진다. 모든 의사의 일상에서 감별 진단이 최우선 사항이 된다. 그러나 어느 순간에 이르러 교육 효과는 희미해지기 시작한다. 그리고 나면 또 다른 〈품질 개선 프로젝트〉가 사람들의 관심을 사로잡고 이전에 받은 교육은 뇌리에서 완전히 사라진다.

이런 식으로 의사 일을 하기란 불가능하다. 프로젝트가 바뀔 때마다 이런저런 쟁점들에 계속해서 집중할 수 없다. 혼란스럽고 결국에는 지칠 수밖에 없다. 의학이란 분야가 너무 방대하기 때문이다. 특히 모든 인체 기관의 모든 잠재적인 병을 대상으로 하는 1차 진료에서는 더욱 그렇다. 한 사람의 의사가 의학의 〈모든 것〉을 아는 것 — 그리고 상대하는 것 — 은 불가능하다.

모든 것을 알기란 불가능하다는 사실을 인정하며 그래버와 싱은 진단 실수를 줄이기 위한 또 다른 접근법으로 〈도움을 구할 것〉을 추천한다. 다른 의견을 구하는 것은 환자들이 자주 하는 일이지만 의사와 간호사도 할 수 있는 일이다. 동료에게 비공식적으로 자문하는 일반적인 관행이 존재하기는 하지만 의사들도 환자들처럼 공식적으로 다른 의사에게 의견을 구할 수 있다. 주의할 점은 다른 의사의 의견은 단지 그뿐 — 하나의 의견일 뿐 — 이라는 사실이다. 다른 의사의 의견이 해답을 찾는 데 도움이 될 수도 있으나 반대로 혼란을 초래할 수도 있다는 뜻이다. 그리고 당연하지만 어떤 의견도 그 상황에 실수를 초래할 수 있음은 마찬가지다.

〈사고 과정을 버리는 것〉은 훨씬 어려운 문제다. 이 부분에 대해서는 5장과 15장에서 더욱 자세하게 다룰 예정이며, 비교적 단순한 사례에서도 임상의들이 이용할 수 있는 매우 다양한 진단적 사고 기법을 엿볼 수 있을 것이다.

한 번은 쉰일곱 살의 여성 환자가 손이 저려서 나를 찾아온 적이 있었다. 그녀는 약간 고혈압 증세가 있었고 콜레스테롤 수치도 높았으나 이런 부분을 제외하면 건강한 편이었다. 그녀의 증상은 전형적인 손목 터널 증후군(엄지와 검지, 중지)과 정확히 일치하지 않았지만 대부분 1차 진료 의사들이 그렇듯이 나는 — 적어도 초기에는 — 흔한 일은 흔히 일어난다는 격언에 충실했다. 경험은 우리에게 희귀 질환이기보다 흔한 질환의 비정형적인 병변인 경우가 훨씬 많다고 가르쳤다. (의대에서는 〈만약 말굽 소리가 들린다면 얼룩말이 아닌 일반적인 말을 떠올려라〉라고 가르친다.) 따라서 증상이 교과서와 정확히 일치하지 않더라도 그녀는 여전히 다발 경화증이나 뇌졸중이기보다 손목 터널 증후군일 가능성이 훨씬 컸다.

나는 그녀에게 처방전 없이 살 수 있는 손목 부목을 구입하고, 소염 및 진통제인 이부프로펜을 먹고, 혹시 몇 주 안에 호전되지 않으면 그때 다시 오라고 말했다(1차 진료 단계에서는 매우 모범적인 대응이었다). 진단 과정을 더 비판적으로 돌아보자면, 나는 차트에 감별 진단 내용을 일일이 기록하지는 않았다. 십중팔구는 〈위험 신호 없음, 손목 터널 증후군일 가능성이 큼〉과 유사한 무언가를 적는다. 혹시라도 그래버나 싱 같은 연구자가 내 차트를 분석한다면 명확한 감별 진단명을 기록하지 않았다는 사실에 화를 낼 것이다. 물론 실제로는 그녀를 면담하고 진찰하는 과정에서 무심결에 한 가지 질환이 추가로 의심되었지만 가능성이 작아 보인다는 이유로 머릿속에서 지워 버렸다.

위험도가 낮다는 사실도 알고 있었다. 다시 말해, 나는 그녀가 잘못된 진단 때문에 일주일 안에 급사할지 모른다는 걱정은 하지 않았다. 그렇지 않다면 근전도 검사를 지시했겠지만 굳이 그럴 필요는 없어 보였다. 솔직히 손목 부목을 착용하고 1~2주 안에 증세가 호전된다면 1차 진료로 충분해 보였다. 혹시라도 호전되지 않으면 그때 가서 다른 검사를 시작해도 될 일이었다.

어쨌든 환자는 나의 관망적인 접근법이 마음에 들지 않았기에 곧장 다른 의사 — 공교롭게도 심장내과 전문의였다 — 를 찾아갔다. 심장내과 전문의는 즉시 그녀에게 근전도 검사를 받도록 했을 뿐 아니라 혈전이 있는지 확인하기 위한 심장 관류 핵의학 검사와 초음파 심장 진단 검사, 하지 정맥 도플러 초음파 검사에 더해서 동맥 질환 여부를 확인하기 위한 동맥-두뇌 지수 테스트를 시행했다 — 검사 결과는 모두 정상이었다.

몇 달 뒤 다시 만난 자리에 그녀가 한 뭉치의 검사서를 가져왔을 때 나는 그녀가 받은 수많은 정밀 검사에 어안이 벙벙해졌다. 내가 보기에 그녀는 추가로 심장 및 혈관 검사를 받을 필요가 전혀 없었다. 내가 생각할 수 있는 가장 너그러운 해석은 때로는 심장 질환이 왼쪽 팔과 손으로 퍼지는 통증과 함께 나타날 수 있고, 그녀가 고혈압과 높은 콜레스테롤 때문에 심장 질환에 걸릴 위험이 크다는 것이었다. 물론 〈양손〉이 저린 그녀의 증상을 고려하면 엄청난 비약이었다. 냉정히 말하자면 그녀의 보험 증서를 확인한 의사가 모든 실행 가능하고 청구 가능한 검사를 지시한 것이다. 가장 그럴듯한 해석은 망치를 가진 사람은 모든 것이 못처럼 보인다는 것이다. 즉 심장내과 전문의에게는 모든 일시적인 생리학적 현상이 심장이나 혈관계 문제처럼 보일 수 있다.

나는 우리 두 사람의 진단 방식에 여전히 의문을 느꼈고, 우리 중 누가 — 혹시 실수가 있다면 — 실수를 하고 있는지 궁금했다. 심장내과 전문의는 손목 터널 증후군에 〈적절한〉 검사를 지시했다. 공교롭게도 근전도 검사는 음성이었다. 즉 해당 환자는 손목 터널 증후군이 아니었다. 적어도 심각한 수준의 손목 터널 증후군은 아니었다. 결국 나의 진단은 틀린 셈이다. 물론 그녀의 손 저림증이 손목 부목을 사용한 뒤로 호전되었으면 내가 옳았을 수도 있고, 또는 그녀의 손 저림증이 손목 부목과 〈무관하게〉 호전되었으면 내가 틀렸을 수도 있다.

하딥 싱에게 우리 두 사람의 상이한 진단 방식에 관해 이야기하자 그는 〈과소 진단과 과잉 검사 사이의 갈등〉이라고 설명했다. 요컨대 나는 관망적인 접근법을 취함으로써 진단을 놓칠 위험을 감수했다. 반면에 심장내과 전문의는 교과서대로 모든 검사를 시행하는 접근법을 취함으로써 환자를 거짓 양성과 검사로 인한 피해, 막대한 의료 비용을 초래할 수 있는 과잉 검사의 위험에 노출시켰다. 「과소 검사와 과잉 검사 사이에서 흔들리는 것은 우리 의사들이 일상적으로 겪는 일이며, 의사들이 극과 극으로 흔들리는 데는 몇 가지 요인이 존재합니다.」 싱이 말했다. 「어떤 의사들은 다른 의사들보다 불확실성을 잘 견딥니다. 말씀하신 심장내과 전문의가 불확실성을 잘 참지 못하는 것 같기는 하지만 그가 그 모든 검사를 강행한 데는 단순히 환자를 안심시키고자 하는 목적 외에도 다른 이유가 있을 수 있습니다.」

교과서 속에서 진단은 항목별로 분명하게 구분된 기준에 더하여 명확하게 설명된 검사 전략과 함께 오염되지 않은 원래 그대로의 자족적인 실체로서 존재한다. 하지만 실제 의료 현장에서는 불확실성이 만연한다. 증상이 모호할 수도 있고, 환자가 특정 진단과 관련된 증상 중 오직 소수의 증상만 보일 수도 있다. 환자의 증상이 10여 개의 다른 진단과 중복되거나 시간이 지남에 따라 진화하거나 변할 때도 있다. 또 환자가 아세트아미노펜을 복용해서 열이 겉으로 드러나지 않는 경우처럼 증상을 찾아내기가 어려울 때도 있다. 이 모든 불확실성 속에서 진단을 확정하는 것은 〈눈보라 속에서 특정한 어떤 눈덩이〉를 찾는 행위처럼 묘사되었다.

불확실성이 진단을 어렵게 만든다면, 그런 불확실성의 바다에서 진단 〈실수〉를 찾아내기란 그야말로 불가능에 가깝다. 의사가 진단 과정에서 실수했을까? 아니면 불확실성 속에서 단지 합리적인 길을 찾아가는 중인 것일까? 대부분의 진단 실수 연구가 EMR 전산 시스템을 이용해 이루어지는 까닭에 이 작업은 더더욱 힘들어진다. 의사들은 순전히 청구 목적으로 제공되는 구체적인 진단 코드를 의무적으로 선택해야 한다. 보험사들은 불확실성이 아닌 진단명에 근거하여 배상을 진행한다. 그렇기에 EMR 전산 시스템에는 불확실성을 표시할 만한 적당한 곳이 없다.

불확실성은 또 지극히 중요한 정황에 관한 문제로 이어진다. 1차 진료 의사와 심장내과 전문의는 완전히 다른 환경에서 의술을 행한다. 1차 진료 의사인 나는 건강 염려증인 사람부터 진짜 아픈 사람까지 모든 환자를 상대한다. 이를테면 내 업무에는 아무런 여과 장치가 없는 셈이다. 내가 1차 진료를 선호하는 이유 중 하나이기도 하다. 그리고 나의 중심 업무는 일상생활에서 발생하는—수없이 많은—통증과 고통을 긴급한 개입이 필요한 더욱 심각한 질병과 분류하는 일이다. 현기증이 날 만큼 광범위한 이런 다양성은 나의 업무가 불확실성으로 가득함을 의미한다.

반면에 심장내과 전문의는 이미 한 번 걸러진 상황에서 업무를 수행한다. 일반적으로 환자가 심장내과 전문의에게 보내지는 경우는 다른 의사가 보았을 때 심장 질환이 매우 의심되기 때문이다. 따라서 실제로 심장 질환일 확률이 매우 크기 때문에 해당 환자에게 일련의 광범위한 검사를 시행하는 것은 충분히 가치가 있을 수 있다. 하지만 만약 내가 1차 진료 환자들에게 같은 일련의 검사를 진행한다면, 나는 금방 다수의 진단 실수를 범하게 될 것이다. 여드름으로 고생하는 열여덟 살 청소년과 건염을 앓는 서른다섯 살 장년층에 따라 질병의 중증도가 〈희석된〉 환자 집단에서는 전반적인 심장 질환 비율이 훨씬 낮을 수밖에 없다. 검사에서 혹시 양성이 나오더라도 거짓 양성일 가능성이 매우 크다.

내 환자가 손 저림 증상으로 찾아왔을 때 나는 그녀가 무슨 병인지 정확히 알지 못했지만 넓은 의미에서 결국 〈일반적으로 호전되고 심각한 손상을 끼치지 않는 가벼운 증상〉일 것으로 생각했다. 이와 같은 소견이 비록 교과서나 EMR 전산 시스템에서 발견할 수 있는 표준 의학 용어는 아니나 일선에서 일하는 1차 진료 의사들에게 유용한 사고법이다. 물론 매우 다른 환경에서 다른 환자들을 상대하는 심장내과 전문의나 중환자실 의사에게는 최선의 접근법이 아닐 수 있다.

진단 검사와 진단적 접근법은 외부 사정과 단절된 상태로 존재하지 않는다. 항상 정황과 불확실성이 중요하다. 제이의 이야기가 계속됨에 따라 우리는 서로 다른 의사들과 간호사들, 가족들이 어떻게 불확실성을 헤쳐 나아가는지, 그리고 상황에 대한 해석이 종종 어떻게 서로 엇갈릴 수 있는지 보게 될 것이다. 진단을 위한 사고 과정 자체에 대해서는 5장에서 더 자세히 다룰 계획이다.

4장
발열

유도 화학 요법 치료를 위해 병원에 입원했던 제이는 퇴원 후 사흘 뒤에 에버렛 박사에게 첫 번째 후속 진료를 받았다. 의사를 기다리는 동안 제이의 쇄골 바로 아래쪽에 삽입된 유치 카테터에서 채혈을 하기 위해 간호사가 다가왔다. 간호사가 자신을 소개했지만 이 시점의 제이와 타라는 그동안 너무나 많은 의료진을 만난 까닭에 그녀의 이름을 기억할 수 없었다. 그녀는 젊었고 ─ 20대로 보였다 ─ 긴 갈색 머리를 뒤로 넘겨 말총머리를 하고 있었다.

중증 질환을 앓는 환자들에게 유치 카테터는 피를 뽑기 위해 주삿바늘을 계속 꽂을 필요를 없애 주고 한 번 삽입하면 몇 주에서 심지어 몇 달까지 지속적으로 사용할 수 있기에 최고의 선물이다(며칠마다 바꾸어야 해서 좋은 혈관을 금방 〈소모〉해 버리는 일반적인 정맥 주사와 대조된다).

간호사는 카테터를 통해 혈액을 곧장 혈액 튜브로 추출할 수 있도록 해주는 플라스틱 기구인 진공 채혈기를 준비하기 전에 먼저 알코올로 제이의 유치 카테터 포트를 소독했다. 제이가 검사대에 앉아서 간호사와 수다를 떠는 동안 타라는 맞은편에 놓인 안락의자에 몸을 기댄 채 의학 학술지를 보고 있었다. 그때 간호사가 말했다. 「음, 카테터 포트가 고장난 것 같아요.」 타라가 고개를 들어 카테터에서 나오는 3개의 포트 중 하나에 진공 채혈기를 연결하려고 애쓰는 간호사를 바라보았다. 그녀는 포트에 달린 부품들이 파란색임을 알아차렸다. 아마도 간호사가 교체한 것이 분명했다. 집에서 확인했을 때는 하얀색이었기 때문이다. 간호사가 해당 부품에 진공 채혈기를 대고 눌렀지만 잘 맞지 않는 듯했다. 그녀의 장갑 낀 손에서 진공 채혈기가 불쑥 삐져나왔다.

제이는 모든 의료진을 마주칠 때마다 늘 그랬듯이 계속 상냥하게 대화를 이어 갔다. 간호사에게 병원에서 일한 지 얼마나 되었는지, 간호사 일을 좋아하는지, 어딘 출신인지 등을 물었다. 진공 채혈기가 한 번 더 삐져나왔고 간호사가 다시 진공 채혈기를 고쳐 쥐었다. 타라는 제이의 카테터가 계속 말을 듣지 않자 간호사가 점점 지쳐 가고 있음을 느꼈다. 카테터 포트와 포트에 연결된 부품, 혈액 튜브, 진공 채혈기가 정신없이 춤을 추었다.

간호사는 진공 채혈기를 마치 코르크 마개를 뽑는 도구처럼 비틀어 누르며 세 번째 도전에 나섰다. 하지만 진공 채혈기는 더욱 세게 튕겨 나갔고 제이 옆에 있던 탁자 위, 환자가 바뀔 때마다 새로 깔아 놓는 새하얀 검사지에 떨어졌다. 간호사가 진공 채혈기를 주워서 다시 포트에 부착했고 다행히 이번에는 잘 연결되었다.

타라는 간호사가 익숙하게 생긴 튜브들 — 각각 파란색 뚜껑과 빨간색 뚜껑, 반점이 찍힌 뚜껑, 보라색 뚜껑, 검은색 뚜껑을 가진 튜브들 — 을 진공 채혈기에 삽입하는 모습을 지켜보았다. 타라에게는 폴리스티렌 수지로 된 튜브의 단단하지만 깨지기 쉬운 물성부터 어떤 혈액 검사에 어떤 튜브가 필요한지 생각하지 않아도 저절로 아는 것, 진공 채혈기 속에 숨겨진 바늘로 고무 뚜껑에 구멍을 뚫기 위해 요구되는 정확한 압력에 이르기까지 모든 것이 제2의 천성이나 다름없는 지극히 간단한 일이었다. 그때까지 타라의 간호사 경력을 생각하면, 그녀는 양치질한 횟수보다 이들 튜브에 혈액을 채운 횟수가 훨씬 많았다.

그녀에게는 이들 튜브에 제이의 주홍색 피가 채워지는 광경이 매우 비현실적으로 느껴졌다. 마치 해상도가 낮아서 흐릿하게 현실을 투영하는 화면을 보듯이 익숙했던 모든 것이 이제는 기이할 만큼 낯설게 보였다. 화질이 아무리 좋아진다고 하더라도 몸의 내부와 외부를 연결하는 30센티미터 길이의 카테터를 삽입한 채 검사대에 앉아 있는 제이가 절대로 진짜일 리 없었다. 아주 조금만 꼼지락거려도 특유의 주름이 생기는 하얀 종이에 주름을 만들면서 검사대에 앉아 다리를 대롱거리고 있는 사람이 절대로 제이일 리 없었다. 심지어 청소하는 직원들하고도 언제든 덕담을 나눌 준비가 되어 있음에도 벌써 베테랑 환자처럼 무료한 표정을 짓고 있는 사람이 절대로 제이 — 그녀의 제이 — 일 리 없었다. 그가 지하실에서 훌라후프를 한 뒤로 7주도 지나지 않았다. 그럼에도 그의 얼굴에는 피로로 인한 주름이 마치 아주 오래전부터 그곳에 있던 것처럼 각인되어 있었다.

타라는 초점을 조정하거나, 전선을 흔들어 보거나, V자 형태로 된 실내용 소형 안테나에 포일을 붙여 보는 등 모든 것이 원래 그래야 하는 것처럼 보이도록 화면의 초점을 다시 맞추기 위해 무엇이든 하고 싶었다. 원래라면 그녀와 제이는 그들이 40대에 접어들고 있다는 사실과 끝없이 계속되는 10대 드라마에 대해 불평하고 있어야 했다. 원래라면 그들이 눈여겨보던 집을 담보로 대출받을 수 있을지, 어떻게 하면 아이들의 대학 교육을 위한 저축과 은퇴를 위한 저축의 균형을 가장 잘 맞출 수 있을지에 대해 고민하고 있어야 했다. 줄어드는 머리숱과 늘어나는 뱃살, 엉뚱한 곳에 놓아둔 돋보기 때문에 아이들에게 놀림을 당하고 있어야 했다. 제이의 피가 튜브와 튜브 속으로 꾸역꾸역 애처롭게 흘러 들어가는 모습을 지켜보는 것은 결코 예정에 없던 일이었다.

간호사는 식염수로 카테터 포트를 세척(피가 굳어서 좁은 관이 막히는 것을 방지하기 위해)하면서 작업을 마쳤다. 날카로운 도구를 버리는 전용 노란색 통에 분리된 진공 채혈기를 폐기하고 검사실로 보낼 혈액 튜브들을 모았다. 잠시 후 에버렛 박사가 들어왔고 제이를 진찰했다. 그는 제이가 유도 화학 요법 치료를 받았음에도 상태가 꽤 좋다고 생각했다. 물론 그들이 다음 치료 일정을 잡을 수 있으려면 제이가 이번에 받은 집중적인 화학 치료에서 충분히 회복될 수 있도록 몇 주의 시간이 필요하다. 제이의 골수가 완전히 초토화되었기 때문에 제이와 타라는 아주 사소한 감염이라도 매우 조심해야 했다. 제이는 이제 면역학적으로 알몸 상태나 다름없었고 방대한 병원균의 세계와 직면하고 있었다. 다행히도 인체는 감염에 대비해서 편리한 경보 체제를 가지고 있다. 바로 체온이다. 에버렛 박사는 그들 부부에게 〈열이 나기 시작하면 병원으로 오는 것이 무엇보다 중요합니다. 분명히 열이 날 겁니다〉라고 강조했다.

의사의 예언대로 열이 나기 시작한 〈시점〉은 바로 다음 날인 토요일이었다. 그날 아침 제이는 자신의 블로그에 〈자, 약간의 긍정적인 기도가 필요해요〉라고 썼다. 〈체온이 37.3도로 내 정상 체온인 36.1~36.6도보다 조금 높습니다. 38도를 찍는 순간 나는 병원에 가서 항생제 주사를 맞아야 합니다. 지금부터 체온이 반전되어 내려가도록 명상과 기도를 하려고 해요.〉

결국 제이의 명상과 기도는 수은주를 달래지 못했다. 정오가 되자 제이의 체온은 37.7도를 기록했다. 응급실 야간 근무를 마친 타라가 집에 와서 제이에게 국소화 징후—기침, 발진, 구토, 극심한 설사, 배뇨 통증 등—가 있는지 살펴보았지만 전무했다.

타라는 거의 매시간 제이의 상태를 확인하느라 오후 내내 자다가 깨다가를 반복했다. 그리고 그날 밤 9시가 되자 그동안 오르락내리락하던 열이 38도에 도달했다. 제이와 타라는 지체 없이 자동차에 올랐고 곧장 병원을 향해 달렸다. 따뜻한 7월 어느 날의 향기도 그들은 느낄 수 없었다 — 타라는 운전석에서 잔뜩 굳은 표정으로 운전에 집중했고, 제이는 스웨터를 입고도 몸을 떨고 있었다.

골수 이식실에 들어가자마자 제이의 체온은 38.6도로 뛰었고, 이제 제이는 오한 증세까지 보였다. 의료진은 표준 〈열증 검사〉 — 흉부 엑스레이 촬영, 혈액 검사, 혈액 배양 검사, 소변 배양 검사 — 에 들어갔고, 수분 공급을 위한 수액 주사에 더해서 다양한 세균에 대응할 수 있도록 항생제를 투여하기 시작했다. 타라는 남편이 이전에도 실신한 적이 있기에 그에게 원격 심장 감시 장치 — 지속적인 심전도 측정을 위해 — 를 달아 달라고 요청했다. 당직이던 혈액 종양내과 전문의 아미르 박사는 제이의 오한 증세를 완화하기 위해 강력한 합성 진통제인 데메롤 1회분을 처방했다.

〈잠을 거의 못 잤다〉라며 제이는 새벽 3시에 글을 올렸다. 〈조금씩 나아지기 시작한 것 같은데 잠을 잘 수가 없다. 두고 보면 알겠지. 새벽 4시쯤에 의료진이 내 활력 징후를 확인할 예정이다. 내가 생각하기에 화장실에 가야 했을 때 심박수가 떨어진 것 같다. 정말 짜증이 나지만 뭐, 어쩔 수 없다. 나한테는 아무것도 쉬운 일이 없는 것 같다!〉

다음 날이 되자 제이의 상태는 더욱 악화되었다. 열은 더 심해졌고 식욕도 뚝 떨어졌다. 도무지 편안한 자세를 찾을 수 없을 정도로 위가 너무 아팠다. 일요일 아침에 그는 〈와, 내가 마치 쓰레기가 된 것 같은 기분이다〉라고 썼다. 〈열이 너무 심하고 내 엉덩이를 걷어차고 있다.〉 혈소판 수치가 곤두박질쳤고, 그는 생명을 위협하는 출혈 사태를 피하기 위해 혈소판 수혈을 요구했다.

「배가 터질 것 같아.」그가 타라에게 말했다. 그녀는 간호사의 시선으로 꼼꼼히 제이를 살폈는데 복부가 약간 부풀어 있는 듯 보였다. 그녀가 보기에는 발도 약간 부은 듯했으며 침대 옆에 달린 소변 주머니도 지난밤보다 느린 속도로 차오르는 듯 했다. 하지만 타라는 자신이 제이의 간호사가 아닌 가족으로서 그 자리에 있음을 명확히 인지했다. 그녀 자신도 의료 경험을 가진 가족들이 사랑하는 사람의 치료에 개입할 때 사공이 많아지면서 배가 산으로 가는 현상을 분명히 목격했다. 아무리 좋은 의도의 노력일지라도 때로는 끔찍한 결과를 초래할 수 있다.

타라는 제이의 간호사에게 자신이 파악한 내용을 경고하는 정도에서 자제했다. 제이의 간호사는 타라보다 나이가 많은 백인 남자였고, 타라는 그가 분명히 이전까지 다른 일을 하다가 최근에 간호사로 일하기 시작했을 것으로 생각했다. 그는 환자의 임상 반응에 제대로 대응하지 못하는 듯했다. 노련한 간호사라면 절대로 그럴 리가 없었다. 제이의 상태에 관한 그의 평가가 피상적이라는 생각이 들었으나 타라는 굳이 지적하고 싶지 않았다. 그녀는 제이의 몸이 탈 듯이 열이 나는 와중에도 여전히 그의 가슴에 달린 카테터에 온통 관심이 쏠려 있었다.

모든 유치 카테터는 잠재적인 감염원이다. 총면적이 1.8제곱미터에 달하는 우리 피부는 일반적으로 바깥세상으로부터 우리를 안전하게 지켜 준다. 그런데 카테터는 마치 고속 도로와 같은 역할을 제공함으로써 세균이 우리 몸 안을 탐험하게 할 수 있다. 카테터를 세심하게 다루어야 하는 이유가 바로 그 때문이다. 타라는 이틀 전에 진공 채혈기가 검사대 위로 미끄러져 떨어졌던 일을 떠올리며 움찔했다. 하얀 검사지는 확실히 깨끗했지만 멸균 상태는 아니었다.

환자가 감염 증상을 보이면 즉시 〈관을 제거하는 것〉이 일반적인 규칙이다. 아무리 깨끗해 보이더라도 여전히 감염 경로가 될 수 있는 까닭이다. 당연하지만 불필요하게 유치 카테터를 제거하려는 사람은 없다. 카테터를 삽입하는 일이 결코 간단하지 않기 때문이다. 일반적인 중심 정맥관은 일반 병상에서도 삽입할 수 있는 반면에 항암 치료를 위한 유치 카테터는 수술실에서 수술을 통해서만 삽입할 수 있다. 따라서 유치 카테터는 아무 때나 마음대로 제거할 수 없다. 그런데도 카테터가 감염원일 수 있다고 생각될 때는 이유를 막론하고 제거되어야 한다.

일요일 내내 제이는 자신을 괴롭히는 복통에 대해 불평했다. 타라는 열도 계속 났는데 왜 카테터를 제거하지 않는지 알 수 없었다. 정오가 되자 간호사가 제이에게 혈액 배양 검사와 관련해서 사전 결과를 알려 주었다. 「온갖 종류의 것들이 자라고 있습니다.」 배양 검사에서 하나가 아닌 여러 종류의 미생물이 발견되었다는 것은 오염을 암시한다. 이들 미생물이 진짜 병원균인지 아니면 단지 무작위 오염 물질에 불과한지 확인하기 위해서는 배양 과정을 조금 더 지켜보아야 했다. 정확한 결과가 나오기까지는 꼬박 하루가 더 소요된다.

한편 제이는 항생제를 맞았음에도 계속 열이 났다. 게다가 골수가 엉망인 상태였기 때문에 감염에 대한 저항력이 거의 없는 수준이었다. 타라가 생각하기에 그 두 가지 사실은 카테터를 제거하기에 충분한 이유가 되었다. 하지만 카테터는 일요일 내내 — 수액을 맞거나, 수혈을 받거나, 혈액 샘플을 채취하는 과정에서 — 사용되었다.

모든 입원 환자와 마찬가지로 제이에게도 폐활량을 강화하기 위한 강화 폐활량계가 지급되었다. 환자들은 튜브에 입을 대고 불어서 가능한 한 오래 플라스틱 공을 떠 있는 상태로 유지해야 한다. 제이는 플라스틱 공을 좀처럼 띄우지 못했다. 공이 바닥에 맥없이 붙어 있었다. 「숨을 깊이 들이마실 수가 없어.」 제이가 타라에게 말했다. 「배가 너무 불러.」

밤이 되자 제이의 숨소리는 타라가 몇 번이나 잠에서 깰 정도로 커졌다. 그녀가 당직 간호사에게 이 문제를 언급하자 간호사는 열 때문이라고 말했다. 타라는 제이의 소변 배설량이 점점 감소하는 듯한 문제도 지적했다. 이번에도 간호사는 열 때문이라고 대답했다.

다음 날인 월요일 아침이 되자 제이는 발이 더 부어올랐고, 타라가 보기에 숨을 쉬는 것조차 힘들어하는 것 같았다. 그녀는 그의 I&O에 대해서도 점점 걱정되었다.

I&O는 섭취량 및 배설량을 의미하며, 간호사가 꿈속에서조차 정말 꼼꼼하게 추적해야 하는 한 가지가 있다면 바로

이 I&O다. 수액 섭취량과 배설량은 수시로 측정되어야 하는 동시에 균형을 이루어야 한다. 예컨대 수액 섭취량이 너무 적을 때는 환자에게 탈수 증세가 나타날 수 있다. 반대로 너무 많을 때는 과부하를 초래할 수 있다. 한편 수액 배설량이 너무 적을 때는 환자가 신부전일 수 있다는 뜻이다. 반대로 배설량이 너무 많을 때는 이뇨제의 양이 너무 많다는 뜻일 수 있다. 섭취량과 배설량을 추적하는 것은 간호사의 중요한 업무다.

타라는 제이의 소변 주머니에 쌓이는 소변량을 관찰했고 전날보다 확실히 적어 보였다. 수액은 카테터를 통해 여전히 최대 속도로 투입되고 있었기에 제이의 신장이 이를 따라가지 못하면 다리와 폐, 복강에 수액이 쌓이기 시작할 수 있었다. 타라는 주간조 간호사인 온화한 인도계 여성에게 섭취량과 배설량의 불균형 문제에 대해 우려를 표시했다. 그런데도 간호사는 이런 정보에 전혀 반응하지 않는 듯 보였다. 제이의 폐에서 수포음이 나는지 확인하기 위해 급히 청진기를 꺼내지도 않았고, 연조직의 부종을 확인하기 위해 제이의 장딴지를 눌러 보지도 않았다. 타라는 그 간호사가 〈마치 만화에 나오는 등장인물 중 하나처럼〉 기계적으로 눈을 깜빡이며 자신을 물끄러미 바라보기만 했다고 회상했다.

그날 아침 늦게 제이의 혈액 배양에서 검출된 세균이 항생제 내성 세균 — 메티실린 내성 황색 포도알균methicillin resistant staph aureus — 으로 밝혀졌다. 타라는 이 같은 결과에 놀라기도 하고 안심이 되기도 했다. 놀란 이유는 메티실린 내성 황색 포도알균에 의한 혈액 매개 감염 사례가 드물기 때문이며, 안심이 된 이유는 이제 제이가 열이 나는 원인을 찾았으니 그에 맞추어 치료를 진행할 수 있기 때문이다.

메티실린 내성 황색 포도알균이 확인되자 당연히 카테터를 제거하는 것 말고는 다른 선택의 여지가 없었다. 다만 제이의 혈소판 수치가 여전히 낮은 까닭에 카테터를 제거할 때 발생할 출혈을 효과적으로 멈추게 하려면 추가적인 혈소판 수혈이 필요했다. 게다가 제이가 여전히 빈혈 증세를 보이기 때문에 보통의 (적혈구) 수혈도 필요했다. 두 가지 수혈이 끝나려면 몇 시간이 걸린다.

간호사가 혼자서 혈액 제제를 다루는 모습을 보면서 타라는 속이 부글거렸다. 원칙대로라면 수혈할 때는 환자의 신분과 혈액형에 대해 세심한 교차 점검이 이루어질 수 있도록 시작 단계에서 무조건 2명의 간호사가 작업해야 했다. 하지만 이즈음의 그녀는 너무 기진맥진하여 불만을 제기할 기력조차 없었다. 그녀는 36시간 동안 거의 잠을 자지 못한 상태였고, 직원들이 자신을 무시한다는 느낌을 받기 시작한 상황이었다. 아마도 그들은 이미 그녀에 대해 자신들의 업무를 단지 힘들게만 하는 〈까탈스러운〉 환자 가족 중 한 명으로 생각하는 듯했다.

혈액 종양내과 전문의 차더리 박사가 회진 시간에 잠깐 들렀고, 타라는 그녀를 보자마자 안도감을 느꼈다. 지난주 제이가 입원했을 때 그녀가 보여 준 세심한 일 처리 방식이 떠올랐기 때문이다. 타라는 제이의 호흡 곤란 증세를 비롯하여 복부 팽만과 발의 부종, 줄어든 소변 배설량 등 내내 자신을 괴롭힌 걱정거리들을 쏟아 냈다. 차더리 박사가 타라의 이야기를 경청한 다음 제이의 상태를 살펴보았다. 제이가 자신의 오른쪽 가슴을 가리키며 이제는 그곳이 아프다고 말했다. 차더리 박사는 복부와 흉부에 대한 엑스레이 촬영을 지시했다.

이번 주에는 해당 병동에 다른 혈액내과 전문의 — 뮬러 박사 — 가 근무하고 있었는데 그로부터 얼마 뒤 그녀가 찾아왔다. 타라가 기억하기로 뮬러 박사는 여자 산타클로스처럼 볼이 붉고 뚱뚱한 사람이었다. 딱히 명랑한 사람은 아니었다. 타라가 재차 자신이 우려하는 점들에 관해 설명할 때 그녀의 말투는 다소 무뚝뚝했다. 타라는 차더리 박사가 주의 깊게 듣기는 했지만, 결국은 담당의가 모든 것을 주도하기 때문에 뮬러 박사의 생각이 중요하다는 사실을 잘 알았다.

뮬러 박사가 제이의 폐 소리를 들어 보고는 우측 폐 기저부에서 수포음이 들린다고 말했다. 수포음은 폐렴을 암시할 수도 있으나 체액 과부라는 뜻일 수도 있었다. 엑스레이 촬영은 두 가지 가능성 중 어느 쪽인지 구분하는 데 도움이 될 것이다. 타라는 제이가 계속해서 우측 복부 통증을 호소해 왔음에도 뮬러 박사가 제이의 복부를 살펴보지 않는다는 사실을 알아차렸다. 제이는 평생 복근을 단련해 왔기에 타라는 어쩌면 중년 남자의 군살처럼 보일 수도 있는 상태가 사실은 비정상임을 알았다. 제이에게 그 정도면 정말 많이 부푼 상태였다.

엑스레이 촬영 결과를 애타게 기다린 타라의 바람과 달리 해당 검사도 결국 아무런 도움이 되지 않았다. 제이의 호흡 곤란을 설명할 수 있는 폐렴이나 물이 찼다는 구체적인 증거가 없었다. 타라는 특히 면역 체계가 백혈병 때문에 망가지고 화학 요법 치료를 받는 과정에서 더욱 망가진 환자는 진단 과정이 좀처럼 간단하지 않다는 사실을 알았다. 그래도 무언가가 벌어지고 있기에 어떻게든 조치해야 했다. 제이는 이제 평상시처럼 크게 말하기가 너무 힘들어서 거의 속삭이듯이 말하고 있었다.

「숨 쉬는 것을 얼마나 힘들어하는지 좀 보세요.」타라가 제이를 가리키며 간호사에게 말했다.

「화학 요법 때문에 그래요.」간호사가 대답했다.

「제발, 산소 호흡기라도 달아 줄 수 없어요?」타라가 부탁했다.

「그에게는 산소 호흡기가 필요 없어요.」간호사가 산소 포화도 측정계 화면을 가리키며 말했다. 화면에 따르면 제이는 비록 정상 범위의 저점을 향해 조금씩 접근하고 있었지만 아직은 정상 범위 안에 머물렀다.

타라는 인내심이 바닥나고 있었다. 「호흡수가 30대잖아요.」그녀가 제이의 들썩거리는 가슴을 가리키며 말했다. 「게다가 심박수도 120에서 130사이에요. 지속적으로요! 이런 상태로 계속 버티는 것은 무리라고요.」그녀는 간호사가 지난번과 마찬가지로 만화 속 등장인물처럼 멍한 눈으로 자신을 바라보며 멀뚱멀뚱 서 있었다고 회상했다. 타라는 제이의 실질적인 치료에 개입하지 않기로 다짐했었지만 더는 참을 수 없었다. 그녀는 간호사를 똑바로 바라보며 단호한 어조로 말했다. 「코 삽입관 가져다주세요.」 간호사는 그녀의 말에 따랐고, 잠시 후 산소 호흡 장비를 가지고 돌아왔다.

그날 오후에 중국에 있는 딸 사샤에게서 수다스러운 이메일이 도착했다. 〈나는 버섯과 약간의 소고기와 생선, 엄청난 양의 볶음밥을 먹었어요. 그리고 튀김도 먹었어요(오늘 튀김 만드는 법을 배울 예정이에요). 정말 괜찮은 음식이에요. 집에 돌아가면 튀김이, 그리고 차도 그리워질 거예요.〉 사샤는 고아원에서 아이들에게 프리스비와 농구를 부교재 삼아 영어를 가르치고 있었다. 아울러 빙하로 덮인 산을 등반했고, 엄격한 티베트 춤을 경험했으며, 주인집 가족들이 가장 좋아하는 중국 연속극을 따라가기 위해 그녀 나름대로 최선을 다하고 있었다. 한 수도원을 방문했을 때는 너무 감명을 받아서 아버지에게 주기 위해 중국 기도문이 적힌 두루마리를 사기도 했으며, 깊은 명상에 잠긴 수도승들을 그리기도 했다. 〈집에 돌아가면 내가 완전히 녹초가 될 거라는 사실을 미리 알아주세요. 시차가 12시간이나 나거든요. 한동안은 침대에서 잠만 자고 싶어요. 스테이크도 먹고 싶어요. 그리고 파파스 감자도……〉

마치 그들 바로 옆에 서 있는 것처럼 사샤의 희망적인 생각과 흥분이 가득 느껴졌다. 사샤는 아버지가 병원에 있다는 사실뿐 아니라 백혈병 진단을 받은 사실도 아직 알지 못했다. 제이가 고열에 시달리며 호흡 곤란을 겪고 있다는 사

실도 알지 못했다. 그렇지만 그녀의 편지는 우울한 병실에
한바탕 온기를 가져다주었다. 타라가 소리 내어 편지를 읽는
동안 제이의 볼에서 눈물이 흘러내렸다.「나는 사샤가……
정말 자랑스러워.」제이가 숨을 헐떡이며 속삭이듯 말했다.

　　사샤에게 자신들이 겪고 있는 일을 전부 털어놓지 않았
다는 사실이 계속해서 타라와 제이를 괴롭혔지만 그들 부부
는 기꺼이 그 짐을 받아들였다. 그들이 딸에게 평생에 단 한
번뿐인 경험을 충분히 즐기게 할 수 있음을 알았기 때문이다.
언제고 진실의 순간은 도래하겠지만 — 피할 방법은 없었다
— 그들은 그 순간을 조금이라도 더 늦추고 싶었다.

5장
진단적 사고(思考)

텔레비전의 의학 드라마가 인기 있는 이유는 곤경 속에서 불명료한 임상적 세부 사항과 불가사의한 사실들에 대한 날카로운 기억력을 바탕으로 난해한 진단을 이끌어 내는 의사의 멋진 모습이 우리를 사로잡기 때문이다. 그렇지만 우리 자신이 환자가 되었을 때는 드라마와 같은 상황을 절대로 좋아할 수 없다. 오히려 간단명료하고 지루할 만큼 뻔한 전개를 선호한다. 현실에서는 아무도 진단을 내리기 모호한 상황이나 극적인 결말을 원하지 않는다.

제이의 사례에서 볼 수 있듯이 의료계의 현실은 매우 복잡하다. 교과서적인 진단 원칙들은 인간의 생리 현상이라는 혼란스러운 실체 앞에서 맥없이 무너지기 일쑤이며, 그 결과 의료계는 항공 산업계에도 미치지 못하는 수준으로 전락했다. 심지어 우리가 원인을 안다고 생각할 때조차 불확실성 — 제이는 그의 혈액 속에서 메티실린 내성 황색 포도알균이 자라고 있었다 — 은 여전히 존재한다. 메티실린 내성 황색 포도알균에 대응해서 항생제를 투약했음에도 제이의 상태는 계속 악화되었다. 그렇다면 효과적이지 못한 치료가 문제였을까? 치료 지연이 문제였을까? 어쩌면 메티실린 내성 황색 포도알균 감염과 함께 다른 병이 진행 중이었을지도 모를 일이었다.

제이가 호흡 곤란을 겪었을 뿐 아니라 열이 계속되었다는 사실은 특히 주목할 만했다. 호흡 곤란에는 다양한 원인이 존재할 수 있지만 여기에 열까지 나는 상태라면 폐렴이 유력한 후보일 수 있다. 하지만 제이의 흉부 엑스레이 촬영 결과는 폐렴에 대해 〈음성〉으로 나왔고, 이 같은 의외성은 정확한 진단을 내리기가 얼마나 어려운지를 보여 준다. 흉부 엑스레이 검사에서 음성이 나왔다고 과연 그 환자가 폐렴이 〈아닐까?〉

언제나 그렇듯이 정황이 중요하다. 만약 그 환자가 진료실에 평온하게 앉아서 가벼운 기침을 하는 비교적 건강한 사람이고 흉부 엑스레이 검사에서 음성이 나왔다면 어쩌면 폐렴 가능성을 배제할 수 있을 것이다. 그렇지만 그 사람이 호흡 곤란을 겪는 중환자이고, 열이 나며, 면역 체계가 손상된 입원 환자라면 음성으로 나온 결과는 다른 또는 몇 가지 의미를 갖는다. 우선 음성이라는 결과 자체가 거짓 음성일 수 있다. 즉 폐렴이 있지만 엑스레이 촬영으로 나타나지 않았을 수 있다. 또는 흉부 엑스레이 검사 과정에서 영상 의학과 전문의가 사진을 판독할 때 실수한 것으로 실제로는 엑스레이 촬영에서 폐렴 증상이 발견되었을 수 있다. 또는 애초에 이런 상황에서는 폐렴을 진단하는 데 엑스레이 검사가 적절하지 않았을 수 있다. 즉 면역 체계가 망가져 엑스레이 사진에서 전형적으로 발견되는 일반적인 염증 반응이 일어나지 않는 환자의 폐렴 증상은 애초에 엑스레이 검사로 확인하기가 불가능했을 수 있다는 뜻이다.

환자들은 으레 엑스레이 촬영과 같은 검사가 전자계산기만큼이나 객관적일 것이라고 믿는다. 숫자를 입력하기만 하면 정답을 뱉어낼 것으로 생각한다. 하지만 엑스레이 사진을 판독하는 행위는 학습된 인지 기술이며, 정상과 비정상의 보이는 결과물에 대한 주관적인 판단을 제공하는 것은 인간이다. 폐렴은 때때로 흉부 엑스레이 사진에서 매우 명백하게 확인된다 — 폐 전체가 염증 때문에 흰색으로 보이는 경우다. 반면에 애매하게 보일 때도 많다. 나 또한 이 흐릿한 반점이 진짜 폐렴인지 아니면 단순한 〈얼룩schmutz〉(이디시어에서 자연스럽게 공식적인 방사선학 용어로 넘어온 단어다)인지 논의하며 눈에서 눈물이 나올 때까지 엑스레이 사진에 보이는 흐릿한 반점을 수도 없이 노려보았다. 노련한 영상 의학과 전문의란 오랜 세월에 걸쳐 이런 사진들을 노려보면서 폐 내부 조직의 염증이나 감염이 취할 수 있는 수많은 변형에 대해 알게 된 사람들이다.

엑스레이 사진 판독은 기본적으로 시각적 패턴을 인식하는 일이기 때문에 이 분야에서는 과학 기술과 인공 지능AI이 적극적으로 도입되고 있다. 수련 기간에 의사에게 충분히 많은 표본을 보여 줌으로써 엑스레이 사진을 판독하는 법을 가르치듯이 컴퓨터에 충분히 많은 양의 사진을 입력한다면 비슷한 효과를 기대할 수 있다. 컴퓨터는 시행착오를 통해 〈얼룩〉과 비정상인 부위를 구분할 줄 알게 될 것이다.

캘리포니아의 한 연구진은 11만 2,120장의 흉부 엑스레이 사진을 업로드함으로써 그러한 시스템을 구축하고자 했다.[1] 모든 사진은 개별적으로 정상이거나 폐렴을 비롯한 최대 열네 가지 유형의 이상 징후로 분류되었다. 연구진은 이들 사진을 분석하기 위한 알고리즘을 만들었고, 〈기계 학습〉을 통해 영상 의학과 전공의를 교육하는 방식과 매우 유사하게 컴퓨터 시스템을 훈련시킬 수 있었다. 그런 다음 420장의 새로운 엑스레이 사진들로 해당 컴퓨터 시스템이 얼마나 정확히 폐렴을 진단하는지 실험했다. 그들은 재미를 위해 유명한 대학 병원 소속의 영상 의학과 전문의 9명에게도 같은 실험을 진행했고, 해당 전문의들에게 같은 420장의 사진을 독립적으로 검토해 달라고 요청했다.

전산화된 시스템은 열네 가지 유형의 폐 이상 증세 중 폐렴과 폐종괴, 폐부종을 비롯한 열 가지 증상에서 전문의들로 이루어진 실험군만큼 좋은 성적을 기록했다(전문의들은 폐 공기증과 식도 열공 탈장, 비대 심장을 보여 주는 사진에서 시스템보다 좋은 성적을 기록했다). 특히 전산 시스템은 전문의들이 평균적으로 240분의 시간을 소모한 것에 반하여 1분 30초 만에 420장의 엑스레이 사진을 판독해 냈다. 정확한 패턴 인식이 앞서 패턴을 접했던 경험의 양과 전적으로 관련이 있다는 점에서 전산 시스템이 잘 작동한 사실 — 게다가 커피도 필요 없었고 화장실에 갈 필요도 없었다 ─ 은 딱히 놀라운 일이 아니다. 전산 시스템을 이용하면 푸아그라식 접근법을 취할 수 있다. 즉 사진 자료를 끊임없이 밀어 넣을 수 있다. 거위 ─ 이 경우에는 영상 의학과 전공의겠지 ─ 와 달리 전산 시스템은 비명을 지르거나 소화 불량에 걸리지도 않을 것이며, 〈아, 오후 6시군. 얼른 퇴근해야지〉라고 말하지도 않을 것이다.

시각적 패턴 인식 실험의 성공은 다양한 질병과 관련한 진단 정확성을 높이기 위해 인공 지능과 전산화된 알고리즘을 사용하는 것에 관한 관심을 폭발시켰다. 발목을 다쳤을 때 염좌인지 골절인지 확인하기 위해 엑스레이 촬영을 하는 것처럼 간단한 임상 상태에 대해서는 알고리즘을 만들기가 비교적 쉽다. 하지만 환자가 〈배가 아파요〉라고 하거나 〈요 며칠 부쩍 기운이 없어요〉라고 이야기하면서 애매한 증상을 호소할 때 진단을 내릴 수 있도록 컴퓨터를 가르치는 일은 완전히 다른 문제다.

전체 진단 과정을 개선하는 것은 이 분야의 연구자들에게 성배와 같다. 환자의 증상을 입력하면 프로그램이 정확한 감별 진단을 제시하는 시스템을 구축할 수 있다면 정말 굉장하지 않을까? 해당 프로그램은 불완전한 인간이 놓치기 쉬운 모든 희귀 질병을 포함하고 당연하지만 지나치게 동떨어진 질병은 제외할 것이다. 철저하지만 무분별하지 않은 검사를 위한 똑똑한 로드맵을 만들어 낼 것이다. 비용 효과와 임상 상태를 고려하고, 거짓 양성이나 거짓 음성에 관련된 실수도 범하지 않을 것이다. 진정한 성배가 아닐 수 없다!

몇몇 진단 도구는 이런 목표를 염두에 두고 만들어졌으며, 이미 현장에서 사용 중인 것들도 있다. ISABEL, VisualDx, DXplain 등이다(〈Dx〉는 진단diagnosis을 의미하는 의료계의 줄임말이다). 프로그램에 대해 발표된 모든 연구를 분석한 한 보고서는 엇갈린 결론을 내놓았다.[2] 프로그램의 사용을 적극적으로 권장할 만한 설득력 있는 증거를 발견하지는 못했지만 그런데도 도움이 될 가능성이 있다는 주장이었다. 나는 우리 병원의 워크인 클리닉을 책임지고 있을 때 어느 날 오후를 할애하여 이 시스템들을 시험했다. 전공의나 의대생이 환자 상태를 설명할 때마다 나는 해당 증상들을 시스템에 입력했다. 우리는 〈제출〉 버튼을 누르기 전에 우리 자신이 생각하는 감별 진단을 상정한 다음 컴퓨터가 내놓는 결과와 비교했다. 결론적으로 간단명료한 사례에 사용하기에 시스템은 품이 너무 많이 들었다. 즉 우리가 직접 처리하는 편이 훨씬 빠르고 효율적이었다. 그러나 바로 그 시점에 우리는 전형적인 진단상의 딜레마에 해당하는 사례에 직면했다. 시스템을 실험하기에 완벽한 사례였다.

환자는 20대 초반의 젊고 건강한 여성이었고 호흡 곤란에 더해서 심장이 빨리 뛰는 증상을 반복적으로 경험하고 있었다. 이전에 여러 스포츠 팀에서 활동했으나 이제는 너무 힘들어서 그만둔 상태였다. 재정적인 문제 때문에 그녀의 가족은 최근에 지하의 비좁은 아파트로 이사했다. 그녀는 새로 이사 간 아파트를 몹시 싫어했고 아파트에 혼자 있을 때마다 극심한 불안에 시달렸다.

그녀는 응급실을 방문한 뒤 병원에서 이미 하룻밤을 지냈고 심장에 관련된 위중한 질환은 아닌 것으로 짐작되었다. 심장내과 전문의들은 그녀의 심장이 빠르게 뛰는 이유가 불안 때문이라고 생각하며 심박수를 낮추기 위해 베타 차단제 beta-blocker*를 투약하자 완전하지는 않았지만 상태가 호전되었다.

우리 팀과 나는 그녀의 증상을 입력하기 시작하자마자 진단 과정을 정량화하는 것이 얼마나 방대한 작업인지 곧장 깨달았다. 〈심박 급속증〉과 〈호흡 장애〉를 입력하자 엄청나게 긴 잠재적인 진단 목록이 생성되었다. 시스템은 어떤 것도 놓치지 않기 위해 넓은 그물을 던지고 있었는데, 우리 인간이었다면 시스템이 나열한 것 중 상당수의 진단명에 대해 조금의 정신적인 노력도 낭비하지 않았을 것이다. 예컨대 목록의 첫머리에는 〈패혈증 쇼크〉가 나와 있었다 ─ 물론 해당 질환일 때도 앞선 증상들이 나타날 수 있다. 하지만 미소 띤 얼굴로 자신과 친근하게 대화하는 건강해 보이는 여성을 진찰하면서 패혈증 쇼크를 의심하는 의사는 절대로 없을 것이다(똑같이 심박 급속증과 호흡 곤란을 겪던 제이와 같은 환자를 진찰할 때와는 대조적이다). 또한 대량 출혈이나 대동맥 파열을 의심하지도 않을 것이다 ─ 이들 두 진단명도 목록에 나와 있었다.

이 젊은 여성이 어떤 사람인지 〈요점〉을 입력하는 칸은

* 협심증, 고혈압 등의 치료제.

없었다. 정황을 입력하는 곳도 없었다. 〈밀실 공포증을 유발하는 지하 아파트로 이사하도록 강요한 경제적인 스트레스〉와 같은 심리 사회적인 문제를 입력하는 자리도 없었다. 나는 이런 한계를 빌미로 시스템을 폄하하려는 것이 아니다. 그런데도 이런 제한들은 진단 과정에서 고려되어야 할 요소가 얼마나 광범위한지 여실히 보여 준다. 게다가 전산 시스템은 지상층보다 지하층 아파트에 곰팡이가 더 많이 생긴다는 사실을 고려할 수 없다. 즉 곰팡이가 천식부터 아스페르길루스증이나 과민성 폐렴까지 다수의 폐 질환을 유발하거나 악화시킬 수 있음에도 이런 가능성을 놓칠 수 있다.

전산 시스템이 제공하는 감별 진단 목록을 검토하면서 우리는 환자 수용용 침대 위에서 몸을 가누지 못하는 상태가 아닌, 걷고 말하는 환자를 상대로 고려할 필요가 없는 다수의 주요 질환을 빠르게 지워 나갔다. 목록에 남은 질환들은 갑상샘 항진증이나 빈혈처럼 우리가 일찍이 고려했던 것이 대부분이었다. 또한 급성 포르피린증이나 아지드화 나트륨 중독처럼 우리가 미처 생각하지 못했을 질환들도 있었다. 우리의 결론은 이 시스템이 우리가 환자에 대해 생각하는 방식과 실제로 유사하지는 않지만 더 드문 질환에 대해 우리의 기억을 되살리는 데 유용할 수 있다는 것이었다.

전산화된 진단 시스템을 둘러싼 주된 비판 중 하나는 이런 시스템들이 최대한 넓게 그물을 던지려는 유인을 갖는다는 점이다. 상업적인 개발자들 상황에서는 그래야만 올바른 진단명이 목록에 얼마나 자주 나타나는지와 관련하여 인상적인 통계 수치를 제시할 수 있기 때문이다. 그러나 임상 현장에서 환자를 상대해야 하는 의사들은, 특히 환자를 상하게 할 수 있는 고가의 검사가 요구되는 드문 질환에 대해서는 현실 세계와 균형을 유지해야 한다.

또한 의사들은 진단 검사의 실행 계획도 고려해야 한다. 이를테면 CT 촬영을 하는 데 시간은 얼마나 걸리는지, 환자의 보험이 MRI 검사를 보장하는지, 류머티즘 검사는 언제 예약 가능한지, 환자가 갑상샘 검사를 받기 위해 직장에서 휴가를 받을 수 있는지 등이다. 환자의 선호 사항도 진단 과정에 영향을 준다. 환자가 얼마나 공격적으로 치료에 임하고자 하는가? 얼마나 위험을 피하고자 하는가? 환자의 재정적인 걱정은 어느 정도인가? 이 모든 현실적인 고려는 의사들이 진단 검사를 진행하는 방식에 영향을 미친다 — 교묘하게 무관심한 알고리즘이 외면하는 지극히 복잡한 문제들이다.

마지막으로, 실시간 사용에 따른 현실적인 측면도 존재한다. 요컨대 이들 진단 시스템을 이용하려면 시간을 들여야 한다. 의사는 알고리즘에 시간을 쓰기 위해 환자에 대한 진찰을 본질적으로 중단해야 한다. 오늘날 건강 평가가 얼마나 빠른 속도로 진행되는지를 생각할 때 (가뜩이나 제한된) 의사와 환자의 직접 대면 시간을 빼앗는 것은 그래도 될 만한 검증된 가치가 있어야 한다.

진단 시스템은 과학 기술이 만든 인상적인 결과물이며, 그 역할은 여전히 진화하는 중이다. 필시 복잡한 사례와 교육을 위한 자원이 될 수 있을 것이다. 그런데도 단순히 가능성 큰 진단명을 나열하는 것은 진정한 의미에서의 진단이 아니라는 사실을 명심해야 한다. 컴퓨터는 책임질 필요가 없다. 하지만 의사는 다르다. 환자도 마찬가지다.

워크인 클리닉에서 우리가 진찰한 젊은 여성은 대부분 검사 결과에서 음성으로 나왔다. 흉부 엑스레이 촬영과 폐기능 검사도 정상이었다. 전산화된 알고리즘과 달리 우리는 그녀의 증상을 완화하기 위해 어떤 조치를 해야 했다. 우리는 여전히 책임을 져야 했고 정확한 진단명이 없는 상황에서도 그러한 사실은 변하지 않았다.

진단을 위한 가장 중요한 단서는 아파트에서 나오면 그녀의 호흡이 편해진다는 사실이었다. 따라서 호흡기 증상을 촉발하는 아파트의 곰팡이든 또는 불안을 유발하는 밀실 공포증이든 우리가 제공할 수 있는 최선의 치료는 그녀가 생활 방식을 바꾸어 아파트 밖에서 더 많은 시간을 보내도록 돕는 것이었다. 그녀는 주말에는 숙모와 보냈고, 주중에는 친구들과 밤을 보내기도 했다. 나중에 다시 만났을 때 그녀는 증상이 호전되고 있는 것 같다고 말했다. 그녀는 이제 궁극적으로는 집을 나가서 독립하기 위해 돈을 모으는 일에 집중하고 있었다.

전산화된 알고리즘은 진단 실수를 최소화하기 위한 노력의 한 방편이다. 그렇다면 의사들의 내부 알고리즘을 개선할 방법은 없을까? 그들의 실질적인 사고를 개선할 방법이 있을까? 진단에 관련된 전체적인 추론 과정을 개선하는 것은 잠재적으로 의료의 모든 영역에서 상황을 개선할 수 있는 더욱 포괄적인 접근법이며, 그렇게 함으로써 많은 병원이 의료 실수를 예방하기 위한 노력으로 시행하는 〈금주의 질병〉식 접근법과 같은 함정을 피할 수 있을 것이다.

　마크 그래버와 하딥 싱처럼 진단 정확도를 높이는 데 초점을 맞춘 연구자들은 병원 내 감염을 줄이거나 우울증을 가려내는 등의 표준적인 품질 개선 프로젝트보다 진단 과정의 편견을 개선하기가 훨씬 어렵다고 인정한다. 정말 불가능한 일일까? 그래버는 〈무수히 많은 질환의 가짓수를 생각하면 불확실성은 높을 수밖에 없습니다〉라고 수긍했다. 「그런데도 우리는 보통 90퍼센트의 확률로 정답을 찾아냅니다. 정말 놀라운 성적이죠!」 그러고는 음흉하게 이렇게 덧붙인다. 「그런데 95퍼센트는 불가능할까요?」

　진단 실수를 완전히 없애기보다 정확도를 높이는 것은 실행 가능한 시도처럼 보인다. 물론 개개인의 사고방식이란 하루아침에 바꿀 수 있는 것이 아니고 강요를 받으면 저항이 생길 수밖에 없다. 우리가 통제하고 있다고 확신하는 교활한 감정은 물론이고 무의식적인 편견 앞에서 이성을 표방하는 우리의 외침은 일상적으로 무릎을 꿇는다. 게다가 시간에 쫓기거나, 압박을 받거나, 부주의하거나, 정신이 분산될 때마다 우리의 사고방식은 인정사정없이 흔들린다.

　우리는 칸트처럼 생각할 때도 있고, 길거리의 5달러짜리 심령술사들처럼 본능과 어림짐작에 의존할 때도 있다. 추론에는 많은 머릿속 지름길이 존재하고, 그와 같은 지름길에 의존하는 것은 우리가 지름길을 이용한다는 사실을 전혀 인식하지 못할 때만 가능하다. 이처럼 예측할 수 없는 사고 패턴은 전형적인 환자 안전 점검 목록이나 항공 산업계 형태의 표준화를 받아들이지 못하는 경향이 있다.

게다가 그런 연구가 과연 가능한지조차 분명하지 않다. 제멜바이스와 나이팅게일, 프로노보스트가 증명했듯이 우리는 문제를 확인하고 개입하며 의미 있는 실질적인 성과를 통해 결과를 추적할 수 있어야 한다. 하지만 진단상의 추론과 관련해서는 그 첫발을 내딛기조차 쉽지 않아 보인다. 연구진이 우리의 대뇌 이랑에 쏙 들어가서 그 모든 명석함과 진부함 속에서 추론 과정을 평가할 수 있는, 이를테면 사고 계측기와 같은 도구도 존재하지 않는다. 설령 요청을 받더라도 자신이 어떤 식으로 사고하는지 설명조차 하지 못하는 사람이 대부분일 것이다. 따라서 사고 과정에 관한 연구는 직관적인 측면에서 타당하지만 실제로 연구를 진행하는 것은 결코 쉬운 일이 아니다. 이 분야의 연구 자료가 특히 부족한 것도 같은 이유다.

그런데도 사고 과정이 대다수 진단 실수의 원인이라는 점에서 이 길을 추구하는 것은 여전히 가치가 있다. 특히 진단〈습관〉이 형성되는 의과 대학이나 간호 대학 초기에 유익하다. 이미 자리를 잡은 임상의도 어느 정도는 우리가 사고하는 방식에 대해 생각해 볼 가치가 있다. 아주 약간의 효과만 있더라도 진단 실수를 줄일 수 있는 가장 본질적인 방법이 될 수 있기 때문이다.

진단을 위한 우리의 사고 과정을 연마하는 데 이용될 수 있는 몇 가지 기법이 존재한다. 이런 기법들은 하나같이 성급하게 결론을 내리고자 하는 충동을 억눌러야 한다는 개념을 공유한다. 그 출발점은 〈감별 진단의 원칙〉에 관한 그래버의 언명이다. 의사는 환자를 진찰할 때마다 단 하나의 가능성을 향하며 곧장 나아가기 전에 다양한 가능성을 고려하도록 스스로 채찍질해야 한다. 대안을 고려하는 바로 그 행동이 대안에 대해서 마음을 열어 주기 때문이다. 의사는 자신이 실제로 고려하지 않은 진단을 내릴 수 없다.

그렇다면 의사는 어떻게 이런 작업을 동시에 수행할까? 첫 번째 질환을 고려하자마자 의사는 (그리고 환자는) 〈또 무엇이 있을 수 있을까?〉라고 의심해야 하고 — 그래버와 싱은 이 같은 의심을 진단 실수에 대한 〈범용 해독제〉라고 부른다 — 이후로도 계속 의심해야 한다. 일례로 기침은 얼핏 보기에 바이러스에 의한 일반적인 상기도 감염처럼 보일 수 있다. 그럼 다른 가능성은 무엇이 있을까? 축농증, 기관지염, 인플루엔자, 폐렴도 모두 기침을 유발한다. 위 역류 질환도 기침을 동반할 수 있으며 천식도 마찬가지다. 또한 울혈 심부전증을 암시하거나 고혈압 치료제인 ACE 억제제의 부작용일 수 있다. 결핵이나 폐암의 징조일 수도 있다. 폐 공기증이나 백일해일 수도 있다. 곰팡이 같은 환경적인 자극이나 인체 외부에 존재할 때 가장 바람직한 물질을 우연히 흡입할 때도 기침이 유발될 수 있다.

또 무엇이 있을까? 기침을 동반하는 것 중에는 비교적

드문 질병도 많다. 이를테면 사르코이드증, 간질성 폐 질환, 혈관 기형, 폐 혈전 등이다. 그리고 아밀로이드증, 재발성 다발 연골염, 치사 중간선 육아종, 심인성 기침과 같은 희귀 질환도 있다. 개취충에 의한 감염이나 폐 랑게르한스 세포 조직구증, 기관 기관지 이소성 골연골 형성증처럼 매우 희귀한 질병도 존재한다. 이외에도 기침은 단순히 오래된 후비루가 원인일 수 있다.

기침을 하는 보통의 환자를 상대로 굳이 기관 기관지 이소성 골연골 형성증까지 확인할 필요는 없으나 요점은 스스로 〈또 무엇이 있을 수 있을까?〉라고 더 많이 질문할수록 더 많은 아이디어가 나온다는 사실이다. 기침 증상은 감별 진단 과정에서 가장 먼저 의심되는 몇 가지 후보 중 하나인 경우가 대부분이지만 그런데도 그 너머까지 생각할 필요가 있다. 대학 부속 병원의 의사들이 회진 중에 의대생들에게 — 끝없이 — 강조하듯이, 〈감별 진단 과정에서 사르코이드증을 고려하지 않고 사르코이드증을 진단할 수 있는 사람은 없다〉. 이른바 또 무엇이 있을 수 있을까라는 전략의 장점은 전략 자체가 단순하고 그 안의 논리가 감별 진단이라는 개념과 전체적으로 자연스럽게 맞아떨어진다는 점이다.

이 전략은 몇 가지 변이형이 존재한다. 진단 과정에서 더욱 심각한 질병을 놓쳤을 때 벌어질 일을 고려하는 것도 자신의 생각을 의심하는 또 다른 방법이다. 물론 전형적인 1차 진료 환경에서 대부분의 기침 증상은 상기도 감염이나 기관지염, 축농증 중 하나로 귀결되며 의사가 무엇을 하든 또는 하지 않든 저절로 호전될 것이다. 그렇지만 혹시라도 기침이 폐암의 전조 증상이었다면 어떻게 될까? 또는 혈전의 전조였다면 어떻게 될까? 진단 과정에서 이런 질환을 놓치는 것은 지극히 충격적이거나 심지어 치명적일 수 있기에 해당 질환들이 비교적 드물게 나타나더라도 우리는 이 심각한 질환들을 모두 고려했는지 항상 확실히 해야 하며, 해당 질환들을 제외시켜 줄 자료를 수집해야 한다.

　나는 학생이나 수련의와 사례를 검토할 때 그들에게 가장 확실해 보이는 한 가지 진단이 아닌 모든 감별 진단을 제시하도록 요구한다. 그리고 그들이 나름대로 생각한 질환 목록을 제시하고 나면 2개의 특별한 질문을 던진다. 〈또 무엇이 있을 수 있는가?〉와 〈혹시 우리가 절대로 놓치지 말아야 할 것이 있는가?〉이다.

　여기서 힘든 부분은 이런 질문들을 던져야 한다는 사실을 기억하는 것이다. 바쁜 하루를 허둥지둥 보내고, 수많은 환자에 치이고, 끝없는 EMR 전산 시스템 관련 작업에 압도되어 있을 때 이 원칙은 제약 회사 영업 담당자의 현란한 말솜씨보다 빨리 사라진다. 만약 어떤 기침 증상이 상기도 감염처럼 걷고, 상기도 감염처럼 꽥꽥거린다면 나는 나 자신에게 엄격하게 다시 묻는 대신에 곧장 해당 증상이 상기도 감염 때문이라고 적을 것이다. 이렇게 함으로써 나는 그동안 얼마나 많은 진단 실수를 범했을까? 불행히도 나는 절대로 알 수 없다.

　또 다른 인식 비결은 자신이 추정하는 진단과 맞아떨어

지지 않는 자료에 초점을 맞추는 방법이다. 나는 기침에 더해서 발진 증상도 있는 환자를 상기도 감염으로 진단해야 하면 내 신경 세포 중 한두 개를 발진은 일반적으로 상기도 감염과 아무런 관련이 없다는 사실에 할애한다. 그러면 진단 결과를 재고할 수밖에 없다. 어쩌면 상기도 감염이 아닌 파보바이러스 B19나 엡스타인-바 바이러스에 의한 감염과 같은 다른 것일 수 있다. 아니면 환자가 두 가지 질환을 모두 앓고 있을 수도 있다. 어쨌든 상기도 감염 환자도 습진을 앓을 수 있는 법이다. 또 어쩌면 해당 환자는 상기도 감염을 치료하기 위해 약을 먹었고 약에 알레르기 반응을 일으켰을 수도 있다.

진단적 사고를 개선하기 위해 고안된 이런 질문과 훈련은—이미 예상했듯이—점검 목록이 될 자질을 갖추고 있다! 마크 그래버는 존 일리와 팻 크로스커리와 함께 진단을 위한 점검 목록 이론을 탐구했고, 사실상 두 종류의 점검 목록—내용에 관한 점검 목록과 과정에 관한 점검 목록—이 필요하다는 사실을 깨달았다.[3] 내용 점검 목록은 앞서 언급되었듯이 사용자, 즉 의료진이 입력하는 구체적인 환자의 자료에 초점을 맞춘 전산화된 알고리즘이거나 또는 오래된 기존의 평범한 점검 목록일 수 있다. 아이오와주의 가정의학과 전문의 일리는 외래 환자 용도로 편리한 일련의 목록을 개발했다.[4] 그는 외래 환자 진료 현장에서 가장 흔하게 접하는 마흔여섯 가지 증상(현기증, 복부 통증과 골반 통증, 설사, 두통, 불면증 등)을 분류하여 열 가지에서 스무 가지의 가장 일반적인 원인을 목록으로 정리했으며, 몇몇 까다로운 원인에 대해서는 〈흔히 놓치는 것〉이라는 꼬리표를 달고, 몇몇 심각한 원인에 대해서는 〈절대로 놓치지 말 것〉이라는 꼬리표를 달았다. 의사가 목록을 훑어보고 빠트린 것이 없는지 빠르게 확인할 수 있는 방법이었다.

반면에 〈과정〉 점검 목록은 진단 정확도를 떨어트릴 수 있는 편견과 지름길을 조사하면서 사고 과정을 검토한다. 그래버와 싱, 그들의 동료들은 〈또 무엇이 있을 수 있는가?〉와 〈혹시 우리가 절대로 놓치지 말아야 할 것이 있는가?〉라는 표준 질문을 비롯하여 진단 정확도에 영향을 미칠 수 있는 다른 몇 가지 흥미로운 질문을 포함하는 과정 점검 목록을 만들었다. 번뜩 떠오른 첫 번째 진단에 전적으로 동의하는가? 다른 사람 — 환자나 동료 의사 — 에게 진단과 관련해서 이미 어떤 암시를 받아 편견을 갖고 있지는 않은가? 환자가 최근 같은 증상으로 진찰을 받은 적이 있는가? 지금 집중하지 못하거나 너무 지쳐 있지는 않은가? 환자가 왠지 마음에 들지 않는가? 환자가 내가 너무 좋아하는 사람(가족이나 친구 또는 동료)인가?[5]

이런 질문들의 요점은 의사에게 일단 멈추고 생각하도록 만드는 것이다. 환자의 상태가 도무지 이해되지 않을 때 의사는 추가적인 조치로 수술을 시작하기 전 실시하는 표준 타임아웃 절차와 비슷한 완전한 〈진단 타임아웃〉을 실시할 수 있다. 이 방법은 기존의 진단이 앞뒤가 맞지 않을 때 특히 유용하다. 내게는 아주 오래전부터 차트 비고란에 류머티즘성 관절염으로 기록된 환자가 있다. 병원을 그만두는 의사에게서 이 환자를 넘겨받았을 때 나 또한 모든 비고란에 의무적으로 류머티즘성 관절염으로 기록했다. 그런데 수년에 걸쳐 이 환자를 지켜보면서 그녀가 예상과 달리 특정한 류머티즘성 관절염 증상(유의미한 조조 경직과 관련된 좌우 대칭으로 관절이 붓고 아픈 증상)을 보이지 않는다는 사실을 서서히 깨달았다. 어느 날 나는 마침내 진단 타임아웃을 갖기로 했고 방대한 양의 차트를 파헤치기 시작했다. 그리고 얼마 동안의 꼼꼼한 추적 끝에 수년 전 그녀가 두 번의 류머티즘성 관절염 표준 혈액 검사에서 〈양성〉이 나왔음을 알아냈다. 그녀의 차트에 특이성이 없는 통증과 나란히 류머티즘성 관절염이라는 진단이 심어진 배경이었다. 그녀가 류머티즘성 관절염이라는 진단은 차츰 뿌리를 내렸고 이후의 모든 의사는 류머티즘성 관절염이 그녀의 병력 중 하나로 굳어질 때까지 같은 진단을 반복했다. 하지만 그녀는 정말로 류머티즘성 관절염에 걸리지 않았다. 초기 혈액 검사는 거짓 양성일 가능성이 컸다. 진단은 시간이 지남에 따라 실제로 진화한다. 그리고 그녀는 10년의 세월이 걸렸다.

진단 점검 목록은 다른 점검 목록에 비해 적용하기가 쉽지 않다. 수술 점검 목록은 대부분 명백하고 확실한 항목들로 구성되어 있다. 이를테면 환자의 이름은 확인했는지, 수술 부위는 어디인지와 같은 항목들이다. 대답하는 데 1초밖에 걸리지 않으며 순식간에 끝내고 다음 단계로 나아갈 수 있다. 그렇다면 어떤 사고 활동이 언제 끝났는지는 어떻게

알 수 있을까? 〈또 무엇이 있을 수 있는가?〉라는 일련의 사고
를 언제 끝낼지는 어떻게 알 수 있을까? (모두가 지치고 방해
가 끊이지 않는 상황에서) 자신의 피로나 산만함이 자신의 사
고력을 저하시킬 만큼 심각한 수준에 이르렀는지는 어떻게
판단할 수 있을까?

　　게다가 대부분의 수술 전 (그리고 비행 전) 점검 목록에
관한 확인은 다른 사람과 함께 소리를 내어 이루어진다. 진
단 영역에서는 그렇지 않다. 〈진단은 일반적으로 조용하고
외로운 작업이다〉라고 일리와 그래버, 크로스커리는 말한
다. 〈이륙 전이나 절개 전처럼 점검 목록을 검토하기 위해 자
연스럽게 잠깐 멈출 수 있는 순간이 진단 과정에는 존재하지
않는다. 몇 시간에서 며칠 또는 몇 개월까지 늘어질 수 있는
과정인 까닭이다.〉

　　많은 의사가 진단 점검 목록에 너무 빤하거나 심지어 모
욕적인 내용 ― 모든 전후 사정을 파악하고, 엑스레이 사진
을 직접 보고, 시간을 들여 심사숙고하라 등 ― 이 들어 있다
는 이유로 진단 점검 목록에 거부감을 나타낸다. 하지만 이
들 저자는 조종사들도 점검 목록을 확인하지만 이러한 행위
를 모욕적으로 받아들이지 않는다고 지적한다. 처음에는 그
랬을 수도 있으나 지금은 그저 일의 일부일 뿐이다. 중요한
것은 그들이 곤란한 상황에서만 점검 목록을 검토하지 않는
다는 사실이다. 그들은 가장 노련한 승무원들과 가장 맑은
날에 비행할 때도 매번 점검 목록을 확인한다. 반면에 의사
들은 설령 인정한다고 하더라도 까다로운 사례와 진단상의

난관에 봉착했을 때만 이런 점검 목록의 가치를 인정하는 경향이 있다.

의사로서 솔직하게 나 자신의 진료 방식에 대해 생각해 볼 때 나는 내 접근법이 내가 인정하고 싶은 것보다 훨씬 피상적이고 직관적임을—매우 부끄럽지만—인정할 수밖에 없다. 오늘날 생존 모드로 일하는 의사와 간호사 대부분은 성급한 판단과 너무나 빤한 진단에 기대기 쉽다. 속도를 늦추고 자신의 생각을 의심하고자 흐름에 맞서 싸우는 것은 특히 하루하루를 그저 버티기 위해 애쓰는 사람들에게는 너무나 벅찬 일이다.

어느 월요일 아침, 한 환자가 다른 병원에서 그를 담당하는 통증 관리 의사의 진단서를 내게 내밀었다. 불필요할 만큼 다양한 항목에 대해 혈액 검사를 진행하는 과정에서 코르티솔cortisol* 수치가 약간 낮게 나온 상황이었다. 의사는 내가 볼 수 있도록 처방전에 한 줄로 〈부신 기능 저하증은 배제하시오〉라고 써 놓았다.

환자가 자신의 다른 여섯 가지 만성 질환에 관련된 새로운 사항을 설명하기 시작했을 때 나는 슬그머니 부신 기능 저하증에 관한 웹 페이지를 열었다. 단언컨대 부신 변화를 둘러싼 모든 세부 사항을 기억하지 못했기 때문이 아니었다. 불과 2년 전에 나는 면허 갱신을 위해 그 모든 내용을 다시 확실하게 외운 상태였다. 다만 부신 기능 저하증이 불안정하

* 부신 피질에서 생기는 스테로이드 호르몬의 일종.

144

고 광범위한 대뇌 이랑에 발생하는 질환 중 하나이기 때문이라고 해두자.

　부신 기능 저하증은 까다롭기로 악명이 높은 주제다. 관련한 증상은 다양한 동시에 모호하다. 일차성 부신 기능 저하증과 이차성 부신 기능 저하증이 존재하며, 급성 부신 기능 저하증도 있고 만성 부신 기능 저하증도 있다. 이 중 어떤 유형에 해당하는지 검사하기 위해서는 환자에게 부신을 자극하는 호르몬제를 투약한 다음 투약 직후와 30분 뒤, 60분 뒤의 코르티솔 수치를 확인해야 한다. 문제는 호르몬을 투여하는 방법만 최소한 열 가지가 넘으며 결과를 해석하는 방법은 그보다 훨씬 많다는 점이다. 나로서는 어떻게 일정 시간마다 총 세 번에 걸쳐 따로 혈액을 채취하도록 지시할지도 막막했다. 1분도 되지 않는 시간 동안 내 머리가 팽팽 돌아갔다.

　환자가 자신의 요통과 당뇨병, 소화기내과 증상에 관해 설명하는 동안 나는 세세한 항목들을 파헤치며 코르티솔의 일변화가 어떤 양상으로 진행되는지 상기했다. 아침에는 수치가 올라가고 밤에는 내려가나? 아니면 그 반대인가? 환자가 열다섯 종류나 되는 자신의 약을 책상 위에 잔뜩 올려놓았다 — 하나같이 재보충이 필요하며 하나같이 부신 기능과 부신 검사에, 또는 둘 중 하나에 영향을 줄 수 있는 것이었다. 나는 당장 그 자리에서 약을 전부 정리하기가 불가능함을 깨달았다.

　내게 필요한 것은 생각할 시간이었다.

나는 의대 시절에 도서관에서 보냈던 수많은 토요일 — 읽고 생각할 시간이 끝없이 주어지던 — 이 몹시 그리웠다. 다른 것은 아무것도 없었다. 집중력 싸움의 현장에서는 오직 나 자신과 지식, 침묵만이 대결을 펼쳤다. 당시의 나는 그런 시간이 정말 싫었다. 이제는 다만 몇 분이라도 그런 시간을 가질 수 있다면 나의 왼쪽 부신이라도 떼어 줄 수 있다.

하지만 현실에서는 EMR 전산 시스템의 무수한 정보창이 내 주의력을 분산시키고 있었다. 메일 상자에는 다른 3명의 환자 차트가 기다리고 있었다. 눈앞의 환자는 내가 검토해 주기를 바라는 아직 2건의 MRI 검사와 내시경 검사가 있었고, 전립선 검사와 관련해서 질문할 것도 있었다.

그의 부신 기능 저하증은 나의 대뇌 기능 부전으로 꼼짝달싹 못하게 되었다.

나는 환자에게 그의 사례를 검토한 다음에 나중에 다시 이야기하자고 말할 수도 있었다. 하지만 우리가 이야기하는 〈나중〉이란 도대체 언제일까? 내 오전 진료는 으레 몇 시간씩 — 마치 기정사실처럼 — 초과되었다. 나는 지난주에 지시했던 검사도 검토해야 했고, 학생들의 수기 내용도 확인해야 했고, 환자에게서 걸려 온 전화에 회신도 해야 했고, 약물치료도 갱신해야 했고, 책상 여기저기에 입체파의 반(反)이상향에서 쏟아져 나온 것 같은 서류들도 잔뜩 쌓여 있었다. 〈나중〉은 절대로 없을 상황이었다. (《나중》이란 골방처럼 생긴 사무실에서 좀처럼 헤어 나오지 못하는 관료들이 꿈꾸는 환상에 불과하다.) 오로지 현재만 존재할 뿐이었다.

그런데도 지금 당장 내가 어떤 임상적 결론을 내리고자 한다면 그 모든 것이 엉망이 되거나 실수가 발생할 소지가 많았다. 그야말로 난처한 일이 벌어질 것이다. 결국 나는 수건을 던졌고 내분비학과 ─ 그들에게 환자를 치료하도록 ─ 에 보낼 소개서를 빠르게 작성했다. 나는 부랴부랴 환자를 내보낸 다음에 서둘러 다음 환자를 받았다.

오늘날의 의료계처럼 모든 것이 급하게 돌아가는 현장에서는 생각할 시간이 너무나 부족하다. 내가 느끼기에도 확실히 다양한 진단 점검 목록을 일일이 확인할 시간은 없는 것 같다. 그런 작업이 아무리 타당하거나 중요해 보여도 소용없다. 때때로 나는 지속 가능한 유일한 것이라는 이유로 최저 수준의 지적 상태를 유지하며 전속력으로 달리면서 최소한의 기본만을 충족하기 위해 질주하는 듯한 느낌을 받는다. 나는 진료 중에 〈비정형적인〉 무언가라도 나타날까 봐 두려움을 갖고 있음을 인정한다. 앞뒤가 맞지 않는 증상들이 두렵고, 서로 모순되는 검사 결과들이 두려우며, 〈의사와 상의할 것〉이라는 경고문이 붙은 약초 성분의 건강 보조 식품을 한 자루씩 가지고 다니는 환자들이 두렵다. 단 1분 안에 뚝딱 결론을 내놓지 못하면 나는 끝장이다. 혹시라도 스터지-웨버 증후군Sturge-Weber syndrome이나 결절성 다발 동맥염 병력을 가진 환자를 만난다면 그야말로 하늘의 도움이 필요하다. 해당 질환에 관한 자료를 조사하거나 기억을 되살리기는 고사하고 질환명을 입력할 (또는 질환명의 철자를 적을) 시간도 없을 것이기 때문이다.

그러므로 나는 그래버와 싱을 비롯한 연구자들이 제안하는 합리적인 접근법을 응원한다. 그들이 제안하는 접근법에 찬성하며 심지어 〈갈망〉한다. 물론 그와 같은 접근법이 의사와 간호사 대부분이 일상적으로 맞닥뜨리는 현실과 얼마나 맞을지는 솔직히 알 수 없다.

문제의 환자를 만나고 며칠 뒤 나는 우연히 뉴욕 대학교 동료들이 진행하는 「코어 아이엠」이라는 내과 팟캐스트를 발견했다. 진행자 중 한 명이 부신 기능 저하증에 관한 이야기를 꺼냈다. 그가 말했다. 「부신 기능 저하증은 완전히 밝혀지지 않은 주제 중 하나입니다.」

아, 그렇다면 부신 기능 저하증을 즉석에서 곧바로 해결하지 못한 멍청이가 어쩌면 나 혼자만이 아닐 수 있었다. 정신없는 진료 시간에 시상 하부 뇌하수체 부신축을 확정하지 못했다고 하더라도 어쩌면 내가 완전한 패배자는 아닐 수 있었다. 나는 진행자의 일화를 경청한 다음 자막으로 다시 읽었다. 그렇게 실제 사례를 다루니 생리 작용이 더 쉽게 이해되었다. 다음 날 나는 평소보다 일찍 출근해서 해당 환자의 차트를 펼쳤고 자료를 다시 꼼꼼히 살폈다.

나는 여전히 환자가 내분비과 의사를 만나기를 바랐지만 적어도 골칫거리를 떠넘기고 있다는 기분은 들지 않았다. 나는 내가 초기에 기록한 내용에 더욱 알기 쉽게 정리한 분석을 첨부했고 환자에게 전화를 걸어서 우리의 계획을 설명했다. 차트 작업을 마무리하자 이 사례와 관련하여 처음으로 만족감이 들었다. 돌아보면 나는 이 사례에 꼭 필요했던 완전한 진단 타임아웃을 가졌던 것 같다. 너무나 많은 상황에 우리에게 강요되는 지름길을 거부한 채 적절한 수준으로 철저한 의료 서비스를 제공했다는 사실에 솔직히 짜릿함이 느껴졌다.

물론 한 명의 환자를 위해 이 한 가지 문제를 처리하는 데는 그를 직접 진료한 시간 외에도 꼬박 한 시간이 걸렸다. 환자와 마주 앉은 그 순간에는 해낼 수 없었던 일이었고 복잡한 문제가 있는 모든 환자에게 존재하지도 않는, 이른바 〈나중〉에서 매번 한 시간을 할애할 수도 없다. 하지만 수많은 환자를 진단하는 데 필요한 것이 바로 이런 부분이다. 즉 생각하고, 심사숙고하고, 재검토하고, 재분석할 시간이다. 의료 행정이라는 관점에서 보면 이는 지극히 비효율적이다. 〈인지 대혼란〉 상태를 나타내는 진단 코드도 없고 〈심사숙고〉 비용을 청구할 청구 코드도 없기 때문이다. 그런데도 골똘히 생각에 전념할 수 있는 여분의 시간 — 우리 자신의 사고 과정을 점검할 뿐 아니라 진단 점검 목록을 이용해서 감별 진단을 확장하는 시간 — 을 갖는 것은 실제로 매우 효율적일 수 있다.

매트릭스, 즉 계량적 분석을 중시하고 성과에 따라 급여를 지급하며 최대한 많은 환자를 처리하는 데 집중하는 오늘날의 의료 체계에서는 이상하게 보일 수도 있지만 생각할 시간을 갖는 것은 진단 실수와 불필요한 검사로 낭비되는 돈과 단순히 책임을 회피하기 위해 환자를 떠넘기는 경우를 확실하게 줄여 줄 것이다. 생각할 시간을 갖는 과정에서 꽤 높은

확률로 현대 의료인들의 사기가 떨어질 수도 있으나 그것은
완전히 다른 이야기다.

진단 실수를 줄이기 위해서는 궁극적으로 의료계의 문화를
바꿀 필요가 있다. 우리가 생각하는 방식뿐 아니라 우리를
생각하지 못하게 방해하는 문화를 바꾸어야 한다. 싱의 주장
에 따르면, 이런 변화는 〈진단을 내리는 과정에서 영웅적인
행동을 보이기보다 불확실성을 인정하고 겸손한 태도를 유
지하는 것〉과 관련 있다.[6] 의료계 종사자들만큼 지적으로 겸
손하지 못한 사람도 드물다. 또한 의사들만큼 불확실성에 알
레르기 반응을 보이는 사람도 없다.

　「지나친 자신감은 매우 문제입니다.」 그래버가 내게 말
했다. 「개인의 과신도 그렇지만 조직 차원의 과신도 마찬가
지입니다.」 우리는 우리 자신이 성급하게 판단한 진단명을
너무 확신하기에 잠시 멈추어 또 무엇일 수 있을지 고민하는
경우가 좀처럼 없다. 자신의 사고 과정에 어떤 허점이 없었
는지에 관한 고민은 말할 것도 없다. 혹시 있더라도 보통은
매우 피상적인 수준에 불과하다.

　그래버는 지나친 자신감의 이유가 우리 의사들이 스스
로 똑똑하다고 생각하기 때문만이 아니라 (물론 그런 오만함
이 명백히 가장 많은 지분을 차지하지만) 피드백이 부족하기
때문이라는 사실을 인정한다. 환자에게 아무런 피드백을 받
지 못하면 우리는 아마도 전부 잘 해결되었고 진단이 정확했
다고 생각할 것이다. 가끔은 정말 그럴 수도 있다. 그렇지만

반대로 환자가 호전되지 않았고 우리가 틀렸다는 의미로도 해석될 수 있다. 어쩌면 환자가 다른 병원을 찾아갔을지도 모르고 다른 의사에게 올바른 진단을 받았을 수도 있다. 더 심한 상황은 우리의 실수 때문에 환자가 남은 단계를 아예 포기했을 수 있다. 그런데도 우리는 알 도리가 없다.

그래버가 〈얼간이를 쩔쩔매게 하라〉 코너와 같은 어떤 것이 의사들에게 필요하다고 제안했을 때 나는 우리가 같은 관심사를 가졌다는 사실을 알게 되었다. 내가 인정하는 것보다 더 오랫동안 나는 뚜렷한 이유 없이 라디오 프로그램 「카 토크」에 중독되어 있었다. 풍부한 보스턴 억양과 마찬가지로 다양한 배꼽 잡는 웃음을 가진 형제 톰과 레이 마글리오치가 진행하는 이 프로그램은 자동차 수리를 주제로 하는 청취자 전화 참여 프로그램이다. 다 털어놓자면 나는 맨해튼 출신이고, 차를 소유하고 있지 않으며, 죽는 날까지 자동차를 운전하지 않고 살자는 주의다. 그런데도 나는 매주 헤드 개스킷과 타이밍 벨트에 관한 논의에 빠져 있기 일쑤였다. 이 프로그램은 코미디로 분류되는 대부분의 텔레비전 프로그램보다 훨씬 웃겼고 놀랄 만큼 많은 정보를 제공했다(참고로 택시도 가끔 고장이 나기 때문에 아무리 뉴욕 시민이라도 크랭크샤프트crankshafts와 캠샤프트camshafts 정도는 구분할 줄 알아야 한다).

심지어 프로그램이 종영된 다음에도 재방송을 찾아 들었다. 톰이 안타깝게 세상을 떠난 뒤에는 팟캐스트를 들었다 ― 그 정도로 나는 열혈 팬이었다. 그들이 언급하는 자동차가 생산된 지 20년이나 지난 것들이라는 사실은 중요하지 않았다. 러시아인 운전사 피코프 안드로포프와 그리스인 재단사 에우리피데스 이메네데스, 그리고 빈틈없는 일 처리를 자랑하는 법률 회사 듀이와 치텀, 하우 등을 비롯한 〈스태프〉에 관한 이야기를 듣다 보면 위안을 주는 어떤 것이 있었다. 특히 병원에서 속상한 일을 겪은 날에는 하얀 가운을 벗어서 걸어 놓기도 전에 「카 토크」 팟캐스트부터 틀었다. 그러면 신경 안정제인 바륨보다 효과가 빨리 나타났고, 유일한 부작용이라면 28번가를 가로지르는 동안 바보처럼 낄낄거리게 되는 부분이었다.

그래서 마크 그래버와의 면담은 대화 도중에 그가 — 자발적으로 — 「카 토크」 이야기를 꺼냈을 때 내게 예상치 못한 즐거움을 주었다. 톰과 레이는 2~3주마다 이전에 통화했던 사람을 다시 초대해서 〈얼간이를 쩔쩔매게 하라〉라는 코너를 진행했다. 그들은 원래의 통화 내용을 다시 들으면서 당시의 분석 내용을 재검토했다. 그러고 나면 예의 출연자가 그들에게 일의 진행 상황을 이야기했고, 톰과 레이는 그들이 출연자의 자동차에 대해 올바른 진단을 내렸는지 아닌지를 알게 되었다.

그래버의 주장은 의료계에도 〈얼간이를 쩔쩔매게 하라〉와 같은 어떤 것 — 환자가 다시 병원에 내원해서 그동안 어떻게 지냈는지, 우리가 내린 진단이 맞았는지 등을 알려 주는 일종의 정기적인 특집물 — 이 필요하다는 것이었다. 의학계에는 질병률과 사망률 회의 같은 것이 존재하지만 이런 회의는 재해나 다름없는 중대한 사례들에 초점을 맞추는 경향이 있다. 게다가 환자는 — 설령 재해와 같은 참사에서 살아남더라도 — 대체로 회의에서 배제된다. 일상적인 환경에서 환자로부터 지속적인 피드백을 받을 수 있는 자리 — 학계에서든, 개별적인 진료 현장에서든 — 는 사실상 존재하지 않는다. 일상적인 환경에서 (그리고 지루하기 짝이 없는 수많은 운영 회의에서) 이루어지는 「카 토크」는 대개 의사가 일방적으로 지시하는 형태로 진행된다. 「카 토크」의 직원 보너스 담당 이사인 제이비어 브레스Xavier Breath*나 번지 점프 강사인 휴고 퍼스트Hugo First**를 언제 불러내야 하는지도 모른 채 말이다.

미국 의료 협회는 환자 안전 운동을 촉발한 「실수를 범하는 것은 인간이다」라는 보고서를 발표한 지 16년 만에 진단 실수 문제에 본격적으로 뛰어들었다. (같은 해에 미국 의료 협회는 이름을 국립 의학 아카데미로 바꾸었는데 정식 명칭은 훨씬 긴 〈국립 과학, 공학, 의학 아카데미〉였다. 다만 다른 많은 동료처럼 나는 더욱 부드러운 〈의료 협회〉라는 이름을 좋아한다.) 그들은 보고서를 통해 거의 모든 사람이 평생에 적어도 한 번은 진단 실수를 경험하게 될 것이라는 무시무시한 견해를 내놓았다.[7] 뉴스 헤드라인을 장식하며 사람들의 시선을 사로잡은 꽤 충격적인 통계였다. 물론 이러한 진단 실수

---

* 숨통을 틔워 주는 사람이라는 뜻의 〈savior breath〉와 발음이 비슷함.
** 먼저 뛰라는 뜻의 〈you go first〉와 발음이 비슷함.

가 모두 임상적으로 유의미한 결과를 초래하는 것은 아니다 (특히 거의 같은 치료가 이루어진다는 점에서 경미한 관절염을 건염으로 오진하는 것은 아무런 해도 끼치지 않을 가능성이 크다). 그런데도 많은 경우에 오진은 잠재적으로 막대한 돈을 낭비할 수 있을 뿐 아니라 환자에게 상당한 해를 끼칠 수 있다.

신선하게도 그들은 소송이나 대중 매체가 으레 그러하듯이 단순히 의사 개개인의 무능함을 비난하지 않았다. 오히려 진단을 위한 사고 과정을 거의 의도적으로 방해하려는 목적에서 고안된 것처럼 보이는 보르헤스식 의료 시스템에 관해 설명했다. 그들은 기존의 보상 시스템이 신중한 분석보다 절차를 선호한다는 사실에 주목했다. 이를테면 환자가 복통을 호소하는 경우에 시간을 조금 더 할애해서 그들과 대화하고 세부 사항을 정리해 나가기보다 MRI 검사를 지시하면 더 많은 수익이 발생한다는 뜻이다.

기존의 시스템에서는 다른 의견을 듣기 위해 동료 의사와 함께 환자의 사례를 검토하거나, 영상 의학과 전문의에게 전화하여 더 저렴한 초음파 검사로 충분할지 논의하는 행위는 전혀 돈이 되지 않는다. 진료가 끝난 뒤에 더 명확한 정보를 이끌어 낼 목적으로 환자에게 따로 전화를 거는 행위에 대해서도 전혀 비용을 청구할 수 없다.

보상에 관한 이야기는 의사들이 돈만 밝힌다는 고정 관념을 강화시킬 수 있다. 하지만 현실적인 측면에서 이런 일들은 아무런 보상이 없다면 해내기가 정말 어려운 일들이다.

하루에 주어지는 시간은 누구에게나 한정되어 있기 때문이다. 시스템은 시간에 쫓기는 임상의들에게 환자의 사례에 대해 더 오래, 더 깊이 생각하기보다 쉽고 빠르게 그냥 MRI 검사를 지시하도록 만든다.

그런 점에서 진단이 단체 경기일 수 있으며, 사례 분석에 걸리는 시간이 검사나 절차만큼이나 매우 중요하다는 사실을 인정하는 의료 협회에 박수를 보낸다. 그들의 보고서는 의료의 인지적 측면을 보상하고, 생각하는 행위보다 절차에 압도적으로 유리한 회계상의 왜곡을 없애도록 보험사들을 노골적으로 압박한다.

이외에도 의사들이 고소나 질책을 당할 염려 없이 자신들의 실수를 보고할 수 있는 장치가 마련되어야 한다. 근접 오류―거의 발생했거나, 실제로 발생했지만 환자에게 해를 끼치지 않은 실수―는 의료 개선을 위한 정보 중 어쩌면 가장 중요한 부분을 차지할지 모른다. 하지만 의료 전문가들은 이런 오류에 수반되는 책임의 공포와 개인적인 수치심 때문에 자신들의 실수에 대해 침묵하는 경향이 있다. 11장에서는 이러한 우려에 대처하기 위한 노력을 살펴볼 예정이다.

전반적으로 진단 실수는 시술(예를 들면, 중심 정맥관 삽입과 같은)이나 투약 실수에 관련된 실수보다 대처하기가 훨씬 까다롭다. 무엇보다 인체의 무한한 변동성으로 배가되는 잠재적인 질병의 가짓수가 워낙에 많은 까닭에 진단 과정을 단순한 점검 목록이나 경직된 알고리즘과 접목하기가 쉽지 않다. 저자들이 얼마나 전문가이든 또는 선의를 가졌든 상관없이 실제 임상 현장에서는 특별 보고서에 언급된 주요 항목들이 명확하게 드러나지 않기 때문이다.

진단의 90퍼센트는 환자의 이야기를 듣는 것만으로 가능하다는 오랜 격언이 있다. 100퍼센트 정확하지는 않겠지만 거의 맞는 말일 것이다. 환자와 그 가족들은 당면한 질병에 관한 한 다른 누구보다 진정한 전문가임이 틀림없다. 의사와 환자 사이의 의사소통을 개선하는 것은 진단 실수를 예방하기 위한 훌륭한 투자다.

청진기에서 가장 중요한 부분은 양쪽 귀 꽂이 사이의 부분이라는 격언도 기억할 가치가 있다. 그래버와 싱을 비롯한 연구진은 진단 과정에서 발생하는 대부분의 의료 실수가 인지 오류이므로 어떻게 임상의들을 생각하도록 교육할지 — 이 부분에 대해서는 14장에서 더욱 자세히 다룰 계획이다 — 에 대해 관심을 가져야 한다는 사실을 증명했다. 청진기에는 거의 모든 진단 상황에서 언제나 조금 더 예민하게 조정할 수 있는 특정 부분이 존재한다.

6장
추락

제이는 첫 번째 화학 요법을 받고 열이 나기 시작한 이래로 토요일부터 계속 병원에 입원해 있었다. 항생제를 썼음에도 열은 주말 내내 치솟았다. 일요일 온종일 타라는 제이의 호흡 곤란 증세에 점점 걱정이 쌓여 갔다. 흉부 엑스레이 검사에서 폐렴이나 폐부종은 확인되지 않았다. 제이는 계속해서 복부 팽만감을 호소했다. 타라가 보기에 그는 배가 부은 듯 보였고 발도 마찬가지였다. 다행히도 월요일 오전에 혈액 배양 검사에서 명확한 답이 나왔다 — 메티실린 내성 황색 포도알균이었다. 메티실린 내성 황색 포도알균에 의한 감염은 어느 모로 보나 절대로 위안이 되는 진단은 아니었지만 이제는 적어도 치료 계획을 세울 수 있었다. 제이의 치료 계획에는 두 가지가 포함되었다 — 하나는 메티실린 내성 황색 포도알균에 특화된 항생제를 쓰는 것이었고, 다른 하나는 혈액성 포도상구균 감염 진단이 나왔을 때 가장 유력한 용의자로 의심된 유치 카테터를 제거하는 것이었다.

제이는 최근에 받은 화학 요법으로 세포계가 완전히 파괴되었기 때문에 카테터를 제거할 때 발생할 수 있는 내출혈로부터 그를 보호해 줄 혈소판이 부족했기에 연속으로 혈소판 수혈을 받으면서 몇 시간을 더 기다려야 했다. 오후 5시에 혈소판 수치가 마침내 높아졌고 수술실에서 카테터를 제거했다. 이후에 제이는 자신의 블로그에 또 다른 글을 올렸다. 〈줄을 빼고 방금 병실로 돌아왔습니다. 이제 원인을 제거했으니 감염과 싸워서 몸을 회복하는 일만 남았습니다. 그러고 나면 의료진은 또 줄을 삽입하려고 하겠죠 — 아마도 이번 주말이 될 가능성이 큽니다. 응원해 주시는 모든 분에게 감사를 드립니다. 저에게는 정말 큰 의미입니다. 너무나 많은 도움이 되고 있습니다. 제이.〉

제이는 겨우 몇 줄에 불과한 글을 쓰면서도 무척 힘들어했다. 그는 만사가 힘에 부치는 듯 보였다. 심지어 말하는 것조차 힘들어서 종일 속삭이듯이 말했다. 소변 통을 사용하는 것은 숨을 한계까지 몰아쉬어야 하는 엄청난 작업이었다. 저녁 8시가 되자 아미르 박사가 병실에 들렀다. 제이가 힘을 쥐어짜서 불안한 목소리로 띄엄띄엄 말했다. 「숨을…… 쉴 수가…… 없어요.」

「제이가 정말 불안해하는 것 같군요.」 아미르 박사가 타라에게 말했다. 「그를 진정시키는 데 도움이 될 약을 처방해 드리겠습니다.」 그는 진정제인 아티반과 수면제인 엠비엔을 투약하도록 지시했다.

「열 때문에 24시간 투약 중인 타이레놀은 괜찮나요?」

타라가 물었다. 「타이레놀은 간에 영향을 줄 수 있잖아요. 남편이 계속 해당 부위에 통증을 호소하고 있어요.」

아미르 박사는 타이레놀이 통증을 유발하는 원인이라고 생각하지 않았다. 「환자의 간 효소 수치가 아주 약간 올라갔지만 타이레놀의 유독성 때문이라고 보기는 어려운 수준입니다. 그게 아니더라도 열 때문에 타이레놀을 쓸 수밖에 없어요.」

제이는 저녁 내내 오한이 계속되자 증상을 완화해 줄 데메롤을 요구했다. 또한 계속해서 자신의 배를 가리키며 아프다고 말했다. 결국 타라는 제이에게 더 강력한 진통제를 구해 주기 위해 간호사를 찾아갔다. 타라는 다음 날 응급실 근무가 있었기에 그날 밤에는 조금이라도 쉬려고 했지만 거의 불가능한 일이었다. 발작적으로 엄습하는 걱정에 더해 제이의 거친 숨소리가 수시로 그녀의 잠을 방해했다.

병원에서 동이 트기 직전의 시간은 마치 유령이 나올 것 같은 고요함을, 불안과 의심의 온상인 불길한 어스름을 토해 낸다. 타라는 불안한 생각을 잠재우려 했지만 허사였다. 별로 대수롭지 않은 일에 자신이 너무 과민한 반응을 보이는 것일까? 그녀는 알 수 없었다. 아니면 의료진이 중요한 임상 징후를 너무 대수롭지 않게 생각하는 것일까? 지금 그녀와 제이가 갇혀 있는 지옥의 변방에서는 무엇이 맞는지 아무것도 가늠할 수 없었다.

타라는 자신이 응급실에서 오랜 기간 근무했고 중환자실에서도 일한 적 있는 꽤 노련한 간호사라고 생각했다. 물

6장 추락

론 자신은 종양학과 간호사가 아니었다. 암 환자를 상대한 경험도 많지 않았고 골수 이식실에서 이루어지는 고도로 전문화된 치료에도 정통하지 못했다. 복잡한 화학 요법제나 골수 이식에 대해서도 자신은 아는 것이 없다고 생각했다. 그것은 정당하게 그녀의 전문성을 벗어난 영역이었다.

그렇다고 하더라도⋯⋯.

타라는 숨을 쉬려고 애쓰는 제이 때문에 새벽 5시에 잠을 깼다. 그는 심장이 미친 듯이 뛰고 있었고 체온이 39.4도에 달했다. 「텔레비전 위에 강아지가 있어.」 제이가 쉰 목소리로 소곤거렸다. 「여기에서 사람들이 돈을 세탁하고 있어.」

「제이가 환각을 일으키고 있어요.」 타라가 야간조 간호사를 호출한 후 설명했다.

간호사는 〈아마 수면제를 맞아서 그럴 겁니다〉라고 대답했다.

확실히 진정제는 입원 행위 자체와 마찬가지로 환각을 유발할 수 있다. 방향 감각 상실, 발열, 탈수, 무너진 수면 각성 주기 등도 모두 입원 환자에게 환각을 유발할 수 있다.

그래도⋯⋯.

타라는 제이의 소변 통 ― 소변량이 정말 적었다 ― 을 비우는 과정에서 그의 소변이 짙은 호박색이라는 사실을 발견했다. 제이의 발톱이 창백한 청색이며, 양손이 부었다는 사실도 알아차렸다. 호흡 또한 매우 거칠었다.

병원 시계에 의하면 원칙적으로 아직 밤이었지만 이미 화요일 이른 아침이었다. 제이의 가쁜 숨소리에 놀란 타라가 간호사를 설득해서 당직 의사인 아미르 박사를 깨웠다. 아미르 박사는 산소 농도를 측정하기 위해 제이의 동맥 중 하나에서 혈액 가스를 채취했다. (보통의 혈액 검사는 정맥에서 혈액을 채취하지만, 정맥혈은 인체 장기에 수급되는 산소의 실제 수치를 반영하지 못하므로 정확한 산소 농도 측정을 위해서는 동맥혈이 필요하다.) 검사 결과 제이는 저산소증으로 밝혀졌다. 산소 농도가 심각할 정도로 낮았다. 「급성 호흡 곤란 증후군일 수 있습니다.」 그날 아침에 퇴근을 앞두고 아미르 박사가 말했다. 「아마도 오늘 중에 중환자실로 옮겨질 겁니다.」

급성 호흡 곤란 증후군은 그 자체로는 질병이 아니다. 심각한 폐렴이나 패혈증, 화상, 약물 반응, 췌장염 등 여러 질환으로 유발될 수 있는 폐포의 급성 감염이다. 폐포 ― 허파 꽈리 ― 는 호흡을 통해 폐로 들어온 산소가 인체의 모든 기관에 산소를 공급하는 혈액으로 옮겨갈 때 거쳐야 하는 일종의 생리학적인 도로 요금소다. 따라서 허파 꽈리에 염증이 생기면 원하는 만큼 산소를 들이마실 수는 있지만 폐에 들어온 산소가 효과적으로 혈액까지 전달되지 않는다.

만약 제이가 걸린 것이 급성 호흡 곤란 증후군이라면 중환자실 수준의 긴급 상황이다. 특별한 치료법은 없지만 호흡 곤란 증후군을 촉발한 원인이 무엇이든 해당 원인이 치료될 때까지 공격적인 치료가 필요하다. 환자는 인공호흡 장치가 호흡일량work of breathing*을 대신할 수 있도록 삽관을 하는 경

* 폐에 공기를 불어 넣는 데 드는 노력.

　　　　　　　　　　　　　　　6장　추락

우가 대부분이다. 그런데도 이 장치가 만병통치약은 아니다. 기계로 공기를 밀어 넣는다고 하더라도 저항성이 증가한 감염된 폐포의 문제가 해결되는 것은 아니기 때문이다.

아미르 박사는 제이가 중환자실로 옮겨질 것이라고 말했지만 전문의로서 — 그것도 잠깐 환자를 본 당직 의사로서 — 제이의 전반적인 치료 방향에 대한 발언권이 없었다. 게다가 그는 이미 퇴근한 뒤였다. 타라는 자신이 일하는 응급실의 상사에게 전화해서 그날 근무할 수 없을 것 같다고 이야기했다.

제이는 산소 농도를 높이는 데 어느 정도 도움이 되는 고농도 산소 호흡기를 착용했다. 들쭉날쭉한 호흡 때문에 구강 체온을 잴 수는 없었지만 겨드랑이에 꽂아 둔 온도계가 40도를 가리켰다. 주간조 간호사가 아침 회진을 왔을 때 타라는 제이의 입술과 발가락이 푸르스름해 보이는 문제를 언급했다. 간호사는 주입 펌프에 달린 몇몇 단추를 조작한 다음 자신이 들고 있던 종이에 몇 가지를 기록했으나 타라하고는 끝내 눈을 마주치지 않았다. 타라는 〈직원들이 우리와 거리를 두는 것 같았어요〉라고 회상했다.

타라는 이른 아침부터 제이의 흉부 CT 촬영을 위해 동행했다. 어제 촬영한 엑스레이 사진은 어떠한 답도 주지 않았다. CT 촬영은 하나같이 급성 호흡 곤란 증후군을 유발할 수 있는 폐렴이나 농양 또는 혈전이 있는지 알아내는 데 유용하다. CT 촬영실에 도착하자 제이가 침대째 판독 장치 안으로 옮겨졌고, 타라는 아무도 없는 대기실에 혼자 남겨졌다. 그녀는 갑자기 너무 외로워졌고 완전히 멍해졌다. 그녀의 눈앞에서 제이가 나락으로 떨어지고 있었는데 제이의 추락을 막기 위해 그녀가 할 수 있는 것이 아무것도 없었다. 마치 자신이 외국어로 이야기하고 있으며 직원 중 누구도 자신을 이해하지 못하는 것처럼 느껴졌다. 내가 미쳤을까? 세상이 나를 버린 것일까?

숨이 막힐 듯한 음울함이 대기실에 무겁게 내려앉았고 희망을 흔적도 없이 앗아 갔다. 제이가 백혈병 진단을 받은 뒤 처음으로 타라는 간호사로서 불굴의 용기가 흔들리기 시작하는 것을 느꼈다. 그녀의 기술과 지식은 그녀에게 아무런 도움이 되지 못했고 더는 제이를 도울 수 없을 것 같았다. 어떻게든 극복할 수 있는 상황이 전혀 아니었다. CT 촬영이 진행되는 동안 그녀는 낡은 가죽 의자의 팔걸이에 매달린 채 울음을 주체하지 못했다.

혈액내과 전문의 뮬러 박사가 오전 10시경에 CT 검사 결과를 가지고 제이의 병실을 찾아왔다. CT 검사 결과 제이의 오른쪽 폐 기저부에 폐렴이 있을 뿐 아니라 양쪽 폐 주변에 액체(흉막 삼출)가 고여 있었다. 또한 간도 커져 있었다. 그녀는 폐렴과 흉막 삼출에 대해 폐 관련 부서와 상의하겠다고 설명했다. 타라는 CT 촬영실에서 감정을 주체하지 못했다가 어느 정도 기운을 되찾은 상황이었다. 그녀가 〈간이 커진 문제와 지속적인 복부 통증에 대해서도 소화기내과에 자문하는 건가요?〉라고 물었다.

뮬러 박사는 난색을 보이며 그 부분은 호흡기내과 소관이라고 말했다. 「급성 호흡 곤란 증후군은요?」 타라가 물었다. 「제이는 중환자실로 옮겨지는 건가요?」

「호흡기내과에서 판단할 문제입니다.」 뮬러 박사가 대답했다. 그녀의 목소리는 건조했고 거의 퉁명스러웠다. 타라가 느끼기에는 더 귀찮게 질문하지도 말고, 우리 일을 힘들게 만들지도 말고, 제이의 치료에 간섭하지도 말라고 대놓고 이야기하는 것 같았다.

호흡기내과 의사가 방문하기까지 고뇌로 가득한 2시간이 흘렀으나 느낌상으로는 200시간이 지난 것 같았다. 모든 것이 이 의사에게 달린 듯했다. 타라는 신경이 곤두서 있었고 언제 폭발해도 이상하지 않은 상태였다. 아울러 잠이 부족한 상황에서 심신이 완전히 고갈되어 적절한 사고를 이어가기도 쉽지 않았다. 호흡기내과 전문의인 피터슨 박사가 도착한 것은 제이가 모르핀을 맞고 얼마 지나지 않은 시점이었다. 큰 키에 마르고 머리가 벗겨진 그가 침대 발치에 자리를 잡고 섰다. 「자, 무슨 일이죠?」 그가 물었다.

제이는 충분히 큰 소리로 명확하게 대화를 나눌 수 없었다. 그가 지친 눈으로 타라를 바라보았다. 타라가 호흡기내과 의사를 향해 몸을 틀었다. 「어제 아침부터 제이가 호흡 곤란과 빈호흡 증세를 보이고 있습니다.」 그녀가 말했다.

그러자 피터슨 박사가 대뜸 〈전문 용어도 아시는군요〉라고 말했다. 명백히 비꼬는 말투였다. 그는 체중을 뒤꿈치에 두고 흰색 가운의 앞주머니에 양손을 찔러 넣은 채 대체로 병실 바닥의 리놀륨 타일에 시선을 두고 있었다. 「그런 건 어디서 배웠어요?」

타라는 영역 다툼을 시작하거나 누군가를 화나게 하고 싶지 않았다. 그녀의 목표는 제이를 돕는 것이지 무언가를 증명하는 것이 아니었다. 그녀는 침착하고 조심스럽게 대답했다. 「응급실 간호사로 일하고 있습니다. 중환자를 담당했던 적도 있고요. 제이의 호흡일량 증가와 손발의 부종, 특히 숨을 쉬기 힘들게 만들고 있는 복부 팽만 문제가 걱정스럽습니다. 그를 중환자실로 옮기고 가능하면 삽관을 했으면 해요.」

피터슨 박사는 리놀륨 바닥에서 눈을 떼거나 어떤 반응도 보이지 않았다. (《그의 행동만 보아서는 마치 내가 그에게 전화번호부라도 읽어 준 것 같았어요》라고 타라는 회상했다.) 그가 제이의 폐 소리를 듣기 위해 침대 옆으로 이동했다. 그런 다음 제이를 일어나 앉도록 했고, 제이가 거의 혼수상태로 지시를 이행하자 등 뒤에서 제이의 폐 소리를 확인했다. 잠시 후 자세를 바로 하며 피터슨 박사가 말했다. 「폐 소리가 맑아요. 중대한 호흡기 질환은 아닙니다. CT 사진도 확인했는데 폐렴은 아닙니다.」

타라는 자신이 마치 현실과 초현실의 경계에서 갈팡질팡하는 것 같았다. 아무리 그녀가 며칠 동안 거의 잠을 자지 못하고 음식도 먹는 둥 마는 둥 했다지만 뮬러 박사는 아침 일찍 병실을 방문했을 때 제이의 폐에서 수포음이 들린다고 이야기했다. 게다가 아침 느지막이 다시 방문했을 때는 CT

검사에서 폐렴인 것으로 확인되었다고 이야기했다. 자신이 잘못 들었을까? 아니면 오해했을까?

피터슨 박사가 계속해서 말했다. 말을 하면서도 시선은 주로 병실 바닥을 향했다. 「이십몇 년에 걸친 경험에서 말씀드리자면 제이는 폐렴도 아니고 폐 안에 물이 고인 것도 아닙니다. 환자의 폐는 흉막 삼출 ─ 폐 〈주변에〉 물이 찬 상태 ─ 로 인해 압박을 받은 상태입니다. 단순한 무기폐입니다.」 무기폐는 폐 기저부에서 발생하는 사소하고 일반적으로 양성인 현상이다. 예컨대 수술을 받은 환자들은 수술이 진행되는 동안 평소처럼 깊게 호흡하지 않는 까닭에 수술 이후에 대부분 약간의 무기폐를 경험한다.

「하지만 그의 호흡일량은요?」 타라가 제이를 가리키며 버텼다.

피터슨 박사는 〈모르핀이 일을 잘하고 있는 것 같군요〉라고 말했다. 타라는 그의 대답이 단순한 비꼼인지 아니면 노골적인 거드름인지 분간하기가 어려웠다. 그런데도 아주 잠깐이었지만 낄낄거리는 듯한 그의 말투에서 후자라는 생각이 들었다. 자신이 간호사라서 깔보는 투로 말하는 것일까? 자신이 여자라서 저러는 것일까? 자신이 나막신처럼 생긴 튼튼한 간호사용 신발을 신고도 키가 160센티미터밖에 되지 않아서일까? 아니면 모든 사람을 저런 식으로 대하는 것일까?

모르핀은 아주 오래전부터 호흡 곤란 증상을 완화하기 위해 사용됐다. 말기 환자의 고통 완화 치료 상황에서는 신의 은총이 될 수 있다. 긴박한 상황에서 모르핀은 지극히 유용하지만 근본적인 원인이 아닌 호흡 곤란 증상을 치료할 뿐이다.

타라는 자신이 위축될 수도, 그렇다고 화를 낼 수도 없다는 사실을 알았다. 설령 그 상대가 자신을 업신여기는 비열한 인간일지라도 달라질 것은 아무것도 없었다. 그녀는 최대한 침착하게 대응하고자 노력했다. 「이중 양압기BiPAP는 어때요?」 그녀가 물었다. 「그에게 이중 양압기를 시도해 볼 수는 있잖아요?」 이중 양압기는 압력을 이용해서 강제로 산소를 폐에 밀어 넣는 특수한 호흡 마스크다. 삽관법보다 침습성이 적기 때문에 호흡하는 데 도움이 필요한 환자들에게 임시 수단으로 자주 사용된다.

피터슨 박사가 오만하게 고개를 저었다. 「우리가 해야 할 일이 있다면 정확한 양의 산소가 공급되도록 산소를 줄이는 것입니다. 지금 그의 산소 포화도는 100퍼센트며 너무 많은 산소가 공급되고 있는 것 같습니다.」 정상적인 산소 포화도는 90퍼센트대다. 피터슨 박사가 침대 위로 몸을 기울이고는 산소 노즐을 살짝 잠갔다.

「부종은요?」 타라가 물었다. 「남편은 손과 다리가 부어올랐어요.」

의사의 몸짓 언어는 그의 감정만큼이나 무미건조했다. 「부종은 겉모습에 불과합니다.」

「그가 체액 과부하라는 생각은 안 드나요?」 타라가 믿지 못하겠다는 듯이 물었다. 「남편은 순 섭취량이 2리터에 달하는데 소변 배설량은 그보다 훨씬 적어요.」

「그에게 필요한 것이 있다면 더욱 많은 물입니다.」 피터슨 박사가 말했다. 열이 나는 환자는 수분을 많이 섭취해야 하고 화학 요법 치료를 받고 난 환자는 대부분 추가적인 수분 공급이 필요하다. 「환자에게서 약간의 수포음이 들리기는 하지만 이뇨제인 라식스의 투약을 중단할 생각입니다.」

타라는 정신이 번쩍 드는 기분이었다. 〈잠깐만, 잠깐! 저 의사는 바로 얼마 전까지 제이의 폐가 깨끗하다고 말하지 않았나? 지금 와서는 수포음이 있다고 말한다고?〉 모든 것이 너무 혼란스러웠다. 타라가 보기에 제이는 상태가 좋지 못했고, 실시간으로 상태가 계속 악화되고 있었다. 하지만 병동의 간호사들은 그렇게 생각하지 않는 것 같았다. 혈액내과 전문의도 그렇게 생각하지 않는 것 같았다. 중환자 전문가라는 호흡기내과 의사도 마찬가지였다. 타라는 제이의 상태와 관련해서 완전히 잘못 판단하고 있던 것일까? 그녀는 마치 일그러진 거울의 집을 헤매는 기분이었다.

화요일 오후가 지나면서 타라는 점점 더 불안해졌다. 제이의 가슴과 등, 목이 얼룩덜룩하게 변했다. 제이는 이제 손이 발만큼이나 부어올랐으며 기분 나쁠 정도로 손발이 저리다고 하소연했다. 이제는 오른쪽 무릎까지 아팠다. 간호사가 식염수 수액을 교체하러 왔을 때 타라가 그녀에게 제이의 피부가 변색되는 현상에 관해 물었다. 「화학 요법의 부작용입니다.」 간호사가 대답했다.

타라는 자신의 지식 기반이 복잡한 종양학까지는 미치

지 않는다는 사실을 잘 알았다. 그런데도 〈이 모든 현상〉이 화학 요법의 부작용이라고? 어떻게 그럴 수 있지? 제이는 연신 자신의 오른쪽 복부를 가리키며 그 부위가 여전히 아프다는 신호를 보냈다. 비록 말은 하지 못했지만 타라가 1에서 10을 기준으로 통증이 얼마나 심한지 알려 달라고 하자 그는 여섯 개의 손가락을 세워 보였다.

화요일 오후 늦게 타라는 마침내 뮬러 박사와 해당 병동의 수간호사인 콘스턴스와 면담 시간을 가졌다. (간호사는 이름으로 부르고, 의사는 성으로 부르는 관행이 위계질서라는 〈그리고 솔직히 말하자면 성차별이라는〉 불행한 유산을 강조한다는 사실을 인정한다. 그런데도 나는 〈콘스턴스〉라는 이름을 사용하는데, 타라가 그녀를 언급한 방식이기도 하거니와 간호사들이 환자와 그 가족에게 그들의 이름을 부르도록 허락하는 현실을 잘 보여 주기 때문이다.) 회의실에서 타라는 제이가 받는 치료에 대해 자신이 얼마나 불만족스러운지 이야기했다. 「남편은 월요일 아침부터 빈호흡을 보였고, 일요일 밤부터 복통을 겪고 있어요. 그런 상태로는 누구도 계속해서 숨을 쉴 수 없어요. 내가 보기에 그는 완전히 무너지기 일보 직전이에요.」

자신의 직설적인 평가에도 아무런 반응이 없자 타라는 〈제이를 중환자실로 옮겼으면 합니다. 어쩌면 그는 선택적 삽관이 필요할지도 모르겠어요〉라고 말했다.

인공호흡기가 폐를 대신할 수 있도록 호흡관을 삽입하는 삽관은 대체로 환자가 심장 마비를 일으키거나 쇼크에 빠졌을 때처럼 응급 상황에서 이루어진다. 이런 응급 상황에서의 삽관은 비록 많은 스트레스와 위험을 감수해야 하지만 생명을 구할 수 있도록 도와 준다(수술 전에 마취과 의사가 시행하는 차분하고 세심하게 관리되는 삽관과 사뭇 다르다).

〈선택적〉 삽관은 환자가 응급 상황에 이르기 전에 미리 판단하여 호흡관을 삽입하는 것이다. 의사가 판단하기에 환자에게 궁극적으로 필요할 것 같다면 혈압이 완전히 떨어지거나 심장이나 폐 기능이 멈추어서 혼란한 상황에 도달하기 〈전에〉 미리 삽입하는 편이 낫다. 당연하지만 〈불필요한〉 환자에게 굳이 선택적 삽관을 시행하려는 의사는 없다. 삽관 자체가 환자에게 많은 잠재적 해를 끼칠 수 있는 침습적인 시술이기 때문이다. 선택적 삽관은 결코 가볍게 결정할 수 있는 사안이 아니다.

뮐러 박사가 말했다. 「우리 병원에서는 선택적 삽관을 하지 않습니다.」 그녀가 콘스턴스를 힐끗 돌아보았고, 타라는 의사와 간호사가 서로 미소를 주고받았다고 생각했다. 뮐러 박사는 〈우리는 전에도 이런 문제를 다룬 적이 있어요〉라고 덧붙였다. 타라는 그녀를 의아한 눈으로 바라보았다. 전에도 이와 비슷한 임상 상태를 다룬 적이 있다는 뜻일까? 아니면 전에도 의료계에 종사하는 성가신 환자 가족을 상대한 적이 있다는 뜻일까?

뮐러 박사가 계속해서 말했다. 「어설픈 의학 지식은 오히려 독이 될 수 있습니다.」

〈결국 그런 뜻이었군〉이라고 타라는 생각했다. 〈그들은 내가 그들을 괴롭히는 것에 진저리가 났을 뿐이야. 나는 단지 성가신 환자 가족일 뿐인 거야. 그들을 방해하는 성가신 간호사일 뿐이야. 그들은 오로지 내가 사라지기를 원할 뿐이야. 그러면 나를 상대하지 않아도 되니까.〉

타라는 마음을 가라앉히기 위해 숨을 깊게 들이마셨다. 제이가 문제의 훌라후프를 처음 집어 든 이후로 8주 반이 지난 시점이었다. 그리고 그녀는 그 8주 반이라는 시간 만에 스스로 바로잡기를 거부하는 다른 우주로, 이른바 불가해한 지옥의 나락으로 떨어진 것 같았다. 「당신이 나보다 오래 학교에 다녔다는 것은 이해했습니다.」 그녀가 최대한 감정을 억제하며 뮬러 박사에게 말했다. 「당신이 종양학에 대해 나보다 많이 안다는 것 또한 이해했습니다. 하지만 제이의 호흡 곤란 증세가 어째서 30시간째 지속되고 있는지 여전히 이해가 되지 않습니다.」

뮬러 박사의 말투가 조금 누그러들었다. 「오해하지 마세요. 남편이 아픈 것은 분명해요. 하지만 ── 이 부분에서 그녀의 목소리가 다시 단호해졌다 ── 그는 그렇게 심각한 상태가 아닙니다. 작은 병원이라면 중환자실로 옮길 수도 있겠으나 여기는 그렇게 하지 않아요.」

타라는 〈혹시 지금 비꼬는 건가?〉라는 의심이 들었다. 〈단순히 큰 병원에 근무하는 자부심인가?〉 타라는 제이를 중환자실로 옮길 수 있도록 도와주려는 사람이 한 사람도, 정말 단 한 사람도 없다는 사실을 깨닫는 동시에 회의실에서 당장이라도 토할 것 같았다. 그녀는 병원을 옮기는 방법도 고려해 보았지만 그러기에는 의심할 여지 없이 제이의 상태가 너무 좋지 못했다. 타라는 제이에게 도움이 될 수 있는 것이라면 어떤 것이든, 또는 무엇이든 생각해 내기 위해 머리를 쥐어짰다. 「무릎 통증요.」그녀가 외쳤다. 「몇 시간 전부터 제이가 무릎 통증을 호소하고 있어요.」무릎 통증이 대국적인 측면에서 아주 사소한 문제에 불과하다는 사실을 알았지만, 그녀는 의료진을 제이 옆으로 돌려보내기 위해 필사적이었다. 혈액 매개 감염 환자의 무릎 통증은 해당 관절이 감염되었다는 의미일 수 있으므로 의사들이 반드시 확인해야 하는 증상이었다.

뮬러 박사는 면담을 끝내기 위해 그녀를 달래려고 하는 것 같았다. 「오늘 퇴근하기 전에 잠깐 들러서 그의 무릎을 살펴볼게요. 괜찮죠?」

〈아니요.〉타라는 속으로 외쳤다. 〈아니라고요. 괜찮지 않다고요!〉그런데도 자신이 더는 얻을 것이 없음을 깨달았다. 타라는 떨어지지 않는 발걸음을 재촉해서 겨우 회의실을 나섰다. 간호사로서나 한 인간으로서 지금처럼 무력감을 느껴 본 적이 없었다. 제이를 위해 무슨 말을 하든, 무슨 일을 하든 그녀는 이 병원의 거대한 음모를 분쇄할 수 없었다.

타라가 복도로 나오자 그곳에는 때마침 사회 복지사가 서 있었다. 그녀가 〈이 사람들은 매일 이런 일을 다뤄요〉라며 타라에게 안심하라는 듯이 말했다. 「저들을 믿으세요.」타라는 방금 나온 회의실 문 뒤에서 흘러나오는 짧은 웃음소리를 들었다. 콘스턴스와 뮬러 박사는 아마도 다른 이야기 도중에 함께 웃었겠지만—타라는 문 바로 반대편에 있었기 때문에 거의 확실했다—그런데도 그들이 자신과 의사 역할을 하려는 자신의 애처로운 노력을 비웃는 것처럼 느껴지는 것은 어쩔 수 없었다.

타라는 제이의 무릎을 봐 주기로 한 뮬러 박사를 초조하게 기다렸다. 제이의 피부는 이제 진한 푸른색을 띤 회색에 가까웠고 호흡수는 40에 불과했다. 환자복 아래에서 기어 나온 검푸른 반점이 얼굴 쪽으로 슬금슬금 다가가는 것 같았다. 제이는 안절부절못하면서 재차 손발 저림을 호소했다. 타라는 활력 징후를 확인하러 온 간호사에게 제이의 손발 저림에 관해 물었다. 간호사는 이번에도 「화학 요법의 부작용이에요」라고 대답했다. 그녀는 수치를 기록한 뒤에 그대로 병실을 떠났다.

제이는 부어오른 발이 얼음장처럼 차가웠다. 타라는 제이의 발을 따뜻하게 해주기 위해 손을 아래쪽으로 뻗어서 약간 열이 나도록 부드럽게 발을 마사지했다. 「조금 나은 것 같아?」 그녀가 물었다. 제이의 대답이 들리지 않아 그에게 바짝 몸을 기울였다.

「사랑해.」 그는 속삭이듯 말했고, 타라는 느닷없는 두려움에 몸이 떨리기 시작했다. 그녀는 곁눈질로 제이의 가슴에서 핏물이 배어 나오고 있음을 알아차렸다. 전에 유치 카테터가 있던 자리였다. 그녀는 호출 버튼을 쥐고 필사적으로 눌렀다. 간호사들이 자신에게 진저리를 치든 말든 상관없었다.

뮬러 박사가 마침내 모습을 나타낸 것은 거의 오후 4시가 다 되었을 때였다. 회의실에서 면담한 뒤로 거의 한 시간이 지난 시점이었다. 그녀는 곧장 제이의 오른쪽 무릎으로 다가가서 무릎을 구부리고 촉진을 시행했다. 잠시 후 별로 찾은 것이 없는지 그녀가 어깨를 으쓱해 보였다. 그리고는 전체적으로 제이를 살피기 위해 약간 뒤로 물러섰고 마치 제이를 거의 처음 보는 것 같은 표정을 지었다. 「피부가 언제부터 저 상태였나요?」뮬러 박사가 느릿느릿 물었다. 그녀의 목소리는 이제 긴장으로 딱딱하게 굳어 있었다.

「점심때부터요.」타라가 퉁명스럽게 대답했다. 「간호사는 화학 요법 때문에 생긴 부작용이라고 했어요.」

뮬러 박사는 타라의 말을 끝까지 듣지 않았다. 눈에는 당황한 기색이 역력했다. 〈저건 정상이 아니에요〉라고 말하면서 그녀는 병실을 뛰어나갔다. 즉각적인 혈액 가스 검사를 지시하기 위해서였다.

10분이 더 지났고, 타라는 여전히 혼자였다. 모니터에서 제이의 산소 포화도를 확인하자 82퍼센트였다. 타라는 다시 호출 버튼을 눌렀지만 아무도 나타나지 않았다. 그녀는 복도로 뛰쳐나갔고 간호사실에서 통화 중인 뮬러 박사를 발견했다. 우아함을 찾던 시간은 끝났다. 〈제이의 산소 포화도가 82퍼센트로 떨어졌어요!〉라며 그녀는 뮬러 박사에게 고함을 질렀다. 「남편이 죽어 가고 있다고요.」

뮬러 박사는 〈급히 혈액 가스를 채취하도록 지시했습니다〉라고 대답했지만 평소와 달리 목소리에 초조함이 그득

했다.

　타라는 서둘러 제이의 병실로 돌아왔다. 「도대체 그 즉
각적인 혈액 가스 검사 팀은 언제 오는 거죠?」타라가 마침내
도착한 2명의 간호사에게 쉰 목소리로 으르렁거렸으나 그들
도 아는 바가 없었다. 간호사들이 산소 포화도를 확인하려고
했지만 모니터에 아무것도 잡히지 않고 있었다. 그들은 제이
의 손가락이나 발가락, 귀, 이마에서도 재 보려고 했지만 아
무런 반응이 없었다. 혹시 기계가 고장 났을 경우를 생각해
서 다른 기계도 가져왔으나 마찬가지였고 다시 다른 기계를
가져와도 마찬가지였다.

　타라는 못 미더운 눈초리로 그들이 하는 양을 지켜보았
다. 그녀가 보기에 수치가 표시되지 않는 이유는 매우 명백
했다. 즉 기계가 고장 난 것이 아니라 제이의 전체 혈관계가
막혀 있었기 때문이다. 「그는 삽관해야 한다고요.」타라가 소
리쳤다.

　제이가 자신의 방광 쪽을 힘없이 가리키며 소변이 마렵
다는 시늉을 했다. 그들이 소변 통을 가져다주었고 100시시
의 피가 나왔다. 타라는 이성을 잃었다. 〈그의 신장이 망가지
고 있잖아요〉라며 간호사들을 향해 비명을 질렀다. 「중환자
실로 옮겨야 해요!」

　다시 15분이 흘렀고 마침내 혈액 가스 검사 기술자가
도착했다. 당연하지만 이 시점에는 제이의 맥박을 찾기가 불
가능했고 기술자는 동맥혈 샘플을 채취할 수 없었다. 복도
에서 뮬러 박사가 〈신속 대응 팀을 호출하세요!〉라고 외치

는 소리가 들려왔을 때 시계는 오후 4시 40분을 가리키고 있었다.

「빌어먹을, 시간이 없어요.」타라는 제이의 병실에서 그녀에게 소리치면서 두려움과 동시에 일종의 안도감을 느끼며 몸을 떨었다.

병원들은 심정지나 폐 정지가 일단 발생한 다음에는 코드 팀이 아무리 성실하게 대처하더라도 유의미한 〈인명 구조 성과〉를 내는 경우가 드물다는 사실을 깨달은 후 개발한 것이 신속 대응 팀이었다. 요컨대 코드 상황이 발생하기 전에 개입하는 응급 팀을 만들자는 생각이었다. 이 개념에 따르면, 의료진은 집중적인 도움을 받기 위해 환자의 맥박이나 호흡이 실질적으로 멈출 때(예컨대 심정지처럼)까지 기다릴 필요가 없었다 ─ 환자의 임상 상태가 악화되기 시작하는 즉시 중환자실 수준의 지원 팀을 병실로 호출할 수 있었다. 목표는 코드 상황이 발생하지 않도록 사전에 막는 것이었다.

신속 대응 팀을 호출하자마자 많은 사람이 제이의 병실로 몰려왔다. 하지만 그들이 일회용 가운과 비닐장갑 등 복장을 갖추는 사이에 제이는 끙끙 앓는 소리와 목에서 꼬르륵거리는 소리를 내면서 숨을 헐떡거리기 시작했다. 〈빌어먹을〉이라며 타라가 폭발했다. 「당신들은 내 말을 들었어야 했어! 그가 이제는 심정지 호흡을 보이잖아! 오늘 아침에라도 삽관했어야 했다고!」제이의 호흡이 약해지자 신속 대응 팀은 심정지 모드로 전환해서 심폐 소생술을 시작하기 위해 제이의 등 아래로 판자를 밀어 넣었다.

판자를 밀어 넣기 위해 몸을 옆으로 돌리는 과정에서 제이의 고개가 일시적으로 타라를 향했다. 아주 잠깐 타라와 제이의 눈이 마주쳤고 그 순간 제이의 동공이 갑자기 더는 커질 수 없을 정도로 확대되는 것이 보였다. 의학 용어로 말하면 동공이 풀린 것이다 — 뇌가 부풀어 올라 두개골에서 척추로 밀려 나오기 시작했음을 암시하는 불길한 징조였다.

　　「이 개자식들아!」타라는 모두를 향해, 그러나 정확히 누구를 향한 것인지 알 수 없는 원망을 쏟아 냈다. 「그는 이제 반응이 없어! 내가 당신들에게 그토록 말했는데 아무도 들으려고 하지 않았어! 그가 온종일 상태가 악화되고 있다고 내가 그토록 말했잖아!」

　　코드 상황은 모든 코드 상황에서 그러하듯이 표준적인 방식으로 진행되었다. 타라에게는 직업적으로 너무나 익숙한 풍경이기도 했지만 지금 당장은 말까지 더듬을 정도로 비현실적인 풍경이었다. 침대 머리에서는 누군가가 제이에게 삽관을 시행하고 삽입된 관을 통해 공기를 폐로 밀어 넣기 위해 수동식 인공호흡기Ambu bag를 조이고 있었다. 다른 누군가는 두 손의 손가락을 맞물린 채 체중을 실어서 심폐 소생술을 진행하는 중이었고, 그가 가슴을 압박할 때마다 침대가 요동치고 있었다. 제이의 심장과 혈관계가 다시 작동하도록 정맥에 아드레날린제와 아트로핀을 주입하는 사람도 있었고, 정신없이 검사를 진행하는 사람도 보였다. 병실 한쪽 구석에서는 간호사 한 명이 서서 이 모든 과정을 꼼꼼하게 기록하고 있었다.

타라는 병실 뒤쪽에서 뮬러 박사를 발견했다. 그녀는 거의 기도하는 사람처럼 양손을 가슴 앞으로 모아서 깍지를 낀 채 천장을 바라보고 있었다. 타라는 〈당신 잘못이야!〉라고 그녀를 힐책했다. 「당신은 후회하게 될 거야.」

심장 박동을 확인하기 위해 심폐 소생술이 잠시 중단되었다. 누군가가 〈PEA〉, 즉 무맥성 전기활동pulseless electrical activity이라고 선언했고, 타라는 바닥이 꺼지는 듯한 기분을 느꼈다. 무맥성 전기활동은 심장이 전기 신호를 보내기는 하지만 해당 신호가 궁극적으로 맥박을 통해 확인되는 유의미한 심장 수축으로 이어지지 않는 위험한 상태. 심장이 격렬한 세동, 즉 잔떨림 상태라고 암시하는 징조다. 타라는 비명을 지르며 병실을 뛰쳐나왔으나 마땅히 갈 곳이 없었다.

그때 복도에서 콘스턴스와 마주쳤다. 「타라, 이런 식으로 소란 피우지 말아요.」 그녀가 마치 휘하의 다른 간호사들을 꾸짖는 것처럼 타라의 얼굴을 향해 손가락질하면서 말했다. 「계속 이러면 당신을 강제로 내보내는 수밖에 없어요.」

타라는 〈헛소리하지 말아요, 콘스턴스〉라며 쏘아붙였다. 「내가 이런 일이 일어날 거라고 말했지만, 당신들은 하나같이 나를 무시했어.」 두 사람은 불과 한 발자국 거리에 마주서 있었다. 타라가 이를 악물고 말했다. 「해봐요. 나를 여기서 쫓아내 보라고.」 그녀는 수간호사에게서 몸을 홱 돌려 제이의 병실로 돌아갔다.

코드 상황은 한창 진행 중이었고 혼란스러운 와중에도 잘 통제되고 있었다. 일회용 가운과 비닐장갑, 마스크 등의 복장을 갖춘 사람들이 제이의 침대 주변을 마치 무덤처럼 뒤 덮고 있었다. 땀에 전 절망감이 병실에 무겁게 드리우기 시 작했다. 활화산처럼 타오르던 타라의 분노도 사람들과 기계, 원칙과 위계질서, 불안과 뒤섞이며 잦아들기 시작했다. 불신 은 무감각으로 대체되면서 그녀는 자신이 거의 사라져 가는 듯한 기분에 잠식되었다.

그때 타라가 처음 보는 간호사가 병실에 모습을 나타냈 다. 그녀는 말없이 타라를 의자로 이끌며 그녀를 달래기 시 작했다. 타라 앞에 무릎을 꿇고 앉아서 손을 잡아 주었다. 「저 도 응급실 간호사예요.」 그녀가 말했다. 「당신처럼요.」 그녀 는 타라가 거의 긴장성 분열증 증세를 보이며 앉아 있는 동 안 부드럽게 대화를 이어 갔다.

「그녀는 마치 천사 같았어요.」 타라가 회상했다. 「나는 아직도 그녀가 진짜 사람이었는지 아니면 그냥 내 상상력이 만들어 낸 허상이었는지 잘 모르겠어요.」

〈맥박이 잡힙니다〉라는 누군가의 외침이 들려왔고, 타 라는 불확실한 희망의 화살이 자신을 관통하는 것을 느꼈다. 이제 제이의 심장이 뛰고 있었다! 중심 정맥관을 삽입하기 위해 외과 팀이 도착했다. 카테터를 제거한 뒤로 제이가 2개 의 작은 정맥 주사만 맞고 있으므로 본격적인 소생술을 진 행하기에는 충분하지 않았기 때문이다. 외과 의사들과 코드 팀은 그 자리에서 당장 관을 삽입할지, 아니면 제이를 살균 된 환경인 수술실로 옮길지 논의했다. 그들은 이제 제이의 맥박이 돌아왔으니 수술실이 나을 것으로 판단했고 그를 수술실로 옮기기 위한 준비를 시작했다.

하지만 그들이 병실을 미처 벗어나기도 전에 제이의 심장 박동과 맥박이 다시 떨어졌다. 심폐 소생술을 재개하기 위해 누군가가 제이의 침대로 뛰어올랐다. 코드 상황이 다시 본격적으로 시작되었다.

타라에게 그 장면은 한없이 익숙한 동시에 살을 에는 듯이 잔인했다. 마치 그녀를 톱니 모양의 강판으로 피부와 근육, 뼛속 깊은 곳까지 긁어내는 것 같았다. 한편으로 그녀는 완전히 무감각한 상태였다. 어떻게 그렇게 고통스러우면서도 아무것도 느끼지 못할 수 있을까? 시간은 앞으로 흘러가다가 뒤로 흘러가기를 반복했다. 코드 상황이 끝없이 지속되고 있었지만 — 아드레날린제와 아트로핀의 투약과 심폐 소생술이 반복되었다 — 한없이 덧없게만 느껴졌다.

타라와 앉아 있던 응급실 간호사가 마치 영겁 같은 시선으로 타라를 바라보았다. 「타라.」 그녀가 나지막이 말했다. 「이제 결정을 내려야 할 것 같아요.」

타라는 그녀가 무슨 말을 하는지 알았다. 자신도 이전까지 여러 번 그 간호사의 처지에서 비슷한 이야기를 해 왔기 때문이다. 즉 비탄에 빠진 환자 가족들에게 소생술을 언제 중단할지 물어야 하는 상황이었다. 당시에는 그들에게 환자의 삶과 죽음을 결정할 선택권을 준다고 생각했으나 사실은 아니었다. 그들이 선택할 수 있는 것은 죽음과 또 다른 죽음뿐이었고, 둘의 차이는 임의로 주어지는 약간의 시간이 전부였다.

타라는 마지막 남아 있던 이성을 끌어모아 두 가지를 물었다. 「남편이 의식을 잃은 지 얼마나 되었나요? 심장 박동은요?」

각각의 대답이 돌아왔다. 「40분째입니다.」 「무맥성 전기활동 상태입니다.」

그녀는 굳이 눈으로 확인할 필요가 없었지만 그런데도 제이를 바라보았다. 그는 퍼렇게 변해 있었다. 피부가 얼룩덜룩했으며 마치 가죽 같았다. 그는 죽었다.

「코드를 선언합니다.」 타라가 작은 소리로 사람들에게 말했다. 소생술을 중단하라는 뜻으로 병원에서 사용되는 줄임말이었다.

그리고 모든 간호사가 그렇듯이 그녀도 본능적으로 시간을 확인했다. 오후 5시 20분이었다.

7장
공식적으로

나는 제이와 같은 코드 상황에 수십 번 참여했다. 그리고 대부분은 제이의 경우와 마찬가지로 결과가 그다지 좋지 않았다. 코드 상황까지 가는 환자는 거의 사망한다. 그들을 코드 상황으로 몰고 가는 것이 치명적인 질환이라는 점에서 코드 상황이란 죽음의 또 다른 이름에 불과하기 때문이다. 이상하게 들리겠지만 죽음은 실제로 코드의 여러 단계 중 하나다. 물론 알고리즘에는 포함되어 있지 않으나 그럼에도 존재한다. 코드는 죽음의 첫 번째 단계인 셈이다. 누구나 알고 있지만 아무도 말을 하지 않을 뿐이다. 환자가 질병에 유린당해 이미 사망한 상태여도 누군가가 〈코드를 선언〉할 때까지 코드 상황은 계속된다. 코드가 선언되고 나면 그제야 죽음이 인정된다. 그야말로 인간적인 슬픔과 일상적인 요식 체계의 고통스러운 조합이 아닐 수 없다.

전공의 시절에, 특히 코드 상황을 지휘하는 상황이 되었을 때 나는 늘 〈사망 시각〉이라는 묘한 개념에 의문을 느꼈다. 나는 사망 시각을 〈오전 4시 17분〉과 같이 과학적으로 정확하게 선언했다. 그런데 생각하기에 따라서 사망 시각은 완전히 임의적이었다. 즉 같은 상황에서 내가 코드 상황을 1분 더 지속하기로 하면 사망 시각은 오전 4시 18분이 된다. 반대로 조금 더 빨리 현실을 직시했다면 사망 시각은 오전 4시 14분이 될 수도 있다. 내가 어떤 선택을 하든 상관없이 환자는 이미 생명이 다한 상태일 것이다. 실제로는 코드가 발령되기 이전에 이미 사망했을 수도 있다. 환자의 호흡이나 심장 박동이 멈추는 순간이 바로 그 시점이기 때문이다. 그 시점이 환자가 실제로 사망한 때다. 그런데도 우리는 세포가 활동을 중단하는 순간이 아닌 우리가 싸움을 중단하는 시점을 공식적인 사망 시각으로 기록한다.

나는 이 문제가 의료 기록이 의료 행위를 장악한 현실과 관련 있다고 생각한다. 환자가 의료 시스템과 접촉하는 동안 일어나는 일은 모두 — 정당한 이유에서 — 기록되어야 한다. 의료 기록이라고도 불리는 차트는 환자의 긴 의료 여정이 담긴 연대기다. 여기에는 환자가 그동안 받아 온 모든 약물 치료와 검사, 엑스레이 촬영 내용이 들어 있다. 의사와 간호사는 환자의 현재 상태와 치료 계획 등이 포함된 경과 기록을 작성한다. 코드가 진행되는 혼란한 상황에도 언제나 간호사 한 명은 한쪽 구석에서 차분하게 소생을 위한 각각의 점진적인 조치들을 기록하고 있다. 물론 그 연속적인 문서의 마지막 항목은 사망 시각이 될 것이다.

내가 보기에 오히려 그 반대가 되어야 함에도 의료 차트가 의료 행위를 지시하는 것 같다. 기록에 대한 요구가 커지면서 그에 부응하기 위해 우리의 의료 행위도 변화하고 있다. 아주 오랜 세월 동안 의료 기록은 표준적인 종이 차트로 이루어져 있었고, 다양한 팀원이 하나의 통일된 물리적인 위치에 각자의 의견을 끄적거렸다. 연대기는 쓱 훑어보기만 해도 환자의 모든 병력을 확인할 수 있는 그야말로 진짜 연대기였다. 물론 이 고귀한 연대기에 누군가는 실수로 커피나 태국산 붉은 카레를 흘릴 수도 있다. 또는 바쁘게 지나가는 다른 직원과 부딪치는 바람에 마치 카드 줍기 게임을 하듯이 차트가 바닥에 흩뿌려지면서 도저히 어떻게 할 수 없을 정도로 순서가 엉망으로 뒤섞일 수도 있다. 아니면 일주일간 휴가를 떠난 내분비 전문의의 책상 위에서 수많은 잡지에 깔려 있을 수도 있다. 신석기 시대의 그것과 비슷할 정도로 악필인 외과 의사가 퇴원 요약 기록을 작성했을 수도 있고, 의대생이 오전 7시에 열리는 회의를 위해 차트에서 가장 중요한 3쪽 분량을 〈빌려〉 갈 수도 있다.

이와 같이 의료 차트를 디지털화해야 할 설득력 있는 이유는 차고 넘친다. EMR(때로는 EHRElectronic Health Record, 즉 전자 건강 기록으로 불리기도 한다)로 알려진 전자 의무 기록 시스템은 이런 단점들을 대부분 없애 준다 — 악필을 걱정할 필요가 전혀 없으며 누군가의 책상에서 좌초될 일도 없다. 커피나 태국산 붉은 카레를 흘리더라도 컴퓨터 단말기가 합선을 일으킬 수는 있겠으나 실질적인 기록은 그대로 남아 있을 것이다.

EMR은 이전의 종이 차트처럼 만질 수 없지만 오히려 의술이 행해지는 방식에 더욱 강력한 영향력을 행사한다. 의도적이든, 의도적이 아니든 EMR은 의료 전문가들이 의료 정보를 처리하는 방식을 근본적으로 바꾸어 놓았다. 종이 차트 시절에는 환자를 진찰할 때마다 새로운 빈 종이 — 빈 진료 일지라고 말할 수 있다 — 가 주어졌다. (무슨 이유인지 모르지만 벨뷰 병원은 진료 일지가 플라밍고 분홍색이었고, 나는 의료 훈련을 받는 내내 정장제인 펩토 비스몰의 바다에서 허우적거리는 것 같은 기분이 들었다.)

빈 종이의 장점은 내 생각을 정확히 내가 생각하는 순서대로 적을 수 있다는 점이었다. 이를테면 나는 제일 먼저 환자의 주된 방문 이유(환자가 하소연하는 주된 증상)와 HPIHistory of Present Illness, 즉 〈현(現) 병력〉을 기록한 뒤에 과거의 의료 기록을 적었다. 환자를 진찰하고 나서는 진찰을 통해 알아낸 사실을 기록한 다음 관련 검사나 엑스레이 검사 결과를 기록했다.

보통 이 시점에서 나는 멈추어 생각을 정리했고 정신을 다잡고자 노력했다. 내가 처음에 의심했던 감별 진단 목록을 빠르게 되짚었다. 지나치게 서두르지 않았다는 전제하에 다른 질환보다 한 가지 질환을 특히 의심하는 이유와 관련해서 나의 임상적인 판단을 전개하며 세부적인 평가를 구체화했다. 마지막에는 명확한 치료 계획을 적었다. 내 목표는 내가 — 또는 다른 누구라도 — 나중에 이 진료 일지를 보는 즉시 내가 무슨 생각이었는지 전부 파악하고, 왜 그렇게 생각했는지 이해할 수 있게 하는 것이었다.

반면에 EMR을 열면 컴퓨터가 내 사고의 흐름과는 무관하게 자신이 제시하는 순서대로 기록할 것을 강요한다. 이런 특징은 EMR이 처음에 청구 시스템으로 개발되었음을 보여 준다. 임상 정보를 통합하기 시작한 것은 나중이었고, 아무리 최고의 EMR이라도 의사들이 생각하는 방식처럼 생각하지 않는다. 우리 인간이 EMR의 요구에 맞추어 바뀌어야 한다.

EMR은 생각의 흐름을 방해할 뿐 아니라 사용자에게 그들의 생각을 구분하도록 강요한다. 환자에 관련된 각각의 요소가 서로 다른 필드에 저장되며, 각각의 필드는 논리적으로 연결되어 있지 않다. 예전에 종이로 된 진료 일지를 사용하던 시절에 나는 혈액 검사 결과와 엑스레이 촬영 결과를 한곳에 기록했다. 이런 자료들은 특정 진단을 입증하거나 반증하기 위한 근거가 되었기 때문이다. 나의 임상적인 판단과 관련 있다고 생각되면 심장내과의 자문 내용을 나의 평가에 포함시킬 수도 있었다. 반면에 EMR에는 검사 결과를 기록하는 곳이 따로 있고, 엑스레이 촬영 결과를 기록하는 곳이 따로 있으며, 자문 내용을 기록하는 곳이 따로 있다.

이와 같은 사고의 세분화는 정보를 통합해야 하는 진단 과정에서 특히 위험하다. 생각의 흐름뿐 아니라 정보를 컴퓨터 프로그래머와 청구 부서에는 편리하지만 환자를 돌보는 사람들에게는 그다지 논리적이지 않은 경직된 구조에 맞추도록 강요함으로써 정보를 통합하는 데 오히려 방해가 된다.

그렇다고 EMR을 버리고 예전으로 돌아갈 수도 없다. 돌아가서도 안 된다고 생각한다. 정보를 한곳에 집중하는 데 따른 장점이 상당하기 때문이다. 물론 EMR은 부작용 — 아무리 의도하지 않은 것이라도 — 도 마찬가지로 상당하며 의료 행위뿐 아니라 의료 실수에도 잠재적 영향을 미친다.

캘리포니아 대학교 샌프란시스코 캠퍼스의 내과 의사 로버트 워터는 의학과 기술을 주제로 다양한 글을 써 왔다. 소문난 기술 낙관론자임에도 워터는 그의 저서 『디지털 의사*The Digital Doctor*』에서 의료 기술의 발전과 그에 따른 단점에 대해 균형 있게 다룬다.[1] 그에게 이 책을 쓰도록 만든 사건은 단 한 번이라도 EMR과 엮인 적 있는 모든 의사와 간호사, 환자를 오싹하게 만들기에 충분하다.

7월의 어느 화창한 날, 한 소아과 전공의가 캘리포니아 대학교 샌프란시스코 캠퍼스 아동 병원에 입원한 파블로 가르시아라는 10대 환자에게 박트림을 처방했다. 박트림은 밀리그램 단위로 투여하는 것이 무엇인지 기억하는 사람이 아무도 없을 정도로 오랫동안 사용되어 온 항생제 중 하나다. 그래서 으레 〈한 번에 한 알씩, 하루에 두 번〉과 같은 방식으로 처방이 이루어진다 — 물론 신부전증 환자나 어린 환자에게는 그보다 적은 양이 처방된다. (사실 박트림은 두 가지 항생제 — 트리메토프림 160밀리그램과 설파메톡사졸 800밀리그램 — 를 조합해서 만든 약이다.)

파블로는 보통의 성인 복용량(한 번에 한 알씩, 하루에 두 번)을 적용하기에 체중이 1.36킬로그램이 부족했기에 EMR은 해당 전공의를 환자의 체중에 기초한 투여량(1킬로그램당 5밀리그램)을 입력하는 소아 청소년과 경로로 안내했다. 소아 청소년과에서는 체중에 기초해서 투여량을 산정하는 것이 확실히 중요하다. 적게는 2.7킬로그램부터 많게는 38.5킬로그램까지 환자의 몸무게가 다양하기 때문이다.

체중에 기초한 계산 결과 파블로는 1회 투여량이 트리메토프림 193밀리그램으로 나왔으며, 이는 알약 하나 분량인 160밀리그램보다 약간 많은 양이었다. 전공의는 우수리를 버리고 정확히 알약 하나에 해당하는 160밀리그램으로 용량을 맞추었다. 하지만 이와 같은 조정은 EMR의 자동 경보를 발동시켰고 약사에게 용량에 대해 담당의와 재확인하도록 요구했다.

약사는 전공의에게 연락하여 그녀가 원하는 투여량이 정말 160밀리그램이 맞는지 확인했다. 사람을 끼워 넣어서 재확인하도록 하는 것은 계산상의 오류를 잡아내기 위한 EMR의 방식이었다. 전공의는 약사에게 투여량을 확인해준 뒤에 〈160〉을 재입력했다.

박트림의 투여량은 EMR에 두 가지 경로로 입력될 수 있다. 하나는 표준적인 밀리그램 단위로 투여량(160밀리그램이면 한 알이다)을 입력하는 방식이고, 다른 하나는 체중에 기초한 투여량(밀리그램/킬로그램)을 입력하는 방식이다. 안타깝게도 EMR은 전공의가 직전에 사용한 킬로그램당 밀리그램 단위로 〈기본값〉이 설정되어 있었다. 그 결과

160〈밀리그램〉을 입력하는 대신에 실수로 160〈밀리그램/킬로그램〉을 입력하게 되었다. 그 말인즉슨, 38킬로그램인 파블로 가르시아에게 1킬로그램당 160밀리그램의 트리메토프림을 처방했다는 뜻이다.

어느 정도 양인지 계산하느라 현기증을 일으킬 필요는 없다. 우리를 대신해서 웍터가 계산해 놓았기 때문이다. 총 6,160밀리그램이고 알약으로 계산하면 38.5정이다.

감지할 수 있는 맥박을 지닌 의료인이라면 거의 누구나 박트림이 〈한 번에 한 알씩, 하루에 두 번〉 먹는 약이라는 사실을 안다. 우리가 한 손의 손가락 수가 5개라는 사실을 아는 것과 마찬가지다. 38.5정의 박트림을 처방하는 것은 모닝커피에 설탕 38.5봉지를 쏟아붓는 것과 비슷한 짓이다. 그런데도 일단 EMR에 스며든 오류는 기이할 만큼 왕성한 나름의 생명력을 보여 주었다. 마치 절정을 향해 고통스러울 정도로 서서히 진행되는 공포 영화의 도입부를 보는 것 같았다. 나는 책장을 넘기는 손이 점점 빨라졌다.

처방전은 이제 조제실로 넘어갔다. 병원에는 실수를 방지하기 위해 최첨단 약사 로봇이 설치되었다. 이 기계는 오산이나 오독, 하품 등 인간이 저지를 수 있는 어떠한 실수도 하지 않는다. 처방전이 인간 약사에 이미 〈승인〉된 상태였기 때문에 당연히 로봇은 약통에 100퍼센트 정확하게 38.5정의 알약을 조제했다.

병동에서 약통을 받은 간호사는 매우 이례적인 알약 개수에 당황했다. 하지만 의사와 약사가 처방전 내용을 이미 재확인한 사실을 알 수 있었다. 그녀는 안심했다. (약이 뒤바뀌는 실수를 막기 위해) 알약과 환자를 연결해 주는 바코드 시스템도 그녀에게 환자와 투여량이 맞다는 확신을 주었다. 더욱이 특이한 질병과 실험적인 치료를 주어진 몫 이상으로 다루는 대학 병원에서 근무하다 보니 비정형적인 투약 일정을 보는 것은 그다지 드문 일도 아니었다.

그녀가 약에 대해 다른 간호사에게 조언을 구하거나 의사를 호출하고자 회진을 멈춘다면 그녀에게 — 그리고 그녀의 상급자에게 — 투약이 지연되고 있음을 알리는 불길한 적색경보가 그녀의 화면에 표시될 것이다. (약을 제때 투여하는 것은 병원들이 강조하는 수많은 〈품질 척도〉 중 하나다.) 그리고 EMR은 확신을 갖지 못한 간호사가 〈다른 환자들을 먼저 끝낸 다음에 시간 여유를 가지고 이 환자 문제를 처리해야겠다〉라고 결정하도록 허락하지 않는다. 그녀의 현재 임무는 그녀가 38.5정의 약을 스캔해서 해당 환자에게 전량 투약하기 전까지는 〈완료〉로 표시되지 않을 것이기 때문이다. 그러므로 그녀는 자신의 의욕을 꺾는 모든 요소에 맞서서 병동 전체를 멈추게 하지 않는 한 도움 받을 방법이 전무했다. 〈효율적인 행동〉을 요구하는 바쁜 병동에서는 어느 것 하나도 쉬운 일이 없었다.

결국 간호사는 바코드에 대한 확신과 약사 로봇의 정확성, 인간인 약사와 의사 간의 재확인 기록 — 의료 실수를 줄이기 위해 도입된 모든 조치 — 을 믿고 EMR의 지시대로 환자에게 약을 내주었다. 삼키기도 힘든 크기의 박트림 38정은 환자에게 반출되었다. 물론 나머지 0.5정도 빠트리지 않았다.

처음에 파블로는 몸이 이따금 무감각해지고 저린다는 사실을 알아차렸다. 얼마 뒤부터는 불안해지고 혼란스러워졌다. 그리고 어느 순간에 완전한 발작을 일으켰다. 파블로의 호흡이 멈추었고 코드가 발령되었다. 파블로 가르시아는 기적적으로 살아남았고 영구적인 손상도 입지 않았음을 확인했다. 하지만 매우 높은 확률로 투석을 해야 했을 수도 있었고, 영구적인 뇌 손상을 입거나 목숨을 잃을 수도 있었다. (그날은 운이 평소보다 — 아마도 38.5배 정도 — 더 많이 작용했던 것 같다.) 파블로는 겉으로 보기에 완전히 회복되었다. 물론 의료 체계에 대한 그의 믿음은 의심의 여지 없이 영구적인 손상을 입었다.

이 사례는 다양한 경보와 경고를 통해 환자의 안전을 개선하려는 EMR이 환자에게 어떤 심각한 해를 끼칠 수 있는지 잘 보여 주는 좋은 예다. 혹시라도 의사가 컴퓨터 대신 수기로 처방전을 쓰거나 로봇 대신 약사가 조제했더라면 순식간에 드러났을 실수이기에 더욱 아이러니한 사례다. 의료 실수율을 낮추기 위해 우리가 의지하는 바로 그 기술이 실제로는 의료 실수율을 높이거나 새로운 유형의 실수를 유발할 수 있음을 보여 주는 사례다.

워터는 무엇보다 의료 실수를 예방하기 위해 EMR이 제공하는 기본 도구인 경보의 문제를 강조하기 위해 이 사례를 이용한다. 이들 전산화된 경보는 의사와 간호사에게 하나의 지속적이고 공통된 편두통을 일으킨다. 처방전을 쓰거나 약물 치료를 지시하는 것은 우리가 종일 하는 일이고, 경보 시스템은 그런 우리를 사방에서 끊임없이 공격하는 끔찍한 문어가 되었다. 하나의 경보 공격을 무사히 통과했다 싶으면 또 다른 7개의 둥글납작한 다리들이 우리가 헤쳐 나가야 할 더 많은 경보와 함께 채찍질을 가해 온다.

어쩌면 지금 내가 과장한다고 생각하는 사람도 있겠지만 정말로 그런 느낌이다. 비타민 D 알약이 규제 약물이 아니라는 사실을 보증해야 할 때마다 나는 비명을 지르고 싶은 심정이다. 내가 처방하는 보행 보조기에 약물 상호 작용*이 〈해당되지 않음〉이라고 알려 주는 경보를 신경 써야 할 때마다 컴퓨터 화면에 외과용 메스를 가져다 대고 싶은 기분이 든다. 예순다섯 살이 넘는 환자 한 명 한 명에게 약을 한 가지 한 가지 처방할 때마다 예순다섯 살 이상의 환자에게는 약을 〈신중하게 처방해야 한다〉라는 알림이 뜰 때면 당장이라도 키보드를 분해해 버리고 싶다.

내가 더욱 화가 나는 이유는 이런 쓸데없는 경고 속에 중요한 경고가 묻혀 있음을 알기 때문이다. 어떤 약물이 간질환 환자에게 사용이 금지되어 있거나 신장 기능이 저하된 환자에게는 다른 방식으로 투약되어야 할 때 나는 다른 누군가가 이런 사실들을 상기시켜 주기를 원한다. 내가 모든 약물 상호 작용을 기억할 수 없음을 알기에 무심코 함께 복용

---

* 두 종류 이상의 약물을 적용할 때 일어나는 약물의 작용이나 부작용의 변화.

하지 말아야 할 두 가지 약을 처방했을 때 EMR이 나의 실수를 바로잡아 주기를 바란다. 그래서 너무나 많은 시시한 경고를 날림으로써 나로 하여금 — 그리고 나와 다르지 않음을 인정할 만큼 솔직한 대다수 의사와 간호사로 하여금 — 결국에는 모든 경고를 무시하게 만드는 EMR에 화가 난다.

로버트 워터의 책에서 박트림 사고에 대해 읽고 난 뒤로 나는 현 상태에 안주하지 않기로 결심했다. 어쨌거나 일반적인 복용량의 38.5배로 박트림을 처방했을 때도 EMR은 그녀의 눈앞에 경고 창을 띄운 상태였다. 하지만 그녀는 약사와 처방전에 관한 확인을 방금 마쳤고, 그래서 마치 우리가 일을 끝내지 못하도록 방해하기 위해 고안된 듯한 수많은 경고 창에 대해 그녀는 물론이고 나를 비롯한 다른 모든 사람이 매시간 그러듯이 경고를 무시한 것이다.

그러므로 나는 경고를 해제하기 전에 모든 경고 내용을 읽기로 다짐했다. 그곳에 중요한 정보가 묻혀 있을지도 모르고, 나는 그런 정보를 놓치고 싶지 않다. 더욱이 EMR은 법적 효력을 가진 문서다. 즉 알림에 대고 〈확인〉을 클릭하는 행위는 해당 알림 내용을 읽고 평가했으며, 그에 따른 영향을 고려한 뒤에 결정 내렸음을 의미한다. 상대측 변호사는 법정에서 분명히 그렇게 말할 것이다.

나는 링에서 새롭게 자극을 받은 권투 선수처럼 바로 다음 날 아침부터 새로 활기를 불어넣은 환자 안전 근육을 위아래로 움직여 풀어주면서 일을 시작했다. 펜 잉크가 새어 나와 얼룩지고 축 늘어진 흰 가운 대신에 권투 선수의 윤나는 가운이 어깨 어름에서 반짝이는 것 같았다. 마침내 전투 준비는 끝났다!

그냥 내가 1라운드도 통과하지 못했다고만 해두자. 나는 그날의 첫 번째 환자에게 곧장 패배했다. 그는 열세 가지의 처방 약이 필요했는데 각각의 약물에 대해 몇 가지씩 경고가 떴으며 모두 합치면 수십 개에 달했다. 거의 모든 경고가 쓸모없는 것이었다. 이를테면 〈이 약은 체중에 기초한 투약이 불가함〉과 같은 내용이었다 ─ 애초부터 체중에 맞추어 투여량을 조정할 필요가 없는 약이었다. 알코올 솜을 처방할 때 표시되는 〈약물 상호 작용이 없음〉도 도움이 되지 않기는 마찬가지다. 어쩌면 중요한 내용일 수 있음에도 애매하게 이야기하는 때도 있었다. 이를테면 〈이 약물은 저 약물의 생체 이용률*을 증가시킬 수 있으며 확실한 자료는 아님〉과 같은 식이다. 그래서 나보고 어쩌라는 거지?

환자가 집에서 혈압을 측정할 수 있도록 혈압 측정 밴드를 처방했을 때는 그야말로 수많은 알림창 폭탄이 터졌다. 도대체 어떻게 하면 20센티미터 남짓한 비닐 조각이 무려 일곱 가지나 되는 다른 약물과 상호 작용을 일으킬 수 있을까? 당연하겠지만 체중에 기초한 투약이 불가하다는 알림도 빠지지 않았다. 여기에 더해서 환자가 예순다섯 살을 넘기는 중대한 실수를 범한 까닭에 각각의 약 ─ 혈압 측정 밴드까지 포함하여 ─ 을 처방할 때마다 〈신중하게 처방해야 한다〉라는 경고가 되풀이되었다.

* 투여된 약물의 양이 순환 혈류에 흡수되는 비율.

그렇지만 나는 아무리 무의미한 것이라도 모든 약물 관련 경고를 하나하나 읽고 확인하면서 버텼다. 결국 나를 넘어뜨리고 링 밖으로 완전히 밀어낸 것은 환자가 와파린을 복용하고 있다는 사실이었다. 와파린은 항응고제로 혈액을 묽게 하는 약물이었는데, 환자는 심방 잔떨림에 의한 혈전과 뇌졸중 위험성 때문에 해당 약물을 복용하고 있었다.

와파린은 우주의 거의 모든 음식, 약물, 화학 물질과 상호 작용을 일으키기로 악명이 높았고 그에 걸맞게 생성되는 경고 창의 개수도 단연코 역대급이었다. 게다가 환자가 시금치를 과식했거나, 고양이가 있는 친구 집을 방문하고 알레르기 약을 먹었거나, 콜레스테롤 약을 깜빡하고 며칠 동안 복용하지 않았거나, 의약품 관리 기록 프로그램Mars를 좀 더 의심스러운 눈초리로 지켜보기만 해도 수시로 달라지는 혈중 지질 수준에 맞추어 투약되어야 하는 약이었기에 더욱 난해했다. 환자들은 와파린의 복용량을 지속적으로 조금씩 조정하는 것이 복잡하고 비실용적이라고 생각하기에 보통 한 달이나 때로는 한 주에 한 번씩 복용량을 조정한다.

와파린은 다른 어떤 약보다 자주 처방을 변경해야 하는 동시에 지극히 복잡한 복용 조합과 약물 상호 작용을 갖는다. 위험도가 다른 어떤 약보다 높아서 투여량이 아주 조금만 모자라도 혈전이나 뇌졸중을 유발할 수 있다. 반대로 투여량이 너무 많으면 출혈을 일으킬 수 있다. 어느 쪽으로든 실수가 발생하면 환자에게 심각한 해를 끼치거나 심지어 사망에 이르게 할 수 있다. 이런 점만 보아도 어째서 와파린이 처방하기 가장 두려운 약인지 알 수 있다.

내 환자는 화요일, 목요일, 금요일, 일요일에는 8밀리그램을 복용하고 월요일, 수요일, 토요일에는 9밀리그램을 복용하는 비정형적이지 않은 투약 일정을 가지고 있었다. 와파린은 8밀리그램이나 9밀리그램의 정제가 제공되지 않기 때문에 나는 4밀리그램과 5밀리그램의 정제를 활용해서 요일별로 별도의 처방을 해야 했으며, 올바른 복용법을 설명하는 각주 논문 수준의 안내문까지 작성해야 했다.

나는 상급 수준의 다항식을 앞두고 몸을 풀어야 했다. 어느 날에 몇 개의 정제가 필요하고 한 달 치를 모두 더하면 총 몇 정이 되는지 계산하기 위해서였다. 그리고 각각의 와파린 처방이 유발하는 각각 46개의 경고 창과 마주했다. (나는 온갖 상호 작용 약물을 복용하는 단 한 명의 고령 환자에게 와파린을 처방하는 과정에서 무려 241개에 달하는 경고 창이 표시되었고, 이 부문에서 벨뷰 병원의 기록을 보유하게 되었다. 결국 나는 예전에 쓰던 처방전 양식을 꺼내 수기로 처방전을 작성했고 작성은 7초 만에 끝났다.)

약물에 관련된 경고들을 하나하나 전부 확인하기로 한 나의 모험이 이 환자에게는 의료의 질을 높여 주지 못했다고만 알아 두자. 솔직히 경고 창을 확인하느라 진료 시간의 대부분을 소비한 탓에 환자를 진료할 시간이 거의 없었다. 그의 주치의로서 결과적으로 내게 남은 것은 궤양과 예약된 진료 시간이 지연되어 짜증 난 환자들이 복작거리는 대기실뿐이었다. 나는 의약품 관리 기록 프로그램을 회의적인 눈으로 흘겨 준 뒤에 의사 대다수가 하는 일을 하면서 남은 하루를 보냈다 ─ 수십 개씩 열리는 경고 창을 하나도 읽지 않은 채 개중에 정말 중요한 내용이 섞여 있지 않기를 바라면서 무조건 〈확인〉 버튼을 눌렀다.

하지만 나와 동료들을 가장 화나게 만드는 것은 이런 경고 뒤에 숨어 있는 유인이다. 우리가 보기에는 환자를 치료하는 것보다 법적 책임을 처리하는 것이 최우선 순위임이 명백하다. 아무리 시시한 내용일지라도 잠재적인 모든 위험에 대해서 미리 경고를 해두면 그들 ─ 병원이나, EMR이나, 보다 큰 집단 ─ 은 혹시 일이 잘못되어도 과실을 떠안을 필요가 없을 것이다. 책임을 지는 것은 각종 경고에 대해 〈확인〉 버튼을 누른 의사들이다.

경고 시스템 전체가 의료진에게 책임 ─ 업무 부하는 말할 필요도 없이 ─ 을 전가하기 위한 장치처럼 느껴지는 이유다. 당연하지만 의사와 간호사는 경고의 바다를 틀어막는 것 말고 다른 선택권이 없다. 어쨌거나 환자에게 약을 주어야 하는 것은 그들이기 때문이다. 1차 진료 의사들은 각종 경고에 대응하느라 하루에 꼬박 한 시간을 소모하는 것으로 추정된다.[2] EMR은 (투약 과정을 표준화하고 조악한 글씨체로 인해 발생하는 문제를 없앰으로써) 고전적인 유형의 투약 실수를 줄였지만[3] 우리가 보는 것과 같은 새로운 유형의 실수를 유발할 수 있다는 점에서 전체적인 환자들의 피해까지 줄였는지는 분명하지 않다.

웍터는 경보 피로의 문제를 EMR에서 병원 내 의료 실수를 예방하기 위해 하나같이 존재하는 모든 알림과 비상 벨로 확대한다. 그의 병원에 마련된 총 5개의 (평균적으로 66명의 환자를 수용하는) 중환자실에서는 한 달에 250만 건이 넘는 경보 — 환자에게 연결된 각종 모니터에서 울리는 비상벨과 삐 소리 — 가 발생한다. 대다수가 거짓 경보로[4] 의사들과 간호사들은 경보 대부분을 무의식적으로 불신하고 해제하기에 이르렀다.

매사추세츠 병원에서 한 환자를 심장 마비와 죽음으로 이끈 것도 그러한 불신과 해제 행위였다.[5] 환자는 노령이었고 심박 조율기가 필요했기 때문에 심장병 치료실에서 지냈다. 2010년 1월의 어느 날 아침이었다. 그는 아침 식사를 마친 뒤에 문병을 온 가족들과 이야기를 나누었다. 이후에 산책 삼아서 해당 병동을 한 바퀴 돌았고 자신의 병실로 돌아왔다. 오전 9시 53분, 그의 심박수가 느려지기 시작했다. 곧바로 경보가 울렸지만 근무 중이던 10명의 간호사 중 누구도 이를 알아차리지 못했다. 아니면 알아차리기는 했으나 응급 상황으로 인식하지 않은 것 같았다. 경보는 어느 시점에 이르러 한 직원으로 인해 해제되었는데, 의도치 않게 꺼졌거나 누군가가 거짓 경보라고 생각하여 해제했을 수도 있다. 아무튼 경보기는 작동이 중지되었고, 그 결과 환자의 심박수가 계속 하락했음에도 더는 경보가 울리지 않았다. 환자의 심박수가 0으로 떨어진 순간부터는 병실이 완전한 적막에 휩싸였다. 환자에게서도, 그리고 환자에게 연결된 고가의 기계 장치에서도 어떠한 소리도 들리지 않았다. 오전 10시 16분에 한 간호사가 일상적인 업무를 위해 병실에 찾아왔고 환자가 사망했음을 알아차렸다.

『보스턴 글로브』는 경보 피로와 관련된 사망 사례가 5년 동안 200건이 넘는다고 폭로하는 통렬한 탐사 보도를 게재했다. 간호사들이 경보로 폭격당하고 있으며, 그런 경보 중 절대다수가 거짓 경보라는 사실도 밝혀냈다. 간호사들이 무능해서 그런 것은 아니다. 그보다는 단지 경보 자체가 너무 많아서 누군가에게 위급을 알리는 기능을 잃어 가고 있었다. 경보는 단순히 잡음에 불과했다.

이런 경보들의 정해진 목표는 약물에 관련된 EMR의 경고와 마찬가지로 환자의 안전을 강화하는 것이지만 앞선 탐사 보도에서 보듯이 무의식중에 해를 끼칠 수 있다. 경보는 가능한 많은 사고 위험을 거르기 위해 고안되었다. 단 한 건의 불행한 사고만 발생해도 이들 기계 장치를 개발한 제조업자나 병원, EMR 제조사에 수억 달러의 책임 비용을 초래할 수 있다. 따라서 그들로서는 약간의 이상 징후만 보여도 경보를 울리게 하는 것이 이득이다. 간호사들이 벌집을 쑤셔 놓은 듯한 경보의 홍수에 갇히는 것은 그다음 문제다.

EMR과 의료 장비는 간호사나 의사의 생각처럼 생각하지 않는다.

의사와 간호사는 외부의 신호에 대해 항상 우선순위를 매긴다. 모든 신호를 위급 사태로 여기며 대처할 수 없기에 어떤 신호는 최우선 순위로 분류하고, 어떤 신호는 가장 낮은 순위에 배치한다. 우리가 사용하는 EMR도 문제의 심각성에 따라 색상을 달리해서 구분하지만 중간 수준에 속하는 문제가 너무 방대하여 의사가 처방전을 완성하기 위해 가로질러야 하는 경고의 정글을 그다지 줄여 주지 못한다. 심장 모니터에 달린 경보기도 음높이와 주파수를 달리함으로써 같은 기능을 제공하고자 하지만 보통의 심장내과 간호사들이 근무해야 하는 소리의 정글 속에서는 거의 효과가 없다.

목표는 명확하다. 바로 의료 장비와 EMR 시스템을 (인간에게 부족한 백과사전처럼 해박하고 지치지 않는 능력은 그대로 유지한 채) 조금 더 인간과 비슷하게 생각하도록 만드는 것이다. 다양한 경보와 경고가 유기적인 방식으로 함께 일하도록 만드는 것이다. 예컨대 심장 모니터에 환자가 무맥 상태로 표시되면 보통은 코드 레드와 같은 유형의 경보가 발령된다. 반면에 만약 그곳이 더 똑똑해진 세상이고 혈압 모니터에 혈압이 여전히 정상인 것으로 나타난다면 경보가 울리지 않는다. (환자의 심장이 정말 멈추었다면 혈압 같은 것도 금방 떨어질 것이기 때문이다.) 따라서 〈무맥〉은 환자가 거의 죽어 가고 있다기보다 심장 모니터가 제자리에서 이탈한 것으로 해석될 수 있다. 그리고 심장 모니터를 조정해야 한다는 낮은 수준의 경보가 간호사에게 전달된다. 워터가 상상한 이 똑똑해진 세상에서는 갖가지 자료가 임상적으로 타당할 때만 경보가 발령될 것이다.

마찬가지로 EMR도 약간의 임상적 상식을 취해서 경고 시스템에 더욱 논리적인 방식을 적용할 수 있다. 예를 들어, 예순다섯 살이 넘은 어떤 환자가 12년째 리시노프릴을 복용하고 있다면 전체 의료진 중 절반의 경력보다 오랫동안 해당 약물을 문제없이 복용해 왔음이 명백하므로 〈신중하게 처방해야 한다〉라는 경고를 보내는 것은 아무런 소용이 없을 것이다. EMR은 경고를 임상적 타당성 같은 것과 통합할 수 있어야 한다(그리고 완전히 쓸데없는 50퍼센트의 경고는 걸러 낼 수 있어야 한다).

워터는 이런 작업이 가능하다고 확신하는 것 같다. 물론 제조업체의 대대적인 선택과 집중이 전제되어야 할 것이다. 그들은 현장에서 의료진과 더 많은 시간을 보내면서 그들의 제품이 현실 세계에서 어떻게 작동하는지 관찰하고 의료 행위가 어떻게 이루어지는지도 현실적인 깨달음을 얻어야 한다. 그들의 제품이 의료계와 양립할 수 있도록 — 금전적인 이익보다 환자의 안전을 우선하도록 요구하는 어떤 것으로 — 만들기 위해 함께 노력해야 할 것이다.

그러나 모든 비난을 제조업체에 돌리는 것은 옳지 않다 — 물론 그렇게 하면 10분 정도는 자신이 옳다는 생각에 강한 만족감을 느낄 수 있을 것이다. 우리 모두를 구속하는 소송이 난무하는 환경을, 즉 내가 이 책 뒷부분에서 다루고자 하는 어떤 것을 만든 것은 그들이 아니기 때문이다. 제조업체가 어떻게든 소송을 피하려고 하는 것은 지극히 당연한 일이다. 그 결과로 의사와 간호사에게 더 많은 업무와 부수적인 비극이 초래되더라도 달라질 것은 없다.

때로는 소송이 난무하는 환경 덕분에 EMR과 관련된 실수가 세상에 드러나기도 한다. 다수의 의료 사고 사례를 조사한 한 연구 결과는 환자가 EMR 때문에 다양한 (그리고 심각한) 피해를 입을 수 있음을 보여 주었다. 마크 그래버와 그의 동료들은 시스템 자체든 아니면 시스템을 활용하는 방식이든, 어떤 식으로든 EMR과 관련이 있는 248건의 의료 사고를 분석했다.[6] EMR 시스템과 관련된 사고 중 한 사례는 제한된 개수의 글자만 입력할 수 있는 〈주된 증상〉 필드, 즉 입력 창이 문제였다. 해당 사례에서 환자는 〈불시에 찾아오는 타는 듯한 상복부 통증〉을 호소하면서 〈제산제를 복용하면 증상이 조금 가라앉는다〉라고 설명했다. 입력 창의 공간적인 제약 때문에 주된 증상은 〈타는 듯한 통증〉으로만 기록되었다. 심전도 검사는 시행되지 않았고 며칠 뒤에 환자는 심각한 심장 발작을 일으켰다.

사용자와 관련된 사고 사례 중 하나는 한 의료진이 이전 메모를 그대로 복사해서 붙여 넣은 경우였다. 그런데 이 메모에는 환자가 강력한 부정맥 치료제인 아미오다론을 먹고 있다는 사실이 실수로 언급되지 않았다. 그에 따라 최근 메모에도 같은 실수가 그대로 반복되었다. 환자 — 부정맥 약이 필요한 — 는 얼마 뒤 새로 아미오다론을 처방 받았고 약을 두 배로 복용하게 되면서 유독한 부작용을 겪었다.

특히 암을 비롯한 다수의 다른 심각한 질병에 대한 진단이 지연되거나 누락되는 문제가 많은 사례에서 집중적으로 나타났다. 어떤 경우에는 검사 결과를 컴퓨터에 입력하는 시점이 지연되거나 검사 결과가 올바른 담당자에게 전송되지 않았고, 어떤 경우에는 의사가 단지 알아차리지 못해서 검사

7장 공식적으로

결과가 컴퓨터 대기열에 마냥 묻혀 있기도 했다.

이러한 문제는 대체로 기본적인 유용성의 문제로 귀결된다. 즉 실수를 방지할 수 있도록 아무리 완벽하게 설계되어도 정작 사용하기가 너무 거추장스러워서 간호사들이 하루하루 전장에서 살아남기 위한 지름길을 마련한다면 EMR 시스템은 절대로 성공할 수 없다. 마찬가지로 EMR 시스템이 아무리 의사들에게 잠재적인 모든 약물 상호 작용을 적절히 경고하더라도 정작 의사들이 경고의 홍수에 익사할 것 같은 기분을 느끼고, 어떻게든 처방을 마무리하고자 그 모든 경고에 대해 무조건 확인 버튼을 누른다면 EMR 시스템은 절대로 성공할 수 없을 것이다.

EMR에 관련된 이런 사고는 전체 의료 사고 중 아주 일부에 불과하지만 그런데도 인간과 기술이 연계하는 단계에 존재하는 특유의 취약성을 부각시킨다. 요컨대 기술상의 사소한 결점이 인간의 사소한 결점과 만나면 언제든 파괴적인 결과로 이어질 수 있다는 사실이다.

2014년 9월 20일, 토마스 에릭 덩컨은 라이베리아 몬로비아에 있는 자신의 집에서 텍사스주 댈러스로 날아갔다. 사흘 뒤부터 그는 몸에 이상을 느끼기 시작했다 — 배가 아프고, 구역질이 나고, 미열이 나기 시작했다. 결국 다음 날 밤 9월 25일에 그는 텍사스 건강 장로교 병원 응급실을 찾았다. 평소에도 매일 수백 명의 사람이 장염으로 의심되는 증상을 호소하며 응급실을 찾는다. 그렇지만 그날은 여느 날과 달랐다. 에볼라 바이러스의 창궐로 서아프리카가 큰 혼란에 처한 상황이었고 직격탄을 맞은 3개국, 즉 기니와 시에라리온, 라이베리아에서는 궁극적으로 약 3만 명이 감염되고 1만 1천 명 이상이 사망했다.[7]

다른 나라들은 에볼라 유행병이 전 세계로 확산되는 때를 대비하고 있었다. 해당 질병이 사람 간의 접촉을 통해 얼마나 쉽게 전염되는지를 고려하면 충분히 가능한 상황이었다. 병원들은 그들의 프로토콜protocols*을 위험 수준으로 격상했다. 내가 일하던 벨뷰 병원도 여행이 잦은 다양한 환자들을 상대했기 때문에 대비를 최대한 서둘렀다. 지원 부서에서 일하는 직원부터 고위 관리직까지 모든 병원 관계자들은 2개의 핵심적인 요소를 세심하게 살피도록 훈련을 받았다. 즉 최근에 유행병 지역을 여행한 적이 있는지와 발열 여부였다. 즉각적인 최우선 조치는 환자를 격리하는 것이었다. (우리 병원은 에볼라 격리실로 사용할 별도의 병실을 마련해야 했는데 출입구에서 가깝다는 이유로 내가 사용하던 진찰실이 당첨되었다. 그 결과 서류 캐비닛 위에 수북이 쌓여 있던 내 문예지는 비상 대응 계획들이 담긴 다수의 서류철에 더해서 마스크와 보호복, 장갑 등에 자리를 내주어야 했다. 문에는 관리과 직원들이 톱으로 구멍을 내 유리창도 만들었다. 의료진이 잠재적인 감염자와 거리를 유지한 채 밀접 접촉을 피하면서 대화를 나눌 수 있도록 하기 위함이었다. 에볼라 사태가 진정된 이후에 문예지는 다시 예전의 자리로 돌아왔지만 이때 만

* 과학적 연구나 환자에 대한 치료를 실행하기 위한 계획.

든 창문은 여전히 남아 있어 현재는 환자의 사생활을 보호하기 위해 복사 용지로 가려 둔 상태다.)

토마스 에릭 덩컨은 위의 두 가지 요소에서 모두 적색 경보를 보였다. 즉 열도 있었고, 최근에 라이베리아를 방문한 적도 있었다. 그런데도 그는 항생제 처방과 함께 귀가 조치되었다. 간호사는 그녀의 초진 기록지에 환자가 최근에 서아프리카를 다녀왔다고 기록했다. 하지만 의사는 간호사의 메모를 보지 못했고, 환자의 발열 증상과 여행 이력을 연관 지어 생각하지 못했다. 따라서 진단 과정에서 환자가 에볼라 바이러스에 감염되었을지 모른다는 생각도 할 수 없었다. 48시간 뒤인 9월 28일에 덩컨은 911에 전화했고 구급차에 실려 응급실로 돌아왔다. 이제 그는 오한과 설사를 동반한 극심한 탈수와 구토 증상을 보였고 눈도 충혈되어 있었다. 응급실에서 설명하는 도중에 그의 여행 이력이 드러났고 그는 격리되었다(일부 간호사의 증언에 따르면 즉각적인 격리 조치가 취해지지는 않았으며 윗선의 반대도 있었다고 한다).[8] 9월 30일, 질병 관리 센터에서 검사한 환자의 혈액 샘플에서 에볼라 바이러스가 확인되었다. 토머스 에릭 덩컨은 일주일 뒤인 10월 8일에 사망했다 — 미국 최초의 에볼라 감염 사례였으며, 에볼라 바이러스 감염에 의한 최초의 사망 사례였다. 덩컨이 사망하고 일주일도 지나지 않아서 그와 접촉했던 간호사 중 2명이 미국의 두 번째와 세 번째 에볼라 바이러스 감염자가 되었다. (네 번째 환자 — 기니에서 근무한 미국인 의사 — 는 열흘 뒤에 벨뷰 병원에서 발생했는데 곧장 격리 병동으로 이송되어 내 진찰실과 복도 반대편에 있는 화장실이 보이도록 만든 멋진 창을 이용할 기회를 얻지 못했다.)

다행히 두 간호사는 (그리고 벨뷰 병원으로 온 의사도) 초기에 치료를 받고 살아남았다. 그런데도 댈러스 사례에서는 초기 진단이 제대로 이루어지지 않은 까닭에 많은 사람 — 응급실에 있던 모든 사람과 병원을 나온 이후로 덩컨이 접촉했던 모든 사람, 덩컨을 다시 응급실로 이송했던 구급대원들, 동일 구급차를 이용했던 다른 환자들, 덩컨과 접촉했던 모든 간호사 — 이 에볼라 바이러스에 불필요하게 노출되었다. 덩컨을 진료하는 과정에서 발생한 실수 때문에 200명에 가까운 사람이 몇 주에 걸쳐 추적 관찰되어야 했다.

모든 의료 실수가 그렇듯이 이 사례에서도 원인은 하나가 아니었다. 여러 가지 실수가 복합적으로 작용한 결과였으며, 그중 하나만 제대로 작동했어도 결과를 바꿀 수 있었다. 초기 실수 — 여행 이력과 열증을 연관 짓지 못한 것 — 는 당연히 가장 많은 이목을 끌었다. 만약 문제의 두 가지 요소가 처음부터 함께 고려되었다면 환자는 격리되어 훨씬 조기에 치료를 받을 수 있었다. 그럼 그는 살아남았을 것이고, 그와 접촉한 간호사들은 감염되지 않았을 것이며, 200명에 달하는 사람이 에볼라 바이러스의 그물에 걸려들지도 않았을 것이다.

병원 측은 EMR을 탓했다.[9] 간호사의 초진 기록지 입력 화면에는 필수적인 예방 접종을 상기시키기 위해 환자의 여행 이력에 대해 질문하도록 요구하는 필드가 존재했다. 하지만 예방 접종이 간호 업무로 간주된 까닭에 의사가 보는 화면에서는 여행 이력이 출력되도록 설계되지 않았고, 그래서 덩컨을 진찰한 의사는 간호사가 입력한 여행 이력에 대해 알 수 없었다는 주장이다. EMR 때문에 발생한 실수라는 주장이 1점을 얻는 순간이었다. 그런데도 에볼라 바이러스가 유행하는 상황에서 의사는 당연히 그러한 정보에 대해 직접 질문할 수 있었고, 또 그래야 했다. 진단 과정에서 의사가 실수했다는 주장에도 1점이 부여되는 이유다.

EMR이 도입되기 전, 즉 각자의 독립된 컴퓨터 단말기에 속박되기 전까지 의사와 간호사는 같은 물리적 공간에 함께 자리하며 서로 대화 같은 것을 나누었다. 이런 원시적인 전개에서는 간호사가 의사에게 환자의 여행 이력에 대해 슬쩍 귀띔해 줄 수도 있었다. 원활한 의사소통의 부재가 실수를 초래했다는 주장에도 1점을 주어야 하는 이유다.

그러나 대부분의 의료 실수가 그렇듯이 덩컨의 사례도 어느 한 사람만의 잘못이나 책임이 아니다. 우선 환자는 자신이 일주일 전에 (라이베리아에서 나중에 에볼라 바이러스에 걸린 것으로 밝혀진) 한 여성을 도왔다는 사실을 항공사나 병원에 알리지 않았다. 또한 댈러스의 911 시스템은 뉴욕시와 달리 전화를 받을 때 에볼라 바이러스 증상 유무를 확인하지 않았다. 환자를 이송할 때 사용된 구급차는 꼬박 이틀 동안이나 오염원이 제거되지 않았고, 그 결과 많은 환자를 에볼라 바이러스에 노출시켰다. 질병 관리 센터는 덩컨에 이어서 두 번째로 에볼라 바이러스에 감염된 간호사에게 오하이오주에 사는 가족들을 방문하도록 허가해 주었다. 이처럼 동시다발적으로 이루어진 여러 실수는 그중 하나만 피했더라도 어쩌면 한 환자의 죽음과 그를 돌본 두 간호사의 감염으로 이어진 사고를 축소시키거나 막을 수도 있었다는 점에서 정말 안타까웠다.

EMR이 연쇄적인 실수의 원인이라고 말할 수는 없음에도 덩컨을 치료하는 과정에서 정보의 세분화(이 경우에는 여행 이력)는 결정적인 갈림길 역할을 했다. 병원 측은 사고 이후에 EMR의 이런 단점을 보완했지만 EMR에서 제공되는 정보의 거추장스러움은 향후 또다시 실수를 유발할 수 있는 잠재적인 원인으로 여전히 남아 있다.

댈러스의 에볼라 바이러스 사례에 대해 글을 쓴지 정확히 하루 뒤에 나는 벨뷰 병원의 워크인 클리닉을 감독하고 있었다. 오후 늦은 시간에 접수처에서 큰 소란이 발생했다. 한 환자가 의사를 만나게 해 달라고 요구하는 중이었는데 병원은 이미 환자를 처리할 능력이 한계에 다다라 원칙에 따라 그를 아래층에 있는 응급실로 안내한 상황이었다. 하지만 그는 그 상황이 마음에 들지 않았다. 알고 보니 그는 병원 임원의 환자였고, 그러자 병원의 간부들까지 관여하고 나섰다. 복도에서 정책과 우선순위에 관한 갑론을박이 오가고 환자 분류에 관한 절차가 토론되었지만 한참 뒤 행정적인 문제들이 해결되었고, 환자는 결국 자신의 간호사를 배정받았다. 몇 분 뒤에 해당 간호사가 내게 다가와서 말했다. 「환자가 기침과

열이 난다고 하는데 이틀 전 사우디아라비아에서 막 돌아왔
대요.」

　나는 미신을 믿지 않으나 그런데도 내가 최근에 고위험
지역을 여행한 발열 환자의 사례에 관심을 두는 바람에 24시
간도 지나지 않아 현실에서 비슷한 상황이 재현되는 것은 아
닐까 하는 생각이 들었다. 다만 이번에는 중동 호흡기 증후
군, 즉 메르스가 우려되는 상황이었다.

　이미 우리는 댈러스의 에볼라 바이러스 사례에서 일어
난 첫 번째 실수는 피한 상태였다. 간호사가 열증과 여행 이
력을 연결시켰고 (서로 얼굴을 맞대고 이야기하는 구식 기술
을 이용해서) 관련 사실을 의사에게 적절히 전달했기 때문이
다. 또한 그녀는 이미 해당 환자에게 마스크를 지급한 뒤 병
실에 따로 격리한 상태였기에 우리는 댈러스 사례에서 발생
한 두 번째 실수도 피했다.

　이제 우리는 잠시 생각할 시간을 가질 수 있었다. 동료
들이 우리 병원의 감염 관리 절차를 확인하는 동안 나는 질
병 관리 센터 웹 사이트에서 메르스에 관련된 세부 사항들
을 조사했다. 환자에게 메르스를 옮겼을지 모를 이전 접촉자
들에 대해 질문하는 것 같은 명백한 부분들에 더해서 메르스
바이러스의 숙주인 단봉낙타 — 혹이 하나인 낙타 — 와 접
촉한 적이 있는지도 확인해야 했다. (쌍봉낙타는 면역이 있
는 것으로 알려져 있다.) 예를 들어, 환자가 단봉낙타의 젖을
짜거나 도축한 적이 있는지(직접 접촉) 또는 단순히 낙타 시
장을 방문했거나 낙타 경주를 보러 간 적이 있는지(간접 접

촉) 반드시 확인해야 했다. 인간보다 훨씬 자세한 정보를 가진다는 점에서 온라인 데이터베이스에도 1점을 주어야 하는 순간이다.

우리가 한창 보호복과 마스크를 착용하는 동시에 단봉낙타에 관련된 질문을 던지고 있을 때 한 무리의 조사단이 현장에 들이닥쳐서 엄포를 놓았다. 그 모든 것이 시험이었다. 즉 병원 측에서 우리 워크인 클리닉이 언제 어디서든 발생할 수 있는 〈새로운 병원균〉에 대비하여 준비되어 있는지 시험한 것이었다. 결과적으로 우리는 행정적인 처리 과정에서 미흡한 모습을 보였다 — 문제의 환자를 원래대로 응급실로 보냈다면 바이러스에 감염된 환자를 불필요하게 다른 환자들과 접촉시키는 결과를 초래했을 것이다. 대신에 우리는 완전한 진단 평가를 실행할 수 있는 형편이 아니었더라도 환자 분류를 시행했어야 했다. 환자 분류 작업은 격리가 필요한지 아니면 환자를 응급실로 보내도 괜찮을지 판단할 수 있도록 도와주었을 것이다.

그러나 우리는 임상적인 측면에서, 즉 환자에 대한 진찰을 시작하기 전에 여행 이력을 파악하고 환자를 신속하게 격리한 다음, 감염 관리 절차와 질병 관리 센터의 정보를 확인할 시간을 벌었다는 점에서 합격점을 받았다.

훈련은 효과적이었다. 우리는 완전히 실제 상황으로 믿었다. (환자는 수시로 마스크를 내리거나, 직원과 설전을 벌이거나, 병원 임원의 지인이라는 신분을 이용하여 우리를 압박하면서 영화적 사실성을 더했다.) 우리는 우리의 부족한 점에 대해 (그리고 낙타에 대해서도) 알게 되었지만, 나로서는 무엇보다 우리 업무가 얼마나 힘든 일인지 절감하는 계기가 되었다. 댈러스 에볼라 사례에서 보듯이 사소한 실수 하나도 자칫하면 걷잡을 수 없는 결과로 확대될 수 있다. 우리도 문제의 환자를 응급실에서 어슬렁거리며 돌아다니게 만듦으로써, 다시 말해 아무런 낌새도 알아차리지 못한 수십 명의 틈바구니에서 어쩌면 기침을 하며 돌아다니게 만듦으로써 그야말로 비슷한 실수를 저지르기 일보 직전이었다. 훈련은 또 생각할 시간을 갖는 것이 실수를 예방하는 가장 유력한 방법 중 하나임에도 그런 과정을 생략하도록 부추기는 듯한 우리 의료계의 현실을 적나라하게 보여 주었다.

어느 날 아침, 나는 EMR에 있는 받은 편지함을 정리하고 있었다. 받은 편지함에는 내가 환자와 관련해서 지시했던 검사 결과를 비롯하여 간호사의 오더와 사회 복지사의 메모, 약물 재조제에 관한 요청, 환자의 편지, 수련의가 나의 결재를 받기 위해서 보낸 기록지, 내가 담당하는 환자의 응급실 방문 사실을 통보하는 알림, 직원이 보낸 메일, 전문가의 조언 등이 들어 있었다 — 대부분 내가 담당하는 환자나 나와 관련된 것들이었다.

　어떻게 생각하면 메일 상자는 환자의 안전과 관련해서 엄청난 발전을 보여 준다. 전자 의무 기록 시스템이 등장하기 이전까지 의사는 자신이 지시한 검사의 결과를 적극적으로 색출해야 했다. 검사 결과를 추적하는 작업이 전적으로 의사 개개인의 기억이나 해야 할 일 목록에 의존하여 이루어졌기 때문이다. 다른 부서와 업무 조율을 위한 몇 차례의 긴 통화와 세 번의 회의 참석, 환자들로 가득 찬 대기실이나 병실, 늦은 밤까지 지속되는 당직 근무 — 또는 늦은 밤의 파티 — 를 생각해 보자. 얼마나 자주 무언가를 놓칠 수 있을지 금방 짐작할 수 있다. 게다가 꼭 많은 것을 놓쳐야만 재앙이 일어나는 것도 아니다 — 초기 암 소견을 보이는 유방암 검진용 엑스레이 사진이나, 치명적인 부정맥을 초래할 수 있는 높은 칼륨 수치, 다른 누군가에게 전염될 수 있는 임질 감염을 놓쳤다고 생각해 보자.

EMR은 검사 결과를 각각의 의사에게 연결해 준다. 내가 환자와 관련해서 지시하는 모든 검사는 검사가 완료됨과 동시에 자동으로 내 메일 상자로 전송된다. 그리고 내가 승인하기 전까지는 아무것도 저장될 수 없다. 이론적으로는 그야말로 멋진 시스템이지만 현실의 메일 상자는 마치 다루기 힘든 야수와 같다. 나는 검사를 지시할 때 늘 신중하려고 노력하는데 내가 아무리 애써도 정리해야 할 검사 결과는 끊임없이 쌓여 간다. 메일 상자를 완벽하게 정리하는 것은 나와 내 동료들에게는 일종의 성배와 같은 목표인 동시에 절대로 실행 불가능한 목표이기도 하다. 언제나 정리하는 것보다 훨씬 많은 검사 결과가 쏟아져 들어오기 때문이다. 메일 상자는 가득 찬 상태에서 더욱 가득 찬 상태로 몸집을 부풀려 갈 뿐이며, 메일을 정리하는 작업은 몇 시간씩 소요된다.

단 하나의 검사 결과를 확인하는 작업도 생각보다 많은

단계를 거친다. 내가 환자를 진찰한 시점과 EMR에 검사 결과가 표시되는 시점 사이에는 보통 시차가 존재하기 때문에 검사 결과를 제대로 평가하기 위해서는 해당 환자의 차트를 가져와서 내가 최근에 메모한 기록을 찾아보고, 환자의 임상 상태를 상기하기 위해 기록해 놓은 것을 다시 읽어야 한다. 검사가 혈당에 관련된 경우에는 이전에 시행한 검사 결과들과 비교해야 한다. 콜레스테롤에 관련된 경우에는 콜레스테롤 수치에 따라 어떤 조치를 할지 결정하기 위해 심장 위험률 계산기를 꺼내 들어야 할 수도 있다(그리고 이를 위해서는 필수적으로 나이와 성별, 혈압, 흡연 여부와 같은 추가적인 정보들도 수집해야 한다). 어떤 검사 결과는 전문가에게 조언을 구하도록 요구한다. 어떤 검사 결과는 치료 약물을 변경하도록 요구하는데 그러자면 새로운 처방전을 작성해서 발송해야 할 뿐 아니라 환자에게 전화해서 약물 변경 문제를 논의해야 한다. 그러면 환자는 지난번에 방문했을 때 깜빡하고 미처 언급하지 못한 세 가지 정도의 문제를 기억해 내기도 한다. 그렇게 통화를 마친 다음에는 대화 내용과 새로운 조치 사항을 차트에 기록한다. 단 하나의 검사 결과를 처리하는 데 15분이 걸릴 수도 있는 이유다.

주기적으로 나는 석 잔의 커피로 무장한 채 메일 상자의 모든 이메일을 정리하기 위해 공격에 나선다. 그러나 승리는 잠깐뿐이다. 몇 분도 지나지 않아 또 다른 메일들이 속속 도착한다. 이튿날이 되면 이미 10여 개가 쌓여 있을 정도다. 환자를 보는 한 검사는 매일 늘어날 수밖에 없다. 한때 나는 시시포스를 부러워하기도 했다. 그가 매일 지겹도록 언덕으로 밀어 올린 바위는 적어도 같은 바위였기 때문이다. 반면에 의사는 수많은 바위에 둘러싸여 있으며, 혹시라도 놓칠 때는 바위 하나하나가 환자에게 ─ 소송에 휘말릴 때는 내게도 ─ 치명적인 결과를 초래할 수 있다.

어느 날 내가 속도와 집중력 사이에서 균형을 유지하려 애쓰며 메일 상자를 정리하고 있을 때였다. 나는 코끼리처럼 많은 양의 인슐린 제제를 처방했음에도 여전히 매우 높은 수치를 보이는 에밀 포르테로의 포도당 검사 결과를 발견했다. 그는 수십 년째 당뇨병을 앓았고, 그로 인해 이미 한쪽 다리와 시력 대부분을 잃은 상태였다. 게다가 당뇨로 인한 혈관병이 심해지면서 인공 보형물이 잘 맞지 않게 되어 이제는 주로 휠체어를 이용하고 있었다. 그의 신장도 타격을 입었기에 나는 그가 조만간 신장 투석까지 받게 될까 봐 걱정하던 참이었다.

검사 결과와 관련해서 그에게 전화하기 전 나는 그의 인슐린 투여량을 최근에 어떻게 조정했는지 확인하기 위해 그의 차트를 열어 보기로 했다. 포르테로 씨는 고질적인 당뇨병과 그로 인한 여러 합병증 때문에 수시로 병원을 드나들었다. 그의 전자 차트는 이런 사실을 증명하듯 로딩 시간이 오래 걸렸다. 30초가 넘도록 빙빙 돌아가기만 하는 로딩 표시를 하릴없이 바라보던 나는 결국 초조함을 견디지 못하고 포르테로의 차트가 로딩되는 동안 검토 대기열에 있는 다음 환자 하산 잘로의 검사 결과를 확인하기로 했다.

잘로 씨는 불과 1년 전에 당뇨병 진단을 받았고 그 뒤로는 기존의 생활 방식을 완전히 바꾸었을 정도로 열심히 노력하는 중이었다. 그는 주식으로 먹던 백미를 끊었다. 염소 스튜도 밥상에서 사라졌다. 달콤한 바클라바baklava*도 과거의 음식이 되었다. 오렌지 맛 환타도 목록에서 없어졌다. 이제 그는 매일 〈녹즙〉을 갈아 마시며 콩과(科) 채소를 주식처럼 먹었다. 1년 전 진단을 받을 당시에 그는 두 가지 약을 이용해서 당뇨를 관리해야 했으나 이제는 그중 하나를 끊은 상태였고, 나머지 하나도 끊는 과정에 있었다.

잘로의 단출한 의료 차트는 포르테로의 그것보다 로딩 시간이 훨씬 짧았기에 나는 그에게 먼저 전화하기로 했다. 「좋은 소식입니다!」 내가 말했다. 「혈당 수치가 낮게 잘 유지되고 있어요. 그동안의 노력이 보상을 받은 것 같습니다. 이제는 약물 치료를 완전히 중단해도 될 것 같아요.」 당뇨병 같은 질환과 관련해서는 환자에게 전적으로 좋기만 한 소식을 전하는 경우가 별로 많지 않기 때문에 이런 식의 통화는 그만큼 감격스러울 수밖에 없었다.

잘로 씨 또한 마냥 행복해했다. 「꿈만 같군요.」 그는 전화기에 대고 거의 노래를 불렀다. 「당과 관련해서 처음으로 좋은 소식을 들었습니다.」

처음이라고?

「오프리 박사님, 정말 기뻐요! 당장 주사기를 몽땅 쓰레기통에 버려야겠어요. 인슐린과는 이제 작별입니다!」

* 견과류, 꿀 등을 넣어 파이같이 만든 중동 음식.

주사기라고? 인슐린은 또 뭐지? 이런.

나는 렌즈콩을 먹고, 케일 전향자이며, 매우 날씬한 잘
로 씨가 아니라 인슐린에 의존해야 하고, 다리를 절단했으
며, 비대하고, 휠체어가 필요하며, 시력을 거의 잃어버린 포
르테로 씨에게 전화했음을 깨달았다. (서로의 차이가 너무나
도 명백한 2명의 환자를 혼동하는 것은 EMR이라는 몰개성
적인 디지털 세상에서만 일어날 수 있는 일이었다.) 이제 나
는 철회 — 그것도 두 가지 측면에서 — 를 해야 했다. 먼저
포르테로 씨에게 그를 다른 환자와 혼동하는 실수를 했다고
고백해야 했다. 그런 다음에는 좋은 소식이 거짓 경보였다는
사실도 이야기해야 했다. 그의 당 수치가 전혀 낮지 않으며
오히려 맥이 빠질 정도로 — 심지어 어떻게 할 수 없을 정도
로 — 높다고 말해야 했다.

나는 심심한 사과의 뜻을 전했고, 우리는 그의 상황에
관해 이야기하며 그가 내디딜 만한 작은 발걸음과 달성할 만
한 작은 목표를 찾기 위해 노력하면서 10분 정도를 더 통화
했다. 나는 그에게서 긍정적인 부분을 찾아 이야기해 주고
싶었지만 찾기가 쉽지 않았다.

나는 2개의 차트를 동시에 열어 놓음으로써 함정에 빠
졌다. 쉽게 말해 나는 그야말로 어리석은 짓을 한 것이다. 동
시에 두 차트를 여는 것은 절대로 해서는 안 되는 행동이다
— 나도 알고 있다! 심지어 나 스스로가 내 밑의 수련의들과
학생들에게 지겨울 정도로 강조하는 내용이기도 하다. 그런
데도 나는 그러한 짓을 벌였고, 그로 인해 실수를 저질렀다.

7장 공식적으로

나는 잘로 씨의 약을 포르테로 씨에게 잘못 처방할 수 있었고, 그 결과 전산 시스템을 통해 잘못된 처방전이 약국에 그대로 전송될 수도 있었다. 그랬다면 포르테로 씨는 아마도 그 약을 먹었을 것이다. 수시로 바뀌는 지극히 많은 약을 먹는 그로서는 당뇨 약 하나가 추가된 사실을 알아차리기가 쉽지 않기 때문이다.

그러나 포르테로 씨의 신장은 잘로 씨가 복용하는 약을 감당할 만큼 건강하지 않았다. 그런 상황에서 잘못 추가된 하나의 당뇨 약은 치명타가 될 수 있었다. 즉 신독성 상해는 포르테르 씨의 부실한 신장을 신장 투석의 단계로 몰아붙이기에 충분했다.

나는 사용자(나 자신)가 이 같은 실수의 주된 동인(動因)이었음을 인정한다. 하지만 EMR이 일정 부분 기여한 것도 사실이다. EMR은 너무 복잡하고 느린 동시에 터무니없을 정도로 사용하기가 쉽다. 종이 차트의 세계에서는 문을 고정할 수 있을 정도로 두꺼운, 예컨대 포르테로 씨의 것과 같은 차트를 잘로 씨의 것처럼 얇은 중편 소설 두께의 차트와 혼동하는 일이 애당초 불가능할 일이다.

자칫 모든 문제를 EMR과 기술 탓으로 돌리기 쉽다. 전산 시스템을 사용하면서 겪는 좌절은 우리의 일상 경험에서 부각될 수밖에 없기 때문이다(많은 경우에 이런 기술이 달성할 수 있는 수많은 놀라운 과업보다 훨씬 부각되어 보이기도 한다). 그렇지만 기술은 결국 도구에 불과하며 우리 의료계 종사자들은 — 환자와 사회 전반의 의견을 취합해서 — 이들 도구를 어떻게 사용할지 결정해야 한다. 로버트 웍터 교수가 댈러스의 에볼라 사례에 관한 논평에서 말했듯이 〈우리는 이 훌륭한 도구들을 이용해야 하지만 이 도구들이 의술을 행하는 것은 아니라는 사실을 잊지 말아야 한다. 우리가 하는 것이다.〉[10]

EMR 시스템은 의료를 개선하는 많은 놀라운 일을 해냈다. 차트를 분실하거나 엑스레이 사진을 찾지 못하던 시절에 비하면 모든 의료 기록을 한곳에 위치시킨 것만 하더라도 기념비적인 발전이다. 무엇보다 수수께끼 같은 손 글씨나 커피 얼룩, 태국산 붉은 카레 자국으로부터 자유로워진 명백히 진일보한 시스템이다. 게다가 추가적인 정보가 필요할 때 EMR은 정보를 찾아 자료실로 뛰어가는 대신에 신속하게 인터넷상의 자료에 접근할 수 있도록 도와준다.

EMR은 또 개체군 분석을 가능하게 하는 훌륭한 기능을 통해 의료 환경을 개선했다. 일례로 병원은 모든 당뇨병 환자를 조사해서 안과 의사를 만난 지 1년이 넘었거나 콜레스테롤 수치가 너무 높은 환자를 파악할 수 있다. 이는 병원 측에서 안과 의사를 추가로 고용하거나 당뇨 환자의 식단 교육에 대한 투자를 늘려야 하는지 파악하는 데 도움이 될 수 있다. 이런 유형의 분석은 또 다양한 의료 개입이 소기의 결과로 이어지는지도 보여 줄 수 있다. 예컨대 병원이 간호사를 늘려서 퇴원한 환자들 집에 전화하게 한다면 재입원율이 줄어들까?

물론 EMR이 의료 품질을 저하시키고 실수를 유발할 수도 있다. 부담스러운 사용성은 의사와 간호사에게 어쩌면 위험할 수 있는 지름길을 강요한다. 경보 피로는 법적 책임이 유발한 세부 사항의 바다에서 헤엄치느라 그들이 중요한 경보를 놓칠 수 있음을 의미한다. 청구 목적으로 요구되는 진단 코드가 진단 과정을 왜곡할 수도 있다. 복사해서 붙여 넣는, 이른바 복붙 기능은 아무도 읽지 않는 온라인상의 〈서비스 약관〉과 비슷한 방대한 기록만 양산한다.

하지만 내가 생각하는 가장 심각한 문제는 진찰실에서 환자가 아닌 컴퓨터가 가장 중요하게 취급되는 현실에서 발생한다. 실제로 컴퓨터 화면에 시선을 고정한 채 진정한 대화를 나누기란 거의 불가능하다. 내가 이런 의사소통 문제를 개탄하는 이유는 환자와 주고받는 시시콜콜한 대화가 의료 행위에서 가장 재미있는 부분이라고 생각하기 때문이 아니다. 내가 의사소통 문제를 안타까워하는 이유는 환자와의 대화가 의료 실수를 줄이기 위한 우리의 가장 강력한 전략 중 하나이기 때문이다. 대화가 모든 문제에 대한 데우스 엑스 마키나deus ex machina*는 아니지만 그런데도 의료진과 환자 사이에 좀 더 원활한 의사소통이 이루어졌더라면 내가 이 책을 쓰기 위해 검토했던 거의 모든 의료 실수를 막거나 피해를 최소화할 수 있었을 것이다. 실제로 제이의 사례는 수차례에 걸쳐 의사소통이 원활하지 못한 모습을 보여 준다. 의료진은

* 고대 그리스 연극에서 쓰인 무대 기법의 하나로 기중기와 같은 것을 이용하여 갑자기 신이 공중에서 나타나 위급하고 복잡한 사건을 해결하는 수법.

그들의 진단상 추론이나 치료 과정을 설명하는 부분에서 제대로 소통하지 않았다. 타라가 그들에게 어떤 이야기를 하고자 할 때도 귀담아듣지 않았다.

의료진이 끊임없이 악화되고 있는 환자의 임상 상태보다 (정상 범위 안에 있던 산소 포화도 측정계나 음성으로 나온 흉부 엑스레이 사진 등) 기계가 보여 주는 수치를 중시하는 듯한 모습을 보이는 가운데 기술도 실수에 일조했다. 이른바 객관적인 측정은 병상에 누워 있는 환자의 실제 상황과 전혀 다른 환자의 이미지를 만들어 냈다. 댈러스의 에볼라 사례에서 기술과 책임을 둘러싼 로버트 웍터 교수의 논평은 여기에도 그대로 적용된다. 〈그것들 ─ 기계들 ─ 이 의술을 행하는 것이 아니다. 우리가 하는 것이다.〉

매우 세심한 치료를 받았더라도 제이는 분명 사망했을 수도 있다. 그는 어쨌든 매우 심각한 유형의 백혈병을 앓고 있었으며 극도로 힘든 화학 치료를 받은 이후에 치명적인 세균에 감염되었다 ─ 동시다발적으로 진행되지 않았더라도 그 모든 하나하나가 치명적인 병이었다. 하지만 그에 대한 의료 행위가 그 어떤 기술적인 마법으로도 극복할 수 없는 허울뿐인 의사소통 때문에 손상되었음은 의심의 여지가 없다. 제이의 사례에서 실수는 의사소통만이 아니었다. 그런데도 원활하지 못했던 의사소통은 매 단계에서 피해를 키워 나갔다.

8장
죽음이 남긴 것

남편이 바로 눈앞에서 죽는다면 아내는 이후에 정확히 어떤 행동을 할까?

광란의 코드 상황은 이제 해제되었다. 의료진이 보호복과 마스크를 벗으면서 카트와 장비를 챙겨 제이의 병실에서 속속 빠져나갔고 청소 담당자가 대걸레를 가지고 들어왔다.

타라는 복도로 물러났고 제이의 병실 앞에 선 채로 이제 자신이 해야 할 일에 대해 생각했다. 그녀는 병실 문 옆에서 벽에 기대어 털썩 주저앉았다. 다른 누군가에게 전화를 해야 할까? 서류를 작성해야 하나? 이 자리를 지키면서 기다려야 할까? 기다린다면 누구를 또는 무엇을 기다려야 하지? 제이가 처음 입원했을 때 받았던 겉만 번드르르한 〈안내 책자〉에는 지금 이런 상황에 대한 어떠한 언급도 없었다. 견딜 수 없는 절망감은 다리 근육의 마지막 기능까지 앗아 가 버렸고 그녀는 자신이 혹시 리놀륨 바닥 위로 녹아내려 갈색과 베이지색, 회색의 산업용 얼룩으로 사라지는 것은 아닐까 하는 생각이 들었다.

타라는 남편의 사망 직후에 찾아온 이 짧은 시간 동안 자신이 무엇을 해야 하는지는 알지 못했지만 불행하게도 제이에게 무슨 일이 일어났는지는 정확히 알고 있었다. 그녀는 사후(死後) 절차에 대해 정확히 알고 있었다. 자신도 간호사로 근무하면서 그와 같은 일을 해 왔기 때문이다. 슬픔에 빠진 가족들이 병실 밖으로 이끌려 나가자마자 시신을 준비시키는 것은 간호사의 일이었다. 타라는 자신이 갑작스러운 고독에 매몰된 사이 벽 반대편에서 일어나고 있을 일을 떠올리며 몸서리쳤다. 심지어 머릿속에서 몰아내려는 그녀의 노력에도 불구하고 그 이미지들은 점점 더 잔인해지고 뚜렷해졌다. 타라의 눈에 피와 토사물, 대소변 같은 체액을 닦아 내는 간호사들이 보였다. 정맥 주사 바늘을 뽑고 심전도 리드를 제거하는 간호사들이 보였다. 그녀는 그들이 조심스럽게 작업해 주기를 바라면서도 그들에게는 그것이 단지 하나의 일일 뿐이라는 사실을 알고 있었다. 그들은 아마도 제이의 시신에서 불필요한 테이프와 거즈를 제거하면서 곧 있을 휴가에 관한 이야기를 나눌 수도 있다. 설령 업무는 정중하게 수행하더라도 환자가 엿들을 수 없음을 알기에 지난주에 있었던 데이트에 관한 이야기를 하거나 그들의 빡빡한 업무 일정에 대해 서로를 위로할 수도 있다.

타라의 눈에 그들이 비닐로 된 시신 운반용 자루를 시신 밑으로 밀어 넣기 용이하도록 처음에는 왼쪽으로, 그다음에는 오른쪽으로 제이를 굴리는 광경이 들어왔다. 피로 얼룩진 시트를 잡아당기면서 그들은 어쩌면 구내식당 천장에서 본 우스꽝스러운 어떤 것 때문에 웃고 있을 수도 있다. 한 간호사가 병원 신분증을 가진 모든 사람에게 15퍼센트 할인을 제공하는 길 건너편에 새로 생긴 레바논 식당을 추천하는 와중에 제이의 팔이나 다리 중 하나가 침대 밖으로 삐져나올 수도 있다. 그 간호사들에게 시신을 준비시키는 것은 단지 하나의 일일 뿐이다.

타라에게 가장 끔찍했던 부분은 마지막으로 진행될 일을 상상하는 것이었다. 간호사들에게는 코드 상황 때문에 중단했던 정규 업무를 재개하기 전에 마지막으로 해야 할 일이 있다. 바로 시신 운반용 자루의 지퍼를 올리는 일이다. 그 일은 제이의 발치에서 시작된다. 어쩌면 첫 번째 시도에서 지퍼가 걸릴 수도 있다. 그러면 간호사들은 얼굴을 찡그려 가면서 힘주어 양쪽 지퍼 자락을 잡아당길 것이다. 그런 다음에는 잠깐 애를 먹겠지만 결국에는 지퍼의 첫 번째 이빨을 맞물리는 데 성공할 거다. 그러고 나면 지퍼가 위쪽으로 쭉 채워지고 제이의 시신이 차츰 하얀 비닐에 묻힐 것이다. 간호사들은 가슴을 지나 얼굴 쪽으로 다가갈수록 조심해서 지퍼를 올리고, 마지막 단계에 이르면 그들이 한순간에 지퍼를 획 잡아당기며 그렇게 제이의 얼굴은 자루에 묻힐 것이다.

「나는 공기가 통하지 않는 하얀 시신 보관용 자루 안에서 결국 어둠이 그를 집어삼킬 거라는 사실을 알고 있었어요.」타라가 당시를 떠올리며 말했다. 「내가 내내 어루만지고 키스하며 껴안던 얼굴도 그 어둠에 집어삼켜졌어요. 제이가 자루 안에서 숨을 쉬지 못할 거라는 생각에 나는 점점 숨을 쉴 수가 없었어요. 극심한 두려움과 슬픔이 나를 죽음으로 몰아가고 있다는 생각이 들었죠.」

타라는 벽을 사이에 두고 반대쪽에서 시신 운반용 자루에 갇혀 숨을 쉬지 못하고 있을 제이 생각에 차마 그대로 서 있을 수가 없었다. 더 그대로 있다가는 자신이 폭발할 것 같았다. 여기에는 그녀를 위한 것 ─사람이든 장소든─이 아무것도 없었다. 그녀는 비틀거리며 복도를 걸어서 병원을 벗어났다. 그녀가 안심할 수 있는 장소는 실제로 딱 한곳밖에 없었다. 동시에 그녀를 이해해 줄 수 있는 유일한 곳이기도 했다. 바로 응급실이었다.

그녀는 어찌어찌 차를 운전하여 자신이 근무하는 병원에 도착했다. 비틀거리며 환자 분류실에 들어섰고 가장 먼저 마주친 간호사에게 쓰러졌다. 「죽을 것 같아요.」 그녀가 말했다. 동료들은 타라를 부축해서 신속하게 조용한 검사실로 데려갔고 그녀를 둘러싼 채 안심시켰다. 누군가가 그녀의 활력 징후를 확인한 뒤 서둘러 수액 주사를 놓기 시작했다.

「제이가 죽었어요.」 그녀가 흐느끼며 그들에게 말했다. 「아니, 살해당했어요! 제이는 살해당했어요.」 자신을 보살피던 의사와 간호사가 주고받는 눈빛이 보였으나 그녀는 그치지 않았다. 「나는 미치지 않았어요.」 그녀가 애원하듯 말했다. 「병원 사람들이 제이를 죽였어요.」 그녀는 응급실 동료들을 만나자 비로소 안심되었고 그동안 참아 왔던 불만과 눈물을 쏟아 냈다. 영원히 끝나지 않을 것 같던 어떤 것 안에서 처음으로 자신이 안전하다고 느꼈다. 마침내 그녀는 자신을 절대로 죽게 내버려 두지 않을 사람들과 함께 있었다. 설령 본인이 원하더라도 그들은 절대로 그녀를 죽게 내버려 두지 않을 것이다.

한 간호사가 정맥 주사에 주입기를 연결했고, 타라는 곁눈질로 투명하고 기름기가 섞인 주사약을 발견했다. 진정제인 아티반이었다. 「0.5밀리그램만 놓아 줘요.」 타라가 힘없이 말했다. 「1밀리그램을 다 놓으면 내가 견디지를 못할 것 같아요.」 다른 간호사가 그녀를 껴안고 얼굴을 쓰다듬어 주는 사이에 병실은 검은 틈새로 좁아졌고, 그녀는 납처럼 무겁고 숨 막히는 잠에 빠져들었다.

사샤는 중국에서 집에 도착하기까지 꼬박 사흘이 걸렸다. 연결 항공편을 놓치면서 열다섯 살의 나이에 엄마와 연락도 되지 않는 상태로 상하이에서 발이 묶였기 때문이었다. 그녀는 여전히 아빠가 암 진단을 받았다는 최근 소식을 실감하지 못하는 중이었고, 여전히 갑작스러운 여행 중단 사태를 받아들이려고 노력하는 중이었다. 사샤는 제이의 기지를 물려받았다. 그녀는 아빠가 비상시에 쓰라고 준 신용 카드로 방을 예약하고, 호텔에 찾아갈 방법을 알아냈으며, 비행기 일정을 변경했고, 72시간 만에 미국에 도착했다 — 비록 시차 적응이 안 되고 진은 빠졌지만 무사히 돌아왔다.

타라는 승합차에 꼭꼭 눌러서 태우고 온 많은 가족과 함께 공항에서 기다리는 중이었다. 공항에 오는 2시간 동안 가족의 부축을 받고 그들이 머리까지 빗겨 주어야 할 정도로 거의 혼수상태나 다름없었지만, 그녀는 사샤를 기다리고 있는 끔찍한 소식을 전하기 전에 그녀에게 자신의 여행에 관해 이야기할 시간을 주고 싶다는 의사를 밝혔다. 타라는 사샤에게 잠깐이라도 정상적인 일상의 유예를 주고 싶었다. 그녀의 인생에서 결정적인 이정표가 될 10대 시절의 도전적인 경험과 성취감을 — 인생을 결정짓는 훨씬 큰 경험의 모루가 그녀에게 떨어지기 전에 — 음미할 기회를 주고 싶었다.

집으로 오는 길에 사샤는 중국에서 겪은 일을 기억할 가치가 있는 것부터 평범한 것까지 하나하나 세세하게 풀어놓았다. 그녀는 뒷좌석에서 타라와 타라의 여동생 사이에 끼어 있었는데 이는 세심하게 계획된 배치였다. 사샤는 엄마의 선물로 섬세하게 장식된 차 상자를 건네며 자신이 중국에서 경험한 음식과 언어에 관련된 모험(그리고 자잘한 사고)에 대해 쉴 새 없이 떠들었다. 중국에서 머물던 민박집 가족들은 물론이고 시내 운전자들 사이에서 선호되는 무모한 운전 기술에 관해서도 이야기했다. 그에 반해서 사원은 그녀가 이제껏 경험했던 그 어떤 것보다 평화로웠고 승려들과 함께 보낸 시간은 감동적인 동시에 강렬했다고 전했다.

타라의 막내 남동생은 승합차를 운전하는 중이었다. 그들의 계획은 한 시간 뒤에, 즉 중간쯤 다다랐을 때 그가 타라에게 신호를 보내는 것이었다. 그에 맞추어 타라가 대화 주제를 바꿀 예정이었다. 어느 시점에 이르러 남동생이 룸 미러 속에서 계속 눈썹을 찡긋거렸으나 타라는 꼼짝도 하지 않았다. 타라는 도저히 자신의 손으로 딸아이의 세상을 무너트릴 수 없었다. 딸에게 그녀를 중국에서 집으로 데려와야 했던 이유가 아빠가 아프기 때문이 아니라 아빠가 돌아가셨기 때문이라고 도저히 이야기할 수 없었다. 3주 전에 공항에서 아빠가 그녀에게 해주었던 작별의 포옹이 마지막이었다고, 아빠의 마지막 손길이었다고, 이제는 영영 느낄 수 없게 되었다고 이야기할 수 없었다.

타라는 자신의 자리에서 고민에 휩싸였다. 엄마라는 사람이 어떻게 자식에게 그런 고통을 줄 수 있을까? 그때였다. 사샤가 가방을 열더니 사원에서 구한 양피지 두루마리를 꺼냈다. 복잡한 문자로 인쇄된 중국의 기도문이었다. 「아빠에게 줄 선물이에요.」 딸아이가 말했다.

타라는 더 미룰 수 없었다. 그녀는 〈더는 엄마이기를 고집할 수 없었어요. 나는 간호사가 되어야 했어요〉라고 회상했다. 내부에서 간호사 모드 스위치가 켜지자 그녀를 무기력하게 만들었던 슬픔이 일시적으로 물러났다. 타라는 사샤에게 제이의 백혈병 진단과 화학 요법, 열증에 관해 설명했다. 그런 와중에도 계속 현재형 동사를 사용하기 위해 주의를 기울였다. 그녀는 그들 부부가 처음에 사샤에게 알리지 않은 이유를 설명했다. 「우리는 네가 중국 여행을 즐기기를 원했고, 그래서 너에게 아빠가 화학 요법을 받고 있음을 알리고 싶지 않았어.」 그녀가 말했다. 「네가 집에 돌아올 즈음에는 아빠가 단지 민머리에 조금 수척해지고 약간 허약해져 있을 거로 생각했단다.」

사샤에게 이야기를 하던 도중에 타라는 제이의 백혈구 수치가 아주 조금 낮게 나왔을 뿐임에도 그토록 적극적으로 건강 평가를 받고자 했던 자신의 행동에 불현듯 후회가 밀려들었다. 그녀가 골수 생검을 고집한 까닭에 제이는 조기에 백혈병 진단을 받고 치료 기회를 얻을 수 있었다. 하지만 그녀의 이런 고집은 제이에게 그를 죽음으로 이끈 지옥과 같은 치료를 선사하기도 했다. 그녀가 의사들에게 골수 생검을 밀어붙이지 않았더라면, 그래서 진단이 몇 주만 늦게 나왔더라면 제이는 아직 살아 있을지도 모른다. 설령 진단이 지연되어 백혈병이 악화되고 그 결과 제이가 몇 달밖에 살지 못하게 되었더라도 적어도 사샤는 아빠와 작별할 기회를 가질 수 있었을 것이다.

숙련된 간호사로서 그녀는 자신의 감정을 제쳐 놓아야 했다. 타라는 비전문적인 용어를 이용해서 사샤에게 아빠가 열증과 감염증이 심했고 호흡 곤란이 갈수록 심해졌다고 설명했다. 다만 의사들과 간호사들이 아무런 도움을 주지 않은 부분에 대해서는 일부러 언급하지 않았다 — 그녀는 그 문제로 자신의 딸에게도 똑같은 짐을 지우고 싶지 않았다. 「아빠는 감염증에 맞서 최선을 다해 싸웠단다.」 그녀가 말했다. 「하지만…… 정말, 정말 너무 미안해. 아빠는 돌아가셨어.」

타라의 기억에 의하면 사샤의 반응은 즉각적이었다. 딸은 안색이 창백해졌고 눈동자가 심하게 흔들렸다. 호흡이 너무 빨라져서 거의 기절할 듯이 보였다. 뒤이은 가혹한 침묵 속에서 타라는 사샤의 손을 잡고 거짓말을 했다. 「아빠는 전혀 고통스러워하지 않았어.」그녀가 딸에게 말했다.「평온하게 잠들 듯이 눈을 감으셨단다.」

「내가 할 수 있는 것은 그게 전부였습니다.」타라가 내게 말했다.「남편이 서서히, 고통스럽게 죽었다고 말해야 했을까요? 연신 도움을 청하고 그런데도 매번 거절당한 끔찍한 상황을 딸에게 이해시키는 것이 맞았을까요?」

타라는 사실도 이야기했다. 사샤에게 제이가 마지막으로 남긴 말이 그녀와 크리스를 매우 사랑한다는 내용이었다고 말했다. 제이가 죽기 전날 밤에 자신이 그녀가 보낸 이메일을 제이에게 읽어 주었으며 생생한 묘사가 그를 웃게 했다고도 말했다. 또한 제이가 그녀를 매우 자랑스럽게 여긴다는 말을 했다고도 전했다. 집으로 가는 이후의 시간 동안 사샤는 이제는 아버지에게 줄 수 없게 된 기도문을 이쪽 손에서 저쪽 손으로 계속해서 옮겨 쥐며 손에서 놓지 않았다.

네 줄의 군용 휘장으로 장식된 제이의 해군 예복이 침대 위에 가지런히 펼쳐져 있었다. 제이와 마찬가지로 해군으로 복역했기에 타라는 예복을 조합하는 법에 대해 매우 잘 알았지만 장례식 당일인 그날 아침에는 견장과 휘장을 예복에 적절히 코디하는 일은 고사하고 그냥 서 있기조차 힘에 겨웠다. 장례식 풍경을 상상하는 것만으로도 정신이 아득해졌다. 제이의 얼굴 위로 닫힐 관 덮개를 생각하면 그가 호흡 곤란으로 힘들어하던 끔찍한 기억이 떠올랐다. 그리고 그가 고통으로 몸부림치던 기억이 머릿속에 펼쳐질 때마다 타라 역시 거의 기절하기 직전까지 호흡 곤란을 겪었다. 그녀는 집을 나서기 전에 아티반 한 알을 복용했다. 그녀로서는 장례식을 이겨 낼 수 있는 유일한 방법이었다.

타라가 그날을 회상했다. 「옅은 회색 관의 옆면 너머로 제이의 얼굴이 보이자 나는 더할 수 없는 공허함을 느꼈어요. 미 해군의 감청색 예복을 입고서 아무런 미동도 없이 제이가 거기에 누워 있었죠. 피부는 여전히 보라색이었고 반점들도 그대로였어요. 생존을 위한 사투를 벌인 흔적들이었습니다.」영원한 안식이란 조롱처럼 보였다. 사샤가 아빠의 품에 중국 기도문이 적힌 두루마리를 조심스럽게 내려놓는 모습을 보면서 그녀는 평정을 유지하기 위해 안간힘을 써야 했다.

장의사가 관으로 다가갔고, 타라는 갑자기 제단 주변이 빙빙 돌기 시작한다고 느꼈다. 그녀는 일주일째 거의 아무것도 먹지 않은 상태였고, 여기에 공허감이 요동치면서 점점 불안정해졌다. 「나는 제이를 바라보았어요.」 그녀가 회상했다. 「그를 실물로는 두 번 다시 볼 수 없을 거라는 사실을 깨닫기 시작했습니다.」이런 생각이 엄습하자 그녀에게는 주변의 어떤 것도 위로가 되지 않았다 ─ 그녀를 둘러싼 수많은 가족과 친구도, 그녀에게 동정 어린 시선을 보내는 성직자도, 듬직하게 자리를 지켜 주는 제이의 해군 동료들도, 심지어 응급실 동료들의 보호막도 아무런 도움이 되지 않았다.

그녀에게서 걷잡을 수 없는 울부짖음이 터져 나와 돔 모양의 천장에 울려 퍼졌다. 다리에 힘이 풀린 타라는 제이의 관 옆면에 몸을 의지했다. 견고한 관은 그녀를 쓰러지지 않도록 지탱해 주었다. 「이번에도…….」 그녀가 비통한 표정으로 회상했다. 「제이는 내가 약해졌을 때 나를 지탱해 주고 있었어요.」 그녀의 머리에는 병적인 상상이 스쳐 지나갔다. 오로지 그를 가까이 둘 목적으로 이미 경직되고 보라색으로 변한 그의 시신을 집에 숨기는 것이었다. 그녀가 겪고 있던 온갖 유형의 악몽들에 비하면 그다지 괴상할 것도 없어 보였다. 「갑자기 그의 죽음이 명확해졌어요.」 타라가 말했다. 「가혹하지만 부정할 수 없는 사실이었습니다. 나의 가장 절친한 친구이자 연인이며 아이들의 아버지는…… 죽었어요. 아니, 죽임을 당했어요. 자신들의 결정이 돌이킬 수 없는 최후를 불러오리라는 사실을 전혀 몰랐던 사람들 때문에요.」

성조기로 덮인 제이의 관이 군대식 장례 절차에 따라 공동묘지로 옮겨졌다. 무덤가에 관을 내려놓은 군인들이 엄숙하고 절도 있는 동작으로 성조기를 접는 동안 해군 나팔수가 연주하는 애달픈 〈진혼곡Taps〉이 울려 퍼졌다. 군인들의 절도 있는 경례가 끝나자 그중 한 명이 뒤로 돌아서 타라 앞에 무릎을 꿇었다. 타라는 〈영화에서 본 것과 똑같았어요〉라고 회상했다. 군인은 〈감사하는 국민의 마음을 대신하여……〉라고 말하기 시작했고, 그것은 봇물을 터트리기에 충분했다. 타라는 제이의 무공을 기리는 어떠한 말도 들리지 않았다. 성조기를 가슴에 꼭 끌어안은 채 오직 눈물만 흘렸다. 제이의 죽음 때문이 아니었다. 그 오랜 세월 동안 제이가 감수한 희생 때문이었다. 감사하는 국민에게 이바지했을지 모를 끝없는 파병은 제이를 가족과 떼어 놓는 데도 이바지했다. 끊임없이 계속된 군인으로서의 의무는 제이에게서 아이들의 소중한 어린 시절을 함께할 기회를 박탈했다. 해군을 준비된 상태로 유지하는 데 도움이 된 끝없는 훈련은 제이에게 수많은 가족 행사와 평범한 주말을 누리지 못하게 하는 데도 일조했다. 한 번 놓친 시간은 절대로 되찾을 수 없었다.

사람들이 〈어떻게 된 거야?〉라고 물을 때 당신이라면 뭐라고 대답할 것인가? 불쾌한 부분은 빼고 암이라는 비극에 대해 받아들이기 쉬운 줄거리만 제공할 것인가? 아니면 의료 쓰나미를 기대하지 않는, 심지어 선의를 가진 사람들에게 복잡하고 불편하며 지루한 진실을 털어놓을 것인가? 솔직하게 이야기해야 하는 간호사로서 타라는 사탕발림을 그다지 좋아하지 않았다. 따라서 사람들의 질문에 그녀는 정직하게 대답했다.

「나는 있는 그대로 이야기했어요.」 그녀가 말했다. 다만 그런 이야기를 할 때마다 당시의 고통이 되살아났다. 타라는 〈그 이야기를 할 때마다 나는 주체할 수 없을 정도로 몸이 떨렸어요〉라고 회상했다. 「욕지기와 온몸을 관통하는 듯한 두려움에 시달렸어요.」 심지어 이야기를 하지 않을 때도 여전히 당시의 고통에서 벗어나지 못하고 있었다. 「두 눈으로 직접 본 것보다 제이의 죽음을 둘러싸고 머릿속에서 반복되는 환상이 사실은 더 견디기 힘들었습니다.」

엄청난 분노가 치밀었다. 그녀가 생각할 수 있는 거라고는 관련 의료진을 살인죄로 감옥에 보내는 것뿐이었다. 「나는 그들이 범죄를 저질렀다고 생각했습니다. 내가 그의 대상 부전에 대해 경고했기 때문에 그들은 분명히 그가 죽어 가고 있다는 사실을 알았습니다.」 그녀가 말했다. 「그런데도 그들은 아무런 조치도 취하지 않았을 뿐 아니라 호흡 곤란이 그의 쇠약해진 몸을 덮치기 불과 몇 시간 전에는 산소 공급량을 줄이기까지 했습니다.」

몇몇 친구들은 소송을 걸라고 제안하면서 그녀에게 의료 사고 전문 변호사 명단을 주기도 했다. 그렇지만 제이의 사망 이후로 그녀는 며칠 또는 몇 주 동안 계속 상태가 좋지 못했기에 진전된 것은 아무것도 없었다. 「나는 관련 정보를 내가 적어 놓았다는 사실을 알았어요.」 타라가 내게 말했다. 「그런데 나중에 막상 그 이름들과 수치들을 보니 내가 쓴 글씨임에도 알아볼 수가 없었어요.」

장례식이 끝난 몇 주 뒤에 타라는 그녀의 어머니가 주로 사용하는 커다란 식탁에 앉아 서류에 파묻혀 있었다. 죽음이 그토록 많은 서류 작업을 수반하는 줄 누가 알았겠는가? 병원 고지서와 보험 서류가 있었고, 은행이나 신용 카드 회사에서 온 서류도 있었으며, 제이의 직장과 퇴직 연금 관련해서 처리해야 할 문제들도 있었다. 군인 보험과 생명 보험 관련해서도 처리해야 할 것들이 있었다. 사회 보장 연금과 차량 관리국에서 온 서류도 있었다. 타라는 온라인 계좌와 비밀번호 문제를 해결할 방법도 찾아야 했으며, 휴대 전화와 이메일 계정과 관련해서도 마찬가지였다. 그야말로 끝이 보이지 않았다.

그녀는 아주 간단한 결정조차 내릴 수 없었다. 「아이큐가 50은 떨어진 것 같았어요.」 그녀가 말했다. 「제이가 죽은 뒤로 나는 거의 읽고 쓰는 것도 못 하게 되었어요.」 서류가 마치 수수께끼 같았다. 숫자는 마치 지독한 환각제의 잔재처럼 종이 위에서 모였다가 흩어지기를 반복했다. 그녀는 어떤 결정을 내리기가 두려웠다. 혹시 잘못 체크하여 자신도 모르는 사이에 재앙에 가까운 재정 문제를 촉발할까 봐 걱정되었다. 그녀는 보험금을 계산하는 문제는 고사하고 조금 전 냉장고 문을 닫았는지에 관해서도 자신을 믿지 못했다.

조금 있으면 사샤와 크리스의 새 학기가 시작될 예정이었다. 그러면 으레 그렇듯이 각종 신청서와 운동부 지원서, 방과 후 수업 승인서, 사친회 요청 등의 문제로 정신없이 바쁜 나날이 시작될 것이다. 게다가 그 모든 제안과 지원을 제공한 호의적인 친구들과 가족들에게 보내야 할 감사 편지도 잔뜩 밀려 있었다. 타라는 〈모든 사람이 도와주고 싶어 했어요〉라고 회상했다. 「하지만 이 죽음이라는 것은 너무나 덧없는 개념이었어요. 집은 사람과 음식으로 가득 차 있었지만 어느 때보다 텅 빈 것처럼 느껴졌죠.」

그녀가 그날 식탁에 앉아 불가해한 서류들에 압도되어 있을 때 그녀의 남동생이 들어왔다. 그는 작은 산 만한 이두근과 흉근을 보유한 보디빌더였다. 그런데도 지금은 발끝으로 살금살금 걷는 중이었다. 거대한 두 손이 작고 털 같은 무언가를 조심스럽게 감싸고 있었다. 얼핏 보기에는 다친 어린 새 같았다. 그는 할 말이 있는 듯 보였지만 끝내 하지 못했다.

대신에 타라 앞에 서서 조용히 자신의 손을 열어 보였다.

거기에는, 남동생의 손바닥 위에는, 제이의 머리카락 한 뭉치가 들어 있었다.

대가족이 단풍나무 아래서 즉흥적으로 이발소를 열고 환자의 세계로 나아가는 제이에게 괴로운 동시에 유쾌한 배웅을 해준 것이 불과 6주 전이었다. 6주의 시간은 잔디에 (그리고 환자에게도) 평생과 같은 긴 시간일 수 있었다. 그 6주 동안 잔디는 세 차례나 깎였고, 부쩍 늘어난 방문객과 가족에게 주차장을 제공했으며, 8월에는 비와 9월에는 이른 바람을 겪은 상태였다. 그런데 어찌 된 일인지 그런 잔디밭에 단 한 뭉치의 머리카락이 그대로 남아 있던 것이다.

타라는 〈남동생이 내 손에 제이의 머리카락을 올려놓을 때 나는 심장이 떨어져 나가는 줄 알았어요〉라고 회상했다. 「덜컥 내려앉은 심장이 그대로 사라진 듯한 느낌이었어요. 나는 눈물이 다 말라 버렸다고 생각했는데 어느 순간부터 이 작고 가냘픈 새를 손에 쥔 채 몸을 떨며 울고 있었어요.」

타라는 제이가 마지막으로 입은 셔츠 안에 머리카락을 집어넣은 뒤 몇 주 동안 자신의 베개 밑에 넣고 자면서 최대한 오랫동안 그의 체취를 느꼈다.

타라가 다시 병원에 발을 딛기까지는 석 달이 걸렸다. 그날은 그녀의 서른여덟 번째 생일이었고, 그녀는 집에서 혼자 지옥 같은 또 다른 하루에 매몰되어 있었다. 그때 한 간호사로부터 절박한 전화가 걸려 왔다. 그날 저녁에 결혼기념일

행사를 하기로 했는데 깜빡 잊고 날짜를 비워 놓지 않았다는 내용이었다. 「타라, 제발 부탁이에요. 나 대신 응급실 근무 좀 서 줘요.」

어떤 면에서 그것 — 타라가 12주째 간호사용 수술복을 입지 않고 있다는 사실을 모르는 누군가로부터의 뜬금없는 막판 대리 근무 요청 — 은 축복이었다. 수간호사는 타라가 이전 수준의 간호 업무 — 코드 상황과 외상 환자를 다루는 일 — 에 복귀할 준비가 되었는지를 확신할 수 없었기에 타라를 내원 환자의 활력 징후를 검사하고 그들에 대한 기초 정보를 입력하는 예진실로 〈좌천〉했다. 그렇게 그녀는 의료계에 고통스러운 재진입을 시작했다. 환자로서 의료 제공자 입장으로의 강제적이고 혼란스러운 변화였다.

타라는 서서히 근무를 늘려 나갔는데 지극히 평범한 의료 업무도 강렬한 기억을 촉발한다는 사실을 깨달았다. 그녀는 혈압계 밴드에 손을 대기만 해도 제이 옆에서 치솟는 심박수와 곤두박질치는 산소 포화도를 보여 주던 모니터가 떠올랐다. 폐렴에 걸린 그의 거친 숨소리가 귀에 들리는 듯했으며, 그럴 때마다 그녀의 기도가 수축되면서 숨이 가빠졌다. 그녀는 늘 목과 턱이 경직되어 있었다. 끊임없이 이를 갈아서 결국에는 2개의 이를 뽑아야 하는 지경에 이르렀다.

타라는 나태한 듯 보이는 의사를 견디지 못했고 그런 의사를 볼 때마다 분명하게 비난의 목소리를 냈다. 게다가 환자의 백혈구 수치가 아주 조금만 이상해도 백혈병을 의심하며 과민하게 반응했다. 다른 직원과 쓸데없는 일로 논쟁을 벌이기도 했다. 쉬는 시간에는 병원 복도를 정처 없이 배회했다. 이런 행동은 그녀에게 제이가 입원했던 병원에 대한 기억을 상기시켰다. 그녀는 자신의 침대에서 숨을 쉬지 못해 분홍색에서 옅은 파란색으로, 다시 보라색으로, 종국에는 죽음에 이르는 제이의 환영에 시달려야 했다. 그럴 때마다 그녀는 몸을 떨면서 가까운 쓰레기통으로 달려가 토할 수 있는 모든 것을 토한 다음에 비틀거리며 자신의 자리로 돌아갔다. 응급실 근무는 그녀의 심장을 벌렁거리게 만들 뿐이었다.

그녀의 심신 상태가 걱정된 한 동료가 그녀를 구급차 주차장으로 불러냈다. 타라가 제이의 죽음에 관련된 환영들이 자신을 괴롭힌다고 털어놓자 그가 말했다. 「짐작하겠지만 당신은 외상 후 스트레스 증후군을 겪고 있을지 몰라요.」

〈내가 외상 후 스트레스 증후군이라는 단어를 참전 군인이나 강간 희생자가 아닌 다른 누군가와 연관 지은 것은 그때가 처음이었습니다〉라고 타라는 회상했다. 「나는 그런 사람들과 동일시되는 것에 부끄러운 마음이 들었고 그와 눈을 마주칠 수 없었습니다. 그러다가 문득 베트남 참전 군인들이 얼마나 쉽게 마약이나 술에 의존했는지 생각났어요. 이 시점의 나는 정신적 고통을 덜 수만 있다면 무슨 짓이든 했을 겁니다.」 그는 외상 후 스트레스 증후군에 특화된 치료사를 추천했고, 그녀는 이름을 받아 적었다.

또한 타라는 자신이 병원 현장에서 멀어질 필요가 있다고 판단했다. 환자들과의 일상적인 업무가 심적으로 너무 힘들었기 때문이다. 타라는 임상 간호사를 교육하는 자리가 났다는 이야기를 듣고 냉큼 기회를 붙잡았다. 간호사를 교육하는 일은 환자들의 환경을 개선함과 동시에 어쩌면 제이에게 일어난 사건 때문에 그녀가 겪고 있던 불안을 해소하는 데 도움이 될 실리적인 어떤 것일 수 있다. 그녀의 결정은 그녀 자신과 환자 모두에게 유익한 계획처럼 보였다.

알고 보니 실상은 전혀 그렇지 않았다. 의료 실수나 실수에 가까운 사례들을 논의할 때 관리자들은 오직 병원의 금전적 책임에만 신경을 쓰는 듯 보였다. 「내게 두 가지 변화가 일어났어요.」 타라가 말했다. 「하나는 부실한 의료 품질에 대한 그들의 무관심한 태도가 나를 열 받게 하고 구역질 나게 만든다는 거예요. 다른 하나는 제이가 목숨을 잃은 병원을 고소해야겠다는 확신을 갖게 된 것이죠.」

대중이 상상하기로 의료 소송은 텔레비전에 나오듯이 피해 환자나 가족이 법정에서 결국 승리하는 극적인 사건이다. 배심원들에게 설득력 있는 법의학적 증거가 공개되면 전체 사건이 멋지게 마무리된다. 즉 정의는 실현되고 악인은 처벌받는다. 하지만 현실 세계의 의료 소송은 그런 결말과 거리가 멀다. 타라도 알게 되겠지만 의료 소송은 피해자가 갈망하는 구원을 좀처럼 제공하지 않는 거대하고 고통스러운 싸움이다. 그녀는 다음과 같은 불편한 결론에 도달했다. 〈제이의 죽음이 그들의 수익에 영향을 미치지 않는 한 그 병원은 아무것도 변하지 않을 것이다.〉

9장
시간에 쫓겨서

잭 애드콕은 잠시도 가만히 있지 못하는 여섯 살배기였고, 런던에서 북쪽으로 90분 거리에 있는 레스터에 살았다. 2011년 쌀쌀한 2월의 어느 날 아침, 그의 부모는 구역질과 설사, 고열 증세를 보이는 그를 지역 보건의에게 데려갔다. 잭은 다운 증후군이었고 관련해서 외과적 수술이 필요한 심장 질환을 앓았기 때문에 감염 문제에 특히 취약했다. 그런고로 지역 보건의는 그를 지역 병원인 레스터 왕립 병원에 입원시켰다. 소아 청소년과 병동에서 잭은 수련의인 하디자 바와-가르바 박사의 보살핌을 받았다.

영국의 의료 연수 체계는 미국의 체계와 다른 용어가 사용된다. 영국의 수련의는 대체로 미국의 4년 차 전공의나 전문의와 비슷하며 수년에 걸친 임상 훈련을 거쳐 병동을 책임지는 사람을 가리킨다. 궁극적으로는 여전히 선임 의사가 책임자(미국 용어로는 주치의, 영국 용어로는 고문 의사)지만 수련의가 일상적인 의료 업무의 상당 부분을 수행한다.

241   9장   시간에 쫓겨서

바와-가르바 박사는 소아 청소년과에서 6년이나 임상 훈련을 쌓았지만 13개월의 출산 휴가에서 막 복귀한 상태였다. 그날은 2명의 동료 수련의가 부재중이었고 그들의 업무를 대신할 사람이 없었기 때문에 바와-가르바 박사는 혼자서 응급실뿐 아니라 소아 청소년과 병동 전체를 맡아야 했다. 그녀를 지도하는 고문 의사도 현장에 없었다. 자신이 당직이라는 사실을 알지 못한 까닭에 다른 병원에서 환자들을 보고 있었기 때문에 그날 오후에나 레스터 왕립 병원에 도착할 수 있었다. 그녀의 팀에 있는 의사라고는 2명의 수련의가 전부였다. 설상가상으로 EMR 시스템도 다운되어 모든 지시를 수동으로 처리해야 했을 뿐 아니라 모든 검사 결과를 일일이 전화를 걸어서 확인해야 했다.

아침에 입원할 때 잭은 무기력한 상태였고 열도 높았다. 입원 시점에 실시한 혈액 검사에서는 유산염 수치가 높게 나왔는데 이는 패혈증이나 탈수증의 징후일 수 있었다. 응급실에서 그를 진찰한 바와-가르바 박사는 그가 극심한 탈수 증상을 보인다는 사실을 발견했다. 그녀가 내린 초기 진단은 바이러스성 위장염에 의한 탈수증이었다. 그녀는 잭에게 수액을 처방하는 동시에 세균성 감염증일 가능성을 배제하기 위해 흉부 엑스레이 촬영과 배양 검사를 지시했다. 수액을 맞은 뒤로 잭은 정신 상태가 호전되었고 그날 늦게는 물을 마시며 노는 모습도 관찰되었다. 이처럼 즉각적이고 긍정적인 반응은 바이러스 감염에 의한 탈수증이라는 초기 진단이 옳았다는 확신을 주었다.

부재중인 2명의 동료 때문에 (그리고 그들을 대신해 줄 인력의 부재 때문에) 바와-가르바 박사는 응급실에 왔다가 입원하는 모든 환자를 진료할 뿐 아니라 소아 청소년과 병동의 모든 환자를 보살피고 있었다. 그 결과 그녀가 감당해야 하는 환자의 수는 거의 70명에 이르렀다. 개중에는 고열에 뇌 수막염이 의심되어 바와-가르바 박사가 그날 요추 천자를 실시해야 하는 매우 위중한 상태의 어린 환자도 있었다.

EMR이 다운되었다는 사실은 모든 검사가 처리 과정에서 평소보다 더 많은 시간이 걸렸음을 의미했다. 여기에 더해서 각각의 검사 결과를 확인하기 위해서는 일일이 전화를 이용해야 했기 때문에 모든 관련 업무가 덩달아 느려질 수밖에 없었다. 정오에 촬영된 잭의 흉부 엑스레이 사진은 평소와 달리 영상 의학과 전문의의 즉각적인 판독을 받지 못했다. 바와-가르바 박사는 오후 3시 무렵이 되어서야 직접 엑스레이 사진을 볼 수 있었고, 잭이 폐렴임을 알아차렸다. 그녀는 잭이 맞고 있는 수액에 항생제를 추가하도록 지시했다. 항생제는 약 한 시간 뒤에 투여되었다.

오전 11시에 의뢰했던 잭의 혈액 검사는 오후 4시 30분이 되어서야 결과가 나왔다(한 수련의는 팀에서 의뢰한 검사 결과를 추적하는 영원히 끝날 것 같지 않은 임무를 맡아 오후 내내 전화기에 매달려 시간을 보냈음이 분명했다). 검사 결과는 잭의 유산염 수치가 감소하기는 했지만 여전히 정상 범위 밖에 있음을 나타냈다.

오후 4시 30분에 병원에 도착한 고문 의사는 바와-가르바 박사와 함께 모든 환자 사례를 검토했다. 두 의사가 만나거나 함께 일한 것은 이때가 처음이었다. 이 같은 시스템에서 고문 의사는 모든 환자를 직접 진찰하지 않고 추가적인 감독이 필요한 복잡한 증상의 환자들만 진찰했다. 바와-가르바 박사는 유산염 수치가 급증했다가 차츰 나아지고 있는 잭의 혈액 검사 결과를 그와 공유했다. 그는 그녀가 자신에게 해당 환자를 봐 달라고 요청하는 것은 아니라고 생각했기에 잭을 직접 진찰하지 않았다. 게다가 잭이 수액을 맞으면서 상태가 호전되는 중이었고, 이제는 혹시 모를 폐렴에 대비해서 항생제까지 맞고 있었기 때문에 상황은 〈일단락〉된 듯 보였다. 그들은 더 불안정한 환자들에게 집중했다.

잭은 심장 질환 때문에 평소에 집에서는 혈압 약인 에날라프릴을 먹었다. 바와-가르바 박사는 잭의 입원 지시서를 작성할 때 이 약을 제외했다. 잭의 혈압이 낮았기 때문이고 올바른 판단이었다. 하지만 잭의 부모에게 에날라프릴을 먹이지 말라고 명시적으로 경고하지는 않았다. 그리고 해당 병원에서는 부모가 자식에게 약을 먹이는 행위가 허용되었기 때문에 오후 7시가 되자 잭의 어머니는 잭에게 저녁마다 으레 먹던 약을 주었다.

아마도 예상했겠지만 이 항고혈압제는 잭의 혈압을 곤두박질치게 했고 오후 8시가 되자 코드가 발령되었다. 바와-가르바 박사와 당직이던 마취과 의사가 코드 현장으로 달려가 소생술을 시작했다.

앞서 같은 날, 바와-가르바 박사는 연명 치료를 거부한 말기의 한 어린 환자도 입원시켰다. 정확한 시점은 모르지만 오후 들어서 해당 환자는 고문 의사에게 진찰을 받고 퇴원했다. 하지만 (EMR이 다운된 상황에서) 내내 다른 환자들을 돌보고 있던 바와-가르바 박사는 이런 사실을 알지 못했다. 그리고 코드가 발령되기 약 한 시간 전에 잭은 해당 환자가 사용하던 정확히 같은 병실로 옮겨졌다.

그런고로 코드 상황이 발생하자 처음에 바와-가르바 박사는 예의 말기 환자일 것으로 생각했고 연명 치료 거부 지시에 근거해서 팀원들에게 소생술을 중단하도록 지시했다. 그녀는 약 2분 사이에 자신이 혼동했다는 사실을 깨닫고 그 즉시 소생술을 재개하도록 지시했다. 한 시간에 걸친 팀원들의 노력에도 불구하고 잭은 소생하지 못했다. 밤 9시 20분, 잭의 사망 선고가 이루어졌다.

처음 이 사건에 대해 읽었을 때 그 모든 이야기가 너무나 충격적이었다. 내가 상상할 수 있는 가장 끔찍한 상황이었다. 요컨대 나는 극도로 과중한 업무 환경에 내던져진 바로 그 의사인 동시에, 모르는 사람에게 내 아이의 치료를 맡겨야 하는 바로 그 부모였기 때문이다.

나는 간단한 외과적 시술 — 주기적으로 재발하는 귓병을 예방할 목적으로 고막 튜브를 삽입하는 것 — 을 받기 위해 18개월 된 아들을 병원에 데려갔던 날 아침을 절대로 잊지 못한다. 아직 동이 트기 전 시간의 소아 청소년과 수술실은 활기차고 친절한 곳이었다. 우리가 몸부림치는 아들을 진정시켜 수술대에 눕히기 위해 아들 앞에서 마취약 호스를 흔들어 보이는 동안 간호사들은 노래를 불러 주었고, 외과 의사는 자신의 모자에 그려진 코끼리로 관심을 끌었다.

아들이 진정되는 기미를 보이자마자 수술실 직원들은 곧바로 행동에 들어갔다. 살가웠던 태도는 사라졌고 내 품에서 환자를 획 하니 데려갔다. 3초도 지나지 않아서 아들은 수술대 위에 묶였고, 얼굴에 마스크가 씌워졌으며, 초자연적이고 〈비인간적〉일 만큼 조용해졌다.

그 순간 과학에 대한 내 믿음은 폭락했다. 수십 년에 걸친 의료 훈련과 박사 학위, 과학적 방법에 대한 기초 지식이 눈 깜짝할 사이에 모두 증발해 버렸다. 수술대 위에서 죽은 듯 조용한 아들의 모습은 〈다 잘될 거야〉라는 나의 믿음을 완전히 뒤흔들어 놓았다. 느릿느릿 움직이는 성인 5명의 보살핌과 거대한 스테인리스 장비 아래서 10킬로그램 남짓한 남자아이 — 기저귀를 차고 경주차 무늬 파자마를 입은 — 는 더는 중요하지 않은 듯 보였다. 게다가 아들을 돕기 위해 내가 할 수 있는 것은 아무것도 없었다.

수술실 밖으로 나를 안내하던 병원 잡역부의 팔을 꽉 쥐었던 기억이 아직도 선명하다. 「아들에게 아무 문제가 없도록 꼭 부탁드려요.」 나는 그에게 애원했다. 그가 고개를 끄덕이며 나를 안심시켜 주었다. 물론 잡역부인 까닭에 수술과는 아무런 직접적인 관련이 없는 사람이었다. 그런데도 그는 파란색 수술복을 입고 있었기에 내게는 그도 내 아들을 집어삼킨 무서운 의료 복합체의 일부로 보였다.

내 사례는 고작해야 간단한 외과 시술일 뿐이었다! 그러므로 나는 잭 애드콕의 부모가 했던 경험을, 즉 모든 부모가 그들의 아이를 의료 기관에 맡길 때마다 불확실성을 두고 벌여야 하는 끔찍한 흥정을 오직 짐작만 할 뿐이다. 우리 스스로는 우리의 아이를 도와줄 수 없으므로 아이를 의사의 손에 맡긴다. 우리가 할 수 있는 거라고는 믿는 것밖에 없다.

나는 하디자 바와-가르바의 경험도 짐작할 수 있다. 즉 그녀는 소아 청소년과 병동 전체와 응급실을 거쳐 들어오는 입원 환자들을 책임져야 했고, 그런데도 한심할 정도로 일손은 부족했으며, EMR이 다운된 상태에서 검사 결과를 챙기기 위해 노력해야 했고, 몸이 100개라도 부족할 만큼 여기저기로 뛰어다녀야 했다.

누군가의 악의적인 의도와 행위가 있었다는 근거 없는 뉴스 보도와 별개로 잭을 돌보는 과정에서 실수가 있었다는 사실은 의심의 여지가 없다. 심장병을 앓는 잭은 보통의 어린 고열 환자들보다 고위험군에 속하기 때문에 설령 위장염에 의한 단순한 탈수증이 가장 유력한 원인으로 의심되더라도 어쩌면 처음부터 항생제가 처방되었어야 했다. 물론 불필요한 항생제 투여를 피해야 할 의학적인 이유는 많다. 하지만 하루나 이틀 뒤에 배양 검사가 음성으로 나오면 그때 가서도 얼마든지 항생제를 중단할 수 있는 까닭에 높은 유산염 수치가 패혈증에 대한 우려를 불러일으키면 더욱 공격적으로 치료에 임할 필요가 있다. 이외에도 바와-가르바 박사는 잭을 좀 더 위중한 환자 중 한 명으로 표시해서 그녀를 지도

하는 의사가 개입하도록 했어야 했다.

다른 실수는 부모(그들은 해당 약을 주지 말라고 분명하게 이야기를 듣지 못했다)의 에날라프릴 투여와 어느 환자가 어느 침대에 있는지를 혼동함으로써 비롯된 2분간의 소생술 중단과 관련 있다. 이 두 가지 실수는 모두 충분히 이해할 만했지만 그런데도 실수는 실수였다. 여기에 더해서 잭의 상태를 고려했을 때 간호사들은 더 자주 그를 확인해야 했으나 그렇게 하지 않았다. 총괄 고문 의사는 그날 온종일 현장에 있었어야 했으며 수련의가 강조했든, 강조하지 않았든 유산염 수치가 높은 새로운 입원 환자를 직접 진찰했어야 했다.

이들 실수 중 어떤 한 가지만 발생했다면, 그래도 환자가 사망했을까? 알 수 없는 일이다. 우리가 아는 것은 대체로 이런저런 실수들이 중복되었을 때 불운한 결과로 이어진다는 사실이다. 그중 한두 개의 실수만 막았어도 어쩌면 잭의 목숨을 구하기에 충분했을지 모른다. 게다가 루치안 리프가 그의 초기 글에서 지적했듯이 어떤 실수의 근인(近因)이 인간의 행동인 경우에도 그 이면에는 이와 같은 실수를 가능하게 만든 시스템 문제가 존재하기 마련이다.

잭의 사례가 바로 그런 경우다. EMR이 다운되지 않았더라면 모든 검사 결과를 더 빨리 확인할 수 있었고, 잭은 더 일찍 항생제 처방을 받을 수 있었다. 마찬가지로 EMR이 제대로 작동했더라면 수련의는 책상에서 전화기에 매달려 자신의 의료 기술을 낭비하는 대신에 중증 환자의 상태를 확인하는 등 바와–가르바 박사의 임상 업무를 도왔을 것이다. 일정 관리 프로세스만 더욱 꼼꼼하게 감독되었더라면 고문 의사가 당직 날 다른 병원에서 환자를 받는 실수는 사전에 발견되어 해결될 수 있었다. 또한 부모가 그들의 아이에게 약을 먹이는 행위를 감독하기 위해 병원이 진작부터 더 엄격한 시스템을 도입했더라면 잭의 어머니가 잭에게 에날라프릴을 먹이지 못하도록 간호사가 제지했을 수 있었다.

이처럼 비록 〈실수〉를 저지른 것은 인간이었지만 그 이면에는 실수를 가능하게 만든 무수한 시스템의 실패가 존재한다. 의료진이 명백히 위태로운 환경에서 일하고 있었음은 매우 분명한 사실이다. 의사 한 사람이 다른 의료진 3명의 임상 책임을 어느 수준까지 철저하게 감당할 수 있을 거라는 발상은 그 자체로 터무니없다. 그 정도로 많은 환자를 돌보면서 제대로 해낼 수 있는 사람은 없기 때문이다. 그야말로 의료진의 근무 환경과 환자의 안전 사이에 어떤 상관관계가 있는지 아무도 관심을 기울이지 않던, 이른바 의료 훈련의 암흑기 시절에나 떠올릴 법한 발상이다.

미국에서 이 문제가 결정적으로 주목을 받게 된 것은 1984년에 당시 열여덟 살이던 리비 시온이라는 대학 신입생이 금요일 저녁에 고열과 불안 증세로 뉴욕 병원에 입원했다가 사망한 사건 때문이었다. 그녀에게는 진정제가 투여되었는데 아마도 이 약이 그녀가 기존에 복용해 오던 항울제와 상호 작용을 일으키면서 고열과 심장 마비를 일으킨 모양이었다. 리비 사건에는 이외에도 의사에게 드러나지 않은 환자의 코카인 복용 가능성을 비롯하여 불안 증세를 통제하기 위한 신체적 제약과 같은 수많은 복잡한 요소가 존재했다. 그리고 리비의 아버지이자 기자인 시드니 시온은 수련의들의 위태로운 근무 환경에 대해 강력하게 문제를 제기했다.

리비를 담당했던 수련의는 기본적으로 36시간 교대 근무를 하면서 40명의 환자를 담당했다. 수련의의 유일한 지원자는 그녀보다 경험이 1년 정도밖에 많지 않은 전공의였다. 주치의는 병원에 꼭 출근할 필요가 없었고, 그의 조언은 몇 번의 간단한 전화 통화가 전부였다. (그리고 그 시절에 훈련을 받은 의사라면 누구라도 증언할 수 있듯이 당시에는 그 정도의 실시간 접촉도 많은 것으로 여겨졌다. 전공의는 매우 희귀하거나 심각한 상황이 아닌 이상 절대로 주치의에게 밤에 집으로 전화를 걸지 않았다.) 요컨대 문제의 수련의는 선임 의사의 감독이 최소한으로 주어지는 상황에서 27년 뒤의 바와-가르바 박사처럼 자신이 안전하게 처리할 수 있는 것보다 훨씬 많은 수의 환자를 담당하고 있었다.

리비 시온과 잭 애드콕의 죽음은 비극적인 동시에 가슴 아픈 사건이다. 두 사건 모두 의료 소송이 고려된 것 또한 전혀 놀랍지 않다. 이들 환자가 이상적인 치료를 받았다고 주장할 사람은 아무도 없다. 그렇더라도 의료 사고는 일반적으로 한쪽이 다른 한쪽을 고소하고 성공할 경우 피해에 대한 금전적인 보상을 받는 민사 소송으로 진행된다. 그렇지만 매우 이례적으로 두 사건은 모두 형사 소송으로 갔다.

뉴욕의 대배심은 각각의 의사에 대해서는 기소하기를 거부하면서도 허술한 감독과 수련의들의 위태로운 근무 일정에 대해 통렬한 배심원 보고서를 발표했다. 보고서는 리비 사망 사건의 주된 원인으로 〈시스템〉을 지적했으며, 그 결과 미국에서 근무 시간을 둘러싼 개혁의 시발점이 되었다.

바와-가르바 박사는 영국에서 과실 치사로 유죄 판결을 받았다 — 의료계 전체를 충격에 빠트린 판결이었다. 그녀에게는 징역 2년이 선고되었고 의료 행위 또한 평생 금지되었다.[1] 그녀는 항소했고 궁극적으로 자격 정지 기간을 1년으로 줄이는 데 성공했지만 과실 치사에 대한 유죄 판결은 그대로 유지되었다. 그녀의 사건은 영국 의료계를 뒤흔들었다. 그들은 전체적인 시스템의 실패 — 심각한 인력 부족과 적절한 감독의 부재, 신뢰할 수 없는 EMR 시스템 등 — 에 직면해서 의사 한 명이 형사적으로 희생양이 되었다고 생각했다. 잭 애드콕의 부모는 바와-가르바 박사에 대한 판결이 번복되자 엄청난 충격을 받았고 아들의 죽음과 관련해서 정의가 실현되지 않았다고 느꼈다. 나는 이 사건에 관련된 몇 가지 문제를 다음 장에서 다룰 예정이며, 지금은 근무 환경(근무 시간과 감독, 지원 인력 등)이 어떻게 의료 실수를 불러왔는가 하는 관점에서 이 문제에 집중하고자 한다. 설령 다른 요인들이 존재했더라도 위태로운 근무 환경이 잭의 죽음에 중대한 역할을 했음은 의심의 여지가 없기 때문이다.

미국에서 헤드라인 뉴스를 점령한 리비 시온의 죽음과 극적인 법정 사건 이후로 뉴욕주는 수련의들의 근무 환경을 조사하기 위해 벨 위원회를 소집했다. 그리고 해당 위원회의

9장 시간에 쫓겨서

1989년 보고서는 일반적으로 주당 100시간에서 120시간에 달하는 근무 시간과 36시간 당직 근무제를 문제로 지적했다. 그들은 수련의의 주당 근무 시간을 최대 80시간으로 제한하고 당직 근무도 24시간을 넘기지 않도록 권고했다.

수련의 연수 프로그램을 인가하는 위원회는 2003년에 주 80시간 근무제를 채택하면서 미국 전역에 이를 의무화하도록 규정했다. 2011년에는 개정된 규정에 따라 수련의의 근무 시간이 한 번에 최대 16시간으로 (보다 상급 과정인 전공의들은 24시간으로) 제한되었고, 주치의의 감독 의무도 더욱 강화되었다.

의료계 외부에서 보기에는 이런 제한이 쉬운 결정처럼 보일 수 있다. 수면 부족에 시달리는 정비공에게 자신의 자동차 브레이크 수리를 맡기고 싶은 사람은 아무도 없을 것이다. 그것이 자신의 담낭이라도 다를 게 무엇이겠는가? 시드니 시온이 한 신문의 사설란에 쓴 글은 유명하다. 〈36시간 교대 근무를 하는 전공의가 (생사를 결정할 판단은 고사하고) 어떠한 판단도 내릴 만한 상태가 아니라는 사실은 굳이 유치원에 다니지 않아도 누구나 알 수 있다.〉 그를 비롯한 다른 많은 사람이 보기에 과도한 근무 시간은 많은 실수로 이어졌기 때문에 근무 시간이 줄어들면 실수도 최소화될 것이 분명했다. 하지만 얼핏 분명해 보이던 문제들이 사실은 훨씬 미묘한 문제로 드러나는 경우가 의료계에서는 비일비재하며, 범퍼 스티커에 깔끔하게 맞아떨어지듯이 명쾌한 결론으로 이어지는 경우가 매우 드물다.

의료 협회의 믿음직한 우리 아군들은 2009년에 상주 근무 시간 문제에 가담했다. 의료 협회는 그들이 발표한 400쪽 분량의 보고서에서 의사들의 업무량과 피로를 줄이고 감독을 강화할 명백한 필요성에 주목했다. 그렇지만 근무 시간을 제한하려는 이런 노력이 잠재적으로 환자의 안전을 위협할 수 있음을 깨달았다. 새로운 규정이 적용되면서 수련의는 환자와 더 적은 시간을 보내게 되었고 교육의 깊이가 감소하는 결과로 이어졌다. 환자를 둘러싼 치료가 더 많은 사람의 손을 거치게 되면서 실수가 발생할 위험도 증가했다. 특히 엄격하게 정해진 수련의들의 퇴근 시간은 환자에게 재앙에 가까운 결과를 낳기도 했다. 이를테면 외과 전공의들은 수술 도중에 자신이 퇴근해야 한다고 보고했다. 불안정한 환자를 돌보던 전공의들도 환자가 한창 위급한 상황에서 어쩔 수 없이 환자 곁을 떠나야 했다.[2]

외과 전공의들을 대상으로 한 2016년 연구는 환자에게 더 많은 이상 반응을 초래하거나 수련의에 대한 교육을 악화시키지 않으면서도 좀 더 유연한 근무 시간을 도입할 수 있음을 보여 주었다.[3] 2017년에 미국의 인허 기관은 규정을 다시 수정해서 이 미숙한 의사들에 대한 감독을 강화할 필요성을 강조하는 한편, 최대 16시간이던 수련의들의 근무 시간을 24시간으로 늘렸다. 새로운 규정은 필요할 경우 전공의들이 주당 4시간을 추가로 근무할 수 있도록 허가했다. 이제는 위중한 환자를 두고 퇴근하지 않아도 된다. 게다가 주 80시간 근무제는 병원들이 어느 때는 많다가 어느 때는 적은 진료 환자의 흐름에 맞출 수 있도록 매주 단위가 아닌 4주 평균으로 평가되었다. 의사들은 환자가 몰리거나 위중한 환자가 있을 때 더욱 오랜 시간을 근무하고 이렇게 초과된 근무 시간은 상대적으로 한가한 주에 상쇄할 수 있었다.

2003년과 2011년의 근무 시간 변경은 전공의들이 보여 준 이전, 중간, 이후의 행위와 결과를 추적해서 비교할 수 있는 자연스러운 실험 기회를 제공했다. 연구 결과는 비록 제각각이었지만 전체적인 인상은 전공의들이 충분한 수면을 하고 피로도 덜 느끼는 듯했다. 그런데도 그들은 새로운 일정이 강요되는 인수인계 건수의 증가로 인해 혹시라도 자신이 실수를 저지를까 봐 자주 극심한 스트레스와 정신적 압박을 느꼈다. 결과적으로 그들의 우울감이나 행복감 점수에는 변화가 없었다. 1996년부터 2016년까지 의사 시험 합격률에는 아무 변화가 없었음에도 전공의들은 자신들이 임상적으로 덜 준비되었다는 생각이 든다고 말했다.[4]

하지만 이런 결과는 관찰 실험에 의한 것이었기에 관찰 실험이라는 고유한 한계가 존재한다. 즉 근무 시간의 변화 외에도 1996년과 2016년 사이에는 어쩌면 수련의들에게 영향을 끼쳤을지 모를 많은 일이 일어났다. 1996년은 인터넷이 막 도입되기 시작하던 시기였고, 당시에는 사람들의 허리춤에 달린 호출기가 첨단 기술이었다. 반면에 2016년에는 모든 사람이 뒷주머니에 번듯한 컴퓨터나 다름없는 휴대전화를 가지고 다니면서 모든 의료 데이터베이스와 교과서, 테이크아웃 식당, 마음을 사로잡는 온갖 시간 낭비용 디지털

콘텐츠를 이용하고 있었다.

이외에도 그 20년의 세월 동안에는 현장의 의료 행위를 영원히 바꾸어 놓은 거대한 변화들이 있었다. 첨단 MRI, CT, PET, 즉 양전자 방사 단층 촬영법의 이용 가능성 증가, 최소 침습 수술의 부각, 유전자 염기 서열 분석 및 면역 요법의 발전, 효과적인 HIV와 C형 간염 치료법 개발, 전자 의무 기록 장치의 발전, 의료 민영화의 가속 등을 몇 가지 예로 꼽을 수 있다. 따라서 근무 시간의 단축이, 이른바 눈에 보이거나 보이지 않는 어떤 영향을 끼쳤다고 확실하게 단언하기란 불가능하다.

물론 이 지점에서 고대 그리스 합창단은 대대적인 무작위 대조군 실험 — 불가능에 가까운 수준의 연구 — 을 실시하라고 앞 무대에서 울부짖기 시작한다. 하지만 콜레스테롤 약을 무작위로 선택하는 것과 병원처럼 다양하고 상호 의존적인 역할자들이 많은 북새통 안에서 근무 일정을 무작위로 정하는 것은 완전히 다른 이야기다. 지금껏 이 분야가 더욱 탄탄한 유형의 연구들로 넘쳐나지 않는 이유도 바로 그 때문이다. 또한 모든 이가 자신이 매일 밤 몇 시에 비틀거리며 집으로 돌아가는지 잘 알고 있는 까닭에 〈맹검법〉으로 실험을 진행하는 것도 당연히 불가능하다. 그런데도 비록 소수이지만 이런 연구를 시도한 용감무쌍한 단체들이 있었다.

보스턴의 한 대학 병원은 상대적으로 짧은 근무 시간이 실제로 더 적은 실수로 이어지는지 살펴보기 위해 해당 병원의 중환자실에 근무하는 수련의들에게 무작위로 두 가지 일정, 즉 전통적인 근무 일정과 단축된 근무 일정을 적용했다.[5] 모든 수련의는 사흘마다 야간 당직 근무를 섰다. 전통적인 일정에 따르는 수련의들은 밤을 꼬박 새우고 나서 이튿날 곧장 업무에 투입되었다(그들은 34시간까지 연속 근무를 했다). 단축된 근무 일정이 적용된 수련의들은 밤 10시부터 이튿날 오후 1시까지 야간 당직을 섰으며, 당직이 아닌 일반 수련의들은 집에 돌아가 잠을 잤다. 그 결과 전통적인 일정에 따른 수련의들은 주당 77~81시간을 근무한 반면, 단축된 근무 일정에 따른 수련의들은 60~63시간을 근무했다. 그해 말에는 두 집단이 서로 역할을 바꾸면서 모든 수련의는 궁극적으로 두 가지 일정을 모두 체험했다.

그렇다면 근무 시간 단축을 통해 얻은 것은 무엇일까?

단축된 근무 일정에 따른 수련의들은 (자체 보고와 차트 검토를 통해 판단한 결과) 전통적인 근무 일정에 따른 수련의들보다 실수가 25퍼센트 적었다. 실수 유형별로 보면 절차상의 실수에서는 두 집단이 거의 차이가 없었다. 이는 아무리 피곤하더라도 외과용 메스로 절개를 하거나 바늘로 정맥을 찌르려 할 때는 그들 대부분이 필요한 아드레날린을 끌어모을 수 있다는 공통된 경험을 보여 준다. 가장 큰 차이는 사고를 필요로 하는 진단 과정의 실수 영역에서 나타났다. 전통적인 일정에 따른 수련의들은 단축된 근무 일정에 따른 수련의들보다 진단 과정에서 다섯 배나 많은 실수를 범했고, 투약 과정에서도 약 20퍼센트나 많은 실수를 저질렀다.

이런 차이에도 불구하고 환자들을 통해 나타난 결과는

크게 다르지 않았다. 환자의 사망률이나 환자가 중환자실에 머무는 기간에는 아무런 차이가 없었다. 그렇더라도 이러한 결과는 근무 시간을 줄이고 수면 시간을 늘리면 실수를 어느 정도 줄일 수 있음을 암시한다.

또 다른 연구 단체는 좀 더 큰 규모의 실험을 시도했다. 그들은 미국 전역의 63개 내과 수련의 프로그램에 무작위로 두 가지 다른 근무 일정, 즉 표준 근무 시간 제한을 준수하는 일정과 더 많은 유연성을 허용하는 일정을 적용했다.[6]

두 집단의 수련 프로그램은 주당 최대 80시간 근무 조건을 준수해야 했다. 표준 일정에 따르는 수련의들은 16시간 근무 후에는 무조건 퇴근해야 했으며, 병원으로 다시 돌아가기 전까지 8시간에서 10시간까지 의무적으로 휴식을 취해야 했다. 유연한 일정에는 한 주 동안 근무한 시간이 총 80시간을 초과하지 않는 한 날마다 지켜야 할 시간제한은 따로 없었다. 아울러 모든 수련의는 적어도 일주일에 한 번은 하루를 온전히 쉬어야 했다.

그렇게 한 학년도 내내 미국 전역에서 3,500명이 넘는 수련의에 대한 추적 조사가 시행되었다. 환자의 사망률은 두 집단에서 차이가 없었고, 수련의들의 졸림 정도와 그들이 환자와 함께 보낸 시간 및 학습 활동에 투자한 시간의 양도 마찬가지였다.

이처럼 수련의들의 근무 시간을 바탕으로 하는 제한적인 자료에 우려를 표하는 사람들도 있지만 합리적인 수준으로 근무 시간을 제한하는 것이 유익하다는 전반적인 여론도 존재한다. 물론 〈합리적인〉 수준을 두고 많은 사람의 의견이 엇갈리는 것 또한 사실이다. 근무 일정을 둘러싼 획일적인 접근 방식은 어쩌면 너무 경직된 방식일 수 있으며, 주 80시간 근무제 안에서 그때그때 융통성을 발휘할 필요가 있다.

물론 그런데도 병원은 제 기능을 해야 한다. 우리가 어떻게 나누더라도 일주일은 168시간이다. 환자는 밤낮을 가리지 않으며 누군가는 그들을 돌보기 위해 자리를 지켜야 한다. 신장 결석은 요관을 타고 내려가기 전에 공휴일인지 따지지 않는다. 땅콩은 과민증을 유발할 때 은행가의 근무 시간을 배려하지 않는다. 그러므로 수련의 프로그램은 그동안 밤이든, 주말이든, 공휴일이든, 언제든 대처할 수 있도록 온갖 창의적인 근무 일정을 고안해야 했다. 그리고 때로는 이렇게 고안된 근무 일정이 너무 복잡해서 우리를 정신없게 만들기도 한다.

근무 시간 규정 중 하나가 시행된 후에 우리 병원은 규정을 준수하기 위해 비잔틴 양식의 모자이크처럼 알록달록하고 복잡한 근무 일정표를 마련했다. 그리고 이 일정표에 따라 매일 다른 수련의들이 장시간 당직 근무와 단시간 당직 근무, 이른 당직 근무와 늦은 당직 근무에 배정되었다. 이외에 야간 당직 시스템과 주말 근무 계획도 있었는데, 헝가리 굴래시goulash 같은 해당 시스템 안에서는 모든 수련의가 무조건 일주일에 한 번씩 완전히 하루를 쉬어야 했다. 우리 주치의들에게는 8개의 서로 다른 병동에서 언제 누가 근무하는지 파악할 수 있도록 각각의 행렬을 무지개색으로 구분해 놓은 스프레드시트가 제공되었다. 이 시트를 해석하기 위해서는 통계학 박사 학위나 그래픽 디자인 박사 학위가 필요할 듯 보였는데 안타깝게도 나는 둘 다 없었다.

어느 금요일 이른 아침에 나는 이전 근무 일정에서 새로운 일정으로의 전환이 한창인 가운데 (또는 사실상 수렁에 빠진 가운데) 완전히 멍해진 상태로 정확히 우리 팀의 누가 다가오는 주말의 금요일과 토요일, 일요일에 출근하는지 알아내기 위해서 의사실에서 머리를 싸매고 앉아 있었다.

전날 당직을 선 전공의는 토요일에 〈장시간 당직 근무〉를 설 예정이었고, 일요일에도 출근해야 했기 때문에 오늘 하루는 완전히 〈휴무〉였다. 그런데 그녀가 오늘 없다는 사실은 어제 입원한 새로운 환자들의 상태를 설명하는 회진에도 참석하지 않을 것임을 의미했다. 그녀에게서 아무런 정보도 제공받지 못한 채 당장 오늘 해당 환자들을 분류해야 하는 수련의들에게 (그리고 내게도) 이는 엄청난 공백이었다.

한편 수련의들은 오늘과 내일은 출근하지만 일요일은 출근하지 않는다. 그날은 〈그들의〉 24시간 휴무일이기 때문이다. 따라서 일요일에는 전공의와 나만 출근할 예정인데, 그녀는 다른 환자들은 고사하고 토요일에 입원한 새로운 환자들을 돌보기에도 시간이 부족할 것이다. 그 말인즉슨, 내가 그녀와 함께 새로운 입원 환자들을 상대해야 할 뿐 아니라 ─ 나 혼자서 ─ 나머지 다른 환자들을 모두 맡아야 한다는 뜻이다.

내가 이끄는 다른 전공의 팀은 어제 〈장시간 당직 근무〉

를 섰다. 오늘 우리는 그들이 받은 새로운 환자들을 대상으로 회진을 해야 한다. 그들은 어제 수련의들의 16시간 근무 제한을 지키기 위해 오후 6시부터 입원 업무를 중단해야 했으며, 오후 9시 30분까지 물리적으로 병원을 나가야 했다. 대신에 〈이른 야간 근무조〉가 오후 6시부터 입원 환자를 받기 시작했고, 자정부터는 〈두 번째 야간 근무조〉가 환자를 받기 시작했다. 야간에 입원한 이 모든 환자가 오늘 우리에게 인계될 예정이다.

나는 멍하게 눈을 깜빡이며 환자 목록을 움켜쥐었다. 그런 내 주위를 흰색 가운을 입은 수련의들과 전공의들이 흐릿한 소독약 냄새를 풍기며 빙빙 맴돌고 있었다. 나는 그 모든 일정 관리 혁신에 현기증을 느꼈다(솔직히 말하자면 나 자신이 부쩍 늙어 버린 느낌이었다). 어딘가의 누군가는 이런 내막을 반드시 알고 계속 추적하고 있어야 했다. 또는 적어도 나는 그러기를 바랐다. 인수인계할 환자들이 너무 많아서 없던 담도 산통까지 생겨날 지경이었지만 시간은 아직 오전 8시도 되지 않았다. 그 모든 환자의 정보가 담당 수련의들과 이른 야간 근무조와 늦은 야간 근무조, 주말 근무조, 단시간 당직 근무조와 장시간 당직 근무조 사이를 오가는 가운데 사고가 일어날 잠재적인 가능성이 요동치고 있었다. 카르테나 씨의 칼륨 수치를 확인해야 한다는 사실을 누군가가 잊어버리는 것은 아니겠지? 바르소티 씨의 복통 특성이 바뀐 사실을 누군가가 놓치고 있는 것은 아니겠지? 가드너 씨에게 항생제를 보류한 이유를 누군가가 까먹고 전달하지 않는 것은 아니겠지? 혹시 어떤 환자의 정신 상태가 아무도 알아차리지 못한 사이에 악화된 것은 아니겠지?

물론 나는 전공의들이 잠을 더 많이 자야 한다는 사실에 전적으로 동의했지만 이런 식으로 유지되는 균형이 환자들에게 이득인지, 손해인지에 대해서는 확신이 없었다. 보살핌은 다른 사람의 손에 인계될 때마다 원칙적으로 부실해질 것이다 — 지속성이 단절되고, 꼼꼼함은 사라지며, 세심함이 무디어질 것이다. 대체 담당자들은 적극적으로 환자를 돌보기보다 기껏해야 화재를 진압하는 데 급급할 뿐이다 — 순전히 시간이 부족하기 때문이다. 따라서 근무 시간을 줄이기 위한 개입은 인수인계의 필요성을 늘림으로써 오히려 실수를 증가시키는 결과를 초래할 수 있다. 게다가 당연하지만 우리 팀을 비롯한 다양한 근무자의 손을 거쳐 간 모든 환자에 대한 책임은 — 의학적으로든 법적으로든 — 궁극적으로 내게 있었다. 솔직히 오싹한 상황이다.

의료 사고의 최대 50퍼센트는 한 팀의 의사들과 다른 팀의 의사들 간에, 또는 의사들과 간호사들 간에, 또는 의료진 내부 구성원 간에 인수인계가 이루어지는 과정에서 발생하는 것으로 확인된다.[7] 현재와 같은 근무 시간 제한이 적용되는 환경에서 한 명의 입원 환자를 둘러싼 치료는 (환자의 입원 기간을 통틀어서 어쩌면 가장 중요할 때인) 최초 24시간 안에 각기 다른 세 팀의 의사들에게 인계될 수 있고, 일반적인 입원 기간을 고려하면 최대 열 번까지 인수인계가 이루어질 수 있다. 나는 고전적인 여름 캠프에서 행해지는 릴레이 경주가 떠올랐다. 물이 담긴 테이블스푼을 양쪽 끝에 위치한 사람이 같은 팀원에게 넘겨주어 마지막에 물이 가장 많이 남은 팀이 승리했다. 환자에 대한 치료를 다른 사람에게 인계할 때마다 물은 필연적으로 몇 방울씩 쏟아질 수밖에 없다. 인계 횟수가 많을수록 물을 흘릴 가능성도 크다. 불안정한 상태의 그 모든 물을 한 스푼에 담아 두기 위해서는 고도의 집중력과 진정한 책임 의식이 필요하다.

인수인계 순간은 실수가 발생할 잠재적인 위험투성이이지만 그런데도 교육적 측면이나 실수 방지 측면에서 그동안 많은 관심을 끌지 못했다. 의사 대다수는 인수인계를 의료 행위에서 필수적인 부분으로, 즉 검사실이나 회진, 엑스레이, 활력 징후, 항생제 등 실체가 존재하는 요소들과 동등한 수준으로 생각하지 않았다. 그저 바쁜 일과가 끝나 갈 때 기억해야 할 한 가지 추가된 작은 할 일에 불과했다. 화장실에 가고, 급하게 음식을 먹고, 열쇠를 어디에 두었는지 찾는 것과 비슷한 수준의 일에 불과했다. 인수인계를 하는 방식도 팀마다, 프로그램마다, 병원마다 모두 제각각이었다. 심지어 같은 팀 안에서도 사람마다 인수인계 방식이 달랐다.

나는 각자의 대체 근무자와 함께 수많은 정보를 지극히 세부적인 사항까지 묵묵히 살펴보는 수련의들을 지켜보았다. 또한 문 쪽으로 춤추듯 걸어가면서 〈아무것도 할 것이 없음〉이라는 무성의하고 형식적인 말과 함께 환자 명단을 넘기는 수련의들도 보았다. 전산화된 퇴근 시스템은 더욱 포괄적인 인수인계를 보장했지만 이른바 복붙 본능을 억제할 수 없게 되었고, 그 결과 반복되는 정보들의 무게와 형식 면에서 프루스트 풍의 소설과 유사한 책이 되었다. (수련의들 사이에서는 무언가를 빠트리면 징계를 받을 수 있으나 너무 많이 넣는 것은 괜찮다는 인식이 퍼져 있었다.)

한 연구팀은 간명한 정보와 정보 과부하 사이에서 모험적인 균형을 유지하도록 도와줄 표준 인수인계 절차를 만들어서 이런 무질서한 혼란을 해결하고자 했다. 그리고 얼마 뒤 그들은 (예컨대 중환자실처럼 좁고 독립된 환경이 아닌) 일반 병동에서 이 시스템을 시험하고자 했다.[8]

그들이 고안한 것은 이른바 I-PASS라고 불리는 연상 기호였다—의료인들은 연상 기호에 조건 반사적으로 반응하도록 교육받는다. 그리고 나는 해당 연구팀이 혹시라도 잠재의식 마케팅 전략가를 고용하지는 않았겠지만 그런데도 중압감이 많은 수많은 표준화 시험을 치러야 하는 치열한 의료 연수생들에게 어필하고자 I-PASS의 잠재의식적 매력에 주목했을 거라고 생각하지 않을 수 없다.

연상 기호가 수련의들에게 인수인계 시에 전달하도록 요구한 환자에 대한 핵심적인 임상 내용은 다음과 같다.

I. 중증도Illness Severity: 환자가 얼마나 아픈가?

P. 환자 개요Patient Summary: 환자의 질병과 치료 계획에 대한 간단명료한 정보

A. 조치 항목Action Items: 할 일 목록

S. 상황 인식 및 비상 계획Situation Awareness and Contingency
Plans: 어떤 일이 일어났을 때 그에 따른 해야 할 일

S. 인수자의 종합Receiver Synthesis: 인수자가 간략하게 요약

이 연구는 875명의 전공의와 1만 명 이상의 입원 환자를 대상으로 진행되었다. 그리고 해당 연구진은 새로운 인수인계 시스템을 시행한 뒤로 의료 실수가 23퍼센트 감소했다고 주장했다. 특히 진단 과정의 실수와 병력 및 신체검사에 관련된 실수가 눈에 띄게 줄었다. 그런데도 중환자실의 근로 시간 단축 연구와 마찬가지로 절차와 관련된 실수율에는 변화가 없었다.

따라서 인수인계 — 의료를 구성하는 대다수 실체와 마찬가지로 주목할 필요가 있는 — 는 관련자들이 주의를 기울일 때 개선될 수 있다. 노력과 집중을 통해 근무 일정도 마찬가지로 개선될 수 있다. 그러나 수련의의 근무 시간을 둘러싼 강제 조정이 대대적인 어떤 변화를 가져왔는지는 아직 배심원단 사이에서도 대체로 의견이 엇갈린다. 이를테면 강제 조정이 시행된 지난 수십 년 동안 미국의 인구 데이터베이스 — 노인 의료 보험 환자들과 재향 군인 환자들 — 를 조사한 여러 연구에 따르면, 환자 결과를 기준으로 했을 때 당초에 기대했던 만큼 신문 헤드라인을 장식할 정도의 개선은 이루어지지 않았다. 그렇다고 신문 헤드라인을 장식할 만한 재앙이 일어났던 것도 아니었다. 어쩌면 앞서 언급했듯이 같은 기간에 의료계에는 많은 변화가 일어났고, 그 결과 하품하는

의사가 줄어들면서 실질적으로는 환자의 안전이 개선되었지만 EMR이나, 상대적으로 짧아진 입원 기간이나, 항생제에 대한 세균의 내성 때문에 발생하는 이상 반응으로 그러한 성과가 상쇄되었을 수 있다.

이들 규제가 확실하게, 그리고 근본적으로 바꾸어 놓은 하나는 의료 훈련 현장의 〈문화〉다. 전공의들이 〈레지던트〉라고 불리는 직접적인 이유는 그들이 한때 병원에 상주하다시피 했기 때문이다. 그리고 이런 문화는 근무 시간 규정이 바뀔 때마다 많은 사람이 조롱의 의미를 담아 교대 근무식 사고방식이라고 부르는 것으로 이어졌다. 나이 든 의사들은 의사로서 직업적인 소명보다 퇴근 시간을 우선시하면서 자신의 환자들에 대해 충분한 책임 의식을 갖지 않는 젊은 의사들을 한심하게 바라봤다.

인간은 항상 새로운 규제를 비난하고 예전 〈거인들의 시대〉를 그리워하는 경향이 있다. 당연하지만 우리 기억 속에서는 언제나 약간의 무의식적인 이상화가 일어나기 때문이다. 물론 모든 시대에는 거인들이 존재했다. 그렇지만 소수의 그들을 제외한 대부분은 자신에게 던져진 임상 및 병참 과제를 따라가기 위해 바둥거리는 평범한 수련의들이었다. 적어도 무분별하고 단순화된 방식으로 각각의 다른 시대를 비교하는 것은 바람직하지 않다.

비판은 학계의 신성한 복도를 따라 흘러나오고 각각의 새로운 규정들이 발표될 때마다 불만은 고조된다. 어떤 비판은 타당하며, 나는 새로운 규칙을 수용하는 과정에서 열

띤 토론이 계속되기를 희망한다. 물론 노골적인 징징거림도 많다. 〈황금 기준〉을 바꾼다는 말은 기존의 황금 기준——〈우리〉가 교육받을 때 따랐던 기준——에 왠지 흠이 있다는 소리처럼 들리기 때문이다. 이런 사실은 우리의 자존감에 명백한 위협으로 작용하고, 우리는 자신을 방어하기 위해 결집한다.

나 또한 예외가 아니다. 내가 전공의 과정을 끝내자마자 규정이 바뀐 것 같았다. 주말 당직 근무에 대한 보상으로 하루를 쉰다고? 환자들이 마지막 한 명까지 전부 〈잠자리〉에 들기도 전에 퇴근한다고? 자신이 담당한 환자들의 회진에 참석하지 않는다고? 신성 모독이야! 감히 어떻게 이런 근본적인 규정들을 내가 전공의 과정을 끝내자마자 바꿀 수 있지?

하지만 내가 훈련받을 당시의 느슨한 규정들에 대해 나를 담당했던 주치의들도 분명히 똑같은 충격을 받았을 것이기에 그런 생각이 드는 것은 우리가 어떻게 할 수 없는 일인 듯하다. 이를테면 무조건적인 반사 작용과 같은 것이다. 변화에 대한 우리의 본능적인 거부감은 단지 과거에 대한 향수를 보여 줄 뿐 아니라 의료 훈련이 수십 년에 걸친 직업적, 개인적 삶을 판단하는 사회적, 임상적, 윤리적 지표라는 사실을 암시한다. 의료 훈련을 받는 몇 년의 짧은 세월은 수련의들에게 다른 많은 분야에서는 볼 수 없는 방식으로 개인적인 정의를 각인시킨다. 경영학 석사들이나 공인 회계사들이 무너지는 기준이나 거인들의 시대를 아쉬워하는 소리를 거의 들어 보지 못했다. 그들에게 훈련은 단지 훈련일 뿐이다. 반면에 의사들에게 훈련은 평생의 정체성을 만드는 과정이다. 의사라는 직업 자체가 바로 우리의 정체성인 것이다.

의료계에 종사하는 우리는 항상 의도하지 않은 결과들에 대해서도 알고 있어야 한다. 수련의들의 근무 시간에만 모든 관심이 집중되면서 그들을 감독하는 주치의들에게 어떤 변화가 일어날지는 아무도 크게 신경 쓰지 않았다. 수련의들의 근무 시간 제한이 발표될 때마다 누군가는 그로 인한 공백을 메워야 했다. 새로운 규정이 도입되었음에도 수련의 연수 프로그램의 규모는 두 배로 늘어나지 않았고, 그 결과 복잡한 근무 일정 때문에 기존의 수련의들이 빠르게 부족해지면서 대체로 그들의 공백을 메워 줄 누군가는 결국 병동 주치의들로 드러났다.

주치의들이 하루에 2시간 정도 병동을 돌면서 소수의 새로운 입원 환자들을 상대로 얼굴마담 역할을 하던 시대는 지났다. 이제 그들은 모든 환자에 대해 매일 기록을 작성하면서 주말을 포함하여 종일토록 병원을 지켜야 했다. 많은 주치의의 처지에서는 마치 수련의 생활 — 하루하루를 정신없이 일하고, 오랜 시간을 근무하며, 저녁 시간 및 주말을 희생해야 하는 삶 — 이 다시 시작된 것처럼 느꼈다. 이 당시에 나는 꽤 여러 달 동안 한 번에 최대 40명에 달하는 환자를 담당했다. 당연히 불안할 수밖에 없던 시기였다. 나는 리비 시온을 돌보면서 비슷한 무게의 짐을 져야 했던 수련의가 자주 생각났다. 나는 그녀보다 10년 이상 긴 임상 경력을 보유했지만 그런데도 거의 감당이 되지 않을 지경이었다. 언제 어디서 무언가가 끔찍하게 잘못될지 모른다는 생각에 하루하루가 그야말로 공포의 연속이었다. 심지어 하디자 바와-가르바 박사는 병동 전체와 응급실까지 거의 혼자서 담당해야 했다. 내가 보기에는 그런 상황에서 잭 애드콕과 리비 시온이 유일한 희생자였다는 사실이 더 놀랍다.

마침내 우리 병원은 우리가 불안정한 상황임을 깨달았다. 병원 측은 한 명의 주치의가 단 한 팀의 수련의들만 담당하도록 각 병동의 주치의 인력을 충원했다. 그에 따라 환자에 대한 부담은 감당할 수 있는 수준으로 감소했지만 막상 이런 조치가 취해지기까지는 많은 시간 뿐 아니라 결코 적지 않은 대가를 치러야 했다.

어떻게 생각해 보아도 전공의들이 병원에 상주하던 시대는 지났다. 과거의 24시간 근무 방식이 가능했던 이유는 (전공의 대다수가 집에 병참 임무를 해결해 줄 아내가 있는 유부남이었다는 사실에 더해서) 몇 세대 전까지만 하더라도 상대적으로 느슨했던 의료 속도 때문이다. 당시에는 환자들이 한 번 입원하면 몇 주씩 병원에 머물렀으며 환자 대부분은 완만한 회복세를 보였다. 하지만 오늘날 외래 치료의 발전은 입원 환자들이 과거보다 훨씬 중증임을 의미하고, 금전적인 압박은 환자들의 입원 기간이 다른 어느 때보다 짧아졌음을 의미한다. 이런 중증 환자들의 입원과 퇴원이 매우 빠른 속도로 이루어지는 환경은 36시간 확장 근무는 물론이고, 24시간 확장 근무도 더는 옹호할 수 없게 만들었다. 환자와 의사

〈모두〉의 안전이 위협받기 때문이다.

　어떤 의사들은 거인들의 시대를 계속해서 그리워하겠지만 시간은 되돌릴 수 없다. 게다가 거인들도 잠은 자야 했다. 어떤 시스템을 도입하든 의사들은 하루나 한 주, 당직 순환 주기 중 어느 순간에 이르면 퇴근해야 하고 그들이 담당하던 환자의 치료를 다른 사람에게 넘겨야 하는 현실에 직면할 수밖에 없다. 병원 관리자들은 24시간을 기준으로 하는 시계의 유연하지 않은 특성을 극복하기 위해 다양하게 변형된 근무 일정을 꾸준히 실험해 나갈 것이다. 모든 대안에는 단점이 있고, 그중 일부에는 장점도 있다. 우리는 각각의 변화에 대해 건설적인 비판의 목소리를 내야 하지만 우리가 훈련했던 방식이 황금 기준이며, 그에 기초하여 새로운 시스템을 평가해야 한다고 주장하려는 본능에 저항해야 한다. 그런 주장보다는 시스템이라는 문어를 작동시키는 일에 힘을 쏟는 편이 낫다. 이는 모든 세대를 통틀어 그동안 의사들과 간호사들이 해왔던 일이기도 하다. 맹목적인 낙관적 사고는 이런 도전을 더욱 어렵게 만들 뿐이다.

　그동안 대중이 크게 관심을 두지 않은 영역 중 하나는 간호사들의 근무 환경이다. 고질적인 인력 부족 때문에 많은 간호사가 결국 초과 근무를 하기에 이른다. 미봉책으로 여겨지는 방식이 일부 병원에서는 표준 운영 절차가 되었다.

　1만 1,516명의 간호사를 대상으로 진행된 한 조사에 따르면, 표준 근무 시간인 주당 40시간을 초과해서 일하는 간호사들이 28퍼센트 많게 투약 실수를 저지르는 것으로 나타났다.[9] 주삿바늘 찔림 사고도 그들은 28퍼센트나 많이 경험했다.[10] 병원들은 의무적인 간호사 대 환자 비율 때문에 종종 곤경에 처한다. 간호사가 부족하면 그들은 소속 간호사들에게 초과 근무를 종용하거나 외부 기관을 통해 해당 병원의 일과에 익숙하지 않은 일일 간호사를 채용해야 한다. 두 가지 상황은 모두 의료 실수에 취약할 수밖에 없는 환경이다.

　　23만 2,342명이 넘는 수술 환자를 대상으로 진행된 한 연구는 간호사 대 환자의 비율과 사망률을 조사했다. 당연하게도 간호사 한 명당 환자 부담이 클수록 사망률이 더 높았다. 연구진은 간호사의 환자 명단에 새로운 이름이 추가될 때마다 환자가 30일 이내에 사망할 확률이 7퍼센트씩 증가하는 것으로 추산했다. 같은 상황에서 간호사의 피로감은 23퍼센트씩 증가했다.[11]

　　이후에 진행된 한 후속 연구는 간호 인력의 일일 변화와 교대 근무조에 따른 변화를 조사하기 위해 단일 병원의 세부적인 실태를 분석했다.[12] 연구진은 양질의 간호와 적정 수준의 간호 인력을 보유한 것으로 인정받는 병원을 특별히 선택했다. 그리고 19만 7,961명의 환자를 조사한 결과, 해당 병원의 사망률이 환자의 질병 심각도를 고려할 때 예상되는 수준에 비해 기준치보다 낮다는 사실을 발견했다. 그렇지만 이처럼 훌륭한 병원 안에서도 간호 인력이 부족한 병동에서는 사망률이 증가하는 것으로 나타났다. 연구자들은 간호 인력이 목표 수준에 미달하는 근무조가 생길 때마다 사망률이 2퍼센트씩 증가한다는 사실을 알아냈다.

그들은 환자의 입원이나 퇴원, 이송과 같은 급격한 변동이 생길 때도 사망률이 한 근무조당 4퍼센트씩 증가한다는 사실에 주목했다. 보통 그런 일은 상당한 간호 시간이 필요하며 같은 병동에 있는 다른 환자들의 희생을 요구한다. 연구는 적절한 간호 인력 충원이 매우 중요하며 더 바쁜 시기와 더 아픈 환자들을 위해 간호 인력을 상향 조정해야 한다고 강조한다. 간호 인력을 아끼면 환자의 안전이 위협받는다.

근무 시간과 관련해서 잠재적으로 의료 실수를 증가시킬 수 있는 두 가지 다른 기이한 현상도 존재한다. 바로 7월 효과와 주말 효과다. 특히 7월 효과는 불명예스러운 전설적인 위치를 차지해 왔다. 왜 아니겠는가? 의료계에서 7월 1일은 새로운 한 해가 시작되는 날이다. 대학을 갓 졸업한 의대생들이 아직 졸업장의 잉크도 마르지 않은 시점에 당신 머리맡에서 손에 주삿바늘이나 외과용 메스, 처방전 뭉치를 들고 있다고 상상해 보자. 당신이 걱정해야 할 것은 아직 번데기 수준에도 미치지 못하는 임상 기술을 가진 신출내기 수련의들만이 아니다. 팀을 이끄는 전공의는 불과 24시간 전만 하더라도 수련의였다. 게다가 지금 투석을 준비하는 신장내과 전문의는 방금까지 전공의였다. 다행인 점은 그들 모두가 주치의들의 감독을 받는다는 사실이다. (물론 그 주치의 중 일부는 불과 몇 시간 전에 전공의가 입는 하얀 가운을 벗었을 것이다…….) 그래서 〈7월에는 아프지 말라〉는 말이 나돈다.

이 문제에 관한 자료들은 서로 엇갈린 양상을 보인다.

달력이 7월 1일로 넘어갔다고 곧장 수많은 환자가 환자 이송용 침대에 실려 죽어 나가는 것은 아니지만 그런데도 사람들이 걱정하는 이유는 분명하다. 현장 임상 경험이 부족한 새로운 의사들이 유입됨과 동시에 시스템 운영 방식에 정통한 기존의 의사들이 이탈하면서 그야말로 최악의 상황이 빚어지는 까닭이다. 관련 자료에 대한 가장 대대적인 검토는 이와 같은 문제를 다룬 39건의 연구 조사다.[13] 해당 연구 중 상당수는 충분히 그럴 수 있었음에도 철저하지 않았기에 구체적인 실상을 파악하는 데 명백한 한계가 존재했다. 그런데도 많은 연구가 학년 초에 각종 실수와 비효율, 사망률이 증가한다는 사실을 암시했다. 물론 7월 효과를 보여 주지 않는 연구도 많았다. 그렇지만 이 유례없는 취약한 시기에 대해서는 여전히 관심을 가질 필요가 있다. 원자력이나 항공 산업과 같은 다른 고위험 산업들은 정확히 같은 날 다수의 노련한 전문가가 무대 오른쪽으로 퇴장하고 같은 숫자의 신출내기들이 무대 왼쪽에서 등장하는 식의 기이한 현상을 보이지 않는다는 점에서 더욱 그렇다.

다행인 점은 신입 수련의들이 자신의 단점을 (믿기지 않겠지만 우리가 생각하는 이상으로) 꿰뚫어 볼 뿐 아니라 과잉 각성에 가까운 강박적인 태세를 유지한다는 사실이다. 병동에 갓 배치된 신입 수련의야말로 아마도 의료계에 알려진 가장 꼼꼼한 존재일 것이다. 그들의 짧은 목록에 들어 있는 모든 세부 사항은 열정적이면서도 명백히 불완전한 철저함 속에서 서너 번의 확인 과정을 거친다.

대다수 병원은 경험 부족으로 대두되는 이런 문제를 인식하고 감독을 강화하거나, 환자에 대한 부담을 줄이거나, 새로운 수련의들이 진짜 환자가 아닌 배우나 마네킹(수술 연습용)을 상대로 경험을 쌓을 수 있도록 모의 훈련을 제공하는 등의 예방 조치를 하고 있다. 이 부분에 대해서는 나중에 더욱 자세히 다룰 예정이다.

안타깝게도 마치 관행처럼 잘 시도되지 않는 — 그렇지만 7월에도 환자들을 유의미한 수준으로 보호해 줄 수 있는 — 방법 중 하나는 문제의 대전환기 동안 간호 인력을 늘려서 배치하는 것이다. 그렇지만 상황이 좋을 때도 적절한 수의 간호 인력을 배치하는 데 애를 먹던 병원들이 7월 들어서 갑자기 간호 인력을 두 배로 늘릴 수 있을 리 만무하다. 환자의 안전이라는 관점에서 볼 때 이런 관행은 작은 것을 아끼려다 큰 것을 잃는 꼴이 아닐 수 없다.

7월 대변동이 갖는 긍정적인 측면은 새로운 의사들의 등장이 신선한 시각과 폭발적인 연구 열정을 불러옴으로써 환자들에게 득이 될 수도 있다는 점이다. 복잡한 사례를 처음부터 다시 검토하는 일은 진단 과정의 실수를 찾아내는 가장 좋은 방법 중 하나다. 내가 눈치채지 못한 로메로 씨의 빈혈 — 이 빈혈은 결국 암으로 판명되었다 — 을 동료가 발견했을 때 정말 힘들게 배운 교훈처럼 신선한 시각은 헤아릴 수 없을 만큼 유익하다. 게다가 수련의들은 끝없는 질문 공세로 그들의 전공의와 주치의를 괴롭히는 경향이 있다. 그들의 질문은 때때로 질문자의 얕은 지식 기반을 드러내며 매우 단순해 보이기도 하지만 사실상 윗사람들에게 자신의 의사 결정 논리를 숨기도록 강요하기도 한다. 이런 식의 질의응답 은 실수를 찾아내는 또 다른 중요한 방법이다.

7월 효과에 더해서 또 다른 병원 전설이 존재하는데 바로 주 말 효과다. 사망률은 주말이나 공휴일에 입원하는 환자들에 게서 더 높게 나타나는 경향이 있다.[14] 일반적으로 병원은 주 말에 평소보다 적은 인력으로 운영된다. 전문 서비스는 아 예 이용할 수 없거나, 아니면 인터벤션 영상 의학 전문가나 산부인과 전문의 등이 잠을 깨서 병원에 올 때까지 기다려야 한다. 따라서 시간에 민감한 응급환자들이 주말에 더 많은 실수와 이상 반응을 경험하는 것은 전혀 놀라운 일이 아니다.

물론 좋지 못한 결과의 원인이 반드시 인력 문제는 아닐 수 있다. 어쩌면 병이 매우 중했기 때문일 수도 있다. 어떤 사 람이 굳이 주말에 병원이나 응급실을 찾을까? 결국에는 정 말 아프고 정말 급한 환자들일 것이다. 비교적 덜 아픈 사람 들은 보통 월요일까지 기다린다. 따라서 이상 반응이 주말에 집중되는 현상은 더 많은 사람이 치료에 관여하고, 그래서 실수가 발생할 여지도 많은 환경에 노출된 좀 더 위중한 환 자들과 관련이 있을 수 있다.

이들 요인을 정확히 분리하기란 어려울 수 있지만 어쨌 든 주말 효과의 주된 원인은 질병의 중증도인 듯하다. (같은 맥락에서 밤에 입원하는 환자들도 높은 중증도 때문에 사망 률이 높을 수 있다.) 이런 사실에 근거해서 병원들은 어쩌면 주말과 휴일, 야간에 지금처럼 인력을 줄이는 대신에 늘리는 방법을 고려할 수 있을 것이다. 그런데도 보통은 비용이 근무 일정의 최종 결정권자다.

의사와 간호사의 근무 일정이 의료 실수와 이상 반응 비율에 영향을 미친다는 사실은 의심의 여지가 없다. 물론 관련 자료들은 우리 대부분이 원하는 것처럼 이런 사실을 명확히 보여 주지 않는다. 의료진에게 더욱 합리적인 근무 여건이 주어졌더라면 혹시 리비 시온이나 잭 애드콕이 오늘날 살아 있을지 우리는 알 수 없지만 의사나 간호사가 능력 이상을 발휘하도록 강요당하지 않을 때 대체로 실수가 더 적게 발생한다는 것은 아마도 사실일 것이다.

불행하게도 겉보기에는 분명해 보였던 많은 해결책이 의도하지 않은 결과 때문에 잠재적으로 추가적인 실수를 초래하여 혼란을 가중시킬 수 있다. 하지만 그렇다고 해서 손을 떼고 포기하는 것은 무모한 짓이다. 우리는 시스템을 계속 수정하면서 개선해 나가야 한다. 간호 인력이 부족한 문제처럼 안전보다 수익이 우선시되는 상황을 지적해야 한다. 무엇보다 우리는 근무 일정과 관련해서 두 가지 현실을 직시해야 한다. 하나는 모든 의사와 간호사가 어느 시점이 되면 잠을 자야 한다는 사실이고, 다른 하나는 새로운 수련의들이 끊임없이 시스템 안으로 흡수되어야 한다는 사실이다. 절대로 잠들지 않고, 병에 걸리지 않으며, 은퇴하지 않고, 죽거나 포기하지 않으며, 진로를 바꾸어 로스쿨에 진학하지도 않는 완벽한 인공 지능 로봇이 등장하기 전까지 우리는 앞으로도 계속 보완할 빈틈이 존재하는 시스템 안에서 일해야 한다.

해결책은 직원들이 연한(年限) 계약 노동자와 같은 대우를 받지 않도록 보장해 줄 것을 의료계에 요구하는 것이다. 또한 의료진에게는 그들 자신에 대해 생각하는 방식을 바꾸도록 요구한다. 우리의 집단의식 속에서 그토록 거대하게 보였던 거인들은 환자를 치료하는 과정에서 오로지 의지력만으로 혹독한 여건과 싸운 단호한 개인주의자들이었다. 하지만 의료계는 변화했고 그 시대에 강인함으로 통하던 것이 이제는 무모함으로 비춰진다. 의료 행위는 이제 팀 스포츠다. 요컨대 한 명의 영웅적인 의사나 간호사가 난해하고 다면적인 치료가 필요한 복잡한 질병을 치료할 수 없다. 반대로 수련의들에게는 팀으로 일하려면 여전히 책임 의식이 필요하다는 핵심적인 가치관을 심어 주는 것이 중요하다. 혹시라도 집단적인 노력이 책임감을 분산시킨다면 결국에는 제이의 사례와 마찬가지로 의사나 간호사 중 누구도 그 판에 나서지 않을뿐 아니라 죽어 가는 환자에게 책임 의식을 느끼지도 않는 상황에 맞닥트리게 될 것이다. 개인의 책임감과 팀 단위의 의료 행위 사이에서 이 같은 균형을 유지하는 일은 오직 위에서 아래로 이어지는 명백한 관심과 의식적인 솔선수범이 수반될 때만 가능하다.

10장
편견

한 젊은 남성이 응급실 뒤편 의사 대기실에 모여 있던 의료팀 한가운데로 난입했다.「당신들 뭐 하는 거예요?」그가 분홍색 옷을 입은 자신의 아이를 안은 채 따져 물었다.「내 아이가 숨을 못 쉬고 있는데 왜 아무것도 하지 않는 거죠?」그는 잔뜩 화가 난 상태였고 말을 할 때마다 레게 머리 형태로 땋은 그의 머리카락 끝자락이 회색 후드티 운동복을 쓸고 있었다. 의사 대기실은 특별히 직원 작업실 뒤쪽에 일반인의 시야가 미치지 않는 곳에 있었다. 따라서 남자는 일반적으로 환자의 출입이 금지된 구역을 가로질러 왔음이 분명했다. 그가 호통을 치며 다그치자마자 대부분이 여성이던 의료진 모두가 그대로 얼어붙었다.

 의대생 에케네는 불안한 눈으로 상황을 지켜보았다. 〈분노한 흑인 남성〉이 의사들의 공간을 침범했으니 일이 좋게 끝나지는 않을 것 같았다. 지금 상황이 환자에게 도움이 될지 의대생인 자신이 평가할 수는 없다고 생각했지만, 한편

277

10장 편견

으로는 백인 의사들 가운데 유일한 아프리카계 미국인으로서 그녀는 걱정스러운 역학 관계에 대해 잘 알고 있었다.

에케네의 제한된 임상적 안목으로는 환자의 상태가 중대한 응급 상황처럼 보이지 않았다 ─ 아이는 숨을 쉬지 못한다기보다 기침을 하는 듯 보였다. 에케네는 순간적으로 자신이 앞으로 나서서 아버지와 딸을 병실로 데려가 건강 평가를 시작하자고 제안하면 어떨까 하는 생각이 들었다. 그렇게 함으로써 어쩌면 상황을 진정시킬 수 있을 것 같았다. 하지만 그녀는 팀에서 최말단의 위치였기에 자신이 나설 자리가 아님을 알았다.

한편 그 자리에서 서열이 가장 높은 사람은 응급실 전문의였고 그녀가 모두를 대신해서 말했다. 「선생님, 병실로 돌아가세요.」 차분하면서도 명백히 권위가 담긴 말투였다. 「우리가 바로 가겠습니다.」

아이의 아버지는 천천히 뒤로 몇 걸음 물러났지만 여전히 당혹스러울 정도로 가까이 있었다. 누구도 선뜻 움직일 수 없을 정도로 가까운 거리였다. 시간이 흐를수록 긴장감이 고조되었다. 에케네의 시선은 아이 아버지와 의료 팀 사이를 왔다 갔다 했는데 그들은 하나같이 그 자리에서 굳어 버린 듯했다. 혹시 눈싸움이라도 하는 중이라면 과연 누가 먼저 눈을 깜빡일까?

「다들 엿이나 드쇼.」 결국 아이의 아버지가 침을 뱉고는 홱 돌아섰다. 「나는 내 아이를 여기서 데리고 나가서 다른 병원으로 갈 거요.」

응급실 전공의는 망설임이 없었다. 「보안 요원을 불러요.」 그녀가 다급하게 외쳤다. 「저 남자를 못 가게 막아요.」

에케네에게 처음 이 이야기를 들었을 때 나는 의료계 전반에 존재하는 편견 ─ 환자와 의료진 모두에 대한 ─ 에 관한 일화라고 생각했다. 그런데 이 책을 쓰는 과정에서 해당 사건이 의료 실수하고도 관련이 있다는 생각이 들기 시작했다. 에케네는 최종적인 건강 평가에 참여하지 않아서 그 아이가 최종적으로 어떤 진단과 치료를 받았는지 알지 못했으나 나는 응급실 전문의와 어린 환자의 관계가 결국 어떻게 끝났는지 종종 궁금했다. 의사도 인간인 까닭에 그와 같은 만남에 쉽게 동요되거나, 분개하거나, 산만해질 수 있다. 응급실 전문의는 자신의 딸밖에 모르는 아버지에게 무의식적으로 인종적 편견을 드러냈을 수 있다. 물론 아닐 수도 있다. 또는 평소보다 피상적으로 신체검사를 진행했거나, 불충분한 감별진단을 시행했거나, 낮은 수준의 치료를 지시했을 수 있다. 물론 아닐 수도 있다. 나는 무슨 일이 일어났는지, 치료는 더할 나위 없이 훌륭했는지 알지 못한다. 하지만 진단과 치료를 시작하기에 그런 상황이 적어도 이상적인 배경은 아니었다. 그리고 그처럼 격앙된 상황에서 의료 실수가 발생할 가능성이 좀 더 높을 수 있다고 생각하는 것은 결코 비약이 아닐 것이다.

여기에 더해서 그런 특별한 만남에는 판단에 영향을 미칠 수 있는, 소위 인종을 넘어선 다양한 편견이 존재할 수 있다. 수많은 편견이 교차하거나 심지어 충돌할 수 있다. 앞선 응급실에서의 대치는 근본적으로 흑인 남성의 백인 집단에 대한 도전이 아니었을까? 한 남자가 한 무리의 여자들에게 공격적으로 행동한 사건은 아니었을까? 환자가 불문율로 여겨지던 의사들의 영역을 침범한 사건은 아니었을까? 경제적으로 빈곤한 지역 사회와 그 지역 사회 한복판에 위치한 깐깐한 의료 기관의 충돌은 아니었을까? 어린 환자의 실질적인 증상 말고도 그들의 상호 작용에 영향을 줄 수 있는 요소는 너무나 많다.

편견, 특히 인종적 편견이 의료 영역에서 강력한 영향력을 갖는다는 사실은 피할 수 없는 현실이다. 이를테면 미국의 산모 사망률은 아프리카계 미국인 여성이 백인 여성보다 거의 세 배나 높다.[1] 당뇨병이나 암, 심장 질환 등의 결과에도 차이가 있다. 사회 경제적 요인이 일정 부분 역할을 한다는 점은 의심할 여지가 없으나 경제적인 차이를 배제하더라도 여전히 상당한 격차가 존재한다.[2]

노골적인 차별은 과거보다 덜할지 모르지만 암묵적이거나 무의식적인 편견은 여전히 그 뿌리가 깊다.[3] 동시대의 가장 표본적인 평등주의자라는 의사들이나 간호사들조차 여전히 무의식적인 편견을 드러내고는 한다.

임상 환경에서는 환자에게 미치는 영향을 측정하기가 어려울 수 있는데 일반적인 이중 맹검법 방식의 무작위 위약 조절 실험에 적합한 환경이 아니기 때문이다. 반면에 연구실 환경에서는 편견이 의료 실수를 증가시킬 수 있음을 암시하는 흥미로운 많은 연구가 진행되었다. 그러한 연구 중 하나에서 의사들은 그들에게 주어진 사례를 연구하여 적절한 치료를 권하도록 요청되었다. 임상 시나리오는 모든 사례에서 (심장 마비가 발생할 수 있는 증상으로) 같았으며, 환자의 인종만 달랐다.[4] 유감스럽게도, 하지만 어느 정도 예상한 대로 의사들은 임상 상태가 같았음에도 불구하고 흑인 환자보다 백인 환자에게 더 적절하고 공격적인 치료를 권했다. 이런 결과는 편견이 의료 실수를 유발한다는 사실을 증명하지 않지만 해당 연구에서 상정한 흑인 환자에 대한 진단과 치료의 질이 상대적으로 떨어짐을 보여 준다.

해당 연구의 일환으로 의사들은 그들의 암묵적인 편견과 명시적인 편견을 평가하기 위한 실험에도 참여했다. 흥미롭게도 흑인 환자에 대한 부실한 치료와 가장 밀접한 관련이 있는 부분은 〈암묵적인〉 편견의 수위인 것으로 나타났다. 이런 사실은 〈명시적인〉 인종적 편견 실험에서 편견이 없는 것으로 나타난 의사들을 통해서도 명백히 확인되었다. 적어도 이 연구는 환자의 인종에 의식적으로 영향을 받지 않으려 하는 의사들도 여전히 암묵적인 인종적 편견을 가질 수 있으며, 이런 암묵적인 편견이 의료 실수는 물론이고 불공평한 의료 행위의 원인이 될 수 있음을 암시한다.

의료 인력의 다양성이 좀 더 나은 결과를 이끌어 낼 수 있음을 시사하는 자료도 있다. 캘리포니아의 한 흥미로운 연구에서는 1,300명의 흑인 남성이 백인 의사와 흑인 의사에게 무작위로 배정되었다. 의사들은 해당 연구가 인종에 관한 것임을 모른 채 환자들에게 독감 주사를 놓고 당뇨병과 콜레스테롤, 고혈압과 비만 검사를 받도록 권유하라는 당부를 받았다. 흑인 의사에게 배정된 환자들은 건강 선별 검사에 동의하는 비율이 훨씬 높았다.[5]

잠재적인 작용 요인 — 신뢰와 의사소통, 문화 의식과 업무 방식, 선입견 등 — 은 여기에서 분석하기에 너무 복잡하지만 이런 연구들은 인력 다양성의 증가가 특히 진단 실수의 영역에서 환자의 안전을 향상시킬 수 있다는 암시를 제공한다.

에케네가 응급실에서 만났던 문제의 남자와 그 딸에 관한 이야기를 해주었을 때 나는 그녀에게 같은 팀 의사들을 인종 차별주의자라고 생각하는지 물었다. 그녀가 풀기에 이 문제는 너무 복잡한 매듭이었다. 그 의사들은 그녀의 〈팀〉이었기 때문이다. 그녀는 그들과 함께 집중적으로 일했고, 개인적으로 그들을 좋아했으며, 그들의 관대한 의학적 가르침과 격려에 깊이 감사하고 있었다. 그들은 그녀가 존경하는 롤 모델 — 강인한 여성들 — 이었다. 그런데도…….

그런데도 그들이 자신들의 영역을 침범한 흑인 남성에게 자동적으로 반응하는 광경을 목격했다. 「인종 차별주의자라는 단어는 가볍게 쓸 수 있는 말이 아니에요.」 그녀가 신중한 태도로 분명하게 단어를 고르며 말했다. 「그러나 나는 그들이 얼마나 강한 편견을 가졌는지 몰랐던 것 같아요.」 아이 아버지가 의사 대기실에 들이닥쳤을 때 에케네는 그의 행동에서 두려움과 걱정을 보았다. 반면에 그녀의 동료 의사들은 공격성을 보았다.

에케네는 그 아버지에게 이해하기 어려운 동질감을 느꼈다고 설명했다. 어떻게 보면 그들의 삶에는 공통점이 전혀 없었다. 그녀가 아이비리그 졸업장을 여러 개 소지하고 미국 최고의 의과 대학에 다니고 있었다면, 그 젊은 아버지는 도시의 가난한 지역에서 자선 의료 서비스에 의지하며 살고 있었다.

그렇지만 에케네는 〈바깥세상에서 보기에 그 아버지와 나는 똑같아 보일 거예요〉라고 주장했다. 그녀는 다른 흑인 의사들처럼 자신도 기술자나 사무직 노동자로 오해받는 경우가 많았다고 말했다. 사회가 의료 실수를 저지른 의사들에게 반응하는 태도에는 확실히 인종적인 편견을 암시하는 부분이 존재한다. 앞서 소개된 하디자 바와-가르바 박사를 생각해 보자. 그녀는 여섯 살의 나이에 패혈성 쇼크로 사망한 다운 증후군 소년 잭 애드콕의 죽음에 대해 영국에서 과실 치사로 유죄 판결을 받았다. 심지어 처음에는 의료계에서 영원히 추방당했다. 비록 종신 자격 정지는 항소심에서 번복되었지만 과실 치사에 대한 유죄 판결은 그대로 유지되었다.

잭이 사망하고 2년 뒤 영국에서는 이식 외과 의사인 사이먼 브램홀 박사가 수술 환자의 간에 아르곤 레이저로 자신의 이니셜을 낙인찍은 사실이 발각되었다. 그가 몇 번이나 그런 짓을 했는지는 알려지지 않았으나 환자가 두 번째 수술을 받는 과정에서 문제의 이니셜이 발견되었고, 알려진 환자만 2명에 달했다. 비록 의학적으로는 낙인이 간에 해를 끼치지 않았지만, 환자들은 해당 사실을 알고서 공포에 떨었다. 관련 범죄로 브램홀 박사는 1만 3천 달러에 해당하는 벌금과 사회봉사 1년을 선고받았다.[6]

이들 두 사건이 보여 준 모순된 기준은 의료계를 지켜보는 많은 사람에게 충격을 주었다. 바와-가르바 박사의 경우에 잭이 처했던 상황은 논의할 여지가 얼마든지 있는 정당한 진단상의 불확실성과 몇 가지 타당한 접근법 때문에 임상적으로 복잡했다. 게다가 아무리 성실한 의료인이라도 실수를 저질렀을 수 있는 외적인 요인 ─ 다른 두 의사의 몫까지 환자를 부담해야 했던 것과 EMR이 다운된 것, 환자들의 병실이 바뀐 것 등 ─ 도 많았다. 잭을 치료하는 과정에서 실수가 있었던 사실은 분명하지만 어떻게 보더라도 사전에 악의적인 의도가 있었다고 암시하는 부분은 어디에도 없었다.

반면에 브램홀 박사는 애매하다고 할 만한 부분이 전혀 없었다. 즉 그에게는 환자의 내부 장기에 무심코 의사의 이니셜을 새기도록 유도할 만한 어떠한 인력난이나, 진단상의 불확실성이나, 과중한 근무 일정이나, 임상적 난제도 없었다. 비록 의학적으로 해를 끼치지 않았더라도 그의 행동은 지극히 의식적이었고 계획적이었으며 비윤리적이었다. 그런데도 그는 벌금과 약간의 봉사 활동 처분만 받고 풀려난 반면, 바와-가르바 박사는 과실 치사 혐의로 유죄 판결을 받았을 뿐 아니라 처음에는 평생토록 의료 행위를 금지당하기까지 했다.

원래 나이지리아 출신인 바와-가르바 박사는 머리에 히잡을 쓰고 다니는 흑인 회교도 여성이다. 그리고 브램홀 박사는 영국에서 자란 중년의 백인 남성이다. 증명할 수는 없겠지만 이들 두 사례에서는 인종적, 민족적, 성적 편견이 그처럼 커다란 차이를 만들어 냈을 거라고 나름 확신한다.

당연하지만 이런 이야기를 한다고 해서 여섯 살 소년이 죽었다는 사실과 그의 죽음을 막을 수도 있었다는 사실은 변하지 않는다. 상황이 어쨌든 간에 최종적인 결과는 병원이 환자에게 고통스럽고 돌이킬 수 없는 피해를 주었다는 사실이다. 잭의 부모 역시 병원에서 발생한 일 때문에 고통스러운 피해를 겪은 2차 피해자들이었다. 그런 비극적인 죽음을 앞에 두고 의사로서 겪은 수모를 파헤치는 것은 어쩌면 무례하게 느껴질 수 있는 일이지만, 의료 실수를 대하는 우리의 방식이 우리가 미래의 실수를 예방할 수 있을지 없을지와 우리가 미래의 실수를 예방하는 방식에 영향을 끼칠 수 있음을 알아야 한다. 혹시라도 비난이 잘못된 대상을 향하거나 처벌이 부과되는 방식에 편견이 작용한다면 의료계 종사자들은 자신의 실수와 실수에 가까운 행동을 더욱더 숨기려고 할 것이다. 이런 비밀은 환자에 대한 치료 행위를 점점 더 위험하게 만들 뿐이다.

새뮤얼 셈은 그의 풍자 소설 『하우스 오브 갓』에서 〈심정지 상황에서 자네가 가장 먼저 할 일은 자네 자신의 맥박을 재는 거야〉라고 썼다. 그의 제언은 모든 긴장 상황을 비롯하여 특히 고정 관념과 편견, 본능적인 반응이 의료 실수와 그로 인한 여파에 지속적인 영향을 미칠 수 있는 상황에 관련된 조언이다. 거기에 더해서 주위에 있는 다른 사람들의 맥박을 확인하는 것도 마찬가지로 중요하다. 이와 같은 상황에서 다른 사람들은 무엇에 반응할까?

응급실에서 만났던 부녀를 몇 년 뒤에 다시 떠올리면서 의대생 에케네는 그들 부녀를 돕고 최대한 상황을 진정시키기 위해 자신이 주도적으로 나섰으면 좋았을 거라고 내게 말했다. 「나는 우리 의사들이 당연히 옳을 거라고 더는 생각하지 않아요.」 그녀의 깨달음은 우리처럼 의료계에 종사하는 많은 사람에게도 유효한 처방전이다. 그녀는 친구들과 가족들이 의료계 종사자들과 관련해서 겪은 경험 — 좋은 경험이든 나쁜 경험이든 — 을 조사하기 시작했다. 「나는 이제 그런 이야기들을 찾고 있습니다.」 그녀가 말했다.

에케네는 만약에 자신이 환자가 되어 어쩌면 너무 아파서 또는 6시간이나 기다린 탓에 약간 짜증이 난 상태로 응급실을 찾는다면 그녀가 진심으로 존경하는 그 의사들이 문제의 아버지를 대했던 방식과 똑같이 자신을 대할지 모른다고 생각했다. 어쩌면 그녀는 불완전하거나 기준 미달의 치료를 받게 될지도 모를 일이다.

의사들 편에서 생각해도 복잡하기는 마찬가지였다. 응급실에서 대치하는 동안 에케네는 어색한 인지 부조화 현상을 경험했다. 특히 의대생이었던 그녀 자신은 격분한 환자가 찾아와서 다그쳤던 임상 팀의 일원이었을까? 아니면 대체로 아프리카계 미국인의 관점에서, 백인 공동체가 한 흑인 남성의 의도를 예단하는 현장을 지켜보는 중이었을까? 또한 한 명의 여성으로서 응급실을 책임지는 여성들의 권위에 도전할 자격이 있다고 생각하는 남성에게 맞서는 문제는 어떻게 해야 할까?

이런 복잡한 문제들과 함께 상반된 쪽으로 작용하는 역학 관계도 존재했다. 즉 그녀는 유력한 집단 — 의사들 — 의 일원인 동시에 한 명의 의대생으로서 매우 무력했다. 아이의 아버지에게 그녀는 〈그들〉 중 한 명으로 보일 뿐이다. 하지만 같은 팀의 다른 의사들에게 의대생이라는 존재는 단지 가구의 일부나 마찬가지일 수 있었다. 내가 지난 몇 년 동안 목격했던 팽팽한 대립 상황 — 간호사에게 소리 지르는 외과 의사, 화난 환자와 대립하는 병원 직원, 의대생을 깔아뭉개는 전공의 등 — 을 돌아보면 결국 책임을 떠안는 쪽은 언제나 그들의 〈상대편〉이었다.

설령 폭발한 당사자가 궁극적으로 자신이 방금 한 행동의 부적절함을 인정하더라도 폭발을 〈부추긴〉 것은 어쨌든 다른 사람이다. 즉 간호사가 잘못된 기구를 건넸거나, 환자가 공격적으로 행동했거나, 의대생의 일 처리가 조잡했을 수 있다. 이른바 이유 없는 무덤은 없는 것이다.

우리 인간의 에고는 우리의 경솔한 행동에 대해 늘 전후 사정이라는 위안거리를 찾는다. 그리고 이런 정당화는 항상 객관적이고 그럴듯하게 보인다. 우리는 자신이 인종 차별주의자나, 성차별주의자나, 동성애 혐오자가 아님을 알기 때문이다. 우리는 좋은 사람들이며 다른 사람을 돕는 데 헌신하는 직업을 선택한 사람들이다. 그렇지 않은가? 그런 우리의 행동이 어떻게 편견을 보일 수 있겠는가?

연구자 데브라 로터와 주디스 홀은 날카로운 통찰력으로 그들의 분석 연구 중 하나에서 다음과 같이 주장했다. 〈자신의 행동이 부정적으로 해석될 수 있을 때 사람들은 유난히 문제의 행동을 다른 사람 탓으로 돌리는 경향이 있다.〉[7] 특히 의료계의 서열 문화에 물든 사람들에게는 매우 어려운 일이지만 남 탓을 자제하는 것이야말로 우리 의료계를 오염시키고 환자들의 건강을 위협하는 편견을 거두어들이기 위해 제일 먼저 해야 할 일이다.

오늘날 적어도 전문적인 의료 현장에서는 편견에 대처하는 것이 가장 시급한 문제다. 그런데도 우리의 문제 해결 능력은 아직 말에 미치지 못하고 있으며, 솔직히 말하자면 과연 그런 날이 올 것인지도 의문이다. 전함의 방향을 바꾸는 것은 고된 작업인 동시에 점진적인 과정이며, 일반적으로 위기가 발생한 그 순간에는 그다지 도움이 되지도 않는다. 좋든 싫든 편견에 대처하는 문제는 대체로 일선에서 근무하는 개개인의 역할이 중요하다.

개인이 사회의 모든 병폐를 고치는 것은 불가능하지만 그런데도 주어진 순간에 〈이야기를 들어 주는 것〉 정도는 얼마든지 할 수 있다. 예를 들어, 문제의 응급실 전문의가 화난 아버지와 직면했을 때도 단순히 〈아이에게 무슨 문제가 있나요?〉라고 물었다면 어떻게 되었을까? 그랬다고 해서 반드시 좌절의 시간을 되돌리거나 수 세기에 걸친 뿌리 깊은 인종 차별을 고칠 수는 없었을 것이다. 그렇지만 적어도 온도를 낮추고 의료 실수 위험을 줄일 수 있다. 폭발 직전의 상황을 자연스럽고 평범한 상황으로 바꿀 수 있을 것이다. 여기에 더해서 해당 전문의가 아이 아버지의 대답에 조금만 더 성실하게 귀를 기울이고자 했다면 관련된 모든 사람이 긍정적인 경험을 했을 수도 있다.

수많은 기술적 혁신에도 불구하고 의료는 여전히 지극히 인간적인 분야로 남아 있다. 즉 질병을 앓는 것도 인간이며 질병을 치료하는 것도 인간이다. 우리 인간은 편견과 고정 관념을 가졌지만 — 피할 수 없는 사실이다 — 동시에 서로 소통하고 듣는 능력도 갖췄다. 물론 우리는 다른 사람과 소통하거나 치료하는 부분에서 결코 완벽할 수 없다. 아무리 모든 사람을 공정하고 성실하게 대하겠노라 다짐해도 항상 부족할 때가 있다. 그런데도 시간을 할애해서 진심으로 다른 사람의 이야기에 귀를 기울인다면, 적어도 우리와 마찬가지로 불완전한 사람들의 삶을 들여다볼 기회를 얻고 가능한 최선의 의료 서비스를 제공하고자 노력할 수 있을 것이다. 실질적으로 다른 사람의 입장이 될 수는 없어도 슬며시 그들 옆에 앉아서 그들의 시선을 따라갈 수는 있다. 평소보다 조금 더 노력해서 그들이 보고 있는 것을 보려고 할 수도 있다. 이런 노력은 비록 첨단 기술은 아니지만 의료 서비스를 위협하는 뿌리 깊은 편견을 잘라 내는 우리의 가장 강력한 도구가 될 수 있을 것이다.

제이의 사례를 돌이켜보면 그를 담당했던 의료진 중 누군가가 시간을 할애해서 타라 옆에 앉아 그녀의 시선을 따라가며 그녀가 보고 있는 것을 보고자 했더라면 결과가 어떻게 되었을지 궁금하다. 비록 의학적인 결과는 바뀌지 않았더라도 (어쩌면 바뀌었을 수도 있지만) 그 작은 행동으로 소송을 피할 수도 있었을 것이다. 하지만 드러난 대로 아무도 타라의 관점을 제대로 보지 못했고 그녀의 목소리 — 여성의, 그것도 〈일개 간호사〉의 목소리 — 는 기본적으로 무시되었다. 목소리를 잃는 것은 역사적으로 차별을 받은 적 있는 다양한 집단의 많은 사람에게 익숙한 경험이다.

소송을 제기하는 것은 목소리를 되찾는 방법이 될 수 있을 것이다.

11장
법정에서 봅시다

의료 사고에 대한 법적 보상이라는 개념은 거의 4천 년 전인 바빌로니아 시대의 함무라비 법전까지 거슬러 올라간다. 그리고 해당 법전은 적어도 환자가 재력가일 때 매우 엄격했다. 〈외과 의사가 귀족에게 청동 세모날을 이용해서 중대한 수술을 시행하고 그 결과 환자를 사망에 이르게 했다면 해당 의사의 손을 잘라야 한다.〉[1] 의료 사고에 대한 현대적인 처벌이 신체 절단보다 금전적인 보상에 초점이 맞춰져 있다는 사실에 오늘날의 의사들은 틀림없이 안도하겠지만 함무라비 왕은 의학적 치료가 환자에게 해를 끼치면 의사가 책임을 져야 한다는 개념을 정립했다. 여기에 더해서 함무라비 왕은 판사단이 사건에 관한 이야기를 듣고, 증인이 선서 증언을 제공하며, 판결이 서면으로 공표되고, 항소할 권리(물론 왕 본인에게)를 보장하는 초기 형태의 재판을 발전시켰다.

　미국 최초의 의료 사고 사건은 1794년이었다. 당시에는 의료상의 위법 행위보다 계약 위반에 초점이 맞추어졌다.

의사는 〈능숙하게〉 수술을 하겠다고 약속했으나 명백히 그렇게 하지 못했고 그 결과 환자가 사망했다. 환자의 남편은 계약 위반으로 배상을 요구했고 승소했다. 〈치료 기준〉 개념이 등장해서 의료란 어떤 것이어야 하는지 기준을 정립하기까지는 다시 반세기가 걸렸다. 1847년에 실질적인 의료 기준을 마련하는 데 주로 초점이 맞추어진 가운데 미국 의학 협회가 설립되었다.

현대적인 법체계 안에서 의료 사고를 증명하기 위해서는 다음의 네 가지 기준을 충족해야 한다.

1. 실질적인 의사와 환자 관계가 존재한다. (즉 당신은 아무 의사나 무작위로 고소할 수 없다. 실제로 당신을 치료한 의사여야 한다.)
2. 의사가 의료 기준을 준수하지 않았다.
3. 의사가 제공한 기준 미달의 치료가 환자의 상해를 유발한 실제 원인이다.
4. 환자의 상해가 정량화할 수 있는 피해로 이어졌다.

두 번째와 세 번째 항목이 대다수 의료 사고 사건의 핵심이다. 변호사는 의사가 최선의 의료를 제공하지 않았을 뿐 아니라 의사의 태만이 환자에게 실제로 상해를 입혔다는 사실을 증명해야 한다. 사실상 재판은 시작도 하지 못한 채 이 부분을 해결하는 데만 몇 년이 걸리기도 한다. 양측 변호사들은 공식적으로 의사 및 환자, 전문가 증인들을 심문 — 증언 과정으로 알려진 단계 — 해서 의료 기준이 실제로 위반되었는지와 의사의 의료 행위가 실제로 상해를 유발했는지를 밝혀내야 한다.

이 과정에는 엄청나게 큰 비용이 든다 — 변호사는 물론이고 전문가 증인과 조사원, 별도의 검토자와 법원 서기, 증언을 촬영하는 촬영 기술자까지 전부 돈이다. 그 결과 아직 법정에 발을 들여놓기도 전에 수십만 달러의 비용이 들기도 한다. 이런 이유로 의료 사고 전문 변호사들은 어떤 사건을 맡을지 결정할 때 매우 신중하다. 내가 이야기를 나눈 변호사 대다수는 환자들이 그들에게 가져오는 사건 중 압도적으로 많은 숫자를 거절해야 한다고 말했다. 그들은 불확실성 위에서 일한다. 즉 이길 때만 보수를 받는다. 그래서 (네 가지 기준이 모두 충족되어) 승소할 수 있고, 손해 배상액이 비용을 감당할 만큼 충분할 뿐 아니라 환자와 변호사 자신에게도 유의미한 수준의 금전적 보상을 제공할 거라는 확신이 서지 않는 한 사건에 손도 대지 않으려 한다. 이 대목에서 네 번째 항목 — 정량화할 수 있는 피해 — 이 매우 중요해지는데 배상금을 결정하는 요인이 바로 환자의 피해이기 때문이다. (의사의 태만이 이러한 피해를 초래했음이 아무리 명백하더라도) 환자가 발톱만 부러지고 끝난 경우라면 배상금은 소송을 진행하는 데 드는 막대한 비용을 감당하기에 충분하지 않다. 그러므로 일반적으로 변호사들은 환자가 심각한 상해를 입은 사건만 맡는다.

제이는 이런 조건들에 맞는 듯 보였다. 즉 타라는 의료진이 제이를 돌보는 데 소홀했으며 그들의 태만이 피해를 일으켰다고 생각했다. 피해가 극심했음은 물론이었다. 변호사는 그녀의 생각에 동의했고 사건을 맡았다.

주요 증인인 타라는 법정에서 증언해야 한다. 그녀는 자신이 무엇을 알고 있는지 확실히 하고 싶어서 간호사 시험 때처럼 준비를 했다 ─ 자료를 앞뒤로 암송할 수 있을 때까지 철저히 몰두했다. 본인의 설명에 따르면, 그녀는 세부적인 내용에 집착하게 되면서 제이의 산소 포화도가 매 순간 정확히 어떻게 변했는지도 알게 되었다. 그런데도 세부 내용을 반복해서 떠올리는 일은 정신적으로 너무 끔찍했다. 타라가 말했다. 「정확한 증언을 위해 제이가 죽어 가던 모든 순간을 기억해야 했는데 울화가 치밀어서 정말 가슴이 찢어질 것 같았습니다.」

그녀의 신체적 건강도 대가를 치렀다. 평소에도 52킬로그램으로 약간 마른 체형이던 타라의 몸무게는 제이의 장례식을 치를 즈음에 45킬로그램으로 줄어 있었다. 그녀는 맞는 옷이 없어서 딸에게 옷을 빌려 입어야 했다. 두 달 뒤인 어느 날, 그녀는 자신의 배를 내려다보았고 척추와 나란히 붙어 있는 대동맥이 피부밑에서 맥동하는 모습을 볼 수 있었다. 당시에 그녀의 몸무게는 41킬로그램이었다. 심지어 운동복 바지도 엉덩이에서 흘러내릴 정도였다.

타라는 ─ 의료 소송을 진행하는 사람 대부분처럼 ─ 곧 소송이 고통을 치유하는 데 아무런 도움이 되지 않는다는 사실을 알게 되었다. 이성적인 측면에서는 소송을 제기하는 것이 진실을 밝힌다는 차원에서 약간의 만족감을 줄 수 있었지만, 감정적인 측면에서는 상처를 사포로 감싸는 짓에 가까웠다. 어느 날, 밑에 강물이 흐르는 다리 위를 운전하던 중 타라는 차를 몰아서 그대로 다리 난간을 가로지르는 환상에 사로잡혔다. 그녀는 자신의 차가 허공을 날다가 수면에 충돌한 뒤 가라앉는 장면을 상상했다. 「나는 강물이 나를 집어삼키고 이윽고 나를 소멸시킬 때까지 차분히 앉아서 기다렸어요. 아마도 내 아이들은 형편이 더 나아지겠죠. 희망컨대 내가 운전 중에 문자를 보내고 있었거나 아니면 내 의료 기록을 확인했더니 내가 오랫동안 잦은맥박을 앓아 왔고 이번에도 그래서 의식을 잃었을 거라고 경찰에서 추측해 주기를 바랐어요. 그래야 자살이라는 말이 나오지 않을 것이고, 우리 아이들도 내 생명 보험금을 받는 데 문제가 없을 테니까요.」

하지만 타라는 버텨 냈다. 그래야만 했다. 그녀는 자신이 버티는 것만이 제이의 죽음과 관련해서 정의를 바로 세울 유일한 길이라고 생각했다. 게다가 자신에게는 미래의 환자들을 도와줄 도덕적 책임도 있다고 생각했다. 그녀는 자신의 소송을 통해 혈액내과 전문의인 뮬러 박사뿐 아니라 호흡기내과 전문의인 피터슨 박사도 다시는 의료 행위를 하지 못하게 되기를 바랐다. 그들이 더는 환자들에게 해를 끼칠 수 없도록 만들고 싶었다. 그렇게 하기 위해서 타라는 제이의 치료에 관여한 모든 사람을 증언대(공술)에 세워서 제이의 상태가 악화되고 자신이 그토록 경고했음에도 불구하고 대부분 무시되었다는 사실을 자신의 변호사가 증명해 주기를 원했다.

결과적으로 그런 일은 일어나지 않았다. 타라는 의료 체계와 마찬가지로 법체계도 대체로 돈을 따라 움직인다는 사실을 빠르게 깨달았다. 모든 공술에는 돈이 들었고 해당 비용은 마지막에 받게 될 잠재적 배상금에 맞추어져야 했다. 관련해서 그녀의 변호사는 모든 공술 및 제반 비용을 미리 지불해야 했으며 혹시라도 승소하지 못할 때는 앞서 지불한 돈을 회수할 수 없었다. 마찬가지로 (합의를 통해 제이의 사망 사건을 해결하지 않고) 문제의 두 의사를 끌어내릴 목적으로 사건의 외연을 확장하는 것은 소송 비용만 증가시킬 뿐 배상금을 늘려 주지는 않는다. 따라서 의사 면허를 취소시키는 문제는 이 사건의 명시적인 목표가 될 수 없었다.

타라가 말했다. 「모든 법적인 행보가, 남편을 위한 정의를 바로 세우는 일보다 변호사의 돈벌이와 더 관련이 있는 듯 보였습니다.」 임상 간호사를 교육할 때 느꼈던 것과 섬뜩할 정도로 비슷한 경험이었다. 당시에도 병원 관리자들은 환자의 건강과 잠재적인 실수를 예방하는 문제보다 병원의 금전적 책임에 더 관심을 기울였다.

타라는 모든 의사의 증언에 참석했다. 「나 혼자의 이상적인 바람에 불과하기는 했지만⋯⋯.」 그녀가 말했다. 「나는 사람들이 전부 진실을 말할 거로 생각했습니다.」 그녀의 임상 경험에 의하면 아무리 형편없는 의사들이나 무례한 간호사들도 기본적으로 의학적 사실을 고수했다. 하지만 증언 현장에서는 사뭇 다른 모습이 펼쳐졌다. 당초 그녀는 피터슨 박사가 진단상의 불확실성이나 서로 상충되는 임상적 판단과 같은 편리한 모호함을 내세울 것으로 예상했다. 아니면 단순히 기억이 나지 않는다고 할 수도 있었다. 혹시라도 그렇게 나왔다면 거기에 대고 누가 이의를 제기할 수 있겠는가? 그런데 그는 타라가 제이의 머리맡에서 목격한 사실과 정면으로 배치되는 주장을 공공연히 내놓았다. 피터슨 박사가 이제는 제이의 생전 마지막 날이 되어 버린 그날 병실을 방문했을 때 상황에 관해 설명했다. 이 과정에서 그는 제이가 오후 1시에 임상적으로 안정적인 상태였으며 자신과 환자가 〈온전하고 무리 없는 대화〉를 나누었다고 주장했다.

타라는 그날을 너무도 뚜렷이 기억했다. 그날 온종일 제이의 머리맡에서 그가 숨을 쉬려고 사력을 다하는 모습을 지켜보아야 했기 때문이다. 온전하고 무리 없는 대화는 고사하고 제이는 두 단어를 연속해서 말하는 것조차 힘들어했다. 피터슨 박사는 증언에서 환자의 상태가 오후 내내 나빠지고 있다는 사실을 아무도 자신에게 경고하지 않았다고 진술했다. 그는 딱 한 번 〈기억이 나지 않는다〉라고 대답했는데, 제이를 중환자실로 옮겨 달라는 타라의 반복된 요구와 치료 수준을 높여야 한다는 그녀의 광기 어린 주장에 관한 질문을 받았을 때였다.

타라는 피터슨 박사가 늘어놓은 거짓말뿐 아니라 그가 거짓말을 하는 과정에서 보여 준 태연함에 충격을 받았다. 물론 법체계의 관점에서 보면 이 또한 피터슨 박사의 주장과 상반되는 타라의 일방적인 주장일 뿐이었다. 누구의 주장이 더 믿을 만한지 판단하는 문제는 배심원단의 몫이다. 무슨 일이 있었고 없었는지 증언할 수 있는 다른 증인이라고는 당연하지만 제이밖에 없었기 때문이다.

타라에게는 간호사들에 대한 배신감이 훨씬 깊은 상처로 다가왔다. 〈간호사들이잖아!〉 병원의 보병이라 불리며 사실만을 정확히 — 때로는 지나칠 정도로 — 기록하는 데 헌신적인 그들이 선서까지 하고서 설마 거짓을 말할 수 있을까? 하지만 그들은 천연덕스러운 얼굴로 도무지 믿기 어려운 내용을 증언했다.

일례로 한 간호사는 자신이 12시간 내내 근무하면서 작성했던 8개의 간호 기록을 전부 다시 작성했다. 단 하나라도 사후에 간호 기록을 다시 작성하는 것은 매우 이례적인 일이다. 그런데 무려 8개나 되는 간호 기록을 다시 작성했으니 당연히 의심을 살 수밖에 없었다. 그처럼 지극히 이례적인 행동을 한 이유를 묻자 해당 간호사는 실수로 날짜와 시간을 잘못 기록했는데 날짜와 시간만 수정하는 것보다 차라리 전부 다시 쓰는 편이 낫겠다는 생각이 들었다고 대답했다.

타라는 기가 막혀서 말문이 막힐 지경이었다. 무엇보다도 간호사라면 실수로 시간이나 날짜 또는 정말 어떤 것이든 잘못 기록한 경우에는 잘못된 정보만 줄을 그어서 지우고 — 그래도 여전히 읽을 수 있도록 — 바로 옆에 자신의 이니셜과 함께 올바른 정보를 기재하는 것이 기본 행동 지침이라는 사실을 누구나 안다. 이렇게 해두어야 자신이 무슨 실수를 했고 어떻게 수정했는지 알 수 있기 때문이다. 줄을 그어서 원래의 오류를 읽을 수 있도록 하는 것은 비록 실수가 있기는 했으나 아무것도 숨길 것이 없음을 보여 준다.

게다가 세상의 어떤 간호사가 근무 중에 같은 실수를 〈여덟 번이나〉 반복할 수 있을까? 병동에 있는 모든 환자의 활력 징후와 기관계를 기록하면서 12시간에 달하는 근무를 마칠 즈음이면 자신의 이름이나 마지막으로 화장실에 간 것이 언제인지 기억나지 않을 수도 있지만 절대로 모를 수 없는 한 가지가 바로 날짜다.

다른 간호사는 제이의 얼룩덜룩한 회색 피부가 화학 요법의 부작용이라고 말한 사실을 부인했다. 다행히도 이 건과 관련해서는 당시에 가족의 친구 중 한 명이 병실에 함께 있었기에 타라는 자신의 기억을 뒷받침해 줄 누군가가 있음을 알았다. 그렇다고 하더라도 동료 간호사들이 사실과 전혀 다른 말을 하는 모습 — 역시나 선서까지 하고서 — 은 그녀에게 여전히 충격을 안겨 주었다.

공술과 조정 과정은 3년의 시간이 걸렸고 그녀를 녹초로 만들었다. 진을 빼는 협상에 더해서 검토해야 할 문서와 진술이 끝이 없었다. 게다가 그 모든 과정은 제이의 죽음에 관련된 끔찍한 세부 내용을 다시 떠올리게 했다. 타라는 그런 내용을 그녀의 아이들과 어느 수준까지 공유할지 결정해야 했다. 「나는 아이들에게 아빠가 마지막 순간까지 너희를 사랑한다고 말했음을 알려 주어야 했어요.」 그녀가 말했다. 「그런 다음에는 남편의 죽음을 둘러싼 가혹한 현실에 분개했죠.」 사샤와 크리스는 그녀 앞에서 제이에 관한 이야기를

11장 법정에서 봅시다

하지 않으려고 피하기 시작했고 그녀와 점점 멀어졌다. 「그래도 나는 참을 수 없었어요.」 타라가 말했다. 소송 과정에서 소환된 당시의 세부 사항과 감정이 그녀가 깨어 있는 삶의 모든 순간에 스며들었기 때문이다. 그녀가 아이들에게 더 많은 고통을 주지 않을 유일한 방법은 말을 하지 않는 것뿐이었다. 그녀가 말했다. 「때로는 아이들에게 아예 말을 걸지 않을 때도 있었어요.」

같은 기간에 병원은 몇 차례에 걸쳐 타라에게 금전적인 보상을 제안했다. 돈을 주는 대신에 자신들의 비행은 인정하지 않겠다는 제안이었다. 법정까지 가지 않고 합의를 통해 마무리 짓는다면 이 시련과 고통을 빨리 끝낼 수 있었다. 그리고 타라에게도 아직 병원비를 해결하지 못해서 전전긍긍하던 참에 재정적으로 즉각적인 도움이 될 수 있었다. 가장 중요하게는 굳이 재판으로 가서 패소할 위험을 무릅쓰지 않아도 되었다. 혹시라도 패소한다면, 그때는 아예 합의조차할 수 없다. 타라는 제이의 도움과 그가 직장에서 벌어 오는 돈 없이 평생 혼자서 두 아이를 키워야 하는 경제적 현실을 무시할 수 없었다. 저축한 돈은 많지 않고 돈이 나갈 곳은 많은데 그녀는 자신이 더는 간호사로 일할 수 있을지조차 확신이 없었다. 금전적 합의를 통한 해결은 이런 불확실성을 해소하는 데 큰 도움이 될 수 있다.

하지만 타라는 공술 과정에서 동료 의료계 종사자들이 보여 주는 거짓말과 얼버무리기에 역겨움을 느꼈다. 그녀가 말했다. 「개인적으로든 전체적으로든 어느 누구도 자신의 실수와 잘못된 임상적 결정을 인정하고 있다는 느낌이 들지 않았습니다.」제이는 아무리 사소한 일이라도 자신이 잘못한 일에 책임을 져야 하는 상황에서는 매우 고지식한 사람이었다. 그녀는 제이가 눈앞의 의료진처럼 소심하게 얼버무리는 모습을 상상도 할 수 없었다. 〈내가 보기에 그들은 그 병원의 조직적인 문제들을 인정하지 않는 것 같았어요〉라고 그녀가 말했다. 그리고 한 명의 간호사로서 문제를 바로잡기 전까지 그녀는 합의를 받아들일 수 없었다. 「나는 그와 같은 문제들이 해결되기를 원했어요.」

　타라는 병원 측의 제안을 거절했다. 변호사도 그녀의 결정을 지지했다. 그녀가 법정에서 승소할 가능성이 크다고 보았기 때문이다. 병원 측에서 제시 금액을 계속 올린다는 사실은 그만큼 불안해하고 있다는 뜻이다. 어쨌든 환자는 사망했고 배심원들은 비극적인 죽음 앞에서 피해자를 동정하는 경향이 있었다.

　공술 과정이 고통스러웠다면 재판 준비는 완전히 신랄함 그 자체였다. 배심원 선정을 일주일 앞두고 타라의 법률 팀은 타라가 소송 절차에 익숙해질 수 있도록 모의재판을 열었다. 타라는 법무 법인에 준비된 가상 법정의 증인석에 앉았다. 변호사들이 그녀에게 질문을 퍼부었고, 그녀는 답변할 때 배심원 쪽을 바라보라는 조언을 들었다 ─ 가상 법정에는 증언석 반대편 벽에 배심원단 그림이 붙어 있었다. 타라는 벽 쪽을 보면서 답변하려고 최선을 다했지만 마냥 어색하고 부자연스럽게 느껴졌다. 그래서 본능적으로 자신에게 질문하는 변호사를 계속 돌아보았다. 더욱 심각한 문제는 그녀가 질문에 제대로 답변하지 못하는 것이었다. 쉬운 질문에도 답변을 망쳤을 뿐 아니라 자신이 잘 아는 내용에 대해서도 실수를 연발했다.

어느 순간에 변호사가 그녀에게 제이가 죽기 전날 밤 그녀에게 했던 말을 그대로 전해 달라고 부탁했다. 그것은 고작 세 마디였다. 너무나 고통스러운 세 마디였다. 지금까지도 그녀의 뇌리에서 떠나지 않는 비통한 세 마디였다. 「숨을…… 쉴 수가…… 없어요.」

그런데도 그 순간에 가상의 증인석에서 그녀는 제이가 한 말을 떠올릴 수 없었다. 타라는 미친 듯이 기억을 헤집으며 자신의 영혼에 각인된 문제의 세 마디 말을 떠올리려 노력했다. 자신이 아무리 노력해도 제이가 한 말이 기억나지 않을 거라는 사실이 점점 명확해지자 그녀는 완전히 혼란에 빠졌다.

변호사들은 그녀가 공황 상태임을 알아차리고 질문을 더 간단하고 일상적인 것들로 바꾸었다. 그들이 다시 시간이나 장소에 관련된 쉬운 질문들을 던졌지만, 그녀는 매우 기본적인 사실에 대해서조차 아무런 답변을 하지 못했다. 도무지 가망이 없는 상황이었다. 결국 법률 팀은 모의재판을 중단했다. 타라는 비틀거리며 자리에서 일어났고 몸을 제대로 가누지 못하는 상태로 휘청거리면서 문쪽으로 걸어갔다.

5일 뒤 ─ 배심원 선발 하루 전날 ─ 병원이 제시 금액을 큰 폭으로 늘렸다. 이즈음에 타라는 거의 매일 구토와 몸이 떨리는 증상에 시달렸고 음식을 먹거나 잠을 자지도 못했다. 이전 해에 회복되었던 몸무게도 다시 40킬로그램으로 줄었다. 「몸이 굳어 버린 느낌이었어요.」 그녀가 말했다. 「마치 누군가가 목을 조르고 있는 것처럼요. 어쩌면 내가 재판을 감당하지 못할 수도 있다는 생각이 들었습니다. 분명히 우리 아이들도 법정에 올 텐데, 그러면 내가 무너지는 모습을 보게 될 것 같았어요. 마침내 나는 내가 이 병원의 망가진 시스템을 구할 수 없다는 사실을 깨달았어요. 내가 제이를 구하지 못했던 것처럼 말이에요.」 그녀는 결국 합의를 받아들였다. 물론 병원 측은 어떠한 잘못도 인정하지 않았다.

사랑하는 누군가의 죽음을 대가로 돈을 받는 행위는 어떠한 인간적인 논리를 들이대더라도 거슬리는 일이다. 대체할 수 없는 것을 대체하고자 하는 것은 애당초 불가능한 시도로, 그런 시도를 고민하는 것조차 고통이다. 그런 빈자리를 지극히 조잡한 재화로 메꾸는 것은 인간성에 대한 모욕처럼 보일 수 있다. 그런데도…….

　　그런데도 우리가 법체계 안에서 의료 실수를 바로잡기 위해 할 수 있는 일이 바로 그것이며, 타라가 사랑하는 남편을 잃은 뒤에 받은 것도 바로 그것 ─ 수표 ─ 이다. 이 두 가지 개념 ─ 사랑하는 사람과 숫자가 적힌 한 장의 종이 ─ 을 같은 한 문장에서 고찰하는 것은 어쩌면 끔찍해 보일 수 있을 것이다.

　　더할 나위 없이 부당하게 보일 수도 있다. 그렇지만…….

돈은 현실적인 차이를 만들 수 있다. 타라는 각종 청구서를 해결하는 일 외에 실질적인 회복에도 돈이 많이 든다는 사실을 깨달았다. 심리 치료는 결코 저렴하거나 쉽지 않았지만 타라와 그녀의 아이들에게 제이의 갑작스럽고 부자연한 부재로 인한 정신적 충격과 맞서도록 해주었다. 타라가 제이의 죽음을 지켜보며 느꼈던 무기력한 기억을 극복하기까지는 수년에 걸친 치료가 필요했다. 또한 그 돈은 그녀가 외지에서 대학에 다니는 아이들을 찾아가서 오랫동안 그들을 따라다닌 고통스러운 감정을 이겨 내도록 도와주었다.

하지만 돈은 의료 체계에 대한 타라의 믿음을 회복시키지 못했다. 가족이나 친구들과의 껄끄러운 관계도 고쳐 주지 못했다. 고통과 슬픔에 치여 잃어버린 세월을 되돌려 주지도 못했다. 당연하지만 제이를 다시 데려오지도 못했다. 사샤와 크리스에게 아버지를 대신할 누군가를 만들어 주지도 못했다. 평생의 배우자를 떠나보냄으로써 생긴 울렁거리고 끝이 보이지 않는 구멍을 채워 주지도 못했다. 단지 한없이 끔찍한 경험을 몇 단계 덜 끔찍하게 만들어 주었을 뿐이다.

타라는 금전적인 합의가 없었더라면 삶이 얼마나 더 우울했을지 십분 이해했다. 본인 역시 슬픔과 외상 후 스트레스 증후군, 불면증을 겪고 있는 상황에서 그들 나름대로 압도적인 감정의 유린을 겪고 있을 아이들을 생각해서 강인하고 굳건한 모습을 보이기 위해 노력하는 것은 그 자체만으로도 충분히 힘든 일이었기 때문이다. 하물며 재정적으로 침몰하는 가운데 그렇게 해야 했다면, 물론 많은 사람이 그런 운

명에 직면하고 있지만 상황은 이루 말할 수 없을 정도로 잔혹했을 것이다.

의료 소송은 완벽과 거리가 멀다. 관련 비용과 수고, 엄중함 때문에 의료 실수를 겪은 환자 중 오직 소수만이 선택하는 방법이다. 심지어 의료법도 일관성이 거의 없다. 배심원이 다르면 비슷한 사건이라도 얼마든지 상반된 결과가 나올 수 있으며, 환자에 대한 배상금도 그때마다 막대한 차이를 보인다. 이외에 자기방어적 의료 조치 — 실제든 망상이든 간에 소송에 대한 두려움 때문에 의사들이 시행하는 모든 추가적인 검사와 치료 — 라는 부작용도 존재한다.

자기방어적 의료 조치에 낭비되는 약 450~550억 달러의 비용도 문제지만 불필요한 치료 때문에 실질적인 피해가 발생하기도 한다. 이를테면 불필요한 CT 촬영 한 가지만으로도 정맥 조영제에 의한 신장 손상이나, 불필요한 방사선 피폭에 의한 부가적인 암이나, 당연하지만 봄비가 온 뒤에 튀어나오는 버섯처럼 수많은 부수적인 결과물에 의한 거짓 양성 진단이 초래될 수 있다.

이 모든 단점을 고려할 때 소송이 실질적으로 효과가 있는지 의문이 드는 것은 당연하다. 의료 소송 제도가 의료 산업을 정말 더 안전하게 만들까? 대답하기 까다로운 질문이다. 무작위 대조군 실험을 진행하기가 사실상 불가능하다는 점에서 어떤 대답을 내놓아도 신뢰성이 떨어질 수밖에 없기 때문이다. 관련 자료를 조사한 연구자들은 부주의한 의료 행위로 피해를 본 환자 중 겨우 7퍼센트만 보상을 받은 것으로 추산한다. 반면에 보상을 받은 사람 중 부주의한 의료 행위 때문에 실제로 피해를 본 사람은 20퍼센트도 되지 않았다. 심지어 지급된 보상금의 절반 이상이 환자 본인보다 소송 비용을 충당하는 용도로 사용된다. 그러므로 의료 소송은 적어도 비효율적인 제도다.[2] 의료계의 많은 종사자는 이 제도가 환자의 안전을 개선하기보다 의사들에게 자기방어적 의료 조치를 하도록 종용할 뿐이라고 생각한다.

의료 사고 전문 변호사 대다수는 어쩌면 이미 예상하듯이 의료 소송 제도가 환자의 안전에 유익하다고 주장한다. 시애틀에서 주로 활동하는 피터 멀러닉스 변호사가 내게 말했다. 「의료계는 자체적으로 단속하는 일을 잘 해내지 못하고 있는 것이 현실입니다.」 한 건의 의료 소송은 부주의하게 행동한 의사 본인뿐 아니라 〈그 의사를 아는 다른 모든 의사에게도〉 주의를 상기시킨다. 즉 의료인 개개인과 규제 위원회에 이런 소송이 생명을 구할 수 있는 강력한 잠재력을 가졌다는 사실을 주입시키면서 의료계 전반에 파급 효과를 불러일으킨다. 멀러닉스가 말했다. 「각각의 의료 소송이 등장할 때마다, 아마도 15명쯤 되는 의사들은 그 소송을 보면서 〈저 의사처럼 하지 말아야겠다!〉라고 이야기할 겁니다.」 그가 자동차의 안전성에 비유해서 말했다. 「우리에게는 이제 안전띠와 에어백, 탁월한 브레이크가 생겼습니다. 소송 제도가 자동차 산업에 책임을 지도록 만들었기 때문입니다.」

의사들이 대체로 이런 관점에 찬성하지 않는다는 사실

은 분명 놀랍지 않다. 하디자 바와-가르바가 어린 잭 애드콕의 죽음과 관련해서 과실 치사로 유죄 판결을 받았을 때도 영국 의사 대다수는 멀러닉스 변호사가 주장하는 식으로 반응하지 않았다. 그들의 전반적인 감상은 차라리 〈신의 은총이 없었다면 나도 저렇게 되었을 것이다〉라는 비통한 쪽에 가까웠다. 그들은 그녀의 사례에서 모두가 직면하고 있던 것과 비슷한 사정 — 과로와 인력 부족에 시달리고, 제대로 작동하지 않는 기계를 상대하며, 불가능한 업무량에 오로지 살아남기 위해 종종 지름길을 선택하는 등 — 을 보았다. 그녀의 재판을 보면서 의료인으로서 자신들이 하지 말아야 할 행위가 무엇인지 교훈을 배우기보다 의료 체계 전체의 허점에 대해 의사를 희생양으로 삼기 위한 일종의 무기를 떠올렸다.

　매우 이례적으로 형사상 유죄 판결이 내려진 이런 극단적인 사건이 아니더라도 소송의 위협 — 비록 원칙적인 수준에 불과할지라도 — 은 의사 대다수의 마음에 두려움을 심어 준다. 그들은 거의 모든 경우에 의사가 승소한다는 사실을 알지만, 그렇다고 해서 공포가 완화되거나 자기방어적인 의료 조치로서 공격적인 과잉 검사나 과잉 치료가 줄어들지는 않는다. 내가 이전 책 『의사의 감정』 집필을 위해 인터뷰한 정신과 의사 사라 찰스는 많은 의사의 경험을 상징적으로 보여 주는 씁쓸했던 소송에 관해 설명했다. 사라의 환자 중 한 명은 옥상에서 뛰어내려 자살을 시도했다. 해당 환자는 영구적인 부상을 입기는 했으나 살아남았고 자신에 대한 치료를 소홀히 했다며 사라를 고소했다. 사라가 자신의 우울증을 적절히 치료하지 않았고, 이런 태만이 자신의 자살 경향과 심각한 부상을 초래했다는 주장이었다.

사라는 결국 〈승소〉했지만 그녀 본인조차 승소라는 단어에 의문 부호를 덧붙였다. 배심원들이 그녀가 태만하지 않았다고 판단한 사실은 그녀가 겪은 지난 5년의 고통스러운 세월을 조금도 만회해 주지 못했다. 그 일을 겪으면서 그녀의 개인적, 직업적 삶은 황폐해졌고 비록 오명은 풀었지만 전혀 위안이 되지 않았다. 사라는 의료 사고를 조사하기 시작한 뒤로 자신의 경험이 의사들 사이에서 우울할 정도로 흔한 일임을 깨달았다. 게다가 해당 소송은 환자에게도 궁극적으로 아무런 도움이 되지 않았다. 그녀 자신에게도 지난 5년의 세월이 끔찍했기는 마찬가지였고 결국에는 아무런 보람도 없었다. 소송은 환자의 상황을 개선하지도, 그렇다고 사라를 좀 더 나은 의사로 만들지도 못했다. 사라에게 일어난 유일한 행동상의 변화는 심각한 정신 질환을 앓는 환자를 맡을 때 이전보다 망설이게 되었다는 것뿐이다.

때로는 정말 태만하고 수준 미달인 의료진이 실수를 범할 때도 있으나 보통은 그렇지 않은 양심적인 의사와 간호사가 의도치 않게 실수를 범하는 경우가 대부분이다. 그리고 이런 사람들에게 의료 소송은 교육 차원에서든 개선 차원에서든 전혀 도움이 되지 않는다. 환자에게 초래된 충격적인 결과가 그들에게도 충분히 강력한 수준의 슬픔과 수치심, 실수에 대한 경각심을 유발하기 때문이다. 자신의 실수를 인정하고 양심의 가책을 느끼는 사람들에게 의료 소송이 추가로 제공할 수 있는 건설적인 이득은 거의 없다. 실제로 많은 의료인이 소송 이후에 사라처럼 복잡한 환자를 기피하는 현상을 보이며, 그 결과 중증 환자들의 의료적 선택지는 오히려 축소되고 있다. 4천 명의 의사를 대상으로 진행된 한 조사에서 소송을 당한 경험이 있는 의사 중 절반 이상은 의료 사고에 대한 두려움이 거의 모든 환자에 대한 그들의 치료 방식에 영향을 끼쳤다고 밝혔다. 심지어 소송을 당한 경험이 〈없는〉 의사들도 그런 식으로 느꼈다 ─ 그중 40퍼센트가 앞에 언급된 의사들과 같은 치료 방식을 취한다고 밝혔다.[3]

소송을 당한 적 있는 의사들은 종종 우울증과 불안, 고립에 더해 의사와 환자 관계에서 신뢰의 상실을 경험한다. 이와 같은 결과가 너무 파괴적일 수 있는 까닭에 소송의 여파를 포괄적으로 망라하는 〈임상 사법 증후군clinical judicial syndrome〉이라는 용어가 등장했을 정도다.[4] 〈첫 번째 피해자〉, 즉 환자가 가장 중요하다는 사실을 부정하는 것은 절대로 아니지만 임상 사법 증후군은 의료 실수가 〈두 번째 피해자〉를 만들 수도 있음을 시사한다. 의사들은 매우 공개적이고 굴욕적이며, 어쩌면 몇 년을 질질 끌 수도 있는 소송 기간에 대체로 그들의 개인적, 직업적 삶이 갈가리 찢기는 경험을 한다. 많은 의사가 그로 인한 정서적 외상을 가족의 죽음을 경험하는 것에 비유하고, 어떤 의사들은 끝내 극복하지 못하기도 한다. 분명 누군가는 가뜩이나 높은 보수를 받는 의사들을 옹호하는 것에 반감이 들겠지만 그런데도 의료 소송 중 40퍼센트는 의료진의 실수가 전혀 없었던 것으로 밝혀진다는 사실에 주목할 필요가 있다.[5] 결코 적지 않은 수의 의사들이 아무런 잘못을 하지 않았음에도 삶이 갈가리 찢기는 수준의 피해를 보는 것이다.

피터 멀러닉스는 이 부분에 대해서 다른 견해를 피력했다. 「의료 사고에서 이상한 점은 의사들이 다른 직업과 달리 그들의 궁극적인 목표가 타인을 돕는 것이기 때문에 부주의로 발생한 결과에 대해서도 면죄부를 받아야 한다고 생각하는 듯 보인다는 겁니다.」그는 다른 많은 분야에도 이타주의가 존재한다고 지적한다. 이를테면 건축가나 기술자, 변호사, 배관공 등도 하나같이 사람들을 돕고자 한다는 것이다. 「모든 직종에는 때때로 부주의한 선택을 해서 사람들에게 피해를 끼치는 구성원이 존재합니다. 그런데도 자신의 동기가 사람들을 돕는 것이라는 이유로 설령 잘못된 선택을 했더라도 법이 자신을 보호해야 한다고 생각하는 집단은 의사들이 유일한 것 같습니다. 심지어 변호사도 직무상 과실을 범할 때는 법적인 책임에 직면할 각오를 합니다. 하지만 의사들은 이런 책임이 부당하다고 생각하며, 그동안 가장 터무니없는 경우를 제외하면 어떤 상황에서도 책임을 회피할 수 있는 체계를 구축해 왔습니다.」

의료 기관에 한해서는 (개인과 달리) 직접적인 법적 조치와 벌금이 확실한 효과를 발휘하는 듯 보인다. 일례로 얼마든지 피할 수 있을 것 같은 특정 합병증 ─ 욕창이나 낙상 사고, 혈전, 병원 내 감염 등 ─ 비율이 높은 병원에 메디케어, 즉 노인 의료 보험이 벌금을 부과하기 시작하자 병원들은 서둘러 개선 움직임에 나섰다. 자동차 업계와 마찬가지로 손익은 강력한 동기 부여 요소다.

그렇다고 개인에게도 손익이 항상 효과적인 것은 아니다. 의료 기관과 달리 의사와 간호사 대부분에게 돈은 기껏해야 간접적인 유인에 불과하다. 우리는 환자들이 잘 되기를 바란다. 심장이 뛰는 임상의라면 누구나 자신의 환자가 병원 내 감염에 걸리거나, 실수로 엉뚱한 부위에 수술을 받거나, 암 진단이 늦어지기를 바라지 않는다. 이런 우선순위를 주입하기 위해 반드시 소송 위협이 필요한 것은 아니다.

소송이 갖는 적대적인 성격은 증거가 점진적으로 늘어나면서 결국 합의로 이어지는 일반적인 방식의 의학적 깨달음과도 배치된다. 의사나 간호사는 일반적으로 그들 자신을 환자와 같은 편이라고 생각하며 환자의 관점에서 언제나 더 나은 길을 찾고자 한다. 헌신적인 임상의라면 자신의 미흡한 부분에 대해 책임질 각오가 되어 있겠지만 그런데도 적대적인 소송은 대체로 적극적인 개입보다 마음의 상처만 남길 뿐이다. 우리는 이상 반응이 의사와 간호사를 자기방어적인 의료 조치라는 벽 뒤에 숨도록 하기보다 그들을 규합해서 의료 시스템을 개선하는 계기로 작용하기를 바란다.

노골적인 의료 실수나 터무니없는 의료 행위일 때 소송은 의심할 여지 없이 타당한 해법이다. 하지만 대부분의 좋지 못한 결과나 냉담한 무시의 결과물이 아닌 일반적인 실수일 때 의료 소송 제도는 주체스러운 수단이다. 환자의 관점에서 의료 소송은 계산될 수 있는 막대한 금전적 피해를 본 사람들만 도움을 받을 수 있다는 점에서 비효율적이다. 잠재적 회수 가능액이 엄청난 소송 비용을 초과하지 않을 때 환자나 변호사로서는 시간을 투자할 가치가 없고, 따라서 아무 일도 일어나지 않는다.

의료 사고 전문 변호사 피터 멀러닉스의 설명에 따르면, 그는 회사로 들어오는 사건 중 99퍼센트를 거절했다. 인과관계를 입증하기가 불가능하거나 경비를 회수할 수 있을 만큼 피해 규모가 충분히 크지 않다는 이유였다. 그는 그의 법무 법인이 사건당 약 20만 달러의 비용을 지출하는 것으로 추산하기 때문에 최종적인 배상금이 해당 경비를 감당할 수 있을 정도로 충분한지 확실히 해야 한다. 그의 회사는 당면한 의료 쟁점에 따라 진료 절차 기준 전문가와 의료 기록 전문가, 피해 산정 전문가 등을 고용해야 한다. 때로는 경제 전문가와 정부 규제에 정통한 전문가도 고용한다. 원고 측과 피고 측 증인들을 상대로 공술도 진행해야 한다. 증인과 전문가가 지리적으로 여기저기 멀리 떨어져 있을 때는 여행 경비도 추가된다.

이런 측면에서 볼 때 그의 회사는 명백한 감염을 무시하거나 명백한 암을 오진하는 등 의사의 책임이 너무나 분명하고 절대적이라서 승소할 수밖에 없는 사건만 맡을 것이다. 경비 일체와 변호사 수임료에 더해서 환자에게 가치가 있을 정도의 배상금을 가져다줄 잠재적 합의를 이끌어 내야 한다는 기준은 법무 법인 입장에서 보자면 결국 예상되는 피해가 매우 심각한 — 의료비가 수백만 달러에 달하거나, 환자가 영구 장애를 입거나, 평생 치료를 받아야 하거나, 사망하는 등의 ─ 사건만 맡을 수 있다는 뜻이다.

그리고 그의 회사에 문의가 들어오는 사건 중 이런 기준에 들어맞는 경우는 겨우 1퍼센트에 불과하다.

멀러닉스는 수많은 환자가 ─ 하물며 실질적인 실수를 겪은 환자들도 ─ 승소할 수 있는 소송을 제기하지 못하는 현실이 매우 안타깝다고 말했다. 아무리 피해를 보았거나 치료 결과가 좋지 않았더라도 의료 소송 제도가 도움이 되지 않는다고 반복해서 설명해야 하는 현실이 너무나 괴로웠다고 말했다. 결과적으로는 자신의 직업적 한계 때문에 더 많은 사람을 도와주지 못함으로써 비롯된 좌절감이 그를 환자의 안전을 옹호하는 활동 무대로 이끌었다.

멀러닉스는 의료 소송 제도의 도움을 받지 못하는 환자들을 돕기 위한 일환으로 워싱턴 환자 안전 옹호자 협회에 가입했다. 워싱턴 환자 안전 옹호자 협회의 목표는 의료 실수와 환자의 피해를 최소화하는 것이다. 이를 위해 그들은 입법과 인식 제고, 의료계 종사자에 대한 교육, 환자와 가족에 대한 교육, 각종 지원에 힘쓰고 있다. 멀러닉스는 인공 관절과 심박 조율기, 수술 도구 등과 같은 의료 기기에 특히 관심이 많다. 그는 의료 기기가 얼마나 가벼이 규제되고, 영업 사원들이 얼마나 자주 의사들과 함께 수술실에 들어가는지 알고서 충격을 받았다.

13장에서 다시 다루겠지만 환자 안전 대변인들은 의료 실수를 줄이기 위한 노력의 또 다른 발판이 되었다. 사람들은 고통스럽고 대체로 고립된 의료 경험을 겪은 이후에 더욱 어렵게 이 분야에 발을 들인다. 일반적으로 온라인이나 입소문을 통해 서로를 발견하고 싸움에 지친 동지들을 알아본다. 심지어 불명예를 씻고 소송에서 승리한 아주 극소수의 사람들조차 정신적 충격은 그대로 남아 있다. 타라가 알게 되었듯이 돈은 각종 청구서를 해결하는 데 도움을 주지만 사랑하는 사람의 죽음이나 영구 장애를 보상해 주지 않는다. 당연히 의료 체계를 바로잡아 주지도 않는다.

「제이를 죽음으로 이끈 의료 시스템은 명백히 망가져 있었어요.」타라가 회상했다. 「비밀스러운 분위기도 한몫했어요. 간호사들은 자신들이 알지도 못하는 사실을 인정할 수 없었을 겁니다. 그리고 내가 짐작하기로 의사들도 사정은 마찬가지였습니다. 피터슨 박사는 20년이 넘는 자신의 의사 경력에 대한 자부심이 대단했어요. 나에게도 그는 수시로 이렇게 말했어요. 〈20년이 넘는 내 경력에 비추어 볼 때 어쩌고저쩌고…….〉그는 자신보다 경력이 떨어지면 상대가 누구든 무시하는 유형의 의사처럼 보였어요. 주변 사람들이 자신의 판단에 의문을 제기하지 못하도록 협박하는 사람 같았어요.」

병원 측이 재판 없는 합의를 제안했을 때 타라는 그들이 제이를 죽음에 이르게 한 환경을 개선하겠다는 약속을 해주기를 원했다. 그들이 직원 간의 조악한 의사소통 문제를 직시해 주기를 원했다. 환자를 중환자실로 옮길지 말지 결정할 때 적용하는 기준을 낮추어 주기를 원했다. 패혈증에 대한 간호 교육을 의무화해 주기를 원했다. 병원 지도부가 환자 및 가족과 유의미한 관계를 맺기 위해 노력해 주기를 원했다.

병원의 반응은 어땠을까? 그들은 제이를 추모하기 위해 골수 이식실에 명판을 걸겠다고 제안했다. 타라는 분노를 참기 힘들었다. 명판이라고? 그녀의 창의력으로는 아무리 노력해도 그들의 근시안적인 발상 — 패혈증이나 중환자 관리, 의사소통 등의 문제와 관련해서 직원들을 더욱 철저히 교육하는 대신에 벽에 나뭇조각을 걸겠다는 생각 — 에 대해 적절한 비유를 생각해 낼 수 없었다.

병원은 다시 제이의 이름으로 연례 강연을 개최하겠다는 제안을 내놓았다. 사실상 교육과 환자에 대한 치료 개선을 의미할 수 있다는 점에서 두 번째 제안은 타라의 흥미를 자극했다. 하지만 결과적으로 그 강의는 골수 이식실 직원이 아닌 의대생만을 위한 것으로 드러났다. 게다가 타라가 자신도 강연자 중 한 명이 될 수 있는지 묻자 병원은 딱 잘라 거절했다.

자포자기 심정으로 타라는 골수 이식실 직원들과 단 한 번의 만남을 요청했다. 적어도 그들이 제이의 사례와 이를 통해서 배운 교훈을 검토할 수 있는 원탁회의를 제안했다. 언뜻 보면 이와 같은 만남은 합의 단계에서 요구하기에 가장 바람직하지 않은 제안처럼 들린다. 자신의 남편을 죽였다고 생각되는 사람들과 긴밀하게 무언가를 도모하겠다는 것 자체가 말이 되지 않기 때문이다. 그런데도 의료 실수에 직면한 거의 모든 환자와 가족은 어느 순간에 이르러서 자신들이 복수하기에 단순히 너무 지쳤다는 사실을 깨닫는다. 복수가 너무 고통스럽고, 심신을 너무 피폐하게 만들며, 궁극적으로 부질없음을 깨닫는 것이다. 설령 복수에 성공하더라도 실수는 되돌릴 수 없다. 사랑하는 남편이 다시 저 문으로 걸어 들어올 일은 없을 것이다. 한 번 발생한 피해는 무를 수 없다.

타라는 3년에 걸친 법적 절차와 그녀 자신은 물론이고 두 아이의 슬픔으로 녹초가 되었다. 그 끝없는 터널의 어딘가에서 비록 미약하지만 유일한 빛은 제이가 겪은 일이 반복되지 않도록 미래의 환자들을 보호할 기회였다. 그리고 골수 이식실 직원들과의 대면 회의는 이 시점에서 그녀가 성취할 수 있는 유일한 것이었다. 병원 측도 그녀의 제안을 받아들였다.

타라는 남은 에너지를 이 원탁회의에 쏟아부었다. 수개월에 걸쳐 문서와 유인물을 정리하고 자신이 할 말을 연습하면서 악착같이 회의를 준비했다. 그녀는 골수 이식실 직원들과 등지고 싶지 않았다. 치열한 의료 현장에서 함께 싸우는 동료로 그들을 대하고 싶었다. 그녀는 그들 세계를 이해하면서 — 그들이 그녀의 이런 마음을 알아주기를 바랐다 — 동시에 그들도 자신의 상황을 이해해 주기를 원했다. 직원들에게 그들의 행동에 존재하는 인간적인 측면과 어떻게 하면 똑같은 실수를 예방할 수 있을지 이해시키고 싶었다.

그렇게 병원 회의실에서 원탁회의가 열렸다. 직원들이 입장할 때마다 타라는 그들의 면면을 살폈다 — 의사는 한 명도 보이지 않았다. 골수 이식실에서 일하는 간호사들도 보이지 않았다. 타라가 알아볼 수 있는 사람은 콘스턴스 — 관리자에 가까운 골수 이식실 소속 수간호사 — 와 병원에서 고용한 변호사가 전부였다. 타라가 알기로 에버렛 박사는 새로운 병원으로 옮겨갔고 2명의 혈액내과 전문의 — 아미르 박사와 차더리 박사 — 는 이즈음 진급해서 병원을 떠났다. 하지만 뮬러 박사와 피터슨 박사는 여전히 이 병원에 있었다. 혈액내과와 호흡기내과 주치의인 두 사람은 제이의 사례에서 의사 결정과 관련하여 가장 큰 책임이 있는 의사들이었다. 그들은 어디 갔지? 제이를 매일 돌보았던 간호사들은? 타라가 매번 제이의 변화를 보고했던 그 간호사들은 어디 갔지? 그들의 부재는 타라를 화나게 했다.

타라가 만남을 요청하면서 머릿속에 그렸던 그림은 이런 것이 아니었다. 그녀는 실제로 환자를 돌보는 의료진과 직접적인 대화를 원했다. 제이의 치료에 직접 관여했던 사람들과 대화하고 싶었다. 그런데 이제 그녀는 억지로 끌려 나온 듯 보이는 10여 명의 관리자와 수간호사를 마주하고 있었다.

하지만 그녀에게는 앞으로 나아가는 것 말고 다른 선택의 여지가 없었다. 타라는 제이의 사진을 나누어 주며 회의를 시작했다. 그들에게 제이가 어떤 사람 — 두 아이의 아버지였고, 자신의 남편이었으며, 누군가의 친구였고, 비행사였다 — 이었는지 보여 주고 싶었기 때문이다. 그러나 회의실 분위기는 냉랭했다. 아무도 말을 하지 않았고 이렇다 할 반응도 보이지 않았다. 타라가 바랐던 토론은 결국 독백으로 변했지만, 그녀는 굴하지 않고 제이가 골수 이식실에서 머무른 100시간 동안 일어났던 일에 관해 설명했다. 타라가 주정부의 간호 윤리 강령을 배포했다. 관련 서류들이 무거운 냉기를 품은 거대한 오크 테이블 위에서 미끄러졌다.

이런 강령들이 그들에게 정말 의미가 있을까? 그녀는 혼란스러웠다. 한때는 간호사였지만 이제는 관료처럼 변해버린 그들은 겁에 질린 위독한 환자의 눈을 들여다보는 것이 어떤 기분인지 과연 기억할까? 어쩌면 그들은 이미 너무 멀리 가 버리지 않았을까? 수많은 월간 보고서에 치여서 펄펄 끓는 피부밑으로 미친 듯이 날뛰는 심박의 느낌을 기억하지 못하는 것은 아닐까? 병원 방침에 너무 매몰되어서 주사를 놓는 방법이나 거즈의 거칠거칠한 느낌을 기억하지 못하는 것은 아닐까? 정맥 주사 바늘이나 카테터, 환자의 신뢰를 요동치게 하지 않으면서 환자를 이송용 침대에서 일반 침대로 옮기는 본능적인 요령을 몸이 여전히 기억하고 있을까? 혈압 측정 띠를 부풀리기 위해 순간적으로 힘을 쥐어짤 수 있을 만큼 손 근육이 여전히 건재할까?

타라는 그들에게 자신이 급성 골수 백혈병의 심각성을 잘 알고 있으며 제이의 예후에 대해 어떠한 환상도 갖지 않았다고 말했다. 그녀는 자신의 간호 경험을 통해 메티실린 내성 황색 포도알균 감염에 의한 패혈증이 매우 흉포하다는 사실을 알고 있었다. 패혈증이 적절하게 치료되었다고 하더라도 제이는 사망했을지 모른다는 사실을 알았다. 하지만 문제는 패혈증이 적절하게 치료되지 않았다는 사실이었다 —

그래서 그녀가 지금 이 회의실에 있다는 점이었다.

만약 제이가 더는 숨을 쉬지 못했을 때 그에게 삽관을 하고, 상태가 점점 위독해졌을 때 중환자실로 옮겼다면 그녀는 제이의 죽음을 이해했을 것이다. 제이의 죽음을 치명적인 감염이라는 합병증까지 겹친 끔찍한 질병이 초래한 비극적인 결과로 받아들였을 것이다. 물론 실상은 그렇지 않았다. 그녀가 그들에게 말했다. 「아무도 그가 보이는 패혈증 증상과 징후에 주의를 기울이지 않았습니다.」 그 자체로 기준 이하의 의료 행위였다. 하지만 비록 의료진이 점점 나빠지는 제이의 상태를 알아차리지 못했다고 하더라도 그들에게는 타라 ─ 환자의 아내이며, 아울러 노련한 공인 간호사이기도 한 ─ 가 있었고, 그녀는 계속해서 그들에게 제이의 상태를 지적하고 있었다. 「아무도 나의 우려에 귀를 기울이지 않았습니다.」 그녀가 의료진을 향해 말했다.

그 결과 제이는 중환자실에서 강도 높은 치료를 받지 못했고, 그에 따라 메티실린 내성 황색 포도알균을 박멸하기 위해서 싸울 기회도 얻지 못했다. 중환자실로 옮겨졌어도 제이는 살지 못했을 수 있다. 맞다. 그렇지만 살았을 수도 있다. 그리고 만약 패혈증이 나았다면 제이의 유일한 치유 기회인 골수 이식을 목표로 급성 골수 백혈병 치료가 계속되었을 수도 있다. 타라는 골수 이식이 그 자체로 매우 위험할뿐 아니라 제이가 치유될 가능성이 그다지 크지 않다는 사실을 알고 있었다 ─ 그런데도 가능성이 아예 없는 것은 아니었다. 더욱이 서른아홉 살에 두 자녀를 둔 아버지라면 가능성이 아무리 희박하더라도 충분히 시도해 볼 만한 기회였다. 하지만 패혈증이 점점 악화되는 여러 징후를 무시함으로써 골수 이식실 직원들은 제이에게서, 그리고 그의 자녀에게서 그 유일한 기회를 박탈했다.

타라는 골수 이식실 간호사를 대상으로 한 패혈증 교육의 중요성에 관해 이야기했다. 그들이 보살피는 환자는 패혈증에 걸릴 위험이 특히 크기 때문이다. 아울러 환자 가족에게 우려스러운 징후를 알아보도록 — 그리고 의료진에게 알리도록 — 교육하는 간호사의 역할에 관해서도 이야기했다. 타라는 가족 구성원이 직접 응급 팀을 병실로 호출해서 〈신속 대응〉을 시작할 수 있다는 사실을 막상 일을 겪은 이후에 알게 되었다. 그런 사실을 미리 알았더라면 그녀도 그렇게 했겠지만, 간호사들은 그런 방법이 있다는 사실을 전혀 알려 주지 않았다. 그녀는 간호사가 환자와 가족들에게 이러한 선택지를 알리는 것이 매우 중요하다고 강조했다.

타라의 청중은 굳은 침묵 속에서 앉아 있었다. 아무도 움직이지 않았고, 아무도 입을 열지 않았다. 테이블 주위를 딱딱하게 둘러싼 1인당 43개씩 총 430개의 얼굴 근육의 미세한 떨림조차 보이지 않고 있었다. 혹시라도 그 방에 심장 모니터가 있었다면 하나같이 밋밋한 직선 그래프를 보여 주었을 것이다. 그런데도 타라는 계속 밀고 나아갔다. 「나는 전혀 불안하지 않았어요.」 타라가 회상했다. 「옳은 일이라고 생각했고 주위에서 온통 제이의 에너지가 느껴졌거든요.」

타라는 그들에게 자신이 짊어진 깊은 죄책감에 관해 이

야기했다. 노련한 응급실 및 중환자실 간호사로서 자신이 지켜보는 가운데 제이를 죽게 두었다는 죄책감이었다. 이 부분과 관련해서 그녀는 절대로 자신을 용서할 수 없었다. 그녀는 제이의 침대 머리맡에서 본능적인 간호사로서 역할과 배우자로서 환자를 보조하는 역할 사이에서 중심을 잡아야 했던 고충에 관해서도 설명했다. 바로 그때였다. 자신도 모르는 사이에 그녀에게서 쓸쓸한 흐느낌이 새어 나왔다. 그리고 사람들의 딱딱한 표정과 침묵하는 몸통에 부딪치며 회의실에 울려 퍼졌다. 타라는 재빨리 마음을 다잡았다. 자신은 절대로 이 사람들 앞에서 무너지지 않을 것이며, 지나치게 감정적인 아내로 치부당하고 싶지도 않았다.

타라는 그들에게 제이의 죽음에서 배우라고 간청했다. 간호 인력을 교육하는 일에 더욱 많은 시간과 돈을 투자하라고 애원했다. 그녀는 자신이 처음부터 고소할 생각은 아니었다고 설명했다. 누군가를 고소하는 것은 그녀의 기질도, 철학도 아니었다. 동종 업계에 종사하는 사람들을 상대로 한 소송은 더할 나위 없이 끔찍했다. 그런데도 그녀가 결국 소송을 제기할 수밖에 없었던 이유는 큰돈이 걸렸을 때만 병원들이 문제에 집중한다는 사실을 알게 되었기 때문이다.

그녀는 자신의 말이 병원 특유의 회색으로 칠해진 벽 속으로 허무하게 사라지는 듯한 느낌이 들었다. 테이블에 앉은 참석자들은 하나같이 그들의 스프레드시트와 분기별 보고서로 돌아갈 시간만 손꼽아 기다리며 시계 초침만 노려보고 있는 듯했다. 타라가 막 회의를 마무리 지으려고 할 때 골수 이식실 수간호사 콘스턴스가 발언 기회를 요청했다.

「나는 제이를 기억해요.」콘스턴스가 조용히 말했다. 「그 층에 있던 다른 사람들도 마찬가지고요. 그는 잊히지 않았어요.」그녀의 눈에 눈물이 고이기 시작했고, 타라는 자신도 가슴이 저려 옴을 느꼈다. 타라는 생각했다. 〈어쩌면, 나만 죄책감에 시달린 것은 아닐지도 모르겠구나.〉

「정말 끔찍한 일이었습니다.」콘스턴스가 말했다. 의자에 앉아 있던 병원 측 변호사는 당황한 기색이 역력했다. 「그날은 내 의료 경력 중 최악의 날이었습니다.」콘스턴스가 그를 무시하며 계속 말했다. 「그리고 그런 일이 생겨서 정말 미안해요.」

그녀가 타라를 똑바로 응시하며 말했다. 「당신은 제이를 구하기 위해 다른 누구보다 열심히 노력했어요.」

그동안 타라를 옥죄어 왔던 죄의식이 처음으로 희미하게나마, 그런데도 거의 소리가 날 정도로 깨지는 순간이었다. 누군가가 ─ 심지어 상당한 위치에 있는 사람이 ─ 그녀의 노력을 인정해 주었다. 콘스턴스의 말은 타라에게 처음으로 조금은 죄의식을 덜어 내도 괜찮을지 모른다는 암시를 주었다. 어쩌면 타라는 자신이 느꼈던 것처럼 쓸모없는 간호사도, 아무것도 할 줄 모르는 아내도, 무능한 대변자도 아니었을지 모른다. 어쩌면 제이는 그녀가 충분히 똑똑하지 못해서, 또는 충분히 끈질기지 못해서, 또는 충분히 헌신적이지 않아서 죽은 것이 아닐지도 모른다. 어쩌면, 정말 어쩌면 제이의 죽음은 그녀 탓이 아닐지도 모른다.

타라는 의료진과 만나는 자리에서 절대로 울지 않기로 이미 다짐했다 ─ 그녀를 깎아내리려는 사람들에게 눈물보다 더 좋은 먹잇감은 없을 것이었기 때문이다. 그러나 더는 참을 수 없었다. 의사 중에서 콘스턴스와 같은 결단을 보여 줄 사람이 없을 것은 분명했다. 제이를 담당했던 다른 간호사들도 마찬가지다. 「고마워요.」 그녀가 목멘 소리로 콘스턴스에게 말했다. 「정말 고마워요. 당신은 내 삶을 구해 주었어요.」 수간호사와 나눈 이 한 번의 대화는 타라가 병원 측으로부터 얻은 유일한 인간적 대응이었다.

12장
더 나은 방법이 있을까?

미국의 의료 소송 제도가 매우 까다롭고 비용도 많이 들며 의료 실수를 경험한 환자들 대다수가 이용할 수 없다면, 다른 해법은 없는지 당연히 의문이 들 것이다. 다른 나라들은 의료 실수 문제를 어떻게 처리할까?

조립식 가구든, 공기 역학적으로 생긴 신발이든, 교도소 개혁이든, 재활용이든, 사우나든, 단순히 오래된 행복이든 스칸디나비아는 많은 이에게 합리적인 사람들의 땅이라는 인상을 준다. 의료 실수를 다루는 가장 사려 깊은 발상 가운데 일부가 산업용 보온 속옷을 입어야 할 정도인 이 지역에서 비롯된 것은 결코 우연이 아닐 것이다.

덴마크는 미국과 극명하게 대비되는 의료 보장 제도(대체로 민영화되어 있는 미국의 건강 보험 제도와 달리 국영화되어 있는 건강 보험 제도)를 가지고 있음에도 소송 규모가 훨씬 작지만, 처음에는 실제로 비슷한 의료 소송 제도를 시행했다는 점에서 흥미로운 연구 대상이다. 1992년 이전까지 덴마크 환자들은 의료 서비스를 이용하는 과정에서 피해를 보았다고 생각될 때는 사건을 법원으로 가져가야 했다. 그리고 미국 환자들이 직면하는 것과 똑같은 난관 — 피해 규모가 재정적으로 충분히 매력적이지 않으면 소송을 제기하기가 힘들 뿐 아니라 실질적인 부주의를 입증하기는 더더욱 힘든 문제 — 에 직면했다. 의료 실수를 겪은 환자 대다수가 사실상 의지할 곳이 없었다.

하지만 1992년에 이르러 덴마크는 북유럽의 이웃 국가들과 공조하여 무과실 보상 제도를 채택하기로 했다.[1] 무과실 보상 제도는 충분한 수준의 치료를 받지 못한 환자, 드물거나 심각한 합병증을 경험한 환자에게 적당한 보상을 제공하는 개념이다. 좋지 못한 의료 결과가 실수 때문인지, 아니면 부주의 때문인지, 또는 단순히 오래된 불운 때문인지는 중요하지 않다.

실수를 입증해야 하는 부담이 사라지자 더 많은 환자가 혜택을 볼 수 있었다. 대립적인 요소가 제거되자 의사들은 방어적인 태도를 하지 않아도 되었다. 덴마크에서 환자 보상 체계로 불리게 된 이 제도는 환자들이 이전 의료 소송 제도에서 직면했던 중대한 장애물을 치워 주었다. 일단 사건을 맡아 줄 변호사를 찾아다닐 필요가 없어졌기 때문에 이용하기가 훨씬 수월하다. 작성해야 할 서류도 하나밖에 없어 훨씬 간편하다. 게다가 무료인 덕분에 환자에게 재정적인 장벽도 존재하지 않는다. 심지어 환자를 대신하여 의사나 병원이 서류를 제출할 수 있고, 실제로 자주 그렇게 한다.

각각의 사례는 미국 노동자 보상 위원회와 유사한 행정 위원회의 심의를 거친다. 다수의 의료 및 법률 전문가로 구성된 행정 위원회는 관련 의사나 병원의 견해를 참고하여 환자의 사례를 세부적으로 검토한다. 환자는 의료 서비스가 (해당 분야의 고도로 훈련된 전문가가 제공하는 의료 수준보다) 기준에 미달한다고 판단되거나, 불만족스러운 치료 결과가 〈환자 입장에서 합리적으로 감내해야 하는 수준보다 더 광범위하다〉라고 판단되는 경우에 보상을 받는다.[2] 보통 전체의 약 3분의 1 정도가 보상받을 만한 사례로 평가된다. 보상이 거부된 환자들을 위한 항소 절차도 존재하지만 항소까지 가는 환자들은 극히 소수에 불과하다.

환자가 실수를 입증해야 하는 버거운 짐을 짊어지지 않아도 되는 까닭에 덴마크는 금전적 보상을 받는 의료 사고 피해자의 비율이 매우 높다(인구수를 고려하면 미국의 약 네 배에 달한다). 게다가 덴마크 환자들은 보통 7~8개월 이내에 보상금을 받는 것에 비해서 미국 환자들은 소송을 제기하는 경우에 평균적으로 5년이 걸린다.

미국 기준에서 보상금은 상당히 적은 편 —평균 3만 달러— 이지만 미국인과 달리 덴마크인은 국영 의료 보험 덕분에 절대로 의료비 폭탄을 맞을 일이 없으므로 기념비적인 합의가 필요치 않다. 하물며 소송에서 승리하지 못하더라도 —아니면 굳이 소송을 제기하지 않더라도— 이미 이용 가능한 사회 복지 서비스가 존재하기 때문에 덴마크 사람들은 대부분 의료 피해를 보더라도 파산할 일이 없다. 그중에서도 실업 급여와 장해 급여는 특히 후한 편이다. 덴마크 사람들은 은퇴 후에 모두 연금을 받는다. 탁아소나 대학처럼 돈이 많이 들어가는 항목은 전부 무료인 까닭에 빚이 쌓이지도 않는다. 당연하지만 미국인과 달리 직장을 잃더라도 의료 보험까지 잃게 될까 봐 걱정하지 않아도 된다. 전 국민에게 의료 보험이 보장되기 때문이다.

이쯤 되면 덴마크가 세계에서 가장 행복한 나라 중 하나라는 사실이 그다지 놀랍지 않을 것이다. 덴마크는 어쨌거나 레고를 발명했을 뿐 아니라 1583년부터 운영 중인 세계에서 가장 오래된 놀이공원을 보유한 나라다. 혹시라도 이런 이야기에 혹해서 당장 코펜하겐행 항공권을 예약할 생각이라면 한겨울의 덴마크는 이른 오후부터 해가 지는 나라임을 기억해야 할 것이다. 게다가 덴마크 어디를 가든지 늘 키르케고르와 『햄릿』이 당신을 우울하게 만들 것이다.

환자 보상 체계가 도입되고 몇 년 뒤인 1997년 여름에 베스 릴야 박사와 그녀의 가족은 카리아쿠섬에서 휴가를 보냈다. 바쁜 산부인과 의사에게 카리브해의 외딴 섬은 느긋하게 긴장을 풀기에 이상적인 장소처럼 보였다 — 19제곱킬로미터의 섬에는 청정 해변 말고 아무것도 없었다. 하지만 그처럼 외딴곳에는 단점도 있었다. 자신이 가져간 읽을거리가 바닥났을 때 릴야는 섬에 읽을 것을 보충할 수 있는 서점이 없음을 알게 되었다. 그런 연유로 뉴욕에서 동료 중 한 명이 함께 휴가를 보내기 위해 도착했을 때 그녀는 그가 가방에 사려 깊게 넣어 둔 『뉴욕 타임스』 일요일 판을 향해 득달같이 달려 들었다.

잡지의 표지 기사는 〈어떻게 하면 다음 희생자를 구할 수 있을까?〉라는 흥미로운 제목으로 곧장 그녀의 눈길을 사로잡았다.[3] 기사는 선천 심장 질환을 앓았고 울혈 심부전 증상으로 디곡신 주사를 맞은 두 달 된 아기 호세 마르티네스의 이야기를 다루고 있었다. 원래는 종 모양의 디기탈리스 꽃에서 추출되던 디곡신은 안전 여유가 매우 적다 — 치료제로서 작용하는 용량과 독약으로서 작용하는 용량의 차이가 매우 작다는 뜻이다. (메스꺼움과 구토, 심장 부정맥, 사망 외에도 디곡신의 부작용 중에는 특이하게 황록색 광륜을 보는 증상이 있다.) 일부 역사가들은 반 고흐가 디기탈리스 꽃을 복용하고 있었고 — 그는 자신의 의사가 이 꽃을 들고 있는 모습을 그리기도 했다 — 그래서 그 부작용 때문에 「별이 빛나는 밤」에서 인상적인 노란색 소용돌이를 그렸다고 믿는다.

어린아이는 특히 안전 여유가 적기 때문에 디곡신의 복용량은 몸무게에 기초해서 킬로그램당 밀리그램으로 산출된다. 호세를 담당한 전공의와 주치의는 함께 복용량을 계산했고 0.09밀리그램이라는 올바른 복용량을 산출했다. 이후에 전공의가 약물 처방을 차트에 기록했는데 실수로 소수점을 잘못 찍어서 0.09밀리그램 대신에 0.9밀리그램으로 적었다. 그 결과 어린 호세는 열 배나 많은 디곡신을 복용하게 되었고 결국 사망했다.

릴야는 끔찍한 충격을 받은 동시에 한껏 몰입해 있는 자신을 발견했다. 마치 비극적인 결말이 뻔히 보임에도 돌이킬수 없는 실수를 저지르려는 등장인물들을 막을 수 없는 한편의 오페라를 보는 것 같았다. 기사는 환자 보호를 위해 마땅히 제공되어야 했음에도 시종일관 제대로 기능하지 않은각각의 장치를 매우 상세하게 다루었다. 주치의는 표준 관리의 일환으로 전공의의 처방전을 검토했다. 하지만 그의 눈은미묘한 소수점의 변화를 알아차리지 못했다. 약사는 복용량이 우려되어 확인차 전공의를 호출했지만 해당 전공의가 이미 퇴근했다는 사실을 알지 못했다. 시간이 지나서 백업 처방전을 받은 보조 약사는 약사의 의중을 알지 못했고 처방전대로 약을 반출했다. 약을 받은 간호사는 복용량에 대한 우려 때문에 후속 근무자인 다른 전공의에게 산출량을 다시 확인해 달라고 요청했다. 해당 전공의는 자신의 계산기로 공식에 따라 다시 계산했지만 계산기에 0.09밀리그램으로 맞게 나와 있는 숫자를 0.9밀리그램이 들어 있는 약병과 비교하는 과정에서 소수점의 차이를 알아차리지 못했다. 마지막으로 한 번 더 확인하기 위해 간호사는 다른 두 번째 간호사에게 약병을 확인하고 처방전과 비교해 달라고 부탁했다. 두번째 간호사는 약병과 처방전 모두 0.9밀리그램인 것을 보고 틀림없음을 확인해 주었다. 그렇게 치사량이 투여되었다.

릴야를 특히 매료시킨 점은 이와 같은 분석이 의료진의무능이나 부주의보다는 시스템의 문제에 초점을 맞추었다는 사실이다. 실제로 직원들은 매 단계에서 실수를 피하고자 각별한 노력을 기울이며 꽤 양심적인 모습을 보였다. 그런데도 잘못된 약물 복용량은 20년 뒤 파블로 가르시아에게 38.5정의 박트림이 투약되었을 때 로버트 워터가 목격했듯이 그 모든 보호막을 무력화시켰다.

덴마크에서는 간혹 발생하는 개인의 실수를 제외하면 의료 행위가 기본적으로 안전하다는 것이 의료계의 일반적인 인식이었다. 같은 맥락에서 새로운 환자 보상 체계는 비록 잘못을 밝히는 데 초점을 맞추지는 않았지만 그런데도 암적인 존재를 찾아내고 그들의 잘못된 방식을 고치도록 돕는 데 역점을 두었다. 릴야로서는 어떤 의사나 간호사를 해고할지보다 다음 환자를 위해서 시스템을 어떻게 더욱 안전하게 만들지 명시적인 전략을 제시하는 연구자들이 처음이었다.

릴야는 해당 기사를 선크림과 함께 자신의 짐 가방에 넣어서 덴마크로 가져갔다. 때마침 그녀는 선임 산부인과 의사로서 막 새로운 일을 시작한 참이었고, 조만간 그녀의 연구 관심사와 관련해서 의례적인 질문을 할 것으로 예상되는 의료 책임자와 의무적인 면담을 앞두고 있었다. 이제 그녀는 대답할 준비가 되었다.

수십 년 동안 『영국 의학 저널』은 항상 주간 목차로 표지를 장식했다. 이런 방식은 비록 고급스러운 예술은 아니지만 목적에 부합했다. 의학 학술지는 『코즈모폴리턴』이나 『피플』 등과 달리 식료품점 잡지 판매대에 진열되지 않는다. 그러므로 독자를 유혹해서 선택을 받기 위해 외과적으로 조각된 영화배우나 추잡한 불륜으로 헤드라인을 장식할 필요가 없다. 고정 독자층인 의사들이나 연구자들은 이런 점에서 대체로 단순한 사람들이다. 그들은 자신이 어떤 연구를 해야 하는지, 어떤 페이지로 넘어가면 되는지 알기만 하면 된다. 실용적인 청색을 배경으로 한 충실한 기사 목록은 오랫동안 그 자체로 충분했다.

그런데 2000년 3월 18일 자『영국 의학 저널』은 내내 해오던 대로 표지에 주간 목차를 게재하는 대신에 비행기 추락 사진을 실었다. 그리고 미국 의료 협회가 발표한 1999년 보고서「실수를 범하는 것은 인간이다」에서 영감을 받아 환자 안전 문제를 특집으로 다루었다. (하지만 그로부터 16년 뒤에 의료 실수가 사망 원인 중 세 번째라는 기사를 내보낸 주체도 다름 아닌『영국 의학 저널』이었다.) 1994년에 루치안 리프가 처음 사용한 이래로 언론은 의료 실수를 점보제트기 사고에 빗댄 은유적 표현을 너도나도 신나게 사용하고 있었다.『영국 의학 저널』도 환자의 안전 문제를 다룬 이 특별 호에서 문제의 눈길을 사로잡는 이미지를 차용했다. 그들의 또 다른 현재적(顯在的) 메시지는 의료계가 비행기 사고를 이해하고 줄이려는 항공업계의 노력을 보면서 배워야 한다는 것이었다.

베스 릴야는 문제의 2000년 3월 18일 자『영국 의학 저널』을 생생하게 기억할 뿐 아니라 해당 호(號)를 처음부터 끝까지 전부 읽었다. 기사들은 하나같이 나쁜 사람을 재교육하기보다 시스템을 고치는 데 초점을 맞추고 있었다. 당시에 그녀는 때마침 열린 환자의 안전을 주제로 한 국제 대회에 참석 중이었고 리프를 비롯한 환자의 안전 운동을 선도하는 여러 개척자를 만나게 되었다.

　의료 실수 때문에 매년 약 10만 명의 미국인이 사망한다는 의료 협회의 추정에 영감을 받아 — 더 정확하게는 충격을 받아서 — 릴야와 그녀의 동료들은 의료 실수의 실태를 조사하기 위해 본거지인 덴마크에서 자체적인 연구에 착수했다. 사람들은 하나같이 최고 수준의 의료 서비스를 제공하는 덴마크의 의료 체계를 모범적으로 여겼다. 그렇지만 릴야의 연구는 사실상 의료 협회가 인용한 것과 비슷한 수준의 실수율을 보여 주었다. 당연히 그녀의 보고서는「실수를 범하는 것은 인간이다」가 미국에서 그랬던 것처럼 덴마크의 현상(現狀)을 뒤집을 참이었다. 문제는 공교롭게도 해당 보고서가 2001년 9월 11일 아침에 공개되었다는 사실이다.

　미국에서 발생한 9.11 테러는 시차 때문에 9월 12일까지 덴마크 신문 1면에 실리지 못했다. 그래서 9월 11일에 덴마크의 의료 실수에 관한 연구가 신문 1면을 차지했지만 금방 묻혀 버렸다. 릴야는 그다음 주에 텔레비전 방송국과 인터뷰가 예정되어 있었으나 그녀의 출연이 확정적인 것은 아니고 〈우리가 전쟁을 하느냐, 마느냐에 따라〉 달라질 것이라는 이야기를 들었다.

　릴야는 결국 텔레비전 방송국과 인터뷰를 했지만 이후로 몇 주 또는 몇 달 동안 사람들의 관심은 온통 국제적인 테러 행위에 쏠려 있었다.「그녀의 보고서는 언론의 주목을 별로 받지 못했습니다.」공중 보건의인 루이세 라빌이 내게 말했다. 「하지만 결과적으로는 그랬기에 장점도 있었어요.」 9.11 테러 이후로 가라앉은 분위기 속에서 덴마크의 초기 환자 안전 공동체는 정치권이나 언론의 이렇다 할 간섭 없이 해당 보고서를 꼼꼼하게 살펴볼 수 있었다. 침울한 국제 분위기가 덴마크인의 타고난 실용주의와 결합되면서 어떠한 선동이나 사소한 불평 없이 냉철하게 해결책을 모색하기에 이르렀다. 그런 선동이나 불평이 그저 적절하지 않게 느껴지는 분위기였다.

보고서는 의료계에서 서서히 주목을 받았다. 라빌의 설명에 따르면, 거의 모든 사회적 병폐에 대한 효율적인 해결책으로 찬사를 받는 데 익숙하던 덴마크인들에게 높은 의료 실수율은 〈현실적인 경각심을 불러일으켰다〉. 불과 몇 달 만에 의료 보험 제도의 주된 이해 당사자들은 직접 연관된 모든 집단 ─ 의사, 간호사, 조산사, 병원, 연구 기관, 환자 단체, 약국, 제약 회사 등 ─ 의 대표들로 구성된 덴마크 환자 안전 협회를 설립했다. 그리고 이렇게 설립된 협회는 당장 오늘의 지정학적 소동에서 벗어나 제도 전반을 개선하고자 노력함으로써 의료 실수 문제 해결을 위한 얼개를 만들기 시작했다.

다른 문제에 정신이 팔린 외부 세계가 대체로 무관심했던 덕분에 다양한 집단은 여느 때보다 작은 마찰 속에서 서로 협력할 수 있었다. 목표는 의료 체계를 실수에 개방적이고 투명해지도록 만들고, 이상 반응을 보고하는 데 주저하는 사람이 없도록 만드는 것이었다. 그들의 보고는 향후 개선을 위한 지침이 되어 줄 것이다. 다만 이 목표를 달성하기 위해서는 제반 요건들을 규정하는 법이 필요했다.

릴야가 환자 안전법에 관한 청사진을 가지고 보건부 장관을 찾아가자 장관은 〈주체 기관이 반대하지 않을 거라는 보장만 있다면 하겠습니다〉라고 말했다. 릴야 본인의 설명에 따르면, 그녀는 의료 실수에 관심을 가진 수많은 사람을 직접 찾아다니면서 이야기를 나누기 시작했다. 그녀가 이야기를 나눈 의사 대부분은 실수를 공개적으로 인정하는 것에 이중적인 태도를 보였다. 즉 원칙적으로는 지지하면서도 막상 실천하는 부분에서는 주저하는 태도를 보였다.

릴야의 동료 중 한 명 — 그녀가 〈매우 보수적〉이라고 설명한 사람 — 은 처음에 그녀의 생각에 반대했다. 그러면서 릴야에게 하나의 이야기를 들려주었다. 아직 수련의 시절이던 어느 날, 그는 환자에게 항생제를 투약하라는 연락을 받았다. 퇴근하려고 병원 문을 막 나서던 참이었으나 그는 지시에 따라 병동으로 돌아갔다. 그리고 어떤 환자에게 항생제가 필요한지 듣고서 해당 환자에게 주사약을 투여하기 시작했다. 그런데 주사가 다 끝나 가는 찰나에 환자가 아무 생각 없는 얼굴로 〈아시겠지만, 나는 페니실린 알레르기가 있어요〉라고 말했다. 그는 그대로 얼어붙었다. 그의 손에는 거의 비어 있는 페니실린 주사기가 들려 있었기 때문이다.

젊은 의사는 너무 겁이 나서 환자나 간호사, 동료에게 아무 말도 하지 못했다. 대신에 이후로 2시간 동안 환자의 침대맡에 머무르면서 알레르기 반응이나 잠재적으로 치명적인 과민증 징후가 나타나는 즉시 알아내기 위해 5분마다 환자의 혈압을 측정했다. 그렇게 2시간이 지났고 가려움이나 붓는 증상은 나타나지 않았다. 혈압과 맥박에도 아무런 변화가 없었다. 다른 많은 사람처럼 어쩌면 환자는 어릴 때 경미한 페니실린 부작용을 경험했고 알레르기가 있다는 잘못된 이야기를 들었을 수 있다. 그리고 세월이 흐르면서 해당 〈사실〉은 그녀의 병력으로 굳어진 것이다.

그날 밤 수련의는 자신이 환자에게 해를 끼치지 않은 사실에 안도하면서도 한없이 불안한 상태로 집에 돌아갔다. 「환자에게 실제로는 알레르기가 없다고 이야기할 수도 있었어요.」 그가 릴야에게 말했다. 「환자 본인에게는 매우 중요한 정보였을 겁니다.」 하지만 그러기 위해서는 자신의 실수 — 창피하고 거북한 어떤 것 — 를 공개할 수밖에 없었다. 그러면 동료들의 비난은 물론이고 어쩌면 비웃음까지 받게 될 터였다. 복잡하기 그지없는 의료 실수 관련 절차를 밟아야 했고, 그 과정에서 매 단계 온갖 비난에 시달려야 할 터였다. 그보다는 차라리 그냥 조용히 있는 편이 나아 보였다. 환자에게 어떠한 피해도 없었기 때문에 더욱 그랬다.

「그 환자는 아마도 여전히 자신에게 페니실린 알레르기가 있다고 생각할 겁니다.」 그가 씁쓸하게 말했다. 그는 자신이 환자에게 해를 끼쳤다는 사실을 알고 있었다. 〈그녀가 나중에라도 페니실린계 항생제를 사용해야 하는 상황에서 그보다 효과가 떨어지거나 독성이 더 강한 다른 항생제를 사용하면 어떻게 하지?〉 이런 생각이 그를 몇 년 동안 괴롭혔다. 당시 상황에 대한 그의 오랜 후회는 결국 릴야의 관점에 동조하도록 그를 변화시켰다. 의료 실수를 둘러싼 투명성은 궁극적으로 모두에게 더욱 유리할 것이다.

국민과 정치인에게 환자 안전법을 위한 권고안이 제시되자 덴마크 사회의 각계각층에서 환자 안전에 관심을 가진 사람들이 동참했다. 그리고 2003년에 관련 법안이 의회에 제출되자 만장일치로 통과되었다.

환자 안전법이 거둔 주된 성과는 전국적인 의료 사고 보고 체계의 구축이다. 의료계에 종사하는 사람이라면 누구나 모든 이상 반응을 보고할 수 있다. 이 자료 저장소의 유일한 목표는 의료 체계를 개선하는 것이다. 즉 여기에 보고된 어떠한 자료도 보상이나 징계 조치, 고소나 소송에 이용될 수 없다. 환자 안전법은 의료 사고 보고 체계에 제공된 정보에 근거해서 의사를 고소할 수 없다고 명시했다. 〈우리는 이 부분에 매우 신중을 기했어요〉라고 릴야가 말했다. 자신을 스스로 고발하는 셈이라고 생각될 때는 의사들이 이상 반응을 보고하려 들지 않을 것이기 때문이다.

환자 보상 체계에 이상 반응 사례가 따로 — 이를테면 환자로 인해 — 보고되면 관련 의사의 의료 행위도 조사를 받게 된다. 그러나 의료 사고 보고 체계에 제보된 내용은 어떠한 상황에서도 법적인 용도로 이용될 수 없다. 모든 사고가 익명으로 보고될 수 있음에도 실제로 익명으로 보고되는 비율이 전체의 3퍼센트에 불과한 것은 이런 의료 사고 보고 체계에 대한 신뢰 덕분이다.

「우리는 모두 자신이 맡은 일에 최선을 다하고자 합니

다.」라뷜이 말했다.「그래서 잘못된 부분이 있을 때 어떻게 하면 문제를 개선할 수 있을지 알고자 합니다.」의료 사고 보고 체계의 목표는 모든 의료계 종사자 — 현장에서 실제로 일어나는 일을 목격하는 지상군들 — 를 독려해서 문제가 생겼을 때 알리도록 하는 것이다. 라뷜이 말했다.「그런 이유로, 우리는 보고서 제출이라는 표현을 사용하지 않습니다. 그냥 문제를 알릴 뿐이에요.」환자 안전법은 나중에 비단 의료진 뿐 아니라 환자와 그 가족들도 사고에 대해 알릴 수 있도록 확대되었다.

이렇게 누적된 보고서는 매우 중요한 대규모 자료가 된다. 그러면 이 자료를 바탕으로 연구자들은 어디가 문제인지를 파악해서 개선 노력을 경주할 수 있다. 라뷜은 압박 궤양(욕창 궤양으로도 불린다)을 예로 들었다. 과거에는 환자가 한 번 입원하면 며칠에서 몇 주 동안 침대에 갇혀 지내야 했기에 압박 궤양은 불가피한 결과물로 여겨졌다. 심지어 이상 반응으로 여겨지지도 않았다. 의료진 대다수가 생각하기에 압박 궤양이란 정맥 주사를 놓거나 채혈한 환자에게서 생기는 검푸른 멍과 같은 것이었다.

2004년부터 의료진은 문제만 보고할 것이 아니라 의도된 치료 결과가 아니면 하나도 빼놓지 말고 전부 보고하라는 지시를 받았다. 그러자 갑자기 덴마크에 압박 궤양이 유행하는 듯 보였다. 물론 그런 전염병은 없었다. 다만 그제야 압박 궤양 사례가 보고되기 시작한 것이었다.

문제의 범위가 명확해지자 의료계는 적극적인 예방 노

력을 시작했다. 불과 몇 년 만에 압박 궤양 발생률이 급감했다. 이제 덴마크에서는 2기, 3기, 4기와 같은 진행성 압박 궤양이 거의 보이지 않는다. 오직 1기 압박 궤양만 관찰되며 그마저도 매우 드물어졌다. 라뷀이 말했다.「관심을 가져야만 문제를 근절할 수 있습니다. 그리고 관심을 접는 순간 같은 문제가 재발하겠죠!」

의료 실수를 둘러싼 덴마크의 전반적인 접근법은 내게 깊은 인상을 주었다. 그들은 모든 면에서 덴마크인답게 매우 냉철하고, 매우 합리적이며, 매우 철저한 듯 보였다.「덴마크식 접근법이 성공한 것은 국민이 정부를 신뢰하기 때문입니다.」라뷀이 웃으며 말했다.「우리는 서로를 고소하지 않습니다. 사회에 대한 신뢰도가 높아요. 비리가 거의 없기 때문이죠. 세금이 잘 사용될 것을 알기에 흔쾌히 세금을 냅니다.」

그와 같은 시스템이 미국에서도 통할 수 있을까? 덴마크의 국영 의료 서비스와 미국의 민영 의료 서비스는 차이가 극명하기 때문에 직접적인 비교가 곤란하다. 여기에 더해 규모에서 주목할 만한 차이가 있다. 덴마크 인구는 3억 2500만 명인 미국 인구에 비해 550만 명으로 브루클린과 퀸스 인구를 합친 것보다 조금 더 많다. 관련 예산의 총액에도 엄청난 차이가 있다. 미국은 국내 총생산의 대략 18퍼센트에 달하는 약 3조 3천억 달러를 의료 서비스에 지출한다. 반면에 덴마크는 국내 총생산의 10퍼센트에 불과한 약 30억 달러를 의료 서비스에 지출한다 — 미국인들이 치실과 문신에 지출하

는 돈을 모두 합친 것보다 적은 액수다.[4]

　그렇다면 성급한 자본가들이 마치 거친 서부 시대처럼 살아가는 미국 땅에서 덴마크처럼 화목한 나라의 합리적인 접근법이 성공할 가능성은 없을까? 적어도 당분간은 강력한 개인주의로 무장한 미국에서 의료 실수를 둘러싼 적대적인 법률적 접근법이 사라질 일은 없을 듯하다. 물론 가능성에 대한 기대를 부추기는 몇 가지 작은 실험도 있었다. 하지만 그런 실험들은 덴마크와 달리 냉철하고 협력적이며 만장일치로 합의된 의사 결정을 거친 것이 아니었다. 정확히 말하면 경정맥을 칼로 위협하는 듯한 긴박한 공중 보건 비상사태에서 떠밀리듯 실시된 것들이었다.

　1970년대와 1980년대에 미국에서는 의료 사고 건수, 특히 출산과 관련된 피해 보상금 규모가 급격히 증가했다. 그 결과 산부인과 의사에게 지급해야 할 보험금이 늘어나자 버지니아주와 플로리다주에서 많은 보험사가 의료 사고에 대비한 보험 서비스를 중단하기에 이르렀다. 5년이라는 기간 동안 20개에 달하는 보험사가 이런 식으로 손을 떼자 나머지 보험사들의 보험료 인상이 잇따랐다. 이 과정에서 의사들의 보험료가 네 배로 올랐다. 뉴욕주나 캘리포니아주에서 일하는 다른 동료들보다 최대 일곱 배나 많은 보험료 청구서를 받은 플로리다주 일부 지역의 산부인과 의사들은 차라리 폐업하겠다며 엄포를 놓았다. 점점 위기감이 고조되었다. 병원에서 외면당한 산모들이 졸지에 산부인과 의사를 대신하게 된 불운한 택시 기사와 함께 인도 위에서 아기를 낳아야 할지 모른다는 무시무시한 공포 — 아마도 지나치게 열성적인 언론들이 부추겼을 — 가 확산되었다.

주 의회가 개입할 수밖에 없는 상황이었다. 그들은 뇌성 마비라는 포괄적인 용어로 느슨하게 지칭되는 신경학적 손상을 초래할 뿐 아니라 대중의 관심도 역시 높은 분만 손상에 초점을 맞추기로 했다. 예전에는 뇌성 마비가 전적으로 분만 과정에서 아기에게 산소가 공급되지 않아 발생하는 것으로 (바꾸어 말하면 의사의 잘못으로) 여겨졌지만 최근 연구는 유전학이나 노출된 환경, 서로 밀접하게 연관된 의학적 상태 등 다수의 복합적인 요인을 제시했다. 유발 요인을 가려내기 어려워지면서 분만 손상에 관련된 사건들은 광범위한 공판 전 조사와 다수의 전문가 증인이 필요해졌고, 그래서 비용이 특히 많이 들었다. 또한 문제의 아동에 대한 광범위하고 장기간에 걸친 치료의 필요성은 터무니없을 정도로 많은 보상금을 요구했다. 이 두 가지 조합은 관련 소송을 진행하는 데 엄청난 비용이 들도록 만들었고 결과적으로 의료 생태계 전체에 눈덩이 효과를 불러왔다.

1980년대 말 즈음에 버지니아주와 플로리다주는 출산 과정에서 발생하는 신경학적 손상을 보상하기 위한 국영 기금을 설립했다. 큰 비용이 드는 이런 사건들을 법정에서 걸어 내면 그 밖의 모든 사건과 관련해서 의료 소송 제도가 안정될 거라는 생각이었다. 의사들의 보험료는 평준화될 것이고, 의사들이 무더기로 은퇴할 일도 없으며, 택시 기사들 또한 충전용 케이블로 탯줄을 묶는 일보다 방향 지시등도 켜지 않은 채 차선을 휙휙 바꾸는 데 집중할 수 있을 것이다.

연방 차원에서는 국가 백신 피해 보상 프로그램이 비슷하게 격동적이고 위험한 상황에서 도입되었다.[5] 소송이 난무한 1970년대와 1980년대에는 백신 제조사를 상대로 한 소송도 급증했다. 특히 백신이 자폐증을 유발한다는 (궁극적으로 신빙성을 잃은) 이론은 백신 제조사들을 공포에 떨게 했다. 애초에 백신의 이윤 폭이 그다지 크지 않았던 까닭에 많은 기업은 실질적인 비용 분석에 착수하면서 굳이 백신을 생산하려고 애쓸 가치가 없다는 결론을 내렸다. 그렇게 그들은 하나둘씩 백신 생산을 중단하기 시작했다. 소아용 백신이 완전히 없어질 수 있는 현실적인 위협이 도래하는 순간이었다.

병원에서 외면당하는 임산부의 모습과 마찬가지로, 소아마비에 걸려서 새로 몸이 마비되거나 이전 세대의 질병에 걸려서 고통받는 수많은 아이의 모습이 공적 영역에서 긍정적으로 작용할 리 없었다. 미 의회는 어쩔 수 없이 행동에 나서야 했고 국가 백신 피해 보상 프로그램을 만들었다. 비록 과학적인 증거가 있는 부작용으로 범위를 한정하기는 했으나 새로운 프로그램은 소비자들에게 소아용 백신 관련 피해에 대해 보상받을 수 있도록 해주었다. 기업들도 그들을 파산으로 몰아갈 수 있는 소송으로부터 안전해지면서 백신 생산을 재개했다. (그런데도 많은 기업이 돌아오지 않았다. 그로 인한 여파는 오늘날까지 이어져 1~2개의 기업에서 생산되는 백신이 많아졌고, 그 결과 소비자가 공급 부족과 가격 상승 문제에 취약할 수밖에 없게 되었다.)

앞에서 살펴본 덴마크 시스템과 마찬가지로 미국 프로그램도 과실을 따지지 않는다 — 환자는 병원 측의 부주의를 입증할 필요가 없다. 사건은 행정 위원회에서 심의되며 출산이나 백신에 관련된 상해로 판단되면 보상금이 지급된다. 대체로 이들 프로그램은 비용이 통제되고, 피해 환자가 보상받으며, 각각의 보험 및 백신 위기가 안정되었다는 점에서 상당히 성공적이라는 평가를 받았다. 덴마크 시스템이 국고로 운영된다면, 미국의 백신 기금은 모든 백신에 부과되는 소액의 공공요금을 통해 재원을 조달한다(논란의 여지가 있으나 이 또한 공공 자금이다). 한편 분만 손상 기금은 의사와 병원, 보험사에 부과하는 공공요금으로 재원을 조달한다.

그렇다면 이런 방식이 좀 더 포괄적인 규모로 작동할 수 있을까? 과연 미국도 북유럽 방식을 도입하고 의료 소송 제도에서 이른바 과실을 따지지 않는 보상 제도로 옮겨갈 수 있을까? 미셸 멜로는 수년에 걸쳐 이 같은 가능성, 즉 〈건강 법정〉이라는 별칭으로 불리게 된 개념을 연구한 스탠퍼드 대학교의 법률학자다.[6] 산재 보상 제도와 마찬가지로 이 상해 보상 제도 — 예의 별칭에도 불구하고 — 는 특별 교육을 받은 관리자들을 활용하여 법정 밖에서 문제를 다룬다. 환자들은 병원 측 부주의를 입증할 필요 없이 그들이 입은 피해가 최선의 의료 서비스를 받았다면 충분히 피할 수 있는 (또는 예방할 수 있는) 것이었음을 보여 주기만 하면 된다. 일반적인 의료 실수나 상해에 관한 지침을 이용할 경우 상당수의 소송이 변호사 없이도 신속하게 판결이 이루어질 수 있다.

내가 건강 법정을 가로막고 있는 가장 큰 장애물이 무엇인지 묻자 멜로가 웃으며 말했다.「법정 변호사들입니다.」관련 사건들이 정규 법정에서 사라지고 법적 대리인의 필요성이 감소하면 변호사 수입이 상당 부분 줄어들기 때문이다.

2010년에 건강 보험 개혁법의 하나로 건강 법정을 둘러싼 논의가 제기되었을 때 미국 사법 협회의 대변인은 이렇게 말했다.「건강 법정은 오늘날 존재하는 매우 적은 의료 실수 청구 사건을 다루기 위해 터무니없이 비싼 새로운 관료 제도를 만드는 데 일조하게 될 것이다. …… 건강 법정은 매년 예방할 수 없는 의료 실수로 사망하는 9만 8천 명을 없애는 데 아무런 도움이 되지 않을 것이다.」[7] 미국 사법 협회라는 이 겸손한 이름의 단체가 한때는 미국 법정 변호사 협회라는 이름으로 알려져 있었다는 사실에 절로 고개가 끄덕여지는 대목이다.

건강 법정의 주요 장점은 일관성의 척도를 제공한다는 점이다. 즉 유사한 상해들이 하나의 표준화된 기준에 따라 처리된다. 어떤 종류의 상해가 보상되고 얼마가 보상되어야 하는지 알 수 있는 일반적으로 인정된 표준이 존재한다. 변호사의 협상에 따라 (또는 배심원단의 결정에 따라) 그때그때 크게 달라지는 합의와 대조된다.

게다가 멜로의 주장에 따르면, 건강 법정은 〈비용 절감뿐 아니라 환자의 안전과도 상관이 있다〉. 건강 법정을 통해 — 의료 소송이 강조하는 비극적인 사례들에 더해서 — 잠재적으로 더욱 광범위하고 전형적인 피해 사례가 부각될 수 있기에 의료계는 개선이 필요한 부분에 관한 더 정확한 신호를 전달받게 될 것이다.

그런데도 건강 법정의 가장 강력한 장점은—그리고 덴마크 방식으로의 전환을 이끌 원동력은—단순한 공정성이다. 소송에 기반한 미국의 현재 시스템과 비교하면 건강 법정은 비록 액수는 적더라도 보상금이 더 많은 환자에게 좀 더 빨리 지급될 수 있게 해줄 것이다.

문제는 실제로 법정에서 발언 기회를 얻는 경우가 거의 없음에도 불구하고 미국 사람들의 머릿속에 비슷한 사람들로 구성된 배심원단이 보통 사람을 보호한다는 인식이 단단히 자리 잡고 있다는 사실이다. 〈의회는 항상《우리는 약자를 보호하기 위해 배심원이 필요하다》라고 주장하지만 사실상 배심 재판의 80퍼센트가 약자의 패배로 끝납니다〉라고 멜로는 말했다. 물론 배심원에 대한 이런 낭만적인 애착은 어쩌면 그 밑에 깔린 금전적인 이해관계를 가리기 위한 것일 수 있다. 어쨌거나 〈많은 의원이 한때는 재판 변호사였으니까요〉라고 멜로는 지적했다.

적어도 미국에서는 의료 소송 제도가 여전히 환자의 피해를 처리하는 주요 장치로 작동하고 있다는 점을 고려할 때 드는 한 가지 의문은 이 제도를 환자의 안전이라는 더욱 광범위한 목표에 좀 더 잘 부합할 수 있도록 개혁할 수 없을까 하는 것이다. 미셸 멜로와 그녀의 동료 앨런 카잘리아는 의료 소송 제도가 전반적인 안전성을 개선하는 동시에 소송을 제기하는 개별 환자의 요구 사항을 해결하는 데도 도움이 될 수 있는 다수의 흥미로운 개혁안을 제안했다.[8] 개별적인 임상의에 더하여 (또는 대신에) 의료 기관에 책임을 묻는 개혁안도 그중 하나다. 루치안 리프가 힘주어 지적했듯이 모든 의료 실수에는 거의 언제나 인간을 실수하게 만들 수 있는 시스템 문제가 존재한다는 사실을 그들도 인정한 것이다. 금전적인 차원에서 병원의 관심을 강제하는 역할 외에도 합의는 그들에게 (환자 개인에게 얼마의 보상금을 지급하든 그 외에) 시스템 문제를 개선하도록 의무를 부과할 것이다.

　　그들은 의사와 병원이 반드시 가입해야 하는 의료 실수 사고 보험도 제안했다. 플로리다주와 버지니아주 사례에서 보았듯이 ─ 고위험 전문의는 더욱 가파르게 ─ 치솟는 보험료는 의료 서비스를 덜 안전하게 만들 수 있다. 특히 의사들이 전부 그만둘 수 있다! 어쩌면 환자 안전에 관련된 일정한 목표를 충족한 병원들에 한해서는 정부가 보험료를 보조해 줄 수 있을 것이다. 그렇게 함으로써 의료 사고의 위협을 어쩌면 전체 시스템을 개선할 수 있는 더욱 생산적인 방향으로 이끌 수 있다.

　　그러면 이제 사법 제도 ─ 의료 소송이든, 아니면 행정 법원의 일종인 건강 법정이든 ─ 가 과연 의료 실수 문제를 해결하기 위한 최선의 무대인가 하는 더 큰 의문이 남는다. 의료 실수 문제를 의료계 내에서 자체적으로 전부 처리하는 것이 가능할까? 환자와 의사를 서로 반대편에 세워서 끝장날 때까지 싸우게 하는 대신에 모든 사람이 만신창이가 되지 않고도 환자가 필요한 정보를 얻고, 필요한 경우에 보상금을 받으며, 의사에게 자신의 실수를 인정하고 사과하게 만들 방법이 과연 있을까?

수년에 걸친 연구는 미셸 멜로를 소통 및 해결 프로그램인 CRPsCommunication and Resolution Programs로 불리는 어떤 것으로 이끌었다. 이 프로그램은 다음 장에서 소개될 사례의 끝부분에서 논의될 예정이다. 다음 가족은 멜로와 마찬가지로 결국 CRPs를 만나게 되지만 훨씬 복잡하고 고통스러운 경로를 경유한다.

13장
답을 찾아서

그들의 결혼 생활은 (둘이 함께한 46년의 세월 중 적어도 지난 20년 동안은) 각자의 할 일이 명확히 나뉘어 있었다. 낸시는 정원 일과 꽃을 담당했고, 글렌은 과일과 야채류를 담당했다. 글렌은 사과와 복숭아, 배 같은 나무들과 함께 산딸기와 블루베리, 블랙베리, 포도 같은 덩굴 식물을 심었다. 이와 함께 모든 동네 사람에게 나누어 주고도 남을 만큼의 토마토와 껍질 콩, 호박을 심었다. 과학 선생님으로서 그는 자연에 항상 경이로움을 느꼈다. 현대 미술 작품과 비슷한 모양의 호리병박이 열릴 거로 예상되는 별난 씨앗 꾸러미라도 간혹 발견하면 다른 누구보다 먼저 그 씨앗들을 심어 보고 싶어 했다. 심지어 교장이 되었을 때도 일을 마치고 집에 돌아와서 그가 가장 먼저 한 일은 정원을 거닐며 무엇이 가지치기나 수확이 필요한지 또는 변덕스러운 캔자스 땅에서 살아남기 위해 도움이 필요한지 살피는 것이었다.

글렌은 열정적인 목공예가이기도 했다. 자투리 나무를

긁어모으거나 공사장 인부들을 설득해서 남는 목재를 기부받아 장난감 자동차나 비행기를 만들었다. 목공예의 결과물이나 정원에서 딴 과일이 쌓일 때마다 글렌과 낸시 부부는 동네의 생산자 직거래 장터로 가져가서 판매하거나 때로는 무료로 나누어 주기도 했다. 「남편은 아이들을 위해 무언가를 하거나 나무로 만드는 것을 좋아했어요.」 초등학교 선생님인 낸시가 말했다. 글렌은 딸 멀리사가 네 살 때 크리스마스 선물로 작업대를 원하자 아이의 손에 맞는 작업 도구까지 완벽하게 갖춰진 앙증맞은 작업대를 만들어 주기도 했다. (이듬해에 크리스마스가 되어 이번에는 멀리사가 전동 공구를 요구하자 글렌은 난색을 표했다. 결국 멀리사가 대학생이 될 때까지 전동 공구는 크리스마스 선물로 등장하지 않았다.)

글렌과 낸시의 집에서 2분 거리에는 반짝이는 용천 호수가 있었다. 호수는 물이 범람하는 사태로부터 언덕 아래 집들을 보호하기 위해 길이 150미터 남짓한 흙댐으로 둘러싸여 있었다. 캔자스주 시골에는 댐을 유지 및 관리할 책임이 지역 사회에 있으며, 지역 사회는 주 규정을 준수하고 정기 점검을 통과해야 한다. 글렌도 댐을 관리하는 주택 소유자 조합 위원회의 일원이었다. 흙댐을 관리하는 어려움 중 하나는 나무뿌리와 지역의 야생 동물을 막는 것인데 둘 다 흙을 파고들어서 댐을 약하게 만든다. 이 문제의 해결 방법으로 주 정부는 〈통제된 상황에서 인위적으로 불〉을 놓아서 관목과 나무를 없애고 더 나아가 그런 환경을 주된 서식지로 여기는 야생 동물을 쫓아내도록 장려하고 있다.

3월 말의 어느 늦은 오후, 글렌과 그의 이웃들은 연례행사인 쥐불을 놓기 위해 준비하고 있었다. 그들 대부분은 수년째 함께 이 일을 해온 사람들이다. 다만 작년에는 날씨가 너무 건조한 탓에 쥐불을 놓지 않았다. 작년에 쥐불을 놓지 않았다는 사실은 올해 관목이 두 배로 무성해졌음을 의미했다. 그리고 이런 상황은 색시옥수수Johnsongrass라는 급속히 퍼지는 잡초의 폭발적인 증가로 더욱 악화되었다. 색시옥수수의 끈질긴 줄기는 2미터까지 높이 자랄 수 있고, 그 뿌리는 땅속에서 뿌리와 뿌리가 그물처럼 얽힌 채 은밀한 그물 조직을 형성한다.

　댐의 월류관은 특히 폭우 때 호수가 범람하지 않도록 막아 주었다. 이 관에서 흘러나온 물이 댐 바깥쪽에 있는 마른 땅에 150미터 제방의 서쪽 끝으로 흐르는 얕은 개울을 만들었다. 글렌과 그의 조원은 이 개울 주변에서 휘발유로 구동하는 제초기를 휘두르며 우거진 관목과 씨름하고 있었다. 불이 월류관에 너무 가까이 접근하면 관 안쪽이 녹아내릴 수 있기 때문에 미리 그 주변의 관목을 정리하는 것이 매우 중요했다.

　60대 후반의 남자치고 글렌은 몸이 매우 좋았다. 정원을 가꾸는 일에 푹 빠져 평소에도 야외에서 많은 시간을 일한 덕분에 관목을 정리하고 쥐불을 단속하는 등의 격한 노동을 수행하는 데 전혀 문제가 없었다. 계획은 한 조가 제방 동쪽에서 먼저 주된 불을 놓는 것이었다. 이 불이 서쪽으로 움직이며 제방을 넘어 호수가 있는 곳까지 번지면 조금 뒤에 제방 서쪽의 월류관이 돌출된 곳 부근에서 맞불이 시작되고, 이 불은 동쪽으로 움직이며 제방 위쪽으로 번져 나갈 것이다.

그다음에 일어난 일은 정확히 밝혀지지 않았지만—나중에 글렌은 낸시에게 맞불이 너무 빨리 시작된 것 같다고 말했다—개울 근처에 불이 붙었고 두 사람 주위로 불길이 치솟았다. 글렌의 조원은 제방과 나란히 나 있는 도로로 서둘러 탈출했다. 반면에 불길을 피할 수 없음을 직감한 글렌은 월류관에서 흘러나온 물로 만들어진 작은 개울 안으로 몸을 던졌고 얕은 물 속에 최대한 몸을 담갔다.

글렌의 전략은 효과가 있었다. 개울에서 기어올라 왔을 때 그는 비록 얼굴 왼쪽에 화상을 입기는 했지만 기본적으로 상태가 괜찮다고 생각했다. 이 일련의 상황에서 그가 가장 큰 좌절감을 느낀 부분은 개울에서 몸을 빼내는 과정에서 안경을 잃어버린 일이었다. 몇 분에 걸쳐 진흙 속을 뒤졌으나 희망이 없었다. 그는 결국 포기하고 도로로 내려간 후 자신의 트럭 짐칸에 올라탔다. 일행 중 한 명이 트럭을 운전하여 2분 거리인 그의 집으로 데려다주었다.

현관에 선 글렌은 그을음투성이에 물이 뚝뚝 떨어졌다. 낸시는 그가 1950년대의 늪지 영화에서 막 튀어나온 사람처럼 보였다고 회상했다. 글렌이 가장 먼저 한 질문은 〈내 눈썹이 남아 있소?〉였다. 그녀는 눈썹이 남아 있다고 그를 안심시키면서도 병원에 가서 검사를 받아 보자고 제안했다.

그들은 그 전에 글렌이 적어도 몇 겹의 그을음을 씻어 내야 한다는 데 동의했다. 글렌은 낸시의 도움을 받아 진흙

투성이인 무릎 장화를 벗었다. 그런 다음 집안을 더럽히지 않도록 장화를 차고에 넣고 화장실로 직행했다. 화장실에서 검게 그을린 눅눅한 옷을 벗자 등에도 화상을 입어서 물집이 생긴 것이 보였다. 그는 샤워를 마치자마자 목욕 가운과 슬리퍼 차림으로 조수석에 올라탔고 낸시가 그를 10분 거리에 있는 동네 병원으로 데려갔다. 병원으로 가는 경로에는 2개의 정지 표지판이 있었지만 글렌은 아내에게 멈추지 말라고 말했다.

병원에 도착한 후 낸시는 글렌에게 〈여기서 기다려요〉라고 이야기한 뒤 휠체어를 구하기 위해 서둘러 응급실 입구 쪽으로 향했다. 이용할 만한 휠체어가 보이지 않았으나 대기실에 있던 한 젊은 남성이 돕겠다고 나섰다. 그런데 그들이 응급실 입구를 나서기도 전에 침실용 슬리퍼와 짙은 청색 바탕에 회색 테두리로 장식된 가운 차림의 글렌이 주차장에서 걸어오는 것이 보였다. 오후 6시 반이 거의 다 된 시각이었지만 서머 타임으로 하늘에는 아직 해가 남아 있었다.

응급실 간호사가 신속하게 글렌을 분류했다. 「화상 센터로 가야 할 것 같습니다.」 그녀가 말했다. 낸시는 화상 센터라는 말이 왠지 심각하게 들렸다고 회상했다. 어쩌면 글렌은 항공편으로 주 경계를 넘어 덴버나 댈러스로 이송될 것이다.

하지만 글렌을 진찰하고 난 응급실 의사의 설명은 이런 걱정을 크게 덜어 주었다. 「화상 센터에 가야 할 만큼 화상이 심하지는 않습니다.」 그가 낸시에게 말했다. 「대신에 우리 병원의 중환자실에 입원시키겠습니다.」 그 모든 사건으로 아직 정신이 멍한 상태였던 낸시는 일시적으로나마 안도감을 느꼈다. 상황이 그렇게 나쁘지는 않은 것 같았기 때문이다. 그런데도 혹시 글렌의 얼굴에 화상 흉터가 남지는 않을지 걱정되었다. 그나마 그가 집에서 몇 시간씩 떨어진 다른 주가 아니라 매우 가까운 곳에 있게 되어서 다행이라고 생각했다.

그 동네 병원은 새로 생겼거나 적어도 최근에 건물을 새로 지은 곳임이 분명했다. 시골 병원은 충분한 수의 의사를 모집하고 유지하는 부분에서 늘 태생적인 어려움을 겪는다. 자신이 공부한 도시의 병원으로 모이려는 의사들에게 따분한 오지 마을은 그다지 매력적인 요소가 아니기 때문이다. 그래서 신생 병원 중에는 중환자실과 같은 고급 의료 시설을 갖추는 곳이 하나둘씩 늘어나고 있었으며, 이런 시설이 대도시 출신 의사들을 유혹할 수 있을 것으로 기대했다.

대다수 작은 시골 마을의 응급실과 마찬가지로 문제의 응급실도 병원 의사들이 돌아가며 근무를 섰다. 이 방식은 1979년에 응급 의학과가 전문 의료 분야로 인정되기 전까지 사실상 표준적인 관행이었다. 이제는 대형 병원 대부분이 상근 응급 의학과 의사들로 응급실을 꾸리는 것과 달리, 시골 병원은 여전히 이 오래된 방식에 만족해야 했다.

중환자실도 마찬가지로 중환자 치료 전문가가 24시간 내내 근무하지 않았다. 즉 이곳 역시 의사들이 돌아가며 근무하는 방식에 의존했다. 사실 중환자실이 문을 연 것도 글렌이 입원할 때가 처음이었다. 그가 응급실에서 중환자실에 도착했을 때는 이미 늦은 저녁이었다. 글렌에게 수액을 연결하던 중환자실 간호사가 고개를 돌려 낸시에게 〈그가 화상 센터로 이송될 수 있도록 노력해 볼게요〉라고 말했다. 낸시는 그때 처음으로 화상 센터가 자신이 생각했던 것처럼 주 밖에 있지 않고 위치타에서 불과 한 시간 거리에 있음을 알게 되었다.

화상 환자들이 병원을 찾으면 그들은 두 가지 측면에서 평가된다 — 하나는 화상의 중증도, 즉 〈심재성〉이며, 다른 하나는 화상의 범위, 즉 〈표재성〉이다. 심재성 화상은 표피와 진피 조직의 손상 깊이에 따라 표피(1도), 표피와 진피 일부(2도), 표피와 진피 전층(3도) 등으로 결정된다. 표재성 화상은 화상을 입은 신체 면적의 비율로 결정된다. 9의 법칙은 화상을 입은 표면적 비율을 대략 신속하게 추정하는 방법이다 — 팔과 머리는 각각 9퍼센트고 다리와 가슴, 등은 각각 18퍼센트다.

화상이 깊을수록, 그리고 화상을 입은 표면적이 넓을수록 상황은 심각해진다. 글렌은 얼굴과 가슴, 등과 배 쪽에 화상을 입었다. 응급실에서 내려진 초기 평가에 따르면, 그는 신체 표면적의 30퍼센트가 영향을 받았으며 2도(표피와 진피 일부) 화상을 입은 상태였다.

화상 치료는 네 가지 주요한 원칙을 근간으로 한다. 첫 번째 원칙은 기도를 확보하는 것으로 연기를 흡입하는 것 자체가 폐에 매우 좋지 않기 때문이다. 여기에 더해서 화상을 입은 이후에 발생하는 급격한 체액량의 변화로 기도가 부풀어 올라 막힐 수도 있다. 따라서 화상이 심한 환자에게는 즉시 삽관을 시행하고 인공호흡기를 달아 주는 것이 일반적이다.

두 번째 원칙은 수분 공급으로 피부가 체액을 우리 몸 안에 가두어 두는 중요한 장벽 역할을 하기 때문이다. 2도나 3도 화상을 입은 환자가 신장과 뇌 기능을 계속 유지하기 위해서는 혈관에 충분한 양의 체액이 흘러야 하므로 환자에게 지속해서 수액을 공급해 주어야 한다. 그런데도 화상으로 촉발된 면역 연쇄 반응은 혈관을 〈새기 쉽게〉 만들기 때문에 체액 관리는 극도의 주의를 기울여야 한다. 신중하게 적정선을 맞추지 않으면 상당량의 수액이 결국 조직 내에 고일 수 있다. 그렇게 되면 주요 장기에 공급되는 혈액량을 늘리기는 고사하고 오히려 해가 될 수 있다. 화상 부위의 습한 수종성 조직도 치료를 방해할 뿐 아니라 추가적인 피부 손상이나 감염, 혈액 순환 장애를 유발할 수 있다.

이런 이유로 환자의 체격과 화상의 크기를 고려하여 정확한 수액 투여량이 계산되는데 시시각각 변하는 몸의 염증 반응에 맞추기 위해 투여량은 수시로 달라진다. 물론 이렇게 까다롭게 산출되는 투여량도 단지 추정치에 불과하므로 실질적인 수분 공급은 개별 환자의 실제 상황에 맞추어 적절히 조정되어야 한다. 체액은 (신장에서 소변이 일정하게 배출되는 것처럼) 환자의 장기가 제대로 기능할 수 있도록 충분한 양이 공급되어야 하는 동시에 화상 부위와 폐에 잉여량이 쌓이지 않도록 각 환자에게 개별적으로 맞추어 조정되어야 한다. 체액 관리의 복잡성은 화상 센터가 생기게 된 주된 원인 중 하나다.

화상 치료의 세 번째 원칙은 감염 예방이다. 화상으로 인한 피부 손실은 주변의 모든 세균에게 문을 개방하는 것과 다름없기 때문이다. 화상은 오염을 피하기 위한 세밀한 관리가 요구되며 단 한순간의 실수도 용납되지 않는다. (드레싱을 교체할 때의 화상 병동 간호사처럼 광적으로 강박 증세를 보이는 사람도 별로 없을 것이다.)

네 번째 원칙은 통증 관리다. 화상은 인간에게 가장 고통스러운 경험 중 하나다. 깊은 화상은 신경까지 불에 타 버린 상태이기 때문에 그 자체로는 고통스럽지 않을 수도 있지만 드레싱을 교체할 때 매우 고통스럽기로 악명이 높다. 어떤 화상 환자들은 치료 과정에서 매우 합리적인 선택지로 자살을 고려하기도 했다고 말한다. 이유는 오로지 고통에서 벗어나기 위함이었다.

중환자실에서 보낸 그날 밤은 글렌에게 고난의 시간이었다. 그는 끊임없는 갈증에 시달렸고 낸시에게 계속해서 얼음을 부탁했다. 혈압도 떨어지는 중이었고 신장에도 무리가 오고 있었다. 그는 항생제와 스테로이드제, 아편 성분이 든 진통제, 항오심제 등 다수의 약물을 복용했다. 승압제(혈압을 높여 주는 아주 강력한 약)가 투약되기 시작한 시점에 이르러서는 아예 말을 하지 못했다. 자정을 조금 지나서 그들이 사는 동네의 목사가 찾아왔으나 그는 어떠한 반응도 보이지 않았다.

다음 날 아침에 글렌은 위치타에 있는 화상 센터로 옮겨졌다. 낸시도 바로 뒤에 도착했다. 화상 센터 의사는 돌려서 말하는 사람이 아니었다. 그는 즉시 낸시에게 세 가지를 이야기했다. 「글렌은 곧바로 화상 센터로 이송됐어야 했습니다. 그는 수액을 충분히 공급받지 못했습니다. 내가 보기에 그는 오늘을 넘기지 못할 것 같습니다.」

낸시는 전혀 이해할 수 없었다. 전날 저녁만 하더라도 글렌은 목욕 가운을 입은 채 스스로 응급실까지 걸어왔다. 중환자실에서는 내내 얼음을 요구하기도 했다. 그런데 이제는 오늘을 넘기지 못할 것 같다고?

결과적으로 의사의 첫 번째 말은 옳았고, 두 번째 말은 대체로 옳았으며, 세 번째 말은 틀렸던 — 하지만 안타깝게도 충분히 틀리지는 않았던 — 것으로 드러났다. 글렌은 워낙에 건강했던 덕분에 이후로도 10일 동안 집중적이며 고단한 치료를 견뎌 냈지만 두 번 다시 의식을 회복하지 못했다. 투석을 통해 그의 신장 기능은 되살릴 수 있었으나 그의 목숨까지 구할 수는 없었다. 뇌와 그 밖의 다른 장기들이 너무 손상된 상태였다. 4월 11일, 낸시로서는 처음 보는 의사가 생명 유지 장치를 제거할 것을 권유했다. 그녀는 2명의 성인 자녀를 비롯한 의료 팀과 상의한 끝에 자신의 삶을 통틀어 가장 힘든 결정을 내렸고, 생명 유지 장치 제거에 동의하는 서류에 서명했다. 46년을 함께한 남편은 몇 분 뒤에 사망했다.

내가 글렌의 이야기에 끌린 이유는 화상 관리의 복잡성보다 〈의료 실수〉를 둘러싼 관리의 복잡성 때문이다. 즉 의료 실수 〈이후〉에 나타난 문제 때문이었다. 특히 환자와 그 가족들은 무슨 일이 일어났는지 이해하기 위해 어떻게 정보를 얻을 수 있을까?

글렌의 초기 치료 과정에서 발생한 실수들을 설명하자면 아마 10분도 걸리지 않을 것이다. 그런데도 그의 가족이 병원에서 관련 정보를 받아 내기까지는 거의 4년이라는 시간이 걸렸다. 글렌 가족이 경험한 마치 수렁을 헤쳐 나아가는 듯했던 힘든 여정은 유감스럽게도 많은 사람이 겪는 일이다. 중대한 의료 실수 문제로 의료계의 관료주의 벽을 뚫고자 하는 시도는 누구나 한 번쯤 경험하는 차량 관리국이나 정부 기관 관료들을 상대로 한 싸움에 비견될 수 없다.

화상 센터로 곧바로 이송되었더라도 글렌이 사망했을 가능성은 얼마든지 존재한다. 이런 측면은 의료 실수를 평가할 때 실제로 가장 곤란한 문제 ― 인과 관계를 규명하는 것 ― 중 하나다. 그리고 의료 실수로 인한 사망 건수를 파악하기 위해 나선 연구들이 많은 비난을 받는 부분 중 하나이기도 하다. 여러 환자가 의료 실수를 경험하고 그중 많은 사람이 목숨을 잃는다고 해서 그들이 의료 실수 때문에 사망했다고 이야기하는 것은 너무 비약적인 주장이다. 일례로 의료 실수는 위독한 환자들에게 집중된다. 그런 환자들을 치료하다 보면 자연스레 치료에 관여하는 팀이 기하급수적으로 늘어나고 그에 따라 의료 실수가 발생할 확률 ― 통계적으로 보았을 때 ── 도 늘어날 수밖에 없기 때문이다. 환자의 사례가 복잡한 경우에는 의료 실수가 죽음을 불러왔는지, 아니면 의료 실수가 발생했으나 결정적으로 심각한 기저 질환이 죽음을 초래했는지 알아내기가 불가능할 수 있다.

글렌을 즉시 화상 센터로 옮겼어야 했다는 사실에는 의심의 여지가 없다. 게다가 나중에 밝혀졌지만 글렌을 치료하는 과정에서 다른 실수들도 있었다. 그런데도 이런 실수들이 실질적으로 그의 죽음을 초래했는지는 단언할 수 없다. 확실히 말할 수 있는 것은 그의 가족이 소중한 사람을 잃었고 그로 인해 어떤 합의안이나, 계산법이나, 소송도 치유할 수 없는 절대로 아물지 않을 심한 상처를 입었다는 사실이다.

사고 당시에 글렌과 낸시의 딸 멀리사는 부모와 떨어져 서부 해안 지역에서 생체 의학 정보학 박사 과정을 밟고 있었다. 세포 생물학을 시작으로 세포 설계를 거쳐 최종적으로 생체 의학 정보학을 공부했고 결국 이 분야에 정착했다. 그녀는 설계 원칙을 이용해서 사람들이 더 쉽게 이해할 수 있도록 생체 의학 정보를 구조화하는 일에 흥미를 느꼈다.

드러난 대로 생체 의학 정보학 박사 학위를 가졌다고 병원으로부터 쉽게 정보를 얻을 수 있는 것은 아니었다. 글렌이 사망한 뒤로 멀리사는 그녀의 어머니만큼이나 충격과 혼란에 휩싸였다. 화상 센터의 의사가 첫날 언급한 내용을 바탕으로 멀리사와 낸시는 지역 병원이 글렌을 즉시 이송하지 않은 이유를 알고 싶었다. 미국 화상 협회 웹 사이트에서 이송 기준을 찾아보는 데는 박사 학위도 (마찬가지로 의학 박사 학위도) 필요 없었다. 멀리사가 관련 지침을 찾기 위해 들인 시간은 대략 10초 정도에 불과했고 내용 또한 전혀 복잡할 것이 없어 보였다 — 신체의 30퍼센트가 넘는 부위에 2도 화상을 입은 환자는 무조건 이송해야 한다.

멀리사와 낸시는 이 일로 병원을 고소하고 싶은 생각은 딱히 없었다. 다만 글렌을 담당했던 의사들이 왜 그를 이송하지 않기로 했는지 알고 싶을 뿐이었다. 그들은 의학이 복잡한 분야이며 교과서에 나오는 내용이 항상 인간에게 들어맞는 것은 아니라는 사실을 인지하고 있었다. 글렌의 사례에 혹시 복잡한 회색 음영 지대가 존재했던 것일까? 한밤중에 불안정한 환자를 이송하는 데 따른 위험이 걱정되었던 것일까? 혹시 수송 문제로 그를 이송하지 못한 것일까? 그들은 무슨 일이 일어났는지, 왜 일어났는지 알고 싶었다. 그리고 미래에 해당 응급실을 찾을 화상 환자들은 적절한 치료를 받게 될 것이라는 확신을 얻고 싶었다. 그들이 보기에 이런 내용은 비극적인 사고가 발생한 병원이라면 그 가족들에게 기꺼이 제공해야 할 기본적인 정보였다. 곧 멀리사와 낸시는 소송에 대한 두려움이 존재하는 상황에서 병원의 정보를 틀어막고 있는 벽에 비하면 호수 전체를 틀어막고 있는 150미터의 흙댐은 단순히 이쑤시개를 모아 놓은 수준에 불과하다는 사실을 깨달았다.

대학원생은 과(科) 내의 의계 서열에서 언제나 최하층에 속하는데, 특히 자리 문제에서 그런 모습이 두드러진다. 멀리사가 속한 과에서도 대학원생을 위한 사무실은 논의할 여지조차 없는 문제였다. 칸막이로 된 최소한의 공간도 마찬가지인 듯 보였다. 그녀는 복도에 위치한 탓에 교수 사무실과 과사무실을 수시로 오가는 사람에게 포위되다시피 한 책상 하나를 겨우 차지할 수 있었다.

멀리사는 아버지의 장례식이 끝난 뒤 학교로 돌아갔으나 학업에는 곧바로 복귀할 수 없었다. 혼란스러운 감정의 소용돌이와 언제나 든든하게 자리를 지켜 주던 존재의 갑작스럽고 비현실적인 부재가 계속해서 그녀를 괴롭혔다. 게다가 여전히 수많은 의문이 허공에 단검처럼 매달려 있었다. 아버지는 왜 화상 센터로 바로 이송되지 않았을까? 문제의 지역 병원은 그들의 실수를 알고 있을까? 그들은 자신들의 실수에 대해 어떤 조치를 하고 있을까?

멀리사는 자신의 연구를 통해 심각한 의료 실수가 발생할 때는 내사가 뒤따라야 한다는 사실을 알았다. 그녀는 병원 측이 그녀의 아버지에게 일어난 일을 심각하게 생각하는지 궁금했다. 다른 환자에게 같은 일이 재발하지 않도록 절차를 변경했을까? 신경을 쓰기는 하는 것일까?

멀리사는 자신의 복도 책상에 앉아서 박사 과정보다 아버지에 관련된 답을 얻어 낼 방법을 고민하며 시간을 보냈다. 아버지를 잃은 끔찍한 현실을 직시하기 위해서라도 어떻게 하면 필요한 정보를 얻을 수 있을까? 아버지의 사망 원인을 완전히 파악하지 못한 상태로 과연 우리의 삶을 다시 꾸려 나갈 수 있을까?

멀리사는 복도 한쪽에 초라하게 자리한 자신의 책상 위치가 실제로는 하나의 자산임을 깨달았다. 의료 실수로 고통받는 모든 사람이 의과 대학에, 그것도 의료 정보를 중점적으로 다루는 과의 한가운데에 자리 잡고 있는 아이러니한 행운을 누리는 것은 아닌 까닭이었다. 멀리사는 교수들을 찾아다니며 질문을 던졌다. 의료 실수를 저지른 병원으로부터 정보를 얻고자 할 때 환자 가족은 어떻게 해야 하는가? 교수들은 그녀에게 종교학을 전공한 뒤 생명 윤리학을 공부하고 워싱턴 대학교의 내과 의사가 된 의료 실수 문제 전문가인 톰 갤러거를 소개해 주었다. 갤러거는 멀리사에게 해당 병원의 최고 경영자를 상대로 면담을 요청해 보라고 조언했다. 그는 소송에 대한 두려움이 팽배해 있는 만큼 병원 측의 반응이 매우 신중할 것이라는 경고도 잊지 않았다.

그의 경고는 절제된 표현인 동시에 예언이었던 것으로 드러났다. 글렌이 사망하고 약 6주 뒤 멀리사와 낸시는 병원 최고 경영자의 사무실에 앉아 있었다. 그들은 이 자리에 지역 목사 한 명을 초대했다. 분위기를 부드럽게 이끌기 위해서였다. 물론 효과는 없었다.

멀리사와 낸시에게 이번 면담은 글렌에 관련된 일을 논의하는 자리였다. 하지만 그런 기대가 무색해질 만큼 막상 최고 경영자의 입에서 나온 말들은 글렌과 전혀 상관없는 내용뿐이었다. 〈두 분의 상실감에 유감을 표합니다〉라는 의례적인 위로를 제외하면 글렌은 단 한 번도 거론되지 않았다.

심지어 그는 글렌이 그 병원의 환자였다는 사실도 인정하지 않는 것 같았다. 마치 글렌이라는 존재 — 논란의 여지가 있겠지만 이번 면담의 존재 이유 — 를 아예 부정하는 듯한 태도였다.

낸시는 고통스러워하는 남편과 그런 남편을 어떻게든 화상 센터로 이송시키려 노력하는 간호사들을 지켜보았던 자신의 경험에 대해 최고 경영자에게 설명했다. 그리고 의도하지는 않았겠지만 최고 경영자의 몸짓 언어는 멀리사의 뇌리에 다음과 같이 각인되었다. 〈그는 의자에 등을 기대고 앉아서 마치 파리를 쫓듯이 손을 휘저었다.〉

최고 경영자는 낸시와 멀리사에게 법으로 금지되어 있기 때문에 병원은 글렌의 치료와 관련된 세부 사항을 그들과 논의할 수 없다고 통보했다. 그의 주장대로라면 의료 기록과 세부 사항은 공유될 수 없다는 뜻이었다. 낸시와 멀리사는 둘 다 너무 놀라서 순간적으로 말문이 막혔다고 회상했다. 〈정말로?〉 죽은 환자의 가족에게 병원이 어떠한 말도 해줄 수 없다고?

면담이 끝난 뒤 낸시와 멀리사는 이 문제에 대해 곰곰이 생각했고, 어쩌면 병원이 여전히 그 사건으로 혼란스러운 상태이거나 아직 내부 검토 중일지 모른다고 생각했다. 그렇지 않고서는 세부 내용을 밝히지 않으려는 병원의 태도가 도저히 설명되지 않았다. 그들은 자신들의 요구가 충분히 합당하다고 생각했다 — 자신들은 남편이자 아버지인 글렌에게 무슨 일이 일어났는지 단지 알고 싶을 뿐이었다. 이후 최고 경영자에게 자신들의 고민을 정리하여 편지를 보냈다. 그들은 글렌의 사건이 당국에 보고되었는지, 관련해서 어떤 시정 조치가 이루어지고 있는지 물었다.

최고 경영자는 회신에서 법률상 〈제삼자에게 정보를 공개할 수 없다〉라는 입장을 재차 강조했다. 제삼자라고? 직계 가족을 제삼자로 간주한다고? 그는 회신에 이렇게 썼다. 〈당신이 서한으로 제기한 여러 쟁점은 공개되거나 논의될 수 없습니다.〉

낸시와 멀리사는 당혹스러워 직접 법령을 찾아보기로 했다. 법령문은 복잡하게 쓰여 있었지만 요약하자면 결국 이상 반응을 둘러싼 내부 검토 자료는 법정에서 소환될 수 없다는 말인 것 같았다. 다시 말해, 내부 검토 자료는 적합한 면허 심의 위원회의 징계 청문회에서만 사용될 수 있었다. 아마도 이런 법안이 통과된 이유는 병원들이 소송에 대한 두려움 때문에 자신들의 실수를 검토하지 않으려 하는 상황을 방지하기 위함이었을 것이다. 그런데도 관련 법령의 어디에서도 환자의 〈가족〉과 이야기하는 것을 금지하는 조항은 찾아볼 수 없었다.

낸시가 최고 경영자와 다시 면담을 잡은 것은 10월이었다. 이번에는 일단의 이사진과 함께 병원 측 변호사 한 명이 동석했다. 낸시에게 돌아온 대답은 똑같았다 — 그들은 주(州) 법에 따라 정보를 제공할 수 없다고 주장했다. 그들이 이야기한 내용의 결론은 〈우리가 정보를 공개하기를 원한다면 당신이 법을 바꾸어야 한다〉라는 것이었다. 참 묘하게도 그들은 그와 관련해서 도움까지 제안했다.

그 뒤로 몇 달 동안 낸시는 최고 경영자와 계속 연락을 유지하기 위해 노력하고 재차 면담을 진행하기도 했지만 아무런 정보도 얻을 수 없었다. 최고 경영자는 자신도 의료 실수와 관련하여 병원이 환자들이나 그 가족들과 이야기를 할 수 있어야 한다고 생각하지만 안타깝게도 법으로 금지되어 있다는 말만 되풀이했다. 그 사이 낸시가 알아낸 한 가지는 글렌이 중환자실에서 보낸 그날 밤에 간호사들이 내내 그를 화상 센터로 이송해야 한다고 주장했다는 사실이었다. 그 자체로도 매우 중요한 정보였지만 더 이상의 자세한 내용은 확인이 불가능했다. 멀리사는 법령 개정을 돕겠다는 최고 경영자의 제안이 시간을 끌기 위한 전략에 불과하다고 확신했다. 유족에게 직접 주 법령을 바꾸라고 종용하다니, 성가신 환자 가족을 떼어 놓으려는 그야말로 기발한 발상이었다. 그러면 자신들은 몇 년 동안 그 일에만 매달리게 될 것이다.

그런데도 멀리사와 그녀의 어머니 낸시는 단념하지 않았다. 병원을 둘러싼 침묵의 벽에 구멍을 내기 위해 주 법령을 개정할 필요가 있다면 그렇게 하면 될 일이었다. 그해 말부터 그들 모녀는 중대한 의료 실수를 환자와 그 가족에게 공개하도록 병원에 요구하는 첫 번째 법안을 마련하기 시작했다. 그들이 원한 것은 단순히 병원과 환자나 그 가족 간의 대화를 허락하는 수준이 아니었다. 병원이 의무적으로 의료 실수에 관련된 정보를 공개하도록 법제화하는 것이었다. 병원의 최고 경영자가 주 하원 의원과의 면담을 주선했고 하원

의원은 법안을 상정하기로 약속했다.

한편 낸시는 병원에서 더는 정보를 얻을 수 없자 캔자스 의술 위원회(주 면허 기관)와 캔자스 의료 재단(노인 의료 보험에서 운영하는 의료 품질 개선 프로그램)에 공식적으로 불만을 제기했다.

3개월 뒤 캔자스 의료 재단은 〈남편이 받은 치료 중 일부가 전문적으로 공인된 의료 기준에 부합하지 않는 것으로 판단된다〉라는 취지의 답장을 보내왔다. 그러나 낸시와 멀리사에게 공유된 정보는 결국 거기까지였다. 아무런 세부 내용도, 결론도, 조치도 없었다.

캔자스 의료 재단과 달리 캔자스 의술 위원회는 조사에 착수했다. 그들의 조사는 글렌에게 일어난 일을 밝혀낼 가장 유망한 단서이자 진정한 의학 조사였다. 멀리사와 낸시는 마침내 답을 얻을 수 있을 것으로 기대했다. 하지만 그들은 궁극적으로 징계 처분이 권고될 때만 조사 결과가 공개될 거라는 말을 들어야 했다. 그렇지 않을 때는 조사 결과가 봉인된다는 뜻이다.

조사는 꼬박 1년이 걸렸다. 멀리사와 낸시는 해당 조사를 통해 자세한 분석이 이루어질 것이며, 그러면 글렌이 문제의 병원에서 하룻밤을 지내는 동안 무슨 일이 벌어졌는지 마침내 알 수 있을 것이라는 조심스러운 희망을 품고 기다렸다. 그리고 1년에 걸친 기다림 끝에 조사가 끝났을 때 낸시는 다음과 같은 답변을 받았다. 〈징계 위원회는 조사 과정에서 검토한 증거와 철저한 법률적 분석에 근거하여 공식적인 징계 처분을 승인하지 않기로 했다.〉 그게 다였고 끝이었다.

　온갖 사람 — 의사, 병원 관리자, 주 면허 심의 위원회, 노인 의료 보험의 의료 품질 개선 재단 등 — 이 글렌의 치료 내역을 평가할 수 있는 듯 보였다. 그리고 글렌의 가족은 글렌의 정보를 공유하는 것이 허락되지 않는 유일한 〈당사자〉처럼 보였다.

멀리사는 박사 과정 1년 차 때 의료 실수 문제를 다루는 필수 강의를 이수했다. 그녀는 의료 실수 문제가 불편한 주제였다고 회상했다. 「의료 실수는 생각하고 싶지 않은 주제였어요.」 그리고 나중에 다시 돌이켜보는 과정에서 교육 주제로서 의료 실수가 의료계 — 의사나 간호사, 병원 등 — 의 관점에서만 제시되고 있음을 깨달았다. 환자의 관점은 전혀 반영되지 않았다. 의료 실수를 다루는 모든 교육과 연구, 정책 작업이 실수를 경험한 쪽이 아닌 저지른 쪽의 관점에서 나오고 있었다.

　다른 대다수 강의와 마찬가지로 멀리사가 수강한 강의에서는 의료 실수를 해결해야 할 문제로, 예방해야 할 문제로 가르쳤다. 물론 이런 시각도 중요하다. 그런데도 의료 실수가 환자와 그 가족이 겪어야 하는 고통으로 제시된 적은 한 번도 없었다. 인간의 삶을 파괴하는 죽음과 유린으로 그려진 적도 없었다. 멀리사와 낸시가 지금 경험하고 있는 것 같은 고통에 대한 암시도 없었다.

　입문 강의를 수강할 당시의 자신을 떠올리며 멀리사는

곤혹스럽지만 꼭 필요한 주제를 밀쳐 내려고 했던 어린 시절의 자신에게서 한심하게 느껴질 정도의 순진함을 발견했다. 그녀가 내게 말했다. 「누가 의료 실수를 생각하고 싶겠어요? 내가 당하는 쪽일 수 있다는 생각은 한 번도 해 본 적이 없었어요.」

이제 그녀와 그녀의 어머니는 어려운 결정을 앞두고 있었다. 캔자스주 법에 따르면 의료 소송은 상해가 발생한 날로부터 2년 안에 제기되어야 했기 때문이다. 소송을 원한다면 공소 시효가 끝나기 전에 소를 제기해야 한다. 문제는 그들이 삶을 살아가면서 가장 연루되기 싫은 일 중 하나가 바로 소송이라는 점이다. 하지만 달리 무슨 뾰족한 수가 있을까? 글렌이 세상을 떠난 지 거의 2년이 되었음에도 그들은 여전히 그가 병원에서 보낸 첫날 밤에 무슨 일이 있었는지 전혀 모르는 상태였다.

의료 소송을 제기하려면 기운과 투지가 필요하다 — 사랑하는 누군가의 죽음으로 슬퍼하는 사람들에게는 하나같이 현저히 부족한 것들이다. 그런데도 다른 방법은 보이지 않았다. 「게다가 우리는 운이 좋았어요.」 멀리사가 말했다. 자신의 발언이 매우 모순적이라는 사실은 그녀도 충분히 인지하고 있었다. 「위해가 가해졌고 병원 측의 부주의가 있었다는 사실을 전부 증명할 수 있었기 때문이죠.」 그리고 그로 인한 결과 — 사망 — 가 충분히 끔찍했기 때문에 그들의 사건은 〈금전적인 측면에서 실행 가능한〉 의료 소송이라는 포상을 가져다주었다. 멀리사와 낸시는 의료 사고를 당한 사람

중 절대다수가 그 모든 기준을 만족시키지 못해서 아예 소송을 진행할 엄두조차 내지 못한다는 사실을 알았다.

그렇지만 그들은 소송 과정이 얼마나 힘들고 심신을 지치게 하는지까지는 알지 못했다. 낸시가 소송을 진행하기로 — 공소 시효가 만료되기 직전에 — 결정한 이후부터 공판 전 증언 녹취를 시작하는 데만 10개월이 걸렸다. 그리고 증언 녹취를 시작한 뒤로 완료하기까지 다시 10개월이 소요되었다. 그동안 낸시와 멀리사는 따로따로 증언해야 했으며 그들에 더해서 멀리사의 남동생과 2명의 가족 지인, 4명의 간호사, 3명의 의사, 보조 의사, 병원 관리자, 5명의 전문가 증인에 대해서도 별도로 녹취가 이루어졌다.

〈기진맥진하게 한다〉라는 말이 오히려 절제된 표현일 듯했다. 증언 녹취 과정에서 낸시는 꼬박 8시간 동안 질문을 받았다. 멀리사도 마찬가지였다. 그들이 받은 질문 중에는 굳이 물어볼 가치가 없거나 반복되는 질문도 섞여 있었다. 녹취 과정에서 증언한 내용이 몇 쪽이나 되는지 표를 만들어서 확인해 본 멀리사는 자신과 어머니의 증언 분량이 의사나 간호사의 그것보다 두 배 이상 많다는 사실을 알아차렸다. 심지어 전문가 증인들의 증언보다 많거나 비슷할 정도였다. 대학원생으로서, 그리고 초등학교 교사로서 그중 누구도 글렌의 치료에 관여하거나 약간의 전문 지식조차 제공하지 않았음에도 병원 측 변호인단이 그들에게 그처럼 많은 질문을 퍼부은 의도가 사뭇 의심스러웠다. 멀리사가 생각하기에는 일종의 전략적인 공격이었다. 어쩌면 환자 가족을 지쳐서 나가떨어지게 만드는 방법일 수도 있었고, 소송을 제기한 것에 대한 보복일 수도 있었다. 물론 질문 시간을 늘려서 손쉽게 수임료를 높이는 방법일 수도 있었다.

소송은 2년에 가까운 시간이 걸렸지만 — 멀리사와 낸시가 병원에서 정보를 얻기 위해 이미 소비한 2년에 더해서 — 결국 법정까지 가지 않고 합의를 통해 종결되었다. 멀리사와 낸시는 비록 양측의 합의 조건에 간섭할 수 있는 권한이 없었지만 그런데도 합의가 이루어지는 과정에서 글렌이 지역 병원에서 하룻밤을 보내는 동안 무슨 일이 벌어졌는지 마침내 알게 되었다.

첫 번째 실수 — 글렌을 곧바로 화상 센터로 이송하지 않은 것 — 에 대해서는 그들도 이미 알고 있었다. 나중에 알게 된 두 번째 실수는 체액 관리에 관련된 것이었다. 글렌이 충분한 수액을 공급받지 못했다는 화상 센터 의사의 진단도 틀린 말은 아니었지만 체액 관리 단계에서 발생한 실수는 그보다 훨씬 복잡했던 것으로 드러났다. 요컨대 글렌은 잘못된 유형의 수액을, 잘못된 시각에, 잘못된 양을 맞은 것이다.

화상 환자들에게는 일반적으로 젖산 링거 수액이 권고되었지만 글렌이 맞은 것은 포도당 수액이었다. 그 결과 글렌은 혈당 수치가 급상승했고 화상 센터에서 혈당을 낮추기 위해 인슐린 치료를 받아야 했다. 하지만 글렌의 체액 관리 과정에서 발생한 진정한 최악의 실수는 입원 첫날 밤에 세심하게 적정 비율을 유지하지 못한 점이었다. 심각한 탈수 증상에 시달리는 환자에게 가능한 한 빨리 많은 수액을 투여하고 싶은 생각이 들 수도 있지만 화상 부위의 격심한 염증 반응으로 인해 혈관이 새기 쉬운 상태에서는 초기 화상 치료에 매우 신중히 처리해야 한다.

처음 응급실에 도착했을 때 글렌은 여러 팩의 포도당 수액을 맞았다. 그리고 이렇게 투여된 과도한 양의 수액이 새기 쉬운 혈관에서 넘쳐 주변 조직으로 흡수되었고 손상을 일으켰다. 한 전문가 증인은 지나치게 많은 양의 수액이 투여되고, 그 결과 조직이 부어오르면서 글렌의 2도 화상(표피와 진피 일부) 부위 중 일부가 3도 화상(표피와 진피 전층)으로 바뀌었다고 주장했다. (표준 처방은 처음 8시간 동안 비교적 많은 양의 수액을 투여하도록 권장하지만 그렇다고 몇 팩씩 투여하도록 권장하지는 않는다.)

그런데도 글렌이 충분한 수액을 공급받지 못했다는 화상 센터 의사의 진단은 생리학적인 측면에서 결과적으로 옳았다 — 글렌의 혈관 내에는 체액이 충분하지 않은 상태였다. 글렌은 몇 리터씩 연속해서 수액을 맞고 있었지만 혈관벽을 통해 새 나가는 양이 더 많았기에 결국 저혈당 쇼크를 일으켰다. 혈관 속 체액량이 주요 장기에 도달할 만큼 충분히 많지 않았던 까닭이다. (이 대목은 체액 관리에서 가장 중요한 원칙이 표준 치료법 — 그 치료법이 얼마나 정교하든 상관없이 — 을 고수하기보다 환자 개개인의 장기 기능에 맞추어 수액량을 세심하게 적정선으로 유지하는 것임을 단적으로 보여 준다.)

그리고 글렌이 중환자실에서 일으킨 이 저혈당 쇼크에

대응하여 의료진이 승압제를 투약하면서 문제는 더욱 복잡해졌다. 승압제(혈압 상승제라고도 불린다)는 혈관을 쥐어짜서 혈압을 높이는 역할을 한다. 일부 저혈압 환자에게 이 약을 사용하는 것은 합리적인 선택이 될 수 있지만 혈관 내 체액량이 부족한 환자에게 승압제를 쓰는 것은 기름이 바닥나기 직전인 자동차를 고속으로 운전하는 것과 마찬가지다.

이런 상황에서 승압제는 단지 효과가 없을 뿐 아니라 환자에게 오히려 해를 끼칠 수도 있다. 혈관을 꽉 조임으로써 가뜩이나 얼마 되지 않는 체액의 흐름을 아예 막아 버릴 수 있기 때문이다. 그러면 보통 신장과 같은 민감한 장기들이 가장 먼저 고장 나는데 그날 밤 글렌에게 일어난 일도 바로 그랬다. 하나의 의료 실수가 또 다른 의료 실수로 이어지는 순간이었다.

글렌의 소변 배출량이 감소하기 시작하자 응급실 의사는 이뇨제를 처방했다. 이뇨제는 신장을 압박해서 실질적으로 소변량을 늘려 주지만 이는 신장이 제대로 기능할 때의 이야기다. 혈류량 감소로 산소가 부족하여 신장 기능이 떨어졌을 때는 나이아가라 폭포를 만들 만큼의 이뇨제를 쏟아부어도 효과가 없다. 이 또한 앞에서 말했듯이 기름이 바닥나기 직전인 자동차를 고속으로 운전하는 것이나 마찬가지다.

그날 밤 글렌의 치료 과정에는 이외에도 많은 실수가 있었다. 예컨대 화상 정도와 장차 상태가 불안정해질 수 있는 높은 가능성을 고려했을 때 글렌은 도착하자마자 삽관을 했어야 했다. 스테로이드를 투여한 것도 문제였다. 스테로이드는 감염에 의한 패혈성 쇼크를 치료할 때 종종 — 그런데도 양날의 검이 될 수 있으므로 신중하게 — 사용되지만 저혈당 쇼크에는 아무 효과가 없었다.

통증과 관련해서도 글렌은 자가 조절 방식의 무통 주사 — 정맥에 연결되어 있으며 환자가 필요할 때마다 직접 버튼을 눌러서 진통제를 투약하는 형태 — 를 처방받았다. 이런 방식은 다리가 부러진 환자에게 매우 유용하다. 반면에 글렌은 중환자실에 도착한 뒤로 몇 시간도 지나지 않아 거의 의식이 없는 상태였기에 스스로 진통제를 투약할 수 있는 상황이 아니었다. 비록 생명을 위협할 정도는 아니었지만 이런 실수는 아무도 환자를 주의 깊게 살피지 않았음을 방증한다.

지금까지 언급된 치료상의 실수를 넘어서 판단 착오도 있었다. 그날 밤 중환자실에서 글렌을 돌보던 간호사들은 당직 의사에게 연락해서 글렌을 화상 센터로 옮겨야 한다고 설명했다. 하지만 당직 의사는 이송하지 않기로 판단했고 대신에 전화로 약물 치료를 지시했다. 그는 자신이 직접 환자를 진단하기 위해 자동차로 5분 거리인 병원까지는 오지 않았다. 전화 통화만으로 안전하게 처리될 수 있는 의료 상황도 분명히 존재하지만 중환자실에 입원할 정도의 환자라면 당연히 제대로 된 진단이 필요했다. 특히 현장에 다른 의사가 없는 상황이라면 — 현장의 눈과 귀가 되어 줄 전공의나, 합병증을 다룰 심장내과 전문의나 호흡기내과 전문의, 신장내과 전문의가 없는 상황이라면 — 더욱 그러하다. 결국 글렌이 첫날 밤 중환자실에서 받은 치료는 (응급 진료 전문가가 아닌) 응급실 의사의 초기 느낌에 기반해서 진행되었고, 나중에는 환자를 직접 진단하지 않은 집에 있던 의사와의 전화 통화로 이루어졌다.

의사와 간호사의 증언 녹취 과정에서 쏟아진 의료 실수를 둘러싼 장황한 설명은 낸시와 멀리사를 충격에 빠트렸다. 병원이 글렌의 치료 내역을 밝히지 않으려고 했던 이유가 있었던 것이다. 〈남편이 받은 치료 중 일부가 전문적으로 공인된 의료 기준에 부합하지 않는 것으로 판단된다〉라는 캔자스 의료 재단의 결론은 알고 보니 캔자스의 광활한 대초원을 최대한 축소해서 말한 것이었다.

글렌의 가족이 정말 경악한 것은 그날 밤 병원 직원들 간에 오간 대화 내용을 알게 되었을 때였다. 처음에 만난 응급실 간호사는 낸시에게 글렌이 화상 센터로 이송될 것 같다고 말했지만 이후에 응급실 의사는 그럴 필요가 없다고 말했다. 낸시와 멀리사가 나중에 알게 된 내용은 응급실의 누군가가 병원 지침서에 나와 있는 화상 센터 이송 규정까지 꺼내 들었다는 사실이었다. 내부 감독자(그날 밤에 근무했던 수간호사)는 해당 페이지를 복사해서 형광펜으로 이송 규정을 강조한 뒤 응급실 의사에게 전달했다. 그런데도 응급실 의사는 여전히 글렌을 이송하는 것에 반대했다.

처음에 만났던 응급실 간호사는 의사의 임상 평가에 동의하지 않았음에도 그와 맞서지 않았다. 그녀는 증언에서 〈자신은 의사의 말을 절대로 거스르지 않는다〉라고 분명하게 말했다.

반면에 수간호사는 글렌을 이송시키기 위해 계속 로비를 이어 갔다. 그는 당직 병원 관리자에게 전화를 걸었다. 일반적으로 이 역할은 병원의 여러 고위 임원들이 돌아가면서 수행하는데 일부는 임상 경험을 가진 사람들이며, 일부는 전문 경영인 출신들이다. 이날 밤 당직 관리자는 우연하게도 간호부장이었다. 낸시와 멀리사는 간호부장이 당연히 수간호사의 손을 들어 주었을 것으로 기대했다. 하지만 그녀는 소용없을 것이라며 응급실 의사에게 전화하기를 거부했다. (수간호사는 월요일 아침이 되자마자 최고 경영자를 찾아가서 밤사이 벌어진 일을 보고했다.)

예의 야간조 중환자실 간호사는 자신이 글렌과 같은 중증 환자를 보살피기에는 아직 능력이 부족하다고 생각되었지만 당직 의사가 병원에 오기를 거부한 까닭에 문제의 첫날 밤에 사실상 혼자 있었다고 증언했다. 다음 날 아침에 출근한 주간조 중환자실 간호사는 상황을 파악하고서 충격에 휩싸인 듯했다. 그녀의 첫 마디는 〈왜 아직도 이 환자가 화상 센터로 이송되지 않은 거죠?〉라는 맥락의 어떤 말이었다. 그녀는 즉시 주간에 중환자실을 담당하는 보조 의사를 호출했고, 보조 의사는 즉석에서 글렌에게 삽관을 시행했다. 그런 다음에 글렌의 1차 진료 의사를 호출했으며 글렌을 화상 센터로 이송하는 것에 해당 의사가 동의하면서 그날 아침 늦게 이송이 이루어졌다.

글렌은 11일 뒤에 사망했다.

「나는 의사들을 믿었어요.」 낸시가 내게 말했다. 「병원을 믿었습니다.」그렇지만 몇 주를 넘어 몇 달에 걸친 증언으로 확인된 사실은 듣는 것만으로도 속이 뒤틀릴 만큼 놀라웠다. 글렌에게 필요한 치료를 받을 수 있도록 해주기 위해 일부 직원들이 필사적으로 나섰지만 다른 직원들로 인해 좌절되었다는 사실을 알게 되었을 때 낸시는 참담한 심정이었다. 그녀는 새로운 병원이 문을 열었을 때 지역 신문에서 본 어떤 기사를 떠올렸다. 새로운 병원의 장점 중 하나가 더욱 많은 환자를 수용할 수 있다는 것이며, 따라서 환자들을 더 큰 병원으로 보내지 않아도 된다는 내용이었다.

낸시는 본질적으로 음모론을 좋아하는 사람이 아니었다. 그런데도 〈결국 돈 때문이었을까?〉하는 의문이 드는 것은 어쩔 수 없었다. 직원들에게 환자의 이송을 단념시킨 것은 아닐까? 환자를 다른 병원으로 보내지 말라는 은밀한 압박이 있었던 것은 아닐까? 물론 돈 문제가 아니었을 수도 있다. 어쩌면 글렌을 돌보았던 사람 중 일부가 충분히 유능하지 않았거나, 적어도 능력이 부족했을 수도 있다. 아니면 그 병원의 문화에서 문제가 비롯되었을 수도 있다. 그 병원에는 무지를 인정하거나 도움을 요청하는 행위를 받아들일 수 없는 어떤 것으로 여기는 문화가 존재했을 수도 있다. 어쩌면 위계질서가 너무 뿌리 깊이 배어서 어떤 결정이든 일단 한 번 내려지고 나면 아무리 유능하고 헌신적인 직원이라도 절대로 의문을 제기할 수 없었을 수도 있다.

멀리사와 낸시는 글렌의 부상이 매우 심각했으며 화상 센터로 즉시 옮겨졌더라도 그가 사망했을 수 있다는 사실을 이해했다. 아울러 실수란 때때로 일어나기 마련이며 비극적인 실수라고 해서 다르지 않다는 사실도 알았다. 그들이 이해할 수 없었던, 또는 받아들일 수 없었던 것은 자신들이 글렌에게 일어났던 일을 완전히 알게 되기까지 거의 4년에 가까운 시간을 싸워야 했던 부분이다. 그 시간은 그들의 슬픔과 치유를 향한 길고 험난한 여정을 고민하는 데 할애되었어야 할 시간이다. 글렌의 죽음을 어떻게 애도할지 결정하기 위한 그들의 시간이었어야 했다. 그래야 했음에도 그들은 오히려 싸워야 했다.

멀리사가 내게 말했다.「그 모든 과정이 진행되는 동안 단 한 번도, 우리 옆에 앉아서 무슨 일이 있었는지 설명해 준 사람이 아무도 없었어요. 우리는 스스로 증언 녹취록을 읽으면서 조각을 맞추어야 했습니다.」다른 무엇보다 정보를 얻기 위한 싸움은 멀리사의 박사 과정을 삐걱거리게 만들었다. 그녀의 부업이 된 일 ─ 여기저기 전화를 걸고, 편지를 쓰고, 증언 녹취록을 확인하고, 당연하지만 가족의 극심한 슬픔을 돌보는 것 등 ─ 과 수업을 병행하기가 너무 벅찼기 때문이다.

아버지가 세상을 떠난 직후부터 멀리사는 의료 실수에 대해 자세히 알아보기 시작했다. 지난 20년 동안 일어난 문화적 변화 중 하나는 의사들이 실수를 공개적으로 인정하고 환자에게 직접 사과해야 한다는 인식이었다. 심지어 몇몇 주에서는 의사들에게 법적인 보호막을 제공함으로써 솔직한 사과가 그들에게 불리하게 이용되지 않도록 하는 법안까지 통과되었다. 멀리사에게 이 같은 움직임은 환자들에 대한 모욕처럼 생각되었다. 매사를 의사에게 유리하도록 만드는 일에만 모든 관심이 쏠려 있는 것 같았기 때문이다. 의사들은 사과할 권한만 가진 채 정보를 공개할 의무는 없었다. 의사들의 관점에서 모든 것이 결정되었다. 환자와 그 가족들을 배려한 흔적은 어디에도 없었다.

멀리사와 낸시는 이 문제에 대해 자신들이 팔을 걷어붙이고 나서야 한다고, 심지어 글렌이라는 한 개인의 사례를 위해 이미 하고 있던 것보다 더욱 적극적으로 나서야 한다고 깨달았다. 그들은 글렌이 사망하고 몇 달 뒤부터 법안 초안—톰 갤러거와 그 동료들의 연구에 기초해서[1]—을 준비하기 시작했으며 자신들의 법안을 통과시키기로 결심했다. 환자와 그 가족들이 법적으로 병원에 정보를 요구할 수 있는 길을 마련하고자 했다.

법안에 대한 지지를 호소하는 작업은 고된 과정의 연속이었다. 멀리사는 의료 및 법률 협회 대표들에게 전화를 돌렸다. 낸시는 주도인 토피카를 오가며 주 하원 의원들과 정부 관료들을 만나 반복해서 상황을 설명했다. 캔자스주에 환자를 지원하는 단체가 존재하지 않았던 까닭에 입법자들은 그동안 내내 의료 기관의 이야기만 들어 온 참이었다. 따라서 환자의 처지에서 권리를 주장하기란 시작부터 매우 힘든 싸움이었다.

주 정치가 언제나 난투극이고 합리적인 분석에도 관대하지 못한 환경이기는 하지만 특히 캔자스는 주 예산을 놓고 벌어진 치열한 싸움으로 진통을 겪는 중이었다. 인기 없는 주지사가 부족한 주 예산을 메우기 위해 학교와 공공 서비스 관련 예산을 대폭 삭감했으며 거의 모든 곳의 사람들이 무언가에 분노해 있는 상태였다. 꼬박 2년이 걸렸지만 마침내 멀리사와 낸시는 캔자스주 하원 법사 위원회에서 그들의 법안에 관한 청문회를 열 수 있었다.

청문회에는 3대 주요 의료 단체도 참석했다. 의사들의 사과가 의사 본인들에게 불리하게 이용되지 않도록 보호하는 별도의 법안을 추진하기 위해서였다. 낸시와 멀리사의 법안도 같은 보호 조항을 포함하고 있었지만 여기에 더해서 심각한 의료 실수를 환자에게 공개해야 한다는 의무 조항이 들어 있었다. 낸시와 멀리사는 의료 단체들과 협력하여 모든 이의 관심사를 아우르는 하나의 법안을 마련할 수 있기를 바랐다. 그러나 주요 의료 단체들은 전부 그들의 법안에 반대하고 나섰고 낸시와 멀리사는 자신들의 생각이 희망 사항에 불과했음을 깨달았다.

결국 두 법안은 모두 위원회에서 통과되지 못했다. 「의원들은 내게 포기하지 말라고 했어요.」 낸시가 말했다. 「이런 일은 보통 몇 년씩 걸린다고 하더군요.」 낸시와 멀리사는 굴하지 않고 두 번째 법안을 준비했다. 이번에는 오로지 환자와 그 가족에게 의료 실수를 공개하는 부분에 초점을 맞추었다. 그리고 새로운 법안을 청문회장까지 가져가는 데 다시 2년이 걸렸다. 이번 청문회는 상원 법사 위원회에서 진행되었다. 그러나 의료 단체들은 그들의 법안에 〈반대〉하는 증언을 서면으로 제출했다. 멀리사가 내게 말했다. 「지금 생각해 보면 그들은 〈우리는 우리만의 일하는 방식이 있다. 누구의 지시도 받고 싶지 않다〉라고 이야기하고 있었던 것 같아요.」

그들이 낸 법안은 어느 것도 상원이나 하원의 투표까지 가지 못했다. 하지만 낸시와 멀리사는 그들의 입법 여정을 통해 자신들이 — 로비를 하거나 단순히 일상생활을 영위하는 과정에서 — 이야기를 나눈 거의 모든 사람이 나름의 의료 실수를 경험했음을 알게 되었다. 그것이 본인의 이야기든, 아니면 친척이나 친구의 이야기든 누구나 의료 실수와 관련된 사연을 가지고 있었다. 의료 실수와 그로 인한 환자의 피해가 거의 보편적인 현상처럼 보일 정도였다.

입법 전선에서 성공하지 못했으니 이제 다른 방법을 시도할 때였다. 낸시는 시애틀에 있는 멀리사를 찾아가서 그녀에게 톰 갤러거를 만나 보라고 권유했다. 나는 글렌의 이야기와 멀리사와 낸시의 여정에 대해 알기 훨씬 이전에 이 책을 쓰기 위해 갤러거를 인터뷰한 적이 있었다. 그래서 별개로 진행하던 이 두 줄기의 조사가 하나로 이어졌을 때 다소 의외라는 생각이 들었다.

톰 갤러거는 내과 전문의이지만 소통 및 해결 프로그램인 CRPs에서 자신에게 꼭 맞는 일을 찾았다. CRPs는 의료 실수와 이상 반응 문제를 빠르고 공정하게 해결하기 위한 목적에서 설립되었으며 관련된 모든 당사자 — 환자와 그 가족, 의사, 간호사, 병원 관리자 등 — 의 요구에 부응하기 위해 노력한다. 예를 들어, 의료 전문가 중 상당수는 환자에게 실수를 털어놓는 일에 서툴며, 환자 중 상당수는 의사에게 맞서는 행위에 부담을 느낀다. 이런 문제를 해결하기 위해 CRPs는 의사소통을 돕고 신속한 사건 조사도 수행한다. 환자에게 시기적절하게 정보를 제공하는 것은 관련 당사자들이 감정적으로 대립하지 않도록 중재하는 일만큼이나 중요한 목표다. CRPs는 병원이 같은 실수를 예방하기 위한 계획을 마련할 수 있도록 도와주면서 건설적인 대응에도 힘쓰고 있다. 금전적 합의를 위한 협상도 도와준다. 이런 일들을 제대로 해낸다면 CRPs는 느려 터진 의료 소송을 (그리고 서로에 대한 적대적인 행위를) 피하고 시스템을 개선하도록 도울 수 있을 것이다. 이론적으로 가능한 건강 법정과 마찬가지로 가파른 진입 장벽이 없기 때문에 잠재적으로 의료 소송보다 훨씬 더 많은 사람에게 도움을 줄 수 있을 것이다.

갤러거는 CRPs의 목표가 흔히들 하는 오해처럼 의사들을 처벌받지 않게 하는 것이 아니라고 지적한다. 「의사들도 책임을 져야 합니다.」 그가 내게 말했다. 「하지만 시스템의 문제까지 책임질 필요는 없습니다.」 그의 주장에 따르면, 시스템의 문제는 다른 상황이었다면 단지 성실한 직원이었을 누군가를 (그리고 그 직원의 환자를) 언제든 옭아맬 수 있는 덫과 같았다. 바와-가르바 박사와 잭 애드콕의 사례도 비슷한 경우다.

갤러거는 실수에 대한 반응이 전후 관계에 따라 달라지는 〈정의로운 문화〉에 대해서도 언급했다. 예컨대 어떤 간호사가 젖산 링거 수액 팩을 집으려다가 실수로 포도당 수액 팩을 집어 들었다면 병원은 그 간호사를 해고하지 말아야 한다. 그와 같은 본의 아닌 우연한 실수가 인간다움의 일부이기 때문이다. 그와 같은 실수에 대한 적절한 대응 — 우선은 환자에게 미칠 수 있는 피해를 잘 해결한 다음에 — 은 보관 체계를 개선해서 두 유형의 수액 팩이 서로 뒤섞이지 않도록 하는 것이다. 아울러 순간적으로 엉뚱한 수액 팩을 집어 듦으로써 자신이 환자에게 위해를 가할 수도 있었다는 사실에 어쩌면 망연자실하고 있을 간호사의 정서적 반응을 보살피는 것도 중요하다.

반면에 어떤 실수는 위험스러운 행동에서 비롯되기도 한다. 예컨대 EMR에 메모를 기록할 때 많은 의사가 시간을 절약하기 위해 이전 메모를 복사해서 붙이는 〈복붙〉 기능을 사용한다. 이 과정에서 어떤 의사는 환자의 신부전을 놓칠 수 있기에 약물 복용량을 적절히 낮추는 데 실패할 수 있다. 이럴 때 적절한 대응 — 환자에게 돌아갈 수 있는 피해를 먼저 해결한 다음에 — 은 해당 직원에게 복붙이 왜 위험한 행동인지 교육하는 것이다. 복붙을 하더라도 보통은 99퍼센트의 확률로 특별한 문제가 없겠지만 그렇게 함으로써 그는 언제든 실수 할 수 있는 환경에 노출되어 있는 셈이다. 시간을 너무 잡아먹어서 직원들이 보조를 맞추기 위해 어쩔 수 없이 지름길을 선택할 수밖에 없는 시스템을 객관적으로 살펴보는 것도 매우 중요하다. 시스템이 어떤 지름길을 사용하도록 강요하는지 병원 측에서 의사와 간호사에게 적극적으로 물어보는 것도 좋은 방법이다. 어쩌면 생각지도 못한 다양한 위험스러운 행동이 수면 위로 드러날 것이다.

술에 취한 채 수술실에 나타나는 외과 의사나 고의로 의료 기준을 무시하는 의사처럼 순전한 무분별함에서 비롯되는 실수도 있다. 설령 환자에게 아무런 피해가 없더라도 — 환자의 간에 레이저로 자신의 이니셜을 새긴 사이먼 브램홀 박사처럼 — 이런 진짜 잘못에는 징계 조치가 따라야 한다. (그리고 개인이 전적으로 실수에 대한 책임을 지더라도 그와 별개로 혹시 문제를 악화시킨 원인이 있는지 시스템을 살펴볼 필요가 있다. 예를 들어, 위계질서와 면책 문화는 브램홀 박사와 같은 누군가에게 자신의 행동을 〈무해한〉 것으로 생각하게 만들 수 있다. 또한 높은 피로도와 약물 남용은 살인적인 업무 환경이나 낮은 근로 의욕을 반영하는 것일 수 있다. 이런 환경은 환자와 직원 모두에게 좋지 못하다.)

CRPs의 바탕은 공정성이다. 환자들은 공정하게 대우받아야 하며 의료진도 마찬가지다. CRPs는 덴마크의 환자 보상 체계와 마찬가지로 더욱 많은 환자가 그들의 상황에 대처할 수 있도록 도와줄 것이다. 그런데도 덴마크의 환자 보상 체계와 (그리고 건강 법정과) 달리, 환자들에게 소송 합의금과 비슷한 수준의 보상금을 약속한다. 그들의 〈공정성〉 원칙이 드러나는 대목이다.

병원 회계사라면 이런 공정성을 비뚤어진 시각으로 볼 수도 있다. CRPs가 좀 더 많은 환자에게 자신의 사례를 돌아보도록 〈그리고〉 소송할 때와 비슷한 수준의 합의금을 제안하도록 부추긴다면 병원은 더 많은 환자에게 더욱 많은 돈을 지불해야 할 수도 있기 때문이다. 그들은 약간의 위험을 감수하더라도 좋았던 예전 소송 제도를 고수하는 쪽을 선호할 것이다. 일단은 제도를 이용할 수 있는 환자들이 거의 없을 뿐 아니라 설령 소송이 진행되더라도 대체로 자신들이 승소하기 때문이다. 냉철하게 예산이라는 관점에서만 보자면 CRPs는 어쩌면 비생산적인 제안처럼 보일 수도 있다.

미셸 멜로 ─ 건강 법원을 주창한 법률학자 ─ 는 바로 이 같은 의문을 조사했다. 그녀와 동료들은 보스턴에서 CRPs를 도입한 네 곳의 병원을 검토했다. 그들은 각 병원이 프로그램을 도입한 뒤로 지난 4년 동안 책임 비용으로 얼마나 많은 금액을 지불해야 했는지 계산하고 이 금액을 프로그램 도입 전 4년 동안의 비용과 비교했다. 아울러 CRPs를 도입하지 않은 다른 네 곳의 비슷한 병원과도 비교했다. 그들의 전반적인 결론은 CRPs를 도입했다고 해서 돈이 더 많이 든 것은 아니었으며 소송 건수도 사실상 감소했다는 것이다.[2] 그들은 이상 반응을 환자와 공개적으로 솔직하게 대화를 나눈 덕분에 소송을 제기하는 환자가 줄었을 것으로 추정했다. 낸시와 멀리사 같은 많은 사람이 소송을 제기하는 이유가 무슨 일이 일어났는지 관련 정보를 얻을 수 없기 때문이라는 점을 고려할 때 충분히 합리적인 추측이었다.

낸시는 CRPs의 철학 ─ 특히 환자나 그 가족들과의 직접적인 소통에 초점을 맞추는 것 ─ 에 마음이 끌렸고 자신의 합의금 중 일부를 이용하여 캔자스주의 CRPs 교육에 자금을 대겠다고 제안했다. 톰 갤러거는 의지에 불탔고, 마침내 글렌이 사망한 지 5년 만에 캔자스주에서 첫 번째 CRPs 교육 모임이 열렸다. 모임은 20개의 지역 병원을 대표하는 대부분 중간 관리자들이 참석한 가운데 소박하게 진행되었다. 멀리사가 먼저 자리에서 일어나 참석자들에게 감사를 표한 뒤에 그 자리가 어떻게 만들어졌는지 설명했다. 그녀는 중서부 특유의 직설적인 방식으로 믿음직스럽고 소탈하게 발표를 이어 갔지만 자신의 아버지가 화상 센터로 즉시 이송되지 않아 11일 뒤에 세상을 떠났다고 이야기할 때는 어쩔 수 없이 목이 메였다. 그런데도 그녀는 씩씩하게 이어 가며 치료 과정에서 아버지에게 무슨 일이 일어났는지 알아내기 위한 가족의 여정으로 청중을 안내했다.

「그렇게 된 겁니다.」그녀가 전화 통화와 각종 서한, 질문, 정보 요청, 장시간의 증언 녹취 등을 기록한 33번째 슬라이드를 내리면서 담담한 어조로 말했다. 「하지만 원래는 이랬어야 했습니다.」그녀가 재빨리 덧붙였다. 「곧바로 이송했어야 한다는 화상 센터의 이야기를 듣자마자 해당 지역 병원은 우리 가족에게 연락했어야 했습니다.」

멀리사는 확실한 행동 요령을 제시했다. 「그들은 자신들이 이런 사실을 알고 있으며 조사를 진행할 예정이라고 우리에게 알렸어야 합니다. 그리고 몇 주 안에 우리에게 연락해서 다음과 같이 말했어야 합니다. 〈우리가 알아낸 사실은 이렇습니다. 이런 일이 발생한 이유는 이렇습니다. 그리고 이런 일이 다시는 발생하지 않도록 우리는 다음과 같은 조치를 하려고 합니다.〉」

멀리사가 계속해서 말했다. 「그랬다면…… 자신들이 실수를 저질렀음을 그들이 깨달았다는 사실을 우리도 알게 되었겠죠. 우리는 그들이 책임을 무겁게 받아들이고 있으며 어느 정도는 정직하다는 사실을 알게 되었을 겁니다. 만약 그들이 그랬다면…….」이 부분에서 멀리사가 잠시 말을 멈추고 각종 자료가 담긴 슬라이드를 가리키자 수년에 걸친 여정의 피로가 확연하게 드러났다. 「이런 것들도 필요 없었을 겁니다.」

다음으로 낸시가 단상에 올랐다. 그녀의 첫 번째 슬라이드는 글렌의 사진이었다. 학교 앨범에 쓰일 법한 인물 사진에는 갈색 재킷에 넥타이를 맨 다부진 인상의 남자가 웃고 있었다. 그는 누구나 쉽게 다가갈 수 있는 교장처럼, 언제나 문을 활짝 열어 놓은 학교 관리자처럼 보였다.

낸시는 발표에서 글렌의 치료 과정을 세부적으로 복기했다. 관련 정보들을 얻기까지 수년에 걸친 고된 노력이 있었음은 두말할 필요가 없었다. 그녀는 초등학교 4학년을 가르치는 선생님답게 차분하고 간단명료하게 발표를 이끌어 갔다. 그런데도 화상 센터 의사들이 생명 유지 장치 사용을 중단하도록 권유한 마지막 부분에 이르러서는 목소리가 떨려 나왔다. 「내 평생에 가장 힘든 결정이었습니다.」 감정에 복받친 그녀는 겨우 알아들을 수 있는 목소리로 말했다. 「그는 5분도 지나지 않아 세상을 떠났습니다.」 청중 사이로 침묵이 내려앉았다.

낸시는 마지막 슬라이드로 다시 글렌의 초상화를 꺼냈다. 그의 존재가 그녀에게 계속할 용기를 주는 것 같았다. 「뒤늦은 생각이지만…….」그녀가 말했다. 기운을 되찾은 그녀의 목소리에는 어느새 분노가 담겨 있었다. 「그 의사가 글렌을 중환자실로 보냈을 때 나는 〈화를 내며 항의했어야〉했습니다.」그녀의 말이 방 전체에 울려 퍼졌다. 어린 학생을 가르치는 선생님이 욕설하는 것을 들었을 때 경험할 듯한 바로 그런 박력과 충격이 전해졌다.

그녀는 투지와 고통이 느껴지는 굳은 목소리로 남은 발표를 끝마쳤다. 46년을 함께한 사랑하는 남편의 사진 옆에 서서 그녀는 다음과 같이 짧은 말로 마무리했다. 「이제 나는 무슨 일이 일어났는지 압니다. 그런데도 끝내 답을 얻지 못한 질문이 하나 있습니다. 바로 〈왜 그런 일이 일어났을까?〉라는 것입니다.」

14장
우리 뇌에 맞추어

「젤리를 나무에 못처럼 박으려는 시도만큼이나 불가능한 일입니다.」

　　문화를 바꾸는 어려움을 설명하면서 인지 신경 과학자 이티엘 드로어가 내게 말했다. 의료 문화에 대해서, 특히 의료 실수를 바로잡는 일에 관해서 이야기할 때였다. 소통 방식, 교육 전통, 직업 윤리, 자부심, 사회화, 직업적 이상 등 의료 문화에 깊이 스며들어 있는 이 모든 것은 때로는 실수를 부추기기도 하지만 방지하는 역할도 한다.

　　의료계를 둘러싸고 있는 좀 더 광범위한 문화도 존재한다. 예컨대 미국은 개인주의에 대한 열렬한 전통을 가진 나라다. 소송을 진행하기도 쉽다. 반면에 유럽 국가들은 의료 서비스나 의료 실수와 관련하여 개인적으로 소송을 제기하는 행위에 대체로 제한을 두고자 한다. 이런 문화를 바꾸려는 시도는 아무리 의료 실수를 줄이고자 하는 고귀한 의도가 있더라도 결국 실패할 수밖에 없다. 젤리를 나무에 박으려는 시도처럼 불가능한 일이다.

모든 국가와 병원은 돈과 책임과 규제 기관에 따라 좌우되는 규정들—성문율이든 불문율이든—로 겹겹이 둘러싸여 있다. 드로는 현재의 시스템에 한동안은 이렇다 할 변화가 없을 것이라는 사실을 인정한다. 즉 지금의 난해한 시스템에 약간의 변화를 주는 정도가 우리가 할 수 있는 최선이라고 생각한다.

그런데도 의료 시스템에 그 약간의 변화를 주기 위한 우리의 일반적인 접근법에 대해서는 불만을 나타낸다. 아무리 실수가 발생할 때마다 병원 직원들을 교육하더라도 불과 몇 달만 지나면 교육 효과는 대부분 사라진다. 또한 아무리 EMR에 점검 목록을 추가하더라도 직원 대다수는 금방 점검 목록을 무시할 것이다. 최신의 의료 품질 개선 계획을 홍보할 목적으로 인식적인 측면에서 효과가 없는 포스터들로 병원 복도를 도배해 놓더라도 불과 몇 주만 지나면 해당 포스터들은 의심의 여지 없이 흐릿한 배경 그림으로 전락할 수 있다.

〈문제는 이런 방법들이 우리의 뇌에 친숙하지 않다는 사실입니다〉라고 드로어는 말했다. 그는 암호를 예로 들어 이 문제를 설명했다. 보통의 병원 직원들이 그렇듯이 나는 EMR과 데스크톱 컴퓨터, 병원용 이메일, 의대용 이메일, 주 전체의 처방 약 데이터베이스, 진료 예약 관리 프로그램, 당직 시스템, 엑스레이 검사 열람 시스템, 심전도 검사 열람 시스템 등을 이용하기 위한 다수의 암호를 가지고 있다.

이 암호들은 의료 종사자들이 자신의 업무를 위해 일상적으로 사용하는 비밀번호일 뿐이다. 여기에 더해서 우리는 우리의 뇌 활동을 방해하는 10개 남짓한 지극히 개인적인 암호들도 가지고 있다. 암호들은 3~6개월마다 변경되며, 각기 다른 대문자와 아라비아 숫자, 특수 문자뿐 아니라 애완용 게르빌루스쥐의 게놈 분석까지 까다롭게 요구한다. 게다가 아직 투표할 나이도 되지 않은 듯 보이는 IT 부서의 애송이들은 절대로 같은 암호를 두 번 이상 사용하지 말라고 훈계한다. 절대로, 절대로 암호를 적어 놓지 말라고 충고한다.

「그런 정책은 서류상으로만 좋아 보일 뿐.」 드로어가 말했다. 「인간적인 요소를, 우리의 뇌가 실제로 작동하는 방식을 고려하지 않습니다.」 동일한 비밀번호를 무한 반복해서 사용하고 몰래 적어 놓기까지 하는 (그래도 남들이 볼 수 없는 곳에 적어 놓는다) 사람으로서 나는 이 말에 매우 안도했다. 그가 말했다. 「비밀번호를 적어 놓거나 다양한 시스템에 같은 비밀번호를 사용하는 행위가 인간적이라는 사실은 굳이 인지 신경 과학자가 아니라도 알 수 있습니다.」

의료계에는 전혀 뇌 친화적이지 않은 예들이 무수히 많다. 일례로 EMR은 둘 중 어느 하나를 선택해야 하는 특정 구간에서 의사에게 〈예/아니오〉로 대답하라는 요구를 반복한다. 그러면 의사는 때에 따라서 어떤 경우에는 〈예〉 또는 〈아니오〉를 선택하기 위해 숫자 1이나 2를 눌러야 한다. 그러나 어떤 경우에는 〈예〉 또는 〈아니오〉를 선택하기 위해 로마자 Y나 N을 눌러야 한다. 아주 사소하지만 이런 차이는 매번 나를 미치게 만든다. 이런 사소한 문제에 화를 내는 나 자신이 당혹스럽기도 하지만 그 사소한 차이는 단 한 번도 내화를 돋우는 데 실패한 적이 없다.

　드로어와 이야기를 나누면서 나는 그 이유를 알 수 있었다. EMR 프로그램에 인지적인 일관성이 결여된 까닭이었다. 나의 믿음직한 두뇌는 항상 효율성을 추구하기에 내가 첫 번째 예/아니오 질문에 직면했을 때 〈생각〉하는 데 시간을 낭비하지 않았다 — 즉 손가락이 숫자 1이나 2를 선택하기 위해 자동으로 움직였다. 그리고 Y 또는 N을 누르도록 요구하는 그다음 질문에 대해서도 똑같이 행동했고 당연히 벽에 부딪쳤다. 나로서는 단지 약이 오를 뿐이었지만 드로어의 설명에 따르면, 이 문제는 불필요한 인지 과부하와 그로 인한 잠재적인 실수를 유발할 수 있었다. EMR이 나로 하여금 숫자 키를 누를지 아니면 로마자 키를 누를지 판단하느라 귀중한 인지 자원을 낭비하도록 만든 것이다. 우리 뇌의 한정된 능력을 고려할 때 나는 이 바보 같은 예/아니오 질문에 답하느라 — 나는 날마다, 그리고 각각의 환자를 만날 때마다 이 같은 고생을 강요당했다 — 나의 사고 능력 중 일부를 낭비했다. 그 결과 환자의 실질적인 질병을 고민할 수 있는 시간이 상대적으로 부족했고 실수를 경계하기 위한 시간도 충분히 할애할 수 없었다.

　뇌 친화적인 EMR이라면 예/아니오 질문에 정확히 한가지 방법으로 대답할 수 있도록 할 것이다. 의사가 환자의 라텍스 알레르기나 소생술 포기 여부 등에 관한 질문에 대답할 때든, 원개발사의 약인 브랜드 약을 복제약으로 대체해도 되는지 물을 때든, 컴퓨터 화면을 너무 노려보면 시각 피질이 손상되므로 폰트 크기를 늘리겠냐고 물어볼 때든 프로그램 전반에서 일관성을 보여 줄 것이다.

예/아니오 기능은 시스템을 이루는 하나의 아주 작은 톱니에 불과하다. 그런데도 이런 EMR의 일관성 없는 문제를 느낌상 거의 분(分) 단위로 맞닥트린다고 생각해 보자. 이외에도 의료계에 존재하는 수많은 과학 기술 장치들이 하나같이 비슷한 문제를 안고 있다고 생각해 보자(너무 많아서 일일이 나열할 수도 없을 지경이다!). 이런 문제들이 쌓일수록 우리의 뇌는 점점 더 많은 능력을 낭비하게 되고 우리가 환자를 돌보기 위해 쓸 수 있는 능력은 그만큼 줄어든다. 소독용 알코올 솜을 처방할 때마다 등장하는 약물 상호 작용 경고나 70대 노인의 임신 여부를 확인하라는 경고, 환자가 코를 긁는 바람에 울린 중환자실 경보, 45년째 금연 중인 환자에게 현재도 하루에 두 갑씩 흡연 중인 환자와 같은 양의 문서를 요구하는 지나치게 친절한 흡연 관련 화면, 캡슐과 당의정을 구분하라고 고집하는 처방 화면, 의사와 환자가 둘 다 영어로 이야기했다고 기재했음에도 곧장 통역사나 전화 통역을 이용했는지 명기할 것을 요구하는 언어 관련 화면, 또는 내가 업무 효율을 위해 번호를 외워 놓았던 18번 과거 병력 화면이 중간에 다른 화면이 끼어들면서 19번으로 밀려나고 이제는 과거 산부인과 이력 화면으로 바뀌었음에도 이런 사실을 모른 채 일주일 동안 모든 환자에게 새로운 18번

화면, 즉 과거 산부인과 이력을 추가하고 그런데도 원칙적으로 삭제가 불가능한 까닭에 내가 담당하는 모든 남성 환자가 의무적으로, 그리고 영구적으로 산부인과 의료 기록을 갖게 되는 것 같은 문제에 신경 쓰다 보면 의료 실수를 피하기 위해 사용되어야 할 지적 능력이 낭비되는 것이다. 그럼으로써 나는 어쩌면 길을 잃게 될지도 모를 일이다……

「이 문제는 당신에게 스트레스나 좌절만 주지 않습니다.」드로어가 말했다. 「당신을 우울하게 만듭니다.」정말 맞는 말이었다. 하루에 10시간씩 바보 같은 EMR과 싸우고 나면 단지 녹초가 되는 정도가 아니다. 환자의 치료를 시작하기 위해서는 먼저 EMR이라는 정글을 헤치고 나가도록 강요당하는 느낌이 들 정도다. 물론 그때까지 우리에게 여전히 작동 가능한 신경 세포가 남아 있다면 말이다.

의료계의 〈유해한〉 업무 환경이 의사와 간호사에게 어떻게 극도의 피로감을 유발하는지 조사하는 연구가 늘고 있다. 그들이 느끼는 피로감이 전적으로 EMR의 과도한 요구 때문이라고 할 수는 없겠지만 그런데도 의료계 종사자 대다수는 분명히 EMR이 주요한 원인 중 하나라고 말할 것이다. EMR과 같은 기술이 의료진을 보조하여 환자들에게 도움을 주기보다는 주객이 전도되어 오히려 〈의료진〉이 〈기술〉을 모셔야 하는 형국이 되었다는 인식이 확산되고 있다. 환자의 치료는 문서화라는 주된 목표에 밀려서 부수적이고 예스러운 잔재로 전락했다.

어렸을 때 이티엘 드로어는 피노키오 이야기에 매료되었는데 피노키오가 이성을 갖추기까지는 기적이, 일종의 마법 가루가 필요했다. 그에 비하면 프랑켄슈타인이 만든 괴물은 실험실에서 과학적인 비법에 따라 각각의 신체 부위를 조합한 결과물에 불과했다. 세 대륙에서 어린 시절을 보낸 — 교수였던 그의 부모는 교대로 안식년을 이용했다 — 드로어는 사람들을 관찰하는 일에 이끌렸다. 그는 사람들을 움직이는 어설픈 향상심에, 그들에게 심지어 비논리적이거나 역효과를 낳는 등의 온갖 행동을 하게 만드는 마법 가루에 매료되었다. 그는 처음에 철학을 공부했으나 다양한 수업을 듣는 과정에서 인공 지능과 컴퓨터 공학, 심리학에 흥미를 느꼈다. 그리고 결국에는 이 모든 주제가 만나는 중간 지점이라고 할 수 있는 인지 신경 과학 박사 과정을 공부하기로 했다.

이티엘 드로어는 의사가 아니지만 그런데도 오랫동안 의료 환경을 연구했고, 의료 실수는 절대로 피할 수 없다는 결론에 이르렀다. 의료 실수는 전적으로 시스템의 특성이다. 드로어의 주장에 따르면, 어떤 의료 상황에서든 정보 — 일반적으로 단편적인 특징을 갖는다 — 의 바다가 존재하며 대개는 그 모든 정보를 적절히 처리할 시간이 부족하다. 여기에 더해서 인간의 두뇌는 가용한 자원이 한정된 까닭에 끊임없이 어떤 정보에 주목할지 우선순위를 매긴다. 무자비한 시간 압박에 상황의 위중함까지 더해지면서 뇌의 부담은 가중되고, 그 결과 이 안쓰러운 기관은 온갖 생존 전략을 개발해야 했다. 이를테면 특정한 정보에만 집중하고 나머지는 무시하면서 정보를 걸러 낸다. 습관화된 무의식적인 분류와 지름 길을 이용하며 소중한 이전 경험과 인지 가능한 과거의 패턴에 의지한다. 우리의 뇌는 한정된 능력을 갖췄기에 끊임없이 자신의 결점을 보완하기 위한 이런 방법들을 개발한다.

이런 메커니즘은 실제로 훌륭한 생존 전략이며, 일반적으로 의사 결정을 위해 주어지는 짧은 시간 안에 임상의들이 어쩌면 불가능했을 일들을 달성할 수 있게 해준다. 하지만 그처럼 현란한 사고를 가능하게 해주는 바로 그 메커니즘 때문에 우리의 뇌는 실수에 취약해지기도 한다. 우리의 뇌는 편협한 사고나 집단 순응 사고, 과신, 온갖 편견 등의 함정에 빠지기 쉽다.

드로어는 사람들이 실수하는 이유가 단지 어리석기 때문만은 아니라고 말했다. 너무 똑똑해서 실수하기도 한다는 것이다. (나는 이 대목에서 비록 간접적이지만 알 수 없는 위안을 얻었다.) 똑똑한 뇌는 지름길을 개발한다 — 우리의 뇌가 수많은 정보를 처리하는 것에 더해서 우리를 지적인 사람처럼 보이도록 만들 수 있는 것도 바로 그 지름길 덕분이다. 지름길은 지성의 부작용이 아니다. 사실상 지성의 토대다. 그리고 이런 맥락에서 볼 때 의료 실수는 사실상 너무 똑똑한 데서 비롯된 부작용으로 해석될 수 있다.

드로어의 견해에 의하면, 의료 실수는 고된 의료 환경에 짓눌린 우리 신경 인지 체계의 〈불가피한 결과물〉이다. 그가 의료 실수를 완전히 없애기란 불가능하다고 결론을 내린 이유다. 병원 강령이나 보조금 신청서에서는 그럴듯하게 들리겠지만 우리 뇌의 현실과 의료 행위의 본질을 고려했을 때 의료 실수를 〈근절〉하는 것은 근본적으로 불가능하다.

인간은 사고할 때 보통 단순하게 〈빠른〉과 〈느린〉으로 불리는 두 가지 방식을 주로 사용한다. 빠른 사고는 주어진 순간에 실시간으로 이루어지는 사고이며 경험적이다. 느린 사고는 더욱 분석적이다. 훈련 도구 대부분은 느리고 분석적인 사고(암기해야 할 새로운 규칙이나 이수해야 할 또 다른 온라인 교과목, 채워야 할 또 다른 점검 목록, 견뎌야 할 또 다른 교육 시간 등)에 초점이 맞추어져 있다. 반면에 의료 현장에서 우리가 실제로 해야 할 일의 대부분은 주어진 그 순간순간에 있다. 즉 우리가 하는 일의 대부분은 빠르고 경험적인 사고를 요구한다. 결과적으로 느린 사고에 초점을 맞춘 준비 작업은 시간 낭비에 불과한 셈이다. 나무에 젤리를 못처럼 박으려는 시도인 것이다.

드로어의 주장에 따르면, 우리는 의료 실수를 줄이기 위해 우리가 제안하는 개선 사항들을 뇌가 실제로 작동하는 방식에 맞출 필요가 있다. 그의 연구는 의료 실수의 근절이라는 불가능하고 이상적인 목표를 추구하기보다 실수를 완화하는 부분에 초점을 맞추고 있다. 의료 실수를 완전히 없앨 수 없다면 차라리 의료 실수로 인한 피해를 줄이기 위해 노력하는 편이 나을 것이다. 목표는 신속하게 실수를 〈인지〉하고 서둘러 실수를 〈바로잡는〉 것 ─ 환자와 마주한 순간에 일어나는 모든 일 ─ 이다.[1]

실수를 예방하기보다는 바로잡는 데 집중하는 것이 뇌

　　　　14장　우리 뇌에 맞추어

친화적이고 더 효과적이다. 드로어가 예로 든 사례는 손 씻기다. 병원 감염을 줄이기 위한 최고의 방법으로 청결이 경건함보다 우선시됨에도 의료인들은 손 씻는 일에 당혹스러울 정도로 태만하다. 다른 병원과 마찬가지로 우리 병원에는 가능한 모든 곳에 손 씻기를 권장하는 포스터와 표지판, 버튼이 붙어 있다. 드로어는 이 모든 진지하고 반복적인 노력이 대부분 시간 낭비라고 말한다. 한정된 능력을 더욱 긴박한 일에 집중하기 위한 노력의 일환으로 우리의 뇌가 그런 것들을 금방 소음으로 치부해 버리기 때문이다. 하지만 만약 선임 의사가 의료 팀을 이끌고 ― 손을 씻지 않은 채 ― 중환자실에 들어가면 어떨까? 청진기를 환자의 옷 안으로 밀어 넣기 직전에 그녀가 손을 멈추고 팀원들을 향해 돌아서서 ― 그리고 적당히 극적인 재능을 가미해서 ― 이렇게 묻는다. 「무엇이 잘못되었는지 알아차린 사람이 있나요?」 실수가 무엇인지 밝혀지고 그에 관한 논의가 끝난 다음에는 선임 의사가 더 중요한 질문을 던질 수 있다. 「내가 손을 씻지 않은 사실을 알아차렸을 때 왜 아무도 나서서 말하지 않았나요?」

〈실수에 대한 공포〉라고 불리는 드로어의 기술은 이런 식의 불쾌하지만 궁극적으로 인상적인 경험들을 이용하는 것에 기초한다. 특히 윗사람에게 언제, 어떻게 맞서야 할지를 두고 겪게 되는 불편한 떨림도 그중 하나다. 감정적인 내용은 손 씻기를 강조하며 복도에 수없이 걸려 있는 신호들과 다른 인지 경로로 입력된다. 경험이 감정적인 요소와 묶이게 되면 그 경험은 훨씬 강렬하고 직관적으로 기억된다.

수련의 때 나는 과별 순환 교육 종료 평가를 위해 한 번은 주치의 앞에서 환자의 신체검사를 시행해야 했다. 너무 초조해서 그랬는지 아니면 너무 서둘러서 그랬는지 나는 손을 씻어야 한다는 사실을 그만 깜빡했다. 그리고 주치의가 ─ 환자 앞에서 ─ 그 부분을 지적했을 때 더할 수 없는 굴욕감을 느꼈다. 볼이 새빨갛게 상기된 채 나는 개수대로 향했고 손을 씻는 데 거의 1갤런의 항균 비누를 사용했다. 나는 그 일 ─ 실수에 대한 공포 ─ 를 절대로 잊을 수 없었다. 수십 년이 지난 지금까지도 정확히 그 방과 그 주치의, 그 환자의 진단명과 당연하지만 고통스럽게 새긴 손 씻기에 관한 교훈을 기억한다. 지금의 내 환자들은 아주 약간의 신체 접촉만 있어도 그 전후 ─ 심지어 도중에도 ─ 로 손을 씻고 또 씻는 나를 보면서 아마도 내가 강박 장애가 있다고 생각할 것이다. 물론 권장할 만한 교육적 전략은 아니지만 공개적인 굴욕은 감정과 얽힌 교훈의 위력을 보여 준다. 모든 개수대 옆에 반드시 핸드 로션 용기를 비치해야 함은 따로 말할 필요도 없을 것이다.

개인적인 차원에서 실패를 경험한 기억은 입으로 외운 규칙들이 절대로 할 수 없는 방식으로 우리에게 체화된다. 우리의 뇌에 깊숙이 스며들어 감정을 자극한다. 이런 현상은 사실 진화적일 수 있다. 예컨대 구석기 시대에 한 수렵 채집 사회가 저 멀리서 코요테가 공격해 온다는 소식을 접했다고 상상해 보자. 수렵 채집 사회의 지도자들은 구성원들에게 〈조심하시오!〉 그리고 〈안전하게 있으시오!〉라고 경고함으

14장   우리 뇌에 맞추어

로써 공격에 대비하고자 할 것이다. 또한 공동체 구성원들을 결집시켜 〈안전 문화〉를 갈망하도록 만들고자 할 것이다. 사람들에게 〈무언가를 발견하면 꼭 말해 주시오〉라고 상기시킬 것이다. 하지만 평범한 수렵 채집민들은 자신들의 한정적인 인지 자원을 수렵과 채집에 집중하고자 한다. 따라서 지도자들의 외침이 아무리 다급하거나 표적 집단에 특화되어 있더라도 그들의 이런 권고를 금방 무시한다.

그렇지만 일단 첫 번째 아기가 코요테에게 납치되고 난 다음부터는 모든 것이 바뀌게 될 것이다. 감정적으로 복받친 경험은 뇌 안에서 온건한 경고들이 처리되는 부위와 다른 곳에서 처리된다. 강제된 경험의 사실성은 생존 측면에서 훨씬 큰 무게감을 가지며, 아마도 이런 인지 전략이 진화적으로 성공한 이유도 그 때문이다.

다행스럽게도 우리에게는 사실성이 효과를 발휘하기 위해 꼭 현실이 될 필요는 없다. 항공사의 보안 문제를 예로 들자면, 수하물 검사원들은 늘 폭탄이나 무기에 대한 경계 태세를 유지해야 한다. 하지만 그곳에서 온종일 일하는 직원들에게 곳곳에 붙어 있는 〈경계 태세 유지〉 신호들은 추상적인 예술품에 불과하다. 이런 경우에 가짜 폭탄 몇 개를 투입해서 보안 검사를 통과하게 하면 사람들의 머릿속에 콕 박힐 정도로 관심을 끌 수 있을 것이다.

실수로 이어지는 인지적 지름길을 이해할 때 실수가 왜 일어나는지 이해할 수 있다. 드로어가 간호사들과 의사들에게 가르치고자 하는 것이 바로 그것이다. 그는 모의 프로그램을 준비하는 병원들을 도울 때 직원들이 반드시 실수를 경험하도록 설계한다. 환자들을 궁극적으로 살아남게 하는 —모의 프로그램 대부분이 그러듯이 — 대신에 드로어의 훈련은 적어도 몇 번은 환자들을 반드시 죽게 만든다. 패혈증이나 심정지, 삽관, 수술상의 실수나 약물 치료상의 실수와 같은 위험도가 높은 상황에서 참가자들이 그들의 결정과 행동 때문에 일이 잘못되는 경험을 하도록 하는 것이 중요하다. 훈련의 경험적 측면은 실제 환자를 상대하는 상황으로 지식을 전달할 수 있는 강력한 기회를 제공한다.

모의 프로그램이 선호되는 이유는 앞서 언급된 것과 같은 재앙을 개인적으로 겪을 때는 너무 충격이 커서 오히려 효과가 없기 때문이다. 나는 전공의 때 실수로 당뇨성 케토산증 환자를 거의 심정지에 빠트릴 뻔했던 기억이 아직도 생생하다. 당시의 나는 수련의를 벗어난 지 겨우 며칠밖에 되지 않은 상태였으며 그러한 실수에 너무 망연자실한 나머지 무엇이 문제였고, 다음번에는 어떻게 더 잘할지 분석적으로 생각하기보다 그 자리에 얼어붙어서 꼼짝도 할 수 없었다. 그런고로 개인적인 경험보다 모의 훈련을 선호하는 드로어에게 고마웠다. 모르긴 몰라도 환자들도 의료진이 실수에 대한 공포를 경험할 장소로 당연히 모의 훈련을 선호할 것이다.

드로어는 개인적인 경험이 가장 효과적인 교육 수단이 아닐지도 모른다는 이유로 다른 몇 가지를 더 지적했다. 우선 그런 상황들은 대체로 무조건 일반화될 수 없는 희귀한 경우나 요행과 관련이 있다. 또한 사람들은 개인적인 경험을 바탕으로 과잉 보상을 하려는 경향이 있다. 자신이 경험한 일이 특히 끔찍하면 끔찍할수록 더욱 그렇다. 모의 훈련에서는 드로어의 섬세한 표현대로라면 〈충격을 조절〉할 수 있으며, 사후에 설명을 통해 파괴적인 경험이 아닌 건설적인 경험이 되도록 만들 수 있다.

개인보다 집단으로 교육하는 것도 중요하다. 우선 한 가지 이유는 의료 행위가 대부분 팀 단위로 행해지고 많은 실수가 팀원 간의 의사소통 문제와 관련이 있기 때문이다. 그리고 의료 정보가 일반적으로 각 팀의 여러 구성원에게 분산되어 있는 현실도 고려해야 한다 — 간호사는 활력 징후를 알고, 수련의는 CT 결과를 알며, 주치의는 환자의 과거 병력을 알고, 물리 치료사는 환자가 제일 약한 곳을 아는 식이다. 따라서 집단 형식의 실수 완화 교육이 현실에 더욱 적합하다. 여러 사람이 함께 교육을 받음으로써 참가자들은 자신에게 무자비하게 돋보기를 들이대기에 앞서 다른 사람의 실수를 식별하는 훨씬 접근하기 쉬운 과제에 참여할 수 있다.

중환자실에서 저혈압 문제에 대처하는 법을 가르치기 위한 교육이 제공될 수도 있다. 의사와 간호사로 구성된 팀에 저혈압 환자를 상정한 모의 훈련을 시행하는 것이다. 참가자들은 각자 환자에 대한 약간의 정보를 가지고 있으며, 어떻게 저혈압 문제에 대처해서 폐부종이나 심장 부정맥을 유발하지 않은 채 신장과 뇌를 정상적으로 작동하게 할 것인지 함께 알아내야 한다.

이러한 모의 훈련은 참가자들에게 빠르게 현실과 같은

몰입감을 제공한다. 특히 교육하는 사람이 팀원으로 참여해서 은연중에 실수(환자가 알레르기 반응을 보이는 약물을 제안하거나, 정맥 펌프의 버튼을 뒤섞어 놓거나, 기본적인 지침을 무시하거나, 잘못된 사람에게 잘못된 정보를 이야기하는 등)를 유도한다면 더욱 그러하다. 교육을 위해 의료 장비를 평소의 익숙한 자리가 아닌 다른 곳에 다시 배치하는 것도 좋은 방법이다. 현실 세계의 다양한 방해물 — 참가자들에게 무선 호출이 오거나, 전화벨이 울리거나, 다른 직원이 근처에 있는 전자레인지로 매운 생선 스튜를 데우는 등 — 을 추가할 수도 있다. 어쩌면 다른 팀 간호사가 아파서 한 명이 지원 가는 바람에 손이 모자랄 수도 있다. 매우 중요한 약품 재고가 없을 수도 있으며, 환자는 스페인어를 사용하는데 관리팀에서 세르비아어 통역사를 보내올 수도 있다. 중간에 소방훈련이 시행될 수도 있다. 어쩌면 정기 점검 때문에 무작정 기다리라는 말과 함께 일시적으로 EMR을 사용할 수 없는 상황이 벌어질 수도 있다.

드로어는 통제된 실수를 유발한다는 점에서 그와 같은 〈사보타주sabotage〉 기술을 적극적으로 활용해야 한다고 주장한다. 사보타주는 특히 교육이 재앙으로 끝날 때 실수한 경험을 건설적인 방향으로 발전시킨다. 또한 현실에서 실제로 일어나는 일을 모방한 것이기에 좀 더 실용적인 교육이 될 수 있게 해준다. 그런데도 진정한 보너스는 따로 있다. 사후 토론을 통해 사보타주로 유도된 실수를 찾아내고 분석할 때 참가자들이 부담을 덜 느낀다는 점이다. 즉 그들은 비교적 덜 위협적인 실수들로 일단 몸을 푼 다음에 자신의 실수와 결점을 돌아보는 불편한 과제로 넘어갈 수 있다.

이 같은 교육 방식은 의사소통 영역에서 큰 효과를 발휘한다. 우리는 서투른 의사소통이 실수를 유발한다는 말을 귀에 못이 박히도록 듣는다. 그런데도 의사나 간호사에게 〈의사소통을 잘하라!〉라고 닦달하는 것은 똑같은 조언을 이제 겨우 걸음마를 배우는 아이들에게 (또는 10대 아이들에게, 또는 애완용 햄스터에게) 반복하는 것이나 마찬가지다. 하지만 모의 훈련을 통해서 잘못된 의사소통의 결과로 환자가 죽어 가는 모습을 직접 보게 된다면 참가자들은 의사소통의 중요성을 좀 더 깊이 공감하고, 나중에 다시 그 상황을 복기할 때도 더욱 의미 있는 분석이 이루어질 수 있을 것이다.

교육은 예상치 못한 순간에 이루어질 때 강력한 효과를 발휘한다. 이를테면 저혈압 모의 훈련을 준비하며 실제로는 패혈증에 대해 교육할 목적으로 계획되었음에도 혈압 문제에 대처하기 위한 교육처럼 설명할 수 있다. 처음부터 〈패혈증 교육〉이라는 제목이 붙는다면 모든 참가자가 속으로 패혈증에 대비할 것이고 그러면 — 앞서 보았듯이 — 가뜩이나 어려울 수 있는 패혈증을 〈인지〉하는 데 아무런 도움이 되지 않을 것이다.

마찬가지로 교육에 〈의사소통 훈련〉이라는 제목이 붙는다면 너무나 많은 〈부탁합니다〉, 〈죄송합니다〉, 〈고맙습니다〉와 같은 말이 난무하면서 흡사 여왕과 차라도 마시는 듯한 상황이 연출될 것이다. 어쨌거나 우리는 우리를 평가하는 사람들이 듣고 싶어 하는 말을 하도록 꾸준히 훈련받아 오지 않았던가? 따라서 의사소통 훈련을 시행하고자 한다면 겉으로는 천식 관리 교육을 하는 것처럼 하고 알맹이를 서투른 의사소통 때문에 발생하는 실수들로 채우는 편이 나을 것이다.

　무엇보다 교육에 〈의료 실수를 바로잡기〉와 같은 제목을 붙이지 않는 것이 중요하다. 이는 꼬리표처럼 참가자들에게 점검 목록의 확인란에 체크 표시를 하도록 부추기는 것과 같다. 그들은 자신이 점검 목록과 일일이 대조하는지 감독관들이 눈여겨본다는 사실을 알고 있다. 이런 교육들은 차라리 심정지나 부신 기능 저하증, 급성 정신병 등의 치료와 관련된 정규 교육에 자연스럽게 통합되어야 하며 실수 문제가 단순히 관련 주제를 배우는 과정의 일부가 되도록 해야 한다.

　직원들이 경험 — 우왕좌왕하는 팀을 다잡는 방법이나 필요한 도구가 없을 때 대처하는 방법을 알아내는 등 — 을 통해 얻은 교훈은 오래간다. 목표는 실수 그 자체를 예방하는 것이 아니라 실수가 생겼을 때 이를 인지하고 바로잡는 것이다. (모의) 환자가 심정지를 일으키는 순간에 실수에 대처하도록 압박하는 방식은 이티엘 드로어가 생각하는 뇌 친화적인 훈련의 전형이다. 이 방식을 우리가 의술을 가르치는 일반적인 방식과 대조해 보자. 강의실이 천문관(天文館)처럼 어두워지면 1광년 치 분량의 파워포인트가 연속으로 빠르게 넘어간다. 각각의 파워포인트는 일련의 불가사의한 그래프와 더불어 깨알 같은 글씨로 87개의 중요 항목을 담고 있으며, 왠지 미안해하는 듯한 발표자가 단조로운 말투로 〈읽기 힘들겠지만 그래도……〉라고 이야기한다. 피교육자에게 그보다 더 뇌 친화적이지 않은 상황을 상상하기가 어려울 정도다. 차라리 시작과 동시에 학생들에게 신경 안정제를 한 알씩 — 원하는 사람에게는 곰 인형과 거위 털 이불도 — 나누어 주고 끝내는 편이 나을 수 있다. 그러면 학습 몰입도는 거의 비슷할지 몰라도 학기 말에 강의 평가는 더 좋게 나올 것이다.

모의 훈련은 놀라울 정도로 사실적일 수 있다. 어느 따뜻한 봄날에 나는 1905년에 지어진 벨뷰 병원의 우뚝 솟은 벽돌 건물 중 하나에서 독특한 회진에 임하고 있었다. 해당 병동은 여러 번의 변화를 거쳐 한 세기 만에 다시 제자리로 돌아왔다. 몇 세대 동안 뉴욕에서 가장 아픈 사람들을 치료한 뒤에 새로운 병원 건물이 들어서면서 한때는 사무실과 창고로 강등되었지만, 지금은 완전하게 기능하는 다수의 의료실을 갖추고 수술복이나 하얀 가운 차림의 직원들이 분주하게 돌아다니는 병동으로 돌아왔다. 환자들도 예전 그대로 존경스러운 뉴욕 시민들이었는데, 차이가 있다면 스타니슬랍스키Stanislavski*식 훈련에 더 열정적이라는 점이었다.

나는 반투명 거울을 통해 등쪽이 열린 채 달랑거리는 환자복 차림으로 안절부절못하는 환자를 지켜보고 있었다. 그는 주기적으로 마른기침을 토해 냈다. 보호자로 보이는 남자가 걱정스러운 듯 병실을 서성거렸고 이따금 침대 옆에 놓

---

* 러시아의 배우이자 연출가로 사실주의에 기초한 연기법을 제안함.

인 의자에 털썩 주저앉아 침대 쪽으로 몸을 기울였다. 그들이 서로를 진정시키기 위해 손을 맞잡았다가 놓았다. 환자는 폐렴 증상을 보였고 항생제를 투여했음에도 증상이 호전되지 않았다. 흉부 엑스레이 사진상으로는 폐 주위에 물이 차고 있었다. 그 물이 폐렴 때문에 생겼다면 아마도 저절로 없어질 테지만 그렇지 않고 감염 때문에 생긴 것 — 농흉 — 이라면 환자에게 커다란 흉관을 삽입하여 고름을 빼내야 한다. 어쩌면 폐렴의 탈을 쓴 폐암일 수도 있는데, 그러면 가슴에 고인 물에 악성 세포가 들어 있을 수도 있었다.

다양한 가능성을 확인하려면 침상 흉강천자를 실시해서 폐 주변에 고인 액체의 표본을 채취해야 했다. 의사는 환자의 등 근육을 통해 중간 크기의 바늘을 액체에 닿을 정도로 찔러 넣어야 하는데 (제발!) 이 과정에서 폐에 구멍을 내지 말아야 한다. 물론 그보다 먼저 해야 할 일도 있는데 바로 사전 동의를 받는 일이다. 대학 병원인 벨뷰 병원에서는 이 일에 보통 의대생들이 투입되었다.

수술복 위에 짧은 흰 가운을 걸치고 클립보드를 가슴에 꼭 안은 의대생이 흉강천자가 필요한 상황과 이유를 설명했다. 그녀가 무기폐, 내부 출혈, 감염 확대와 같은 잠재적인 위험들을 열거하자 환자와 보호자의 안색이 눈에 띌 정도로 창백해졌다. 의대생 본인도 자신이 설명하고 있던 끔찍한 결과에 짓눌려 창백해지기는 마찬가지였다. 바늘이 신체에서 가장 중요한 장기 중 하나를 관통할 거라는 생각에 그녀는 환자만큼이나 불안해 보였다. 그녀 나름대로는 환자에게 너무

14장 우리 뇌에 맞추어

겁을 주지 않으려고 노력했으나 불가능한 시도처럼 보였다. 환자와 보호자가 자신들을 안심시키려는 자신 없는 말과 극심한 공포 사이에서 결정을 내리지 못 한 채 그녀가 한 번도 실제로 해본 적이 없는 시술에 대해 감당할 수 없는 질문들을 퍼부었다.

그 옆으로 다른 3개의 병실에서도 다른 3명의 의대생이 각각의 폐렴 환자와 불안해하는 보호자에게 마찬가지로 사전 동의를 받아야 하는 괴로운 임무를 수행하느라 하나같이 쩔쩔매고 있었다.

한편 복도 아래쪽에 있는 다른 4개의 병실에서는 수술복을 입은 간호사가 초조하게 지시를 기다리는 가운데 의대생들이 수술을 받은 이후에 소변이 나오지 않는 환자에게 취해야 할 조치를 생각해 내기 위해 애쓰고 있었다. 혹시 본격적인 신부전증의 전조일까? 환자의 상태가 급격히 악화되려는 것일까? 복도 맞은편에서도 다른 4명의 의대생이 각각의 병실에서 혈압이 너무 높은 상태에서 두통까지 호소하는 환자들을 상대로 고군분투하고 있었다. 두통은 별개의 증상이 아닐까? 아니면 두개 내 출혈의 징후일까? 환자들은 가짜였지만 학생들에게 가해지는 압박은 진짜였다.

이들 의대생은 졸업을 앞두고 있으며, 그들의 이름 뒤에 붙게 될 보증할 수 있는 의학사 자격으로 수련의 과정을 밟게 될 예정이다. 그들은 나의 뉴욕대 동료인 아디나 칼렛과 손드라 자바가 이끄는 일단의 교육 전문가들이 개발한 모의 훈련 프로그램이자 딱 어울리는 이름을 가진 〈당직 첫날

First Night on Call〉훈련에 참여하는 중이었다. 학생들은 주어진 10분 안에 긴박한 — 놀라울 정도로 뛰어난 연기력을 지닌 배우들이 만들어 낸 — 임상 상태에 대처한 뒤 (진짜) 전공의나 주치의에게 보고하고 세부적인 임상 내용에 대해 힐난에 가까운 질문에 답해야 한다. 그런 다음에는 많은 사람이 가장 중요한 부분이라고 느끼는 것 — 모의 훈련에서 경험한 일을 분석하는 집단 토론 — 에 참여한다. 교수가 토론을 돕기는 하지만 모의 훈련 과정에서 드러난 문제들 — 의학적인 문제나 감정적인 문제 또는 논리상의 문제, 위계 상의 문제 등 — 을 파헤쳐야 할 주체는 어디까지나 학생들이다. 의대생들은 일관되게 이 모의 훈련에 대해 그들이 의대에서 경험한 가장 효과적인 학습 경험 중 하나로 평가한다.

모의 훈련이 의료 실수를 줄이는 데 정말 효과가 있을까? 결론부터 말하자면 이 부분에 관해서는 연구하기가 매우 까다롭다. 의료 실수가 워낙에 드물기도 하거니와 발견하기가 어려운 탓에 의료 실수율의 변화를 파악할 수 있을 정도로 확고한 표본 크기를 갖추기 위해 충분히 많은 배우를 (그리고 병실과 시간과 감독관을) 확보하려면 지극히 많은 노동력이 필요하기 때문이다. 그렇지만 몇몇 고무적인 자료들도 존재한다.[2] 이를테면 중심 정맥관 삽입이나 삽관, 대장 내시경 같은 시술의 모의 훈련은 환자들에게 낮은 중심 정맥관 감염률이나 높은 삽관 및 대장 내시경 성공률과 같은 이점을 제공했다. 물론 환자에게 적절한 정보 제공을 바탕으로 사전 동의를 받거나 환자의 소변 배출이 중단된 원인을 알아내는 훈련보다는 일반적으로 이런 시술에 관련된 훈련이 수행하기에 훨씬 수월하지만, 모의 훈련은 환자에게 의료진의 숙련 곡선을 경험하지 않고도 환자의 안전을 개선할 수 있는 길을 보장한다.

나는 모의 훈련을 지켜보면서 훈련이 매우 사실적으로 보이는 데 놀랐다. 배우들은 난해한 질문을 던지고, 기침을 토해내며, 감정을 분출하면서 학생들에게 쉴 새 없이 압박을 가했다. 학생들은 모의 훈련임을 알고 있음에도 일단 병실에 들어서자 진짜로 당직 근무 중에 일어난 일처럼 느껴졌다고 내게 말했다.

벨뷰 병원의 진짜 야근 당직 모습과 유일하게 눈에 띄는 차이는 학생들이 주치의와 휴식하는 동안에 다른 한쪽 방에서는 배우들이 막간을 이용해서 다양한 오디션 및 공연 관련 정보를 교환하고 있었다는 점이었다. 내가 관찰한 날에는 두 배우 — 한 명은 환자복 차림이었고, 다른 한 명은 간호사용 수술복 차림이었다 — 가 시점은 다르지만 둘 다 뮤지컬 「코러스 나인」에 출연한 적이 있음을 알게 되었다. 그들은 조금의 주저함도 없이 곧장 완벽한 안무와 함께 브로드웨이 노래를 부르기 시작했다. 뒤쪽이 완전히 묶여 있지 않은 까닭에 시원시원한 피루엣과 스텝 볼 체인지 동작이 행해질 때마다 환자복이 커다란 삼각돛처럼 부풀어 올랐다. 두 무용수의 춤이 어느 순간에 마치 짠 듯이 갑작스럽게 끝나자 구경꾼들 사이에서 박수가 터져 나왔고 부풀었던 환자복이 노곤하게 잦아들면서 자연스레 본래의 처진 상태로 돌아갔다.

그러고 보니 벨뷰 병원의 모 병동에서는 과거에도 이런 일이 〈있었을〉 것 같았다.

앞에서 이야기했듯이 기술은 많은 실수를 유발할 수 있다. 당연하지만 실수를 예방할 수 있는 잠재력도 지녔다. 애초에 기술 대부분이 개발된 이유도 바로 그 때문이다. 이티엘 드로어의 관점에서 보자면 핵심은 우리의 인지적 한계를 고려해서 기술을 설계하는 것이다. 목표는 인간보다는 기술을 개선해서 상황을 더욱 안전하게 만드는 것이다. 기술은 실수를 줄이기 위해 너무 복잡해질 필요가 없으며 그보다는 뇌 친화적이어야 한다. 이를 위해서는 대체로 기본에 충실하면 된다. 예컨대 수술실에서 마취과 의사는 산소와 질소를 다룬다. 과거에는 잘못된 가스를 주입하는 바람에 환자들이 목숨을 잃었다. 사고를 예방하기 위해 각각의 가스탱크를 다른 색으로 칠해서 구분할 수 있도록 해 놓았지만 그런데도 호스가 뒤바뀌는 사고가 해마다 몇 건씩은 발생했다. 그러던 중 마침내 누군가가 작고 저렴한 연결 장치를 재설계하여 두 가지 다른 가스에 각각 다른 구경의 연결 장치를 만들어야겠다고 생각했다. 이후로는 호스를 잘못된 가스에 연결하는 것이 물리적으로 아예 불가능해졌다.

인지 흐름에 따른 또 다른 해결책은 장비가 준비되는 방식을 표준화하는 것이다. 일례로 심정지 상황에서 환자를 소생시키려고 할 때 이용되는 구급 의료용 손수레의 내용물은 서로 뒤섞일 가능성을 줄이고 올바른 약을 신속하게 찾을 수 있도록 오직 한 가지 방식으로만 배치되어야 한다. 이럴 때도 내용물이 뇌 친화적인 방식으로 배열된다면 더 좋을 것이다. 한 연구에서는 약사와 간호사에게 그들이 현장에서 어떻게 약을 사용하는지 고려해서 제일 합리적인 방식으로 구급의료용 손수레의 내용물을 직접 배치하도록 했다. 새로운 배치를 기존의 표준화된 배치와 비교해서 실험해 보니 직원들은 더 신속하고 정확하게 약을 집을 수 있었다.[3]

비슷한 발음으로 우리의 뇌가 구분하기 어려워하는 약물 이름을 바꿈으로써 다른 실수도 최소화할 수 있다. 디트로판Ditropan*과 디프리반Diprivan**과 같은 이름의 약물에 대한 실수 가능성을 예측하는 데는 굳이 어원까지 헤아릴 필요도 없다. 정맥 마취로 의식을 잃게 만듦으로써 누군가의 과민성 방광을 혹시라도 운 좋게 치료하고 싶은 의사는 없을 것이다. 마찬가지로 수면제인 루네스타Lunesta와 뉴라스타Neulasta***를 혼동해서 불쌍한 불면증 환자에게 골수 활성제를 한가득 주사하고 싶은 의사도 없을 것이다.

26개의 영어 알파벳으로 만들 수 있는 단어는 수십억 개가 넘는다. 따라서 논리적으로 따졌을 때 약리학의 세계에 각각 우울증과 통증, 발작을 치료하는 셀렉사Celexa와 셀렉스Celebrex, 세레빅스Cerebyx와 같은 이름이 공존하고 있을 이유

* 과민성 방광의 평활근을 이완하여 빈뇨, 절박뇨, 요실금을 치료하는 약물.
** 향정신성 수면 마취제, 프로포폴.
*** 방사선 치료로 인해 골수 기능이 억제된 호중구 감소증 치료에 사용되는 약제.

가 전혀 없다. 발작을 무좀약으로 치료하고 싶은 것이 아니라면 라믹탈Lamictal과 라미실Lamisil도 마찬가지다.

그리고 이왕 하는 김에 발음이 비슷하게 들릴 뿐 아니라 아예 발음하기가 불가능한 위험한 단어들도 손을 보아야 한다. 약 이름을 포시가Farxiga와 페트지마Fetzima로 지은 것은 도대체 어떤 광고업계 드림 팀의 소행일까? 정말 궁금하다. 왜 그랬는지는 모르지만 어쨌든 그들은 당뇨병에 걸린 누군가에게 실수로 항우울제를 처방하는 일이 가능하도록 만들었고, 그 과정에서 의사의 혀까지 건염에 걸리도록 만들었다. 발음이 비슷하게 들릴 뿐 아니라 발음 자체도 어려운 약 이름은 현대 의학을 뒤죽박죽으로 만드는 수많은 뇌 친화적이지 않은 자질구레한 요소들의 완벽한 예다. 게다가 이런 요소들은 환자를 치료하는 데 집중되어야 할 엄청난 양의 정신력을 쓸데없이 허비한다.

실수를 최소화하고 안전성을 높이기 위해서는 먼저 인간적인 요소를 고려하고, 그다음에 우리의 뇌 현실에 맞는 시스템과 교육 방법을 설계해야 한다. 의료 관심사에 우선순위를 매길 때 우리의 뇌가 어떻게 작동하는지는 대개 상위 10위권 안에도 들지 못한다. 그렇지만 이제 바뀌어야 한다. 그렇지 않으면 우리는 계속해서 젤리를 나무에 박는 꼴을 면치 못하게 될 것이다.

15장
심판

병원에서 무언가 문제가 생겼을 때 전통적인 대응 방식으로 질병률과 사망률 회의가 열린다. 질병률과 사망률 회의는 치료 과정에서 발생한 특정한 의료 실수들에 집중하면서 사건에 관련된 세부 사항을 검토한다. 의료 실수에 대한 좀 더 광범위한 접근법으로는 근본적인 원인 분석으로 알려진 방식이 있다. 즉 단지 무엇이 잘못되었는지를 찾는 것이 아니라 애초에 문제를 야기한 시스템상의 취약점을 (당연하지만 이를 예방할 방법도) 찾고자 하는 방식이다.

제이의 사례는 의료 실수가 특정한 한 가지 실수로 그치는 경우가 거의 없음을 보여 주는 전형적인 예다. 글렌과 잭 애드콕의 사례에서도 보았듯이 의료 실수 대부분은 일련의 행동들이 복합적으로 작용하여 나타난 결과다. 작은 문제들 하나하나는 그 자체로는 비극적인 결과를 초래할 수 없을지 모르지만 하나로 합쳐졌을 때 비극적인 결과를 유발할 수 있다.

요약하자면 제이는 건강한 서른아홉 살의 남자였고 급성 골수 백혈병 진단을 받았다. 첫 번째 화학 요법(유도 화학 요법)을 받고 난 며칠 뒤에 발열과 낮은 백혈구 수치(호중구 감소증) 때문에 다시 병원에 입원했다. 이후로 사흘 동안 제이의 병세는 점점 악화되었다. 그는 메티실린 내성 황색 포도알균에 의한 혈액 감염 치료를 받았지만 결국 심폐 정지로 사망했다.

〈제발 알아 주세요〉라며 타라가 내게 편지를 썼다. 〈나는 11번 장완 세염색체증에 의한 급성 골수 백혈병이 결코 쉽지 않은 질병이며, 통계도 제이에게 절대로 유리하지 않았다는 사실을 알아요. 하지만 제이를 죽인 것은 급성 골수 백혈병이 아닙니다. 부실한 감염 치료예요.〉

그렇다면 비극적인 결과로 끝난 제이의 사례에서 실수들을 찾아보자. 제이의 사례를 곰곰이 돌아보면서 나는 몇 가지 구체적인 실수를, 즉 비교적 쉽게 판단할 수 있는 특정한 행동들을 발견했다. 이를테면 중심 정맥관을 제거하거나 제이를 중환자실로 옮기는 문제와 관련해서 내려진 결정이었다. 그에 비하면 실체가 불분명하여 마땅히 설명하기 어려운 실수도 있었다. 인간적인 상호 작용과 병원 문화에 관련된 것들이었다. 이런 요소들은 어떤 알고리즘으로도 깔끔하게 설명되기 어렵지만 그런데도 의료 실수가 발생하는 데 적지 않은 원인을 제공한다.

각각의 실수는 많은 것을 설명해 주기 때문에 하나하나씩 모두 자세히 살펴볼 필요가 있다. 무엇보다 이들 실수는 의료 차원에서 치료를 둘러싼 구체적인 측면과 상대적으로 모호한 측면 사이에 존재하는 상관관계의 전형적인 예를 보여 준다. 의료 실수를 예방하기가 왜 어려운지도 보여 준다. 환자가 발열 증상을 보일 때 고려해야 할 점검 목록이나 언제 유치 카테터를 제거해야 하는지에 관한 규정은 쉽게 만들 수 있지만, 예컨대 임상적 철저함이나 경청하는 태도, 효율적인 의사소통, 지적 겸손, 직업적 책임감 등에 관한 것은 점검 목록을 만들 수 없기 때문이다.

진공 채혈기

제이는 유도 화학 요법을 받고 퇴원한 뒤 이틀 만에 병원에서 채혈을 진행했다. 채혈을 맡은 간호사는 진공 채혈기를 그의 유치 카테터에 연결하는 데 애를 먹었다. 어느 시점에 이르러 진공 채혈기가 하얀 종이 위에 떨어졌다. 제이가 걸터앉아 있던 검사대 위에 깔린 종이였다. 간호사는 떨어진 진공 채혈기를 집어서 다시 카테터에 연결했고, 채혈을 진행했으며, 나중에는 카테터를 통해 식염수를 투여했다.

타라는 간호사의 이 행동이 제이의 메티실린 내성 황색 포도알균에 의한 혈액 감염을 유발했다고 확신했다. 검사대에 떨어졌을 때 진공 채혈기가 오염되면서 카테터로 옮겨졌을 거라고 확신했다. 메티실린 내성 황색 포도알균은 짧게는 며칠에서 길게는 몇 주까지 몸 밖에서 생존할 수 있으며, 그런 점에서 볼 때 어쩌면 그녀의 생각이 맞을 수도 있다. (메티실린 내성 황색 포도알균은 청진기나 수술복, 침대 난간, 병원

커튼 등에 사는 것으로 알려져 있고 관련된 감염 사례도 보고된 적이 있다.) 물론 타라의 이론을 증명하기 위해서는 제이가 사용한 진공 채혈기를 배양한 후 해당 진공 채혈기가 제이의 혈액에서 발견된 것과 같은 계통의 메티실린 내성 황색포도알균에 오염되어 있음을 밝혀내는 수밖에 없었다.

하지만 진공 채혈기가 감염 원인이 아니더라도 간호사의 행동은 명백한 실수였다. 검사대에 떨어진 채혈 도구는 그것이 무엇이든 무조건 폐기되어야 한다(또는 사용하기 전에 적절히 소독되어야 한다). 면역 체계가 무력화된 환자에게는 이 같은 조치가 특히 중요하다. 면역 반응이 억제된 환자를 상대하는 간호사라면 더 잘 알아야 한다.

따라서 진공 채혈기에 대한 처리는 실수가 분명하다. 그런데도 간호사의 행동이 제이에게 메티실린 내성 황색 포도알균을 옮겼다고 말하기는 곤란하다. 제이의 사건은 실수가 있고 나쁜 결과도 있다고 해서 두 가지가 무조건 연결되어 있는 것은 아니라는 사실을 잘 보여 준다. 또한 부적절하게 사용된 진공 채혈기가 실제로 메티실린 내성 황색 포도알균을 옮겼더라도 그것 때문에 제이가 죽었다고 이야기하는 것은 여전히 지나친 비약이다. 의료 실수 대부분이 그렇듯이 하나의 실수가 죽음으로 이어지기 위해서는 일반적으로 더 많은 사람의 실수가 필요하다.

유치 카테터

처음 제이의 사례에 대해 읽었을 때 나는 그의 임상 경과가 악화될수록 손가락들이 근질근질할 정도로 초조함을 느꼈다. 그것들은 당장이라도 글 속으로 뛰어들어 문제의 카테터를 쑥 하고 잡아 빼 버리고 싶어 했다. 의료 훈련 기간 중 수련의들에게 반복해서 강조하는 유일한 한 가지가 있다면 환자가 갑자기 열이 치솟는 경우 즉각적으로 환자의 몸에 연결된 모든 외부 이물질(중심 정맥관이나 인공 도뇨관, 동맥관 등)을 의심해야 한다는 것이다. 그런 장치들은 특별한 이유가 없는 한 모두 신속하게 제거되어야 한다.

제이처럼 면역 체계가 억제된 환자의 상황에는 시간이 더욱 촉박하다. 호중구 감소증 환자에게 열이 나는데도 이물질을 제거하지 않고 그대로 놔두기 위해서는 설득력 있는 분명한 이유가 존재해야 한다. 예컨대 정맥에 접근할 수 있는 다른 방법이 전혀 없어 카테터를 제거할 경우 환자가 목숨을 의지하고 있는 약물을 투여할 방법이 아예 없어진다면 의사는 마지못해 카테터를 그대로 남겨 놓기로 결정한다. 물론 제이의 상황은 여기에 해당하지 않았다. 타라는 제이가 이전까지 한 번도 아팠던 적이 없는 건강한 서른아홉 살 남성에게 어울리는 〈놀라울 정도로 거대한 정맥 혈관〉을 가지고 있었음을 자신 있게 말했다. 카테터를 제거하지 않아도 되는 다른 한 가지는 명백한 오염원(이를테면 요로 감염증처럼)이 발견되어 관련 조치가 이루어진 경우다. 물론 그런 상황에도 의사 대부분은 요로 기관으로 〈오염〉되었을 가능성에 대비해서 카테터를 제거하고자 할 것이다 — 특히 환자가 면역력이 떨어져 있는 상태라면 더욱 그러하다.

그렇지만 혈액 배양을 통해 세균에 관한 확실한 증거가 드러난 이후에는 최소한의 타협도 용인되지 않는다. 호중구 감소증과 발열, 외부 이물질과 혈액 매개 세균은 대단히 불안한 조합이기 때문이다. 부싯깃 통 안에서 즉시 바로잡을 수 있는 유일한 요소는 외부 이물질을 제거하는 것이다.

잘 알려진 대로 혈액 배양에서 세균이 검출되더라도 무슨 세균인지 정확히 확인하기 위해서는 꼬박 하루가 더 걸린다(확인 작업은 올바른 항생제를 선택하는 데 매우 중요하다). 게다가 때로는 〈양성 혈액 배양〉 결과가 거짓 경보일 수 있다. 운반 과정에서 우연히 흘러든 비병원성 세균이 검출된 결과일 수 있다(오염이라고 한다). 하지만 의사는 충분한 면역 체계가 결여된 발열 환자를 앞에 두고 단순한 오염 사례인지 아닌지 판단하기 위해 하루를 더 기다릴 수 없다 — 감수해야 할 위험이 너무 크기 때문이다. 이런 연유로 일반적으로 혈액 배양 검사에서 〈양성〉이 나왔음을 가장 먼저 알려 주는 신호는 〈당장〉 선을 뽑으라는 지시다.

제이가 사망하기 이틀 전인 일요일 오후에 한 간호사는 제이에게 그의 혈액 배양 검사에 대해 이렇게 말했다. 「그 안에 온갖 종류의 것들이 자라고 있습니다.」 미생물 검사실에서 세균이 메티실린 내성 황색 포도알균임을 알아내기까지는 하루를 더 기다려야 하는 상황이었다. 배양액에서 여러 미생물이 발견되는 것 — 간호사가 이야기한 것이 정말로 그런 의미였다면 — 은 시료가 오염되었을 때 흔히 나타나는 현상이다. 하지만 그렇다고 진짜로 감염되었을 가능성까지 사라지는 것은 명백히 아니다. 제이는 바로 얼마 전에 화학 요법을 받았고, 면역 체계가 손상된 상태였으며, 다양한 세균에 대응할 수 있는 항생제를 투여했음에도 지난 48시간 동안 내내 고열에 시달리고 있었다. 내가 보기에는 카테터를 제거하지 않고 그대로 놔둘 마땅한 이유가 전혀 없었다.

카테터는 단지 제거되지만 않은 것이 아니었다. 뒤이은 24시간 동안 수혈을 비롯한 수액과 항생제를 투여하는 과정에서 활발하게 이용되었다. 혹시라도 카테터가 진짜 오염원이 맞았다면 추가로 24시간 동안 같은 카테터를 이용함으로써 제이의 혈류에 더 많은 세균을 주입한 셈이다.

혈액 배양액 속의 세균은 이튿날 메티실린 내성 황색 포도알균으로 확인되었다 — 오염이 아니라 진짜 감염된 것이 맞았다. 메티실린 내성 황색 포도알균은 피부에 기생하는 미생물이기 때문에 제이의 피부를 뚫어서 혈류로 직행할 수 있도록 무료 고속도로를 제공해 준 카테터가 명백한 범인이다. 그런데도 제이의 카테터는 즉시 제거될 수 없었다. 그의 혈소판 수치가 위험할 정도로 낮아서 혹시라도 카테터를 제거하는 동안 출혈이 발생하면 매우 위험할 수 있기 때문이다. 안전하게 카테터를 제거할 수 있을 만큼 제이가 충분한 양의 혈소판 수혈을 받느라 몇 시간이 지체되었다. 누군가는 정확한 제거 시점에 대해 불만을 품을 수 있겠지만 그런데도 제이의 몸 안에 오염된 카테터가 너무 오래 있었다는 사실은 의심의 여지가 없다.

중환자실로 옮기는 문제

제이는 왜 중환자실로 옮겨지지 않았을까? 사흘에 걸친 입원 기간에 상태가 점점 나빠지는 그를 보면서 나는 내내 의문에 시달렸다. 그리고 너무나 많은 지점에서 〈아이고, 나라면 이 대목에서 도움을 요청했을 텐데〉 또는 〈나였으면 이 시점에서 직접 환자 이송용 침대를 끌고 가서 환자를 중환자실로 옮겼을 텐데〉와 같은 생각을 했다. 물론 이런 차이는 부분적으로 개인적인 성향을 반영한다. 모든 의사와 간호사는 그들 나름의 임상적 성향이 있다. 중요한 것은 자신이 만족하는 수준이 어디까지인지 알고, 자신이 어떤 성향을 가졌는지 아는 것이다. 나로 말하자면 — 적어도 의료 문제와 관련해서는 — 보수적인 경향이 있음을 안다. 예컨대 나는 새로운 약이 나오더라도 그 약이 시장에서 자리를 잡을 때까지 사용을 유보하는 편이다. 이런 망설임의 단점은 새로운 약이 제공하는 혜택을 내 환자들이 혹시라도 놓칠 수 있다는 점이지만, 희망컨대 나는 새로운 약 때문에 발생할 수 있는 아직 알려지지 않은 재앙을 피하고 싶다. 반면에 어떤 의사들은 환자가 얻는 이득이 위험보다 훨씬 크다는 생각으로 신약이 발매되면 곧바로 처방한다. 이 방식이 맞고 저 방식이 틀렸다는 말이 아니다 — 다만 방식이 다를 뿐이다.

뮐러 박사와 피터슨 박사는 급성 질환을 대하는 인내심이 나보다 많았을 수 있다. 어쨌거나 그들은 위독한 환자들을 훨씬 자주 접하는 종양학과와 호흡기내과 의사들이기 때문이다. 아니면 의술을 행하는 그들의 전반적인 방식이, 즉

옳거나 그른 어떤 것이 아닌 단지 개인적인 기질이 단순히 그들의 행동에 반영되었을 수도 있다.

뮬러 박사나 피터슨 박사와 같은 의사들의 정점에는 환자를 중환자실로 옮기는 행위를 일종의 개인적인 실패로, 자신이 그 상황을 끝까지 견디고 이겨 낼 만큼 충분히 터프하지 못하다는 의미로 받아들이는, 소위 카우보이 범주에 속하는 의사들이 존재한다. 최근 몇 년 동안은 자존심 강한 보스형 의사들에게 관대하지 않은 분위기가 굳어지면서 카우보이 의사들이 다소 줄어든 듯하다. 요즘에는 오히려 반대쪽으로 치우친 — 굳이 그럴 필요가 없음에도 추가적인 조언을 구하거나, 일반 병동에서 치료해도 될 환자를 왠지 모를 두려움 때문에 중환자실로 옮기는 등 — 의료 팀들까지 보인다. 이런 현상은 대체로 의료 소송에 대한 두려움 때문에 (물론 게으름 때문일 때도 있지만) 위험을 회피하려는 의료 성향에서 기인한다. 제이를 담당했던 의사 중 누구와도 개인적으로 이야기를 나누어 본 적이 없는 나는 제이를 중환자실로 옮기는 문제와 관련하여 그들이 왜 그토록 소극적이었는지 알 도리가 없다. 어쩌면 그들에게도 타당한 임상적인 이유가 있었을지 모른다. 나로서는 병원 내에 버젓이 이용 가능한 중환자실이 있었음에도 대상부전 환자를 계속해서 일반 병동에 머물게 했다는 사실이 놀라울 따름이었다. (중환자실이 없는 병원들은 불안정한 환자를 구급차나 헬리콥터로 이송할 때 발생할 수 있는 추가적인 위험도 고려해야 한다.)

내 경험상 보통은 이런 상황이 되면 간호사들이 나서서

분명하게 〈이 환자는 최대한 빨리 우리 병동을 떠나 중환자실로 가야 합니다〉라고 말한다. 간호사들은 자신의 특정한 임상 환경(병동이나 응급실, 준중환자실, 심장 동맥 집중 치료실 등)에서 수행 가능한 치료 범위에 대해 매우 분명하게 알고 있으며, 치료 범위를 벗어날 때는 일반적으로 믿을 만한 의견을 낸다. 좋든 나쁘든 간에 이 부분에 대해서 간호사들은 의사들보다 지나치다 싶을 정도로 조심한다. 이에 대한 비판은 — 혹시라도 비판이 존재한다면 — 일부 간호사들이 치료 범위를 놓고서 지나치게 엄격한 해석을 고수하며 그들이 상정한 치료 범위를 조금이라도 벗어나는 환자는 의사가 주머니에서 청진기를 꺼내기도 전에 무조건 시트에 돌돌 말려 이송된다는 것이다. 그런고로 간호사들이 나서서 제이를 옮겨야 한다는 목소리를 내지 않았다는 사실이 나로서는 매우 놀라웠다.

　의사에게 맞서는 행동을 불편해하는 간호사들이 있는 것은 사실이다(그런데도 건전한 병원 환경이라면 대등한 의견 교환을 장려할 것이다). 그렇지만 그런 간호사들도 자신이 감당할 수 없다고 생각되는 환자에 대해서는 틀림없이 그들의 관리자에게 보고한다. 수간호사는 병동의 모든 환자를 돌보기에 충분하도록 간호 인력을 관리할 책임이 있으며 환자 한 명에게 지나치게 많은 간호 자원이 투입되지 않도록 해야 한다. 수간호사가 위중한 환자를 즉시 중환자실로 옮겨야 한다고 주장하는 이유는 전적으로 인력 배치 문제 때문일 때가 많다.

첫 번째 혈액 종양내과 전문의 — 아미르 박사 — 는 화요일 아침 일찍 동맥혈 가스 검사를 지시한 뒤로 제이가 급성 호흡 곤란 증후군일지 모른다고 생각했다. 그날 오후에 실시된 CT 검사로도 그의 의심이 입증되지는 않았으나 급성 호흡 곤란 증후군은 간호사들이 절대로 가볍게 여길 수 없는 무려 5단계급의 화재 경보 중 하나다. 만약 수간호사가 의사 중 한 명 — 설령 초보 의사일지라도 — 에게 〈급성 호흡 곤란 증후군〉일지 모른다는 이야기를 들었다면 일반적으로는 당장 환자를 옮기라고 주치의에게 압박을 가할 것이다. (참고로 면역 반응이 억제된 환자에게서는 엑스레이 사진이나 CT 사진상의 전형적인 급성 호흡 곤란 증후군 징후가 보이지 않을 수 있다. 영상 의학과 전문의가 〈비정상적〉이라고 지목하는 흑백 반점들이 염증에 의한 결과물인 까닭이다. 하지만 화학 요법으로 백혈구가 손상되면 전형적인 염증 반응을 일으킬 수 없기에 검사 결과가 〈음성〉으로 나오더라도 급성 호흡 곤란 증후군일 수 있다.)

이 모든 것을 종합해 볼 때 그들은 위기의식이 부족했던 것 같다. 내가 — 물론 간접적인 경로를 통해서 — 최선을 다해 확인한 사실에 따르면, 그들은 제이의 상태가 계속해서 악화되고 있었음에도 아무도 위기의식을 느끼지 않았다. 의사들도 적극적으로 대응하지 않은 듯 보였고 간호사들도 임상 문제로든, 인력 증원 문제로든 경보를 울리지 않은 듯 보였다. 혹시 관심이 없었기 때문일까? 정말 몰랐기 때문일까? 〈큰 그림〉을 볼 줄 몰랐기 때문일까? 모든 자료 값을 분석할 시간이 부족했기 때문일까? 이런 식의 주장이 결과론에 불과하며 불공평하다는 점을 인정하지만 그런데도 나는 여전히 그들의 대응이 부족했다고 생각한다.

제이가 죽은 뒤에 타라는 그 병원의 골수 이식실에 관한 특이한 사실을 알게 되었다. 골수 이식실이 외주 시설이라는 사실이었다. 즉 해당 골수 이식실은 병원 안의 또 다른 병원처럼 별개로 운영되고 있었다. 따라서 환자는 중환자실로 간단히 〈이송〉될 수 없었고, 먼저 (마치 집에 가는 것처럼) 골수 이식실에서 정식으로 퇴원한 뒤에 새로운 환자처럼 중환자실로 재입원해야 했다.

그러면 불필요한 서류 작업이 더 많아지지 않을까? 특히 환자를 이 병동에서 저 병동으로 옮길 뿐일 때는 더욱 그렇지 않을까? 병원이 시설 중 하나를 외주화함으로써 굳이 이 모든 요식적이고 불필요한 장애물을 추가하는 이유가 무엇일까? 타라가 알게 된 바에 따르면, 골수 이식실의 간호사들은 하나같이 외주 인력이었다. 문제의 병원은 왜 그들이 고용한 간호사를 이용하는 대신에 간호 업무를 외주화했을까?

이 부분과 관련하여 내가 어쩌면 약간 냉소적일지 모른다는 점을 인정하나 그런데도 의료계에서 경영상의 어떤 변화가 일어날 때는 돈 문제인 경우가 대부분이다(늘 그렇다는 것은 아니다). 병원들은 항상 현금을 쫓아 움직이며 그중 일부는 특정 업무를 외주화하는 참신한 방법을 고안해 냈다. 외주화 대상은 대체로 이미 어느 정도 자립적으로 운영되고 있던 업무들이다. 예를 들어, 방사선실은 병원 내에서 일반적으로 그들만의 세계 속에서 존재한다. 그들에게 볼일이 있는 환자들은 잠깐 방사선실에 들른 뒤 다시 본거지(내과 병동이나 외과 병동 등)로 돌아간다. 영상 의학과는 첨단 기계 때문에 운영에 매우 큰 비용이 드는 서비스이기도 하다.

민간 기업들은 기회를 발견했다 — 그들은 여러 병원에 각각 독립된 방사선실을 두되 사진을 판독하는 영상 의학과 전문의들을 공유할 수 있었다. 심지어 영상 의학과 전문의들이 꼭 현장에 있을 필요도 없었다. 집에서도 사진을 판독할 수 있기 때문이다. 더 나아가 인건비가 더욱 저렴한 에스토니아에서도 사진을 판독할 수 있다. 병원에서는 직접 방사선실을 운영하면서 직원을 고용하는 것보다 외주를 주면 돈이 더 적게 들 것이다. 외주 기업으로서도 업무와 장비까지 공유함으로써 이익을 창출할 수 있다. 적어도 재정적으로는 양쪽 모두에게 이득인 셈이다.

내가 그와 같은 구조를 처음 접했을 때를 기억한다. 외주를 준 것은 아니었지만 우리 병원의 재활과도 별개의 병원처럼 운영되었다. 그리고 늘 나를 화나게 했다. 무엇보다 재활과는 골칫거리였다. 환자를 옮길 때 다른 곳 — 외과나 노인 의학과, 산부인과 등 — 은 먼저 각각의 팀들과 협의한 뒤에 환자를 보내면 끝이었다. 그에 비하면 재활과는 완전한 퇴원 절차 — 가뜩이나 과로에 시달리는 내과 팀들이 부담해야 하는 끝없는 서류 작업과 잡무 — 를 거쳐야 했다. 환자는 단지 4층 아래로 이동할 뿐이었지만 이동에 필요한 서류 작업은 정식으로 퇴원하는 사람의 그것과 동일했다.

이런 구조에는 업무적인 불편함보다 심각하며 철학적으로 잘못되었다고 느껴지는 어떤 것이 존재했다. 우리는 하나의 병원이다. 그렇지 않은가? 병원에는 다양한 과 ─ 산부인과, 소아 청소년과, 응급 의학과, 신경과, 내과, 종양학과, 정신과, 외과, 영상 의학과, 마취과, 노인 의학과, 집중 치료과, 안과, 비뇨기과, 신경외과, 조제과, 투석과, 진단 검사과 등 ─ 가 공존하며 그들은 우리가 병원이라고 부르는 좀 더 크고 유의미한 기관에서 하나같이 중요한 존재다. 설령 일부 과(중재적 심장내과)가 다른 과(부인과)보다 수익성이 더 좋을지라도 우리는 환자들의 다양한 의료 요구에 부응하기 위해 헌신하는 이 병원의 다 같은 구성원들이다. 그 안에서 일부 구성원이 일종의 저지선을 두르고 있는 구조는 명백히 잘못되었다는 생각이 든다.

그래서 상태가 지속적으로 악화되었음에도 제이가 중환자실로 옮겨지지 않은 이유를 알아내고자 할 때 나는 ─ 그리고 타라도 ─ 서로 다른 이해관계가 작용하고 있었을지 모른다는 생각이 문득 들었다. (글렌의 아내 낸시도 남편이 즉시 화상 센터로 이송되지 않은 이유를 알아내려고 할 때 비슷한 생각을 했다.) 제이를 골수 이식실에서 〈퇴원〉시킨다는 것은 그의 입원으로 발생하던 수입도 사라진다는 의미다. 이제 그는 일반 병원 소속이 되고, 그로 인한 매출과 수입도 해당 병원의 몫이 될 것이다.

아무리 노력해도 나는 도무지 믿을 수 없다. 어떻게 돈이 의사의 결정을 좌우할 수 있을까? 어쩌면 지나치게 동정심 많은 이상주의자일지도 모르지만, 나는 심장이 멎어 가는 환자 앞에서 병원 수입이 얼마나 줄어들지 계산하는 의사를 도저히 상상할 수 없다. 물론 나도 의사들이 세상 누구 못지 않게 소심하고, 탐욕스럽고, 이기적이고, 허영심 많고, 자기 도취적일 수 있다는 사실을 안다(더 이야기할까?). 하지만 최소한의 임상 본능이라는 것이 존재하며, 나는 이런 본능까지 무시하는 의사나 간호사를 한 번도 본 적이 없다. 즉 급성 대상부전 환자 앞에서 돈을 생각하는 의사는 없었다. 금전적인 문제가 그 순간의 임상적인 급박함을 능가할 수도 있다는 사실은 믿기도 힘들거니와 그 자체로 가슴 아픈 일이다.

그럼에도 교묘한 압박을 과소평가하지 말아야 한다. 나는 골수 이식실 직원들이 윗사람들로부터 꼭 필요한 경우가 아니라면 환자를 중환자실로 옮기는 것을 피하라는 말을 들었을지도 모른다고 생각한다. 아니면 골수 이식실 예산이 심각한 압박을 받고 있으며, 직원이 해고되고 임금 인상이 미루어질 수 있다는 통보를 받았을지도 모른다. 그들이 돌보는 환자의 상태가 얼마나 심각한지 적절히 부각되도록 기록을 보완하라는 지시를 받았을 수도 있다(환자의 상태가 위중할수록 더 많은 돈을 받을 수 있기 때문이다). 골수 이식실이 모든 수준의 임상적 요구를 가진 환자들을 돌볼 수 있는〈포괄적인〉병동임을 잊지 않도록 주기적으로 교육을 받았을지도 모른다. 환자를 중환자실로 보내기 전에〈타당성을 신중하게 고려하라〉는 권고를 받았을 수도 있다. 교묘한 압박은 꽤 강력한 효과를 발휘한다. (그렇지 않다면 군이 제약 회사 직원들이 펜이나 머그 컵, 초밥 도시락을 들고 의사들 앞에 나타날 이유도 없을 것이다.)

재정적인 문제가 환자를 골수 이식실에서 중환자실로 옮기지 못하도록 — 노골적으로 또는 교묘하게 — 방해하지 않더라도 어쩌면 인력 문제가 있을 수 있다. 환자를 퇴원시키는 절차는 특히 간호사에게 많은 서류 작업을 수반하며 이 부분이 환자의 이송을 결정할 때 부정적으로 작용할 것이라는 사실은 누구나 쉽게 예상할 수 있다.

제이가 사망하고 약 1년 정도 지났을 때 타라는 중환자실 간호 업무를 위한 주말 강습회에 참가했다(모든 간호사는 지속적인 교육 프로그램에 참가함으로써 자격증을 유지해야 한다). 휴식 시간에 그녀는 한 간호사가 입은 운동복 상의에 제이가 입원했던 병원 로고가 새겨진 것을 발견했다. 그리고 이 중환자실 간호사와 가벼운 대화를 나누기 시작했다. 그 병원에서 자신이 겪은 일에 대해서는 언급하지 않았다. 방금까지 패혈증 쇼크에 관한 강의를 들었던 까닭에 그들의 대화는 자연스럽게 호중구 감소성 발열과 패혈증을 앓는 가상의 환자들에 대한 동정, 그들이 늘 너무 늦게 중환자실로 옮겨지는 현실에 관한 이야기로 흘러갔다.

간호사가 담배를 깊게 들이마시며 말했다. 「우리 중환자실로 오는 환자들은 조금의 가망도 없어요.」 그녀의 얼굴에 냉소가 어렸다. 「환자를 중환자실로 옮기려면 정말 영원에 가까운 시간이 걸려요. 골수 이식실 때문이에요.」(「오, 그래요?」타라가 물었다.)「환자는 곧장 중환자실로 갈 수 없어요.」그녀가 설명했다.「새로운 환자처럼 완전히 다시 입원해야 해요. 중환자실에 실제로 도착할 즈음에는 이미 돌이킬 수 없는 상태가 되어 있는 거죠.」타라는 그녀에게 혹시 이런 문제를 관리자에게 보고한 적이 있는지 물었다. 간호사가 눈을 몇 번 굴려 보고는 재차 담배를 깊이 들이마셨다.

지금까지 우리는 제이를 치료하는 과정에서 드러난 세 가지 구체적인 문제 ─ 바닥에 떨어진 진공 채혈기를 그대로 사용하고, 유치 카테터를 늦게 제거하고, 제이를 중환자실로 옮기지 않으려고 한 것 ─ 를 살펴보았다. 나는 의도적인 악의가 없었다고 가정할 것이다. 진저리를 치는 듯한 앞선 중환자실 간호사의 증언에도 불구하고 솔직히 나는 종양학과 팀 전체가 〈흠, 여기 이 환자는 매우 위독하군요. 그를 중환자실로 보내지는 맙시다〉라고 생각했을 거라고 믿지 않는다. (물론 교묘한 압박이 작용하고 있었을 수는 있다.) 내가 보기에 진짜 실수는 제이가 얼마나 위독한지를 직원들이 아예 인지하지 못한 것처럼 ─ 또는 심각하게 여기지 않은 것처럼 ─ 보인다는 사실이었다. 그리고 바로 그 때문에 두 번째 범주이자 실체가 모호한 실수들이 비롯되었다.

허술한 임상 평가

타라의 사건을 처음 접했을 때 나는 토요일 시합 결과를 월요일 신문에서 읽고 시합 내용을 평가하는 미식축구 팬처럼 손쉬운 독선의 유혹에 빠지지 않으려고 매우 조심했다. 그런데도 패혈증과 관련된 교과서적인 사례가 재현되는 현장을 보게 되자 자제하기가 힘들었다.

패혈증은 신체의 방어 기전이 역효과를 일으키고 종국에는 환자에게 해를 끼치는 역설적인 의학적 상황 중 하나다. 감염이 일어나면 일반적으로 신체는 그에 대응하여 염증과 싸우는 일단의 화합물을 방출한다. 그리고 대부분 방출된 화합물은 효과를 발휘하고 염증을 진압한다. 하지만 때에 따라서는 방출된 화합물 자체가 통제 불능이 되어 오히려 엄청나게 강력한 감염을 일으키고 신체를 사정없이 파괴하기도 한다. 세균을 제거하기 위해 항생제까지 투여된 상태에서도 패혈증은 자생적으로 진행되어 제이가 겪은 것과 같은 복합 장기 부전으로 발전할 수 있다.

패혈증은 누구에게나 발생할 수 있지만 감염에 유독 취약하거나 운이 없게도 치명적인 미생물에 감염된 환자들에게 발생할 확률이 특히 높다. 제이는 불행하게도 위의 두 가지 경우에 모두 해당되었다. 그리고 일단 열이 나기 시작한 뒤로는 언제든 패혈증에 걸릴 수 있는 여건이 조성된다. 감염이 아닌 다른 원인으로 열이 날 수도 있지만 다른 명백한 원인이 밝혀지기 전까지 감염을 원인으로 간주하는 것은 의료계의 표준적인 관행이다. 제이가 첫 번째 화학 요법을 받은 뒤로 열이 치솟았을 때 그의 의료 팀은 올바른 조치를 했다 ― 그를 병원에 입원시켰고, 항진균제와 항바이러스제와 함께 다양한 세균에 대응할 수 있는 항생제를 주사했다. (그

는 집에 있을 때도 경구용으로 된 이런 약들을 먹었으나 이제
는 좀 더 센 약이 필요했다.)

발열 환자의 초기 임상 평가는 매우 중요하다. 처음부터
병원체의 정체를 알 수는 없기에 초기 단계의 임상 평가는
탐정 일과 비슷하다. 예컨대 배뇨통은 비뇨 생식기가 원인임
을 암시한다. 신경학적 장애나 정신 상태의 변화는 뇌 수막
염이나 뇌염을 암시할 수 있다. 메스꺼움이나 구토, 설사, 복
통은 위장이 원인일 수 있음을 암시한다. 물론 다른 원인에
의한 감염 때문일 수도 있다.

충실하게 작성된 의료 기록은 어떤 미생물이 재앙을 일
으킬 수 있는지 암시하는 매우 세부적인 내용을 찾아낸다.
이를테면 환자가 어디에서 자랐는지, 어떤 직업을 가졌는지,
집에 다른 아픈 사람이 있는지, 혹시 앵무새를 기르는지, 최
근에 열대 지방을 여행했거나 메카 순례를 다녀왔는지, 자주
산행을 하는지, 정원을 가꾸거나 물고기를 기르는지, 최근에
입원했거나 투옥된 적이 있는지, 양로원이나 대학 기숙사나
노숙자 숙소에 거주하는지, 예방 접종을 모두 했는지, 무슨
약을 먹고 있는지, 어떤 불법 약물을 이용했는지, 누구와 성
관계를 했고 그 상대는 또 누구와 성관계를 했는지 등을 보
여 준다.

꼼꼼한 신체검사도 중요하다. 심장 잡음은 심장 판막의
감염(심장 내막염)을 암시할 수 있다. 비정상적인 호흡음은
폐렴을 암시한다. 관절이 붓거나, 림프샘이 붓거나, 독특한
발진이 생기거나, 비장이 비대해지는 등의 증상은 모두 특정

한 유형의 감염을 암시할 수 있다.

나는 제이가 입원할 때 얼마나 철저하게 임상 평가를 받았는지 알지 못한다. 확실한 사실은 지극히 피상적인 진단으로 교묘히 빠져나가는 의사들도 분명히 존재한다는 것이다. 내가 학생일 때 보았던 한 전문의는 환자의 몸통 한가운데에 청진기를 대고 한 번에 심장 소리와 호흡 소리, 장에서 나는 소리를 확인했다. 당연하지만 그런 방식으로는 각각의 장기 소리가 제대로 들릴 리 만무했다. 그의 대척점에는 에이즈 위기 초기에 벨뷰 병원에서 일한 전설적인 감염병 전문의 빈센트 매콜리프 박사가 있었다.

내가 아직 전공의일 때였다. 나는 금요일 밤 11시에 난해한 어떤 환자와 씨름하고 있었다. 주치의는 이미 퇴근한 지 오래였다. 나는 혼자였고 빠르게 전의를 상실해 가고 있었다. 나는 매콜리프 박사를 호출했고 그가 그 시간까지 여전히 병원에 있었다는 사실에 놀라지 않았다. 내가 그의 팀원도 아니고 환자도 그의 담당이 아니었으나 그는 곧바로 나를 도와주었다. 그가 내 환자를 진단하느라 보낸 한 시간은 그날 이후로 오랜 세월이 지났음에도 매 순간순간이 여전히 기억에 생생하다. 그는 세부 사항들을 질문했고 대답을 경청했다. 그런 다음에 환자의 몸에 있는 모든 틈을 살피고, 모든 손톱을 검사하며, 모든 장기를 타진하거나 청진하는 등 내가 그때까지 목격한 것 중에 가장 철저한 신체검사를 진행했다. 그야말로 의료의 압권이었다. 그렇게 신체검사가 끝난 다음에는 자신의 평가와 추론, 견해를 체계적으로 기술하는 교과서적인 차트 작성 — 빨간 펜으로 빈칸 없이 — 이 이어졌다.

매콜리프 박사와 같은 수준으로 검사를 진행하는 의사는 거의 없겠지만 희망컨대 제이가 합리적인 수준으로 초기 임상 평가를 받았기를 바란다. 이후에는 기다림과의 싸움이다 — 특히 호중구 감소증 환자는 메티실린 내성 황색 포도알균에 감염된 사실을 알아내기도 전에 빠르게 대상부전이 될 수 있으므로 면밀한 관찰과의 싸움이기도 하다.

문제의 미생물에 항생제가 잘 듣는다면 환자는 하루이틀 안에 상태가 호전되기 시작한다. 열이 내리고 혈압, 맥박, 호흡, 백혈구 수치가 정상으로 돌아올 것이다. 환자의 상태가 호전되지 않는다면 다른 항생제가 필요하다는 뜻일 수 있다 — 여기까지는 최선의 시나리오다. 최악의 시나리오는 항생제는 맞게 썼으나 패혈증이 혈관을 타고 자체적으로 순식간에 번지는 것이다. 우리가 이룩한 그 모든 놀라운 의학적 발전에도 불구하고 패혈증이라는 궁지에 한 번 빠지게 되면 환자는 다시 회복하지 못할 확률이 매우 높다.

제이는 입원하고 처음 이틀 동안 상태가 호전되기는커녕 지속적으로 악화되었다. 하나씩 구분해서 보면 그에게 나타난 증상들은 그의 장기들이 차례로 영향을 받고 있었음을 보여 준다. 우선 그는 소변량이 감소했는데, 이는 그의 신장이 망가지고 있음을 암시하는 우려스러운 신호였다. 복부의 붓기와 우상 복부 통증은 그의 간이 손상되었으며, 어쩌면 복수가 찼거나 (심할 때는) 농양이 고여 있음을 암시했다. 팔과 다리에 물이 차서 부풀어 오른 증상은 그의 혈관계가 팽창되었고 혈관이 체액을 혈관 벽 안쪽에 가두어 둘 수 없는 상태임을 암시했다. 제이의 환각(그가 보여 준 〈의식 변화〉)은 그의 신경계가 영향을 받고 있음을 가리켰다. 물론 고열이나 약물에 의한 정신 착란일 수도 있었다. 아니면 뇌 수막염이나 뇌염을 의미하거나 백혈병이 악화되었다는 의미일 수도 있었다. 진행성 호흡 곤란은 폐 관련 질환의 징후다. 폐에 물이 찼거나 혈전이 생겼다는 뜻일 수도 있었고 폐렴이나 암 전이 또는 혈액내과 전문의가 초기에 추측했듯이 급성 호흡 곤란 증후군일 수도 있었다. 피부 얼룩과 변색은 피부에 공급되는 혈액이 감소했음을 암시했다.

게다가 제이는 입원 기간 내내 고열에 시달렸는데, 이는 근본적인 감염 치료가 제대로 이루어지지 않고 있음을 보여 주는 강력한 증거였다. 나는 제이의 병상 옆에 없었을뿐 아니라 심각한 병세의 변화는 아무도 모르는 사이에 서서히 일어날 수 있다는 것을 잘 안다. 가끔은 나중에 되돌아보아야만 비로소 명백하게 보일 때도 있다. 하지만 이런 부분을 전부 고려하더라도 걷잡을 수 없이 악화되고 있던 제이의 상태에 아무도 반응하지 않는 듯한 의료진이 보여 준 모습은 정말 충격적이었다.

피터슨 박사는 중환자 치료 전문가를 배출하는 분야인 호흡기내과 의사다. 실제로 (내과 전공의 과정을 거친 다음에 수행하는) 호흡기내과 의사의 전임 과정은 〈폐 및 중환자 치료〉라고 불릴 정도다. 따라서 병원에 언제 중환자실 수준의 치료가 요구되는지 판단할 수 있는 누군가가 있다면 당연히 호흡기내과 의사일 것이다.

　어쩌면 피터슨 박사는 제이의 상태가 심각하지 않다고 생각했을지 모른다. 나는 현장에 있지 않았고 정확히 그가 본 것을 보지도 못했기 때문에 어떤 의견을 말하는 것 자체가 경솔한 행동일 수 있다는 사실을 인정한다. 어쩌면 제이는 직전에 맞은 진통제 덕분에 가빴던 호흡이 안정되었고, 그래서 피터슨 박사가 병실을 방문했을 때 실제보다 덜 아파 보였을 수도 있다. 설사 그랬다손 치더라도 제이는 명백히 매우 위중한 상태였다(그는 피터슨 박사가 방문하고 5시간 뒤에 숨을 거두었다).

　내가 피터슨 박사에게 인상적으로 느낀 한 가지는 그가 오직 〈폐〉 모자만 쓴 것처럼 보인다는 점이었다. 즉 〈중환자 치료〉 모자는 직원 탈의실에 두고 온 것처럼 보였다. 제이에 대한 의료 평가는 오로지 폐에만 집중되었고 2개의 공기주머니가 제이의 상태를 악화시키는 주범이 아니라는 사실을 확인하자마자 현장을 떠나 버렸다. 폐와 중환자 치료를 모두 아우르는 전임의 과정이 끝나면 어떤 의사들은 폐와 관련된 분야에 경력을 집중하고, 어떤 의사들은 중환자를 치료하는 일에 집중하는 것이 사실이다(후자에 해당하는 의사들은 보통 〈중환자 전문 치료사〉라고 불리며 중환자실에서 근무한다). 피터슨 박사는 아마도 소위 폐파(派)였을 것이다. 이는 훌륭한 선택이지만, 그렇다고 하여 그가 중환자 치료와 관련해서 배운 내용이 사라지는 것은 아니다. 나는 피터슨 박사가 어떻게 지속적인 발열과 복통, 소변량 감소, 환각, 팔다리의 붓기와 같은 증상들을 모두 외면한 채 곧장 폐 쪽으로 청진기를 가져다 댈 수 있었는지 도저히 이해할 수 없다.

그런고로 내 결론은 아무도 — 피터슨 박사나 뮬러 박사도, 그리고 어떤 간호사도 — 환자를 실질적으로 〈관찰〉한 것처럼 보이지 않았다는 것이다.

의대생들 사이에서 전해지는 주옥같은 유명한 말이 있다. 일단 그들에게 던져진 질문은 〈환자에게 삽관해야 할 때를 어떻게 아는가?〉이다. 의대생들은 일반적으로 산소 포화도나 이산화 탄소 수준, 폐포 동맥 간 산소 분압차 등 중요한 자룻값에서 해답을 찾으려고 할 것이다. 반면에 현명한 4년 차 전공의가 내놓은 답변은 〈그런 것은 중요하지 않다〉이다. 환자의 상태를 보고 결정해야 한다는 뜻이다. 병실 반대편에서 보고도 환자에게 삽관이 필요한 때를 알 수 있어야 한다는 의미다.

너무나 많은 것이 생략된 말일 수 있지만 4년 차 전공의의 답변은 의료에서 핵심적인 개념을 보여 준다. 의사들은 의료 기계에서 쏟아지는 방대한 자료에 매몰되거나 주의가 분산되기 쉽다. 근무 교대가 이루어질 때마다 생산되는 수많은 자룻값을 일일이 확인하는 작업은 결코 쉬운 일이 아니다. 경험이 많은 임상의들조차 나무를 보느라 숲을 놓칠 수 있다. 우리의 뇌는 지름길을 선호하기에 우리가 믿고 싶어 하는 사실을 뒷받침하는 자료들만 골라내는 경향이 있음은 말할 필요도 없다.

한 발 뒤로 물러나서 환자를 전체적으로 잘 살펴볼 필요성은 특히 혼란스러운 상황에서는 아무리 강조해도 지나치지 않다. 제이의 사례는 의심의 여지없이 복잡했다. 즉 그는 드문 동시에 심각한 유형의 급성 골수 백혈병이었다. 표준 항생제에도 반응하지 않는 상태였다. 서로 이렇다 할 관련성이 없는 듯한 증상들도 보였다. 전공도 다르고 근무조도 다른 다수의 의료진이 관련되어 있었음에도 그들은 제이의 사례에서 너무 세부적인 부분 ― 호흡, 무릎, 피부색, 불안 등 ― 에만 신경을 쓰는 듯 보였다. 아무도 큰 그림을 보지 않았다. 조금 더 솔직히 말하자면, 그가 내부에서 진행되는 무자비한 신진대사의 붕괴에 짓눌려 괴로워하는 동안 아무도 그를 보지 않았다.

패혈증에 의한 증상과 병변은 다양하고 복잡할 뿐 아니라 일반적으로 구별하기 어려운 것이 사실이다. 특히 초기에는 상황이 애매할 수 있지만 그런데도 일단 패혈증이 의심된다면 상황이 명료해질 때까지 기다리고 있을 여유가 없다. 기회라는 창문이 워낙에 좁고 순식간에 사라지기 때문이다. 다른 질환과 달리 패혈증은 의료진이 상황을 정확히 파악할 때까지 기다려 주지 않는다.

제이에게 일어난 일이 바로 그랬다. 아무도 제이의 여러 기관계에서 내보내는 신호와 증상을 연결 짓지 않았다. 간호사들은 제이의 증상을 화학 요법에 따른 부작용으로 여겼다. 의사들은 자신들의 혈압이 높아질 정도로 위험을 경고하는 어떠한 것도 발견하지 못했다. 내가 보기에 전체적인 임상 평가가, 특히 환자가 입원해 있던 장소를 고려할 때 이상할 정도로 허술했다. 호중구 감소에 의한 발열과 패혈증이 정형외과 병동에서는 이례적인 사례일지 모르나 그가 있던 곳은 골수 이식실이었다. 당연하지만 골수 이식실에 입원한 환자들은 질병 때문이든, 치료 때문이든, 아니면 질병과 치료 때문이든 하나같이 면역 체계가 약화된 상태다. 그리고 사람들은 노인 의학과가 낙상 위험에 익숙하거나, 정신 의학과가 자살 위험에 익숙하다고 생각하는 것과 마찬가지로 골수 이식실은 패혈증 위험에 특히 익숙할 거라고 생각할 것이다.

따라서 제이에 대한 임상 평가 관련 내가 내린 결론은 패혈증을 인지하고 진단하는 데 원래 그랬어야 하는 것보다 더 많은 시간이 소요되었다는 것이다. 그렇다면 그 뒤에 패혈증을 치료하는 과정은 어땠을까?

항생제는 패혈증 치료에 꼭 필요한 약이지만 신체의 면역 반응이 미친 듯이 날뛰고 패혈증을 촉발한 근원적인 감염으로 불안정해진 상태에서는 충분하지 않다. 따라서 패혈증의 주된 〈치료법〉은 환자를 최대한 살려 두는 (점잖게 〈지지적 치료〉라고 알려진) 것이다. 요컨대 신체의 자해적인 활동보다 선수를 쳐서 환자를 충분히 오래 살아 있게 함으로써 항생제가 주어진 일을 할 수 있도록 시간을 벌어 주는 것이다. 물론 환자를 최대한 살아 있는 상태로 유지하기 위해서는 힘들고 고된 과정이 수반된다.

치료의 중심은 붕괴되는 순환계를 지원하기 위한 공격적인 수분 공급이다. 그렇지만 글렌과 같은 화상 환자와 마찬가지로 공격적인 수분 공급은 쉽게 부작용을 유발하고 체액 과잉을 초래할 수 있다. 패혈증 환자의 혈관도 비슷하게 너무 팽창되어 있어서 체액을 원래 있어야 할 곳에 가두지 못하기 때문이다. 꼭 필요한 만큼의 공격적인 수분 공급과 지나치게 많은 수분 공급 사이에서 최적의 균형점을 찾기 위해서는 노련한 내과적 치료법이 요구된다.

수액만으로 환자의 혈압을 적절히 유지할 수 없을 때는 혈압 상승제가 필요하다. 인위적으로 혈관을 수축시켜서 주요 장기에 혈액을 공급하기 위함이다. 문제라면 이런 약물은 심장에 무리를 주어 부정맥을 일으킬 수 있다는 점이다. 역설적이게도 과도한 혈관 수축은 신장과 다른 주요 장기에 대한 혈액 공급을 차단하는 결과로 이어질 수 있다.

패혈증 환자는 자주 호흡 곤란을 겪기 때문에 삽관을 통한 기계적 인공호흡이 필요한 경우가 많다. 신장까지 영향이 미치면 응급 투석이 필요할 수도 있다. 이런 지지적인 수단들은 항생제가 제 역할을 할 수 있을 때까지 환자가 살아 있는 상태로 유지되길 바란다. 다만 이런 치료들은 매우 복잡할 뿐 아니라 치료 효과만큼이나 많은 해를 가할 수 있다. 그런 측면에서 중증 패혈증 환자는 중환자실에서 관리하는 것이 가장 좋으며, 가장 훌륭한 패혈증 〈치료〉란 조기에 인지해서 중환자실로 옮기는 것이라고 이야기하는 이유도 바로 그 때문이다.

패혈증 초기에 중환자실로 옮겨졌더라면 제이가 살았을까? 대답하기 어려운 문제다. 패혈증은 얼마나 많은 장기가 영향을 받았는지에 따라 사망률이 15퍼센트에서 60퍼센트까지 달라진다. 심각한 호중구 감소증과 특히 치명적인 급성 골수 백혈병이었다는 점을 생각할 때 제이는 매우 불리한 조건이었다. 패혈증이 조기에 발견되고 중환자실에서 공격적으로 지지적 치료를 받았더라면 그가 살 수 있는 확률은 최대한 높아졌겠지만 어쩌면 그처럼 더할 나위 없이 신중한 치료를 받고도 그는 사망했을지 모른다.

주요 관계자의 말에 귀를 기울이지 않은 것

제이의 사례에서 당혹스러운 측면 중 하나는 의료진이 타라의 관찰력을 전혀 신뢰하지 않았다는 점이다. 의사들은 하루에 한두 번 겨우 몇 분 동안 환자를 볼 뿐이기에 환자와 더 많은 시간을 보내는 간호사들에게 의지한다. 간호사들도 그들이 돌보아야 할 다른 환자들이 있기 때문에 혹시라도 잘못된 것이 있으면 알려 달라며 환자 — 또는 환자의 가족이나 지인 등 — 에게 의지하는 경우가 많다.

의료진과 가족 간의 상호 작용은 모든 분야를 망라한다. 때로는 상호 작용이 원활하게 — 순조로운 의사소통, 상호 존중, 간식 등을 바탕으로 — 이루어지기도 하며 의료진과 환자 가족은 환자에게 제공되는 의료의 질을 높이기 위해 협력한다. 물론 그처럼 이상적이지 않을 때도 많다. 답답한 병실의 비좁은 공간에서 개개인의 성격과 우선순위, 몸이 부딪친다. 분노와 무례가 순전한 적대감으로 발전하기도 한다.

환자의 가족이 전문 의료인일 때는 그들의 상호 작용에

한 가지 변수가 더 추가된다. 자신의 업무와 관련된 의료적 제안이나 조언을 환영하는 직원들도 있지만 불편하고 주제 넘다고 느끼는 직원들도 있다. 의료계에 종사하는 환자 가족은 환자에게 유용한 추가적인 시선이 될 수도 있으나 때로는 달갑지 않은 — 또는 잘못된 — 의료 조언을 제공할 수 있다.

타라는 유도 화학 요법과 초기 외래 진료를 받는 동안에는 직원들과 관계가 매우 편안했다고 설명했다. 「그들은 제이와 나를 존중해 주었어요. 오로지 긍정적인 상호 작용만 있었죠.」 당연하지만 의료적인 측면에서 상황이 비교적 순탄하게 흘러가고 서로 의견이 충돌할 일도 없었다.

그렇지만 호중구 감소성 발열로 병원에 입원하면서 그들의 상호 작용은 불편해지기 시작했다. 타라가 걱정스러운 징후를 지적할 때마다 의료진은 부정적으로 반응하는 듯 보였다. 그들은 타라가 넌지시 그들의 보살핌이 수준 미달이라는 암시를 주고 있다고 생각했을까? 그녀를 경쟁자로 보았을까? 개인적으로 단지 그녀가 싫었던 것일까?

그들의 대립을 직접 목격하지 않은 이상 확실한 것은 없다. 그런데도 그들이 타라의 걱정을 외면하거나 심지어 폄하하는 것처럼 보였다는 사실은 심상치 않다. 그녀가 주목한 부분은 호흡수나 심박수, 소변 배설량(섭취량 및 배설량)처럼 객관적인 지표들이 대부분이었다. 이런 자료는 매우 신뢰할 만한 동시에 보편적인 간호 용어라는 점에서 간호사들이 타라에 대한 그들의 개인적인 감정과 별개로 해당 자료에 반응하지 않았다는 사실은 이상하지 않을 수 없다. 어쩌면 간호사 대 간호사로서 영역 문제였을 수 있다. 아니면 한낱 지역 병원에서 일하는 간호사의 의견에 콧방귀를 뀌는 상위 암 센터의 위계적인 문제였을 수도 있다. 어쩌면 그들은 첫날부터 그녀를 〈까탈스러운〉 환자 가족으로 치부한 채 그녀의 말을 무조건 무시했을 수도 있다.

타라는 자신이 백혈병에 대해 아무것도 몰랐다는 사실을 기꺼이 인정했다. 「나는 완전히 무지했어요.」 그녀가 말했다. 그래서 대략적인 개요라도 알기 위해 의학 도서관에서 의학 서적을 한 권 빌렸는데 알고 보니 혈액내과 전문의들을 위해 발간된 책이었다. (〈내게는 너무 어려운 책이었어요〉라고 그녀는 회상했다. 「첫 장(章)부터 제대로 혼쭐이 났죠!」) 하지만 타라는 꿋꿋하게 그 책을 읽어 나갔다. 제이에 대한 일종의 채무감 때문이었다. 제이가 호중구 감소성 발열로 병원에 입원한 뒤 일요일 아침에 그녀가 뮬러 박사를 처음 만났을 때 읽고 있던 바로 그 책이었다.

「제목을 보면서 히죽거리는 그녀가 보였어요.」 타라가 당시를 회상했다. 「절대로 잘못 볼 수가 없었어요. 그리고 수년이 지난 다음에야 틀림없이 그 책이 그녀를 화나게 했을 거라는 사실을 깨달았습니다. 뮬러 박사는 그 상황을 그냥 가볍게 보아 넘길 수도 있었어요. 아니면 나한테 좀 더 쉬운 책을 추천해 줄 수도 있었습니다. 그렇게 히죽거리는 대신에 말이에요.」 타라는 서둘러 가방으로 책을 가렸고 두 번 다시 꺼내지 않았다. 하지만 그녀는 자신이 그들의 힘들고 지루한 일을 돕고 있음에도 그때 이후로 간호사들이 자신을 더욱 퉁명스럽게 대한다는 사실을 알아차렸다. 「나는 제이의 소변통을 비우고, 침대보를 갈고, 배변까지 치우고 있었어요. 그들을 돕기 위해 제이의 섭취량과 배설량까지 추적하고 있었는데 딱히 설명할 수는 없지만 무언가가 변했어요.」

타라가 상황을 너무 예민하게 받아들인 것일까? 단지 그녀의 피해망상이었을까? 어쩌면 그랬을 수도 있다. 그녀의 관점에서 그들은 이미 자신을 〈어디 있는지도 모를 시골병원 출신이면서 광기에 휩싸인 채 고압적이며, 극성스럽고, 다른 사람을 쥐고 흔들려는 응급실 간호사〉로 규정한 상황이었다.

이 부분에 대해서도 내가 직접적으로 왈가왈부하는 것은 옳지 않다. 당연하지만 나는 그 자리에 없었기 때문이다. 내가 아는 것은 의사와 간호사가 환자와 그 가족들의 다양한 반응을 — 내 생각에는, 마땅히 — 용인해야 한다는 사실이다. 질병은 다른 무엇과도 비교할 수 없는 스트레스 요인이다. 공황과 무력감, 걱정과 고통은 병원에서 일상적으로 볼 수 있는 문제들이며 아무리 침착한 사람이라도 미치광이처럼 폭주하게 만들 수 있다. 그리고 우리는 우리가 보고 있는 것이 폭주하는 미치광이가 아니라 지독한 공포와 극한의 취약성임을 안다 — 또는 알아야 한다. 어떤 분야에서는 자신이 담당할 고객을 선택할 수 있다. 하지만 의료계에서는 그렇지 않다. 의료진은 자신이 그들을 좋아하든, 좋아하지 않든 모든 환자와 그 가족들을 돌보아야 한다. 의료란 그런 직업이다.

타라는 정말로 광기에 휩싸인 채 고압적이며, 극성스럽고, 다른 사람을 쥐고 흔들려고 했을지 모른다. 어쩌면 병동 전체를 통틀어 가장 성가시고 불쾌한 환자 가족이었을지도 모른다. 하지만 그 모든 문제에도 불구하고 패혈성 쇼크로 진행 중이던 제이의 상태를 둘러싼 그녀의 의견은 대체로 옳았다. 패혈증에 의한 제이의 심정지와 그로 인한 사망은 안타깝지만 그녀의 임상 소견이 옳았음을 보여 주는 반증이었다. 의료진은 그녀의 말을 무시하는 어쩌면 치명적인 실수를 범했다.

그들에게 타라의 말이 옳았던 것으로 입증되는 것보다 더한 처벌은 없을 것이다.

임상 능력에 대한 과신

타라가 뮬러 박사에게 제이를 중환자실로 옮겨 달라고 압박하자 문제의 혈액내과 전문의는 〈작은 병원이라면 중환자실로 옮길 수도 있겠지만 여기는 그렇게 하지 않아요〉라고 대답했다. 대형 암 센터가 지역 병원과는 비교도 되지 않는 많은 역량을 보유하고 있음은 의심의 여지가 없다. 하지만 마크 그래버 — 진단 실수 분야의 선구적인 연구자 — 가 내게 말했듯이 〈지나친 자신감은 큰 문제다. 개인의 과신도 그렇지만 조직 차원의 과신도 마찬가지다〉.

과신과 의료 실수에 관한 한 흥미로운 연구에 따르면 과신은 복잡한 사례보다 단순한 사례에서 더 문제가 되는 듯 보인다.[1] 까다롭거나 이례적인 사례에 직면했을 때 의사와 간호사는 그들의 한계에 불안을 느끼기에 도움이 될 만한 유사한 사례나 추가적인 정보를 찾아내는 경향이 있다. 그들을 실수하게 만드는 것은 오히려 평범해 보이는 사례들이다. 까다로운 사례를 다룰 때처럼 〈메타 인지적 불안〉을 느낄 이유가 없기에 생각하기를 중단한 채 기계적으로 일을 처리한다. 나는 제이의 사례도 그런 경우가 아니었을지 의심한다. 즉 뮬러 박사와 골수 이식실 간호사들은 시종일관 제이의 증상을 화학 요법에 뒤따르는 일반적인 반응으로 간주하면서 혹시 다른 원인이 있을 가능성에 대해서는 아마도 적극적으로 생각하기를 중단한 것 같다.

그런데도 뮬러 박사가 타라에게 〈우리 병원에서는 선택적 삽관을 하지 않습니다〉라고 이야기했을 때 나는 할 말을 잃었음을 인정하지 않을 수 없다. 〈우리는 병원에 관련 시설이 없어서 심장 이식 수술을 하지 않습니다〉라고 이야기하는 것은 그럴 수 있다. 합리적으로 선택 가능한 치료이기는 하지만 〈우리는 그런 치료를 하지 않습니다〉라고 이야기하는 것은 완전히 다른 문제다.

만약에 뮬러 박사가 〈우리 병원에서는 가능하면 선택적 삽관을 하지 않으려고 합니다〉라고 말했다면 그나마 이해했을 것이다. 선택적 삽관은 확실히 몸에 해롭기 때문이다. 물론 그러한 발언에는 BiPAP, 즉 양압기 같은 비침습적인 호흡 방법에 대한 상세한 설명이나 호흡 요법사가 하는 일에 대한 설명과 함께 〈그래서 환자가 숨쉬기 어려워할 때 우리는 이렇게 합니다〉라는 말이 뒤따라야 할 것이다.

내가 생각하기에 의사가 〈우리 병원에서는 선택적 삽관을 하지 않습니다〉라고 말할 수 있는 유일한 상황은 병원에 산소 호흡기가 없을 때뿐이다. 개발 도상국의 시골 병원이라면 실제로 산호 호흡기가 없을 수도 있다. 하지만 골수 이식처럼 고위험 시술을 진행하는 대형 병원에서는 절대로 있을 수 없는 일이다. 어쨌든 선택적 삽관은 병원의 정책 사항(〈우리 병원에서는 금연입니다〉라고 이야기하는 것처럼)이 될 수 없으며, 예전에는 일반적으로 인정되었으나 이제는 틀린 것으로 밝혀진 의료 행위(〈우리 병원에서는 사혈을 하지 않습니다〉라고 이야기하는 것처럼)도 아니다.

요컨대 〈우리 병원에서는 선택적 삽관을 하지 않습니다〉라는 말은 〈우리는 응급 제왕 절개를 하지 않습니다〉라는 말과 다름없다. 당연하지만 급박한 상황에서 아기를 낳고 싶은 사람은 아무도 없다. 단지 임상 여건상 어쩔 수 없이 제왕 절개를 선택하는 것이다.

뮬러 박사가 패혈증에 대해서 아예 아무것도 몰랐을 가능성도 최소한 고려는 해볼 필요가 있다. 나는 절대로 그럴 가능성이 없다고 생각하는 쪽이다. 비록 신참일지라도 모든 혈액내과 전문의는 전공의 과정에서 재앙과 같은 수많은 임상 관련 사례와 수많은 암 관련 사례를 경험하기 때문이다. 그 많은 삽관 — 선택적 삽관이든 응급 상관이든 — 을 직접 주재해야만 필요할 때는 반드시 해야 하는 것이 삽관이라는 사실을 아는 것은 아니다.

골수 이식실의 역량에 대한 과신이 뮬러 박사의 그와 같은 발언으로 이어졌는지는 모를 일이지만 설령 그렇더라도 무뚝뚝한 결단은 의료를 행하는 매우 제한적인 방식이다. 어쩌면 자존심 때문이었을 수도 있을 것이다. 즉 그녀는 일개 간호사가 (심지어 일개 환자 가족이!) 자신의 치료 계획에 의문을 갖는 것 — 은근히 의심하는 듯한 모습 — 에 화가 나서 방어적으로 되었을지도 모른다. 그런데도 정확히 어떤 이유로 뮬러 박사가 선택적 삽관을 거부했는지 우리는 알 수 없다. 골수 이식실에서 우리가 알 수 있는 것은 아무도 그 상황에 관해 책임 의식을 가지고 나서지 않았다는 사실이며, 내게는 제이의 사례에서 결정적인 실수처럼 보였다.

임상 상태에 대한 책임 의식의 부재

중환자를 돌보는 일은 결코 쉽지 않다. 그리고 임상 상태가 갑자기 나빠지고 그 원인이 분명하지 않을 때는 의사와 간호사도 거의 환자나 그 가족만큼 겁을 먹기도 한다. 환자의 아래에서 지각 변동에 가까운 변화가 감지되지만 그 이유를 모를 때면 원초적이고 불길한 메슥거림이 슬금슬금 기어 올라온다. 병리학적 순열 — 감염성, 염증성, 대사성, 자가 면역성, 혈관성, 외상성, 독성, 신생물, 선천성, 이질성, 특발성 등 — 은 끝이 없어 보이고, 임상 경과는 통제를 벗어나는 것처럼 느껴지기도 한다.

혼란스럽고 위축된 탓에 작은 결점들을 은폐하고, 지엽적인 문제들을 뒤쫓고, 다음 교대조가 근무를 시작할 때까지 시간을 끌고 싶은 유혹이 꿈틀거린다. 이런 전략은 수치상으로 약간의 진전 — 칼륨 보충을 통해 칼륨 수치를 정상화하거나 해열 진통제를 투여해서 열을 내리는 등 — 을 볼 수 있다. 그런데도 원질환의 추이를 파악하거나 통제하기는 불가능하다. 이런 것들이 가능하려면 누군가가 그 상황과 환자에 대한 책임 의식을 가져야 한다.

제이의 입원 기간을 통틀어 단 한 번도 〈이 사람은 내 환자입니다. 그에게 무슨 일이 일어나고 있는지 알아내기 전까지 나는 어디도 가지 않을 겁니다〉라고 이야기한 사람이 없었던 것 같다. 모든 임상 문제를 알아내고 해결하는 것이 어느 한 사람만의 책임이라는 뜻이 아니다 — 그런 식의 주장은 현실적이지 않으며 실현 가능하지도 않다. 그런데도 특히 일이 잘 풀리지 않을 때 환자에게 책임 의식을 갖는 것은 선임 의사의 역할이다. 책임 의식은 여러 형태로 나타난다. 일단은 머리를 비우거나 필요할 때는 일정을 비우는 등 이른바 갑판을 정리하고 환자 옆에서 머리부터 발끝까지 꼼꼼한 진단을 시행하는 것도 그중 하나다. 그런 다음에는 간호사 대기실에 앉아서 비슷한 양의 시간을 들여 환자의 사례를 하나에서 열까지 모두 돌아보고 분석하는 과정이 뒤따라야 한다. 자료와 임상 과정을 처음부터 체계적으로 하나하나 되짚어 보면서 혹시 빠트린 것은 없는지 확인해야 한다. (이런 일에는 매콜리프 박사가 최고의 롤 모델이었다.)

책임 의식은 CT 촬영실에 전화해서 서둘러 복부 사진을 찍어 달라고 압박하는 것처럼 더 빠른 일 처리를 위해 시스템을 흔들라고 요구하기도 한다. 적절한 항생제를 투여했음에도 환자가 열이 나면 한밤중에도 감염증에 관련된 조언을 구하는 것처럼 도움을 청하는 행위도 책임 의식의 한 형태다. 동료에게 연락하여 다른 의사의 의견을 들어 보는 것도 마찬가지다. 이 경우에는 제이에게 화학 요법을 시행하고 그의 의학적 복합성에 대해 잘 알고 있던 외래 병동의 혈액내과 전문의 에버렛 박사가 적임자였을 것이다. 자신이 감당할 수 없음을 인정하고 환자를 더 적절한 환경으로 옮기는 것도 책임 의식일 수 있다.

때때로 책임 의식은 환자에게 무슨 일이 일어나고 있는지 알아낼 때까지, 또는 환자의 상태가 안정될 때까지, 또는 환자가 적절한 임상 환경으로 옮겨질 때까지 환자 옆에 엉덩이를 딱 붙이고 앉아 있는 것처럼 물리적인 행동을 수반하기도 한다. 어쨌든 어느 모로 보나 책임 의식은 자신의 환자에 대해 전적인 책임을 지는 것이다. 다른 사람에게 자신의 환자에 대한 책임을 떠넘기는 것이 아니다. 물론 그렇다고 순교자가 되어야 한다는 뜻은 아니다. 날마다 새벽 두 시까지 환자 곁에 붙어 있어야 한다는 뜻도 아니며, 고독한 단독 비행을 해야 한다는 뜻도 아니다. 지도적인 역할을 맡아서 필요한 조치가 차질없이 취해지도록 해야 한다는 뜻이다.

제이의 사례에서 지도적인 역할은 누구의 몫이었을까? 예컨대 20년 전이었다면 입원 환자와 외래 환자를 치료하는 전담 의사가 한 명밖에 없었을 것이다. 그리고 그 기준대로라면 외래 진료를 받을 때든, 외래로 화학 요법을 받을 때든, 병원에 입원해 있을 때든 상관없이 제이의 급성 골수 백혈병을 치료한 혈액내과 전문의 에버렛 박사에게 주된 책임이 있다. 하지만 의료의 복잡성이 (그리고 속도가) 증가하면서 한 명의 의사가 지속적으로 모든 외래 환자뿐 아니라 입원 환자까지 치료하기가 불가능해졌고, 그래서 이제는 많은 의료 센터가 입원 환자 전담 전문의 방식을 채용한다. 입원 환자를 전담하는 의사들(이른바 〈입원 전담 전문의〉)은 환자가 입원하는 순간부터 그들의 치료를 담당한다.

그렇지만 이조차도 여전히 너무 단순하다. 일반적으로 환자들은 한 병원의 모든 병동뿐 아니라 많은 경우에 다수의 병원을 누비며 활약하는 여러 자문 의사의 돌봄을 받는다. 그리고 각각의 자문 의사들 사이에는 전공의와 전임의, 주치의 등과 같은 여러 수준의 서열이 존재할 수 있다. 그들과의 진료 연계는 실행 계획을 세우는 단계에서 이미 악몽이나 다름없지만 그런데도 진료 연계에 따른 진정한 위험은 책임감의 분산에 있다. 각각의 의료 행위가 다른 의료 행위를 〈지연〉시키는 문제는 특히 복잡한 사례에서 매우 흔하게 나타나며 결국에는 잇단 책임 돌리기로 이어진다. 아무도 책임을 지지 않는 것이다.

제이의 사례에서 뮬러 박사 — 골수 이식실에서 입원 환자를 전담하는 혈액내과 주치의 — 는 그 상황에 관해 책임을 졌어야 하는 사람이다. 제이가 입원한 병동의 선임 의사로서 그녀는 제이의 치료에 일차적인 책임이 있었다. 그녀가 제이의 치료와 관련된 지극히 세세한 부분까지 모두 책임을 져야 한다거나 그때까지 일어난 모든 과실이 그녀의 책임이라는 말이 아니다. 치료를 진두지휘하고, 의료 자문 집단들을 조율하며, 최종 결정을 내리는 역할이 그녀의 몫이었다는 말이다. 가장 중요하게는 상황이 악화되었을 당시에 책임을 지는 일 또한 그녀의 역할이었다. 하지만 이상하게도 그녀는 뒤로 물러나는 듯한 모습을 보였다. 내가 가장 의아했던 부분이 바로 이 대목이다.

공정을 기하자면 나는 뮬러 박사와 이야기를 나눌 기회가 없었으므로 그녀의 관점을 공유할 수 없었다. 의료계에는—실생활에서와 마찬가지로—언제나 첫눈에 파악할 수 없는 미묘한 차이라는 것이 존재한다. 호중구 감소성 발열은 명백히 혈액내과 전문의의 소관이며, 제이의 사례에는 내가 알지 못하지만 어쩌면 그녀로 하여금 다른 결론을 내리게 한 임상 요소가 있었을 수도 있다. 어쩌면 타라에 대한 개인적인 반감이 방해가 되었을 수도 있다. (우리 모두는 의료진이 완벽할 만큼 객관적일 거로 생각하는 경향이 있는데 당연히 절대로 그렇지 않다.) 원인이 무엇이었든 뮬러 박사는 행동에 나서서 제이의 상태를 진단하지 않았고, 그에게 필요한 검사와 치료를 동원하지도 않았다.

피터슨 박사는 자문 의사였기 때문에 제이의 치료에 대해 일차적인 책임은 없었다. 하지만 아무리 자문 의사라도 자신의 치료 분야와 관련해서는 책임 의식을 가질 필요가 있다. 나는 마찬가지로 피터슨 박사를 개인적으로 면담한 적이 없기에 그가 무슨 생각이었는지 알 수 없지만 그런데도 내가 보기에 그는 환자의 폐 문제에만 자문을 제공하고 자신이 가진 중환자 치료에 관련된 지식을 전부 활용하지 않음으로써 자신의 의무를 게을리했다.

병동의 수간호사는 주치의와 같은 법적 책임이 없을지 모르지만 책임 의식을 가졌어야 하기는 마찬가지다. 환자가 어떤 이유로든 적절한 치료를 받지 못하고 있을 때 앞으로 나서서 적절한 치료가 이루어지도록 압박하는 것이 수간호사의 역할이다. 게다가 혹시라도 그런 행동이 곤란하거나 지지받지 못하는 상황에서도 의지할 수 있는 강력한 간호 지휘 체계가 존재한다. 다른 병원 동료들과 마찬가지로 콘스턴스 또한 뒤로 물러나는 듯한 모습을 보였다. 나는 그녀가 그 순간에 문제들을 어떻게 바라보고 있었는지 모르지만 외부인의 시각에서만 보자면 주어진 상황이나 환자에 대해서 전혀 책임 의식을 갖지 않았던 것 같다. 그러나 그녀가 대단한 점은 타라와 만나는 자리에 모습을 나타냈고 진심으로 연민을 표했다는 사실이다. 그녀는 그 팀에서 유일하게 그와 같은 행동을 한 사람이었다.

제이가 사망한 뒤에 부검이 이루어졌다. 병리학자는 그의 몸 전체에 광범위하게 퍼져 있는 메티실린 내성 황색 포도알균 집락에 더해서 패혈증으로 인한 이른바 파종성 혈관 내 응고라고 알려진 혈전과 출혈 흔적을 발견했다. 사망 진단서에 기록된 공식적인 사인은 패혈증에 따른 심폐 정지였다.

패혈증은 식별과 치료가 어렵지만 수량화하여 가르치기는 매우 쉬운 주제다. 가르치기 어려운 것은 책임감과 책임 의식이다. 이들 개념 ─〈책임감〉과〈책임 의식〉─ 은 강령이나 병원 안내 책자 같은 곳에서 흔히 언급되지만 구체적인 예시를 통한 교육을 제외하고는 의미 있는 교육이 이루어지기가 쉽지 않다. 병원 복도를 걸어 다니는 충분한 예시들이 있을 때 이런 가치는 문화에 유입되고, 벽에 영감을 주는 포스터를 붙여 놓지 않아도 새로운 직원들에게 흡수된다. 해당 가치는 의료계에서 전염성을 칭찬하는 몇 안 되는 것 중 하나다. 책임감이나 책임 의식의 부재 ─ 제이의 사례에서 입증되었듯이 ─ 도 전염성을 갖는다는 사실은 유감이다.

타라가 경험한 온갖 감정 중에서 이후로도 오랫동안 잦아들지 않은 한 가지 ─ 제이를 잃은 슬픔에 더해서 ─ 는 실망이었다. 그녀는 동종 업계에 종사하는 의료인들에게 몹시 실망했다. 자신의 직업을 그토록 자랑스럽게 여기던 사람에게 이와 같은 실망감은 심대한 타격을 주었다 ─ 그리고 지금까지도 계속되고 있다.

　「어떻게 단 한 명의 간호사도 제이를 돕지 않을 수 있을까요?」 그녀는 아직도 의문이다. 「어떻게 단 한 명의 간호사도 〈저기요, 지금 이 환자 매우 위독한 상태 아닌가요?〉라고 말하지 않을 수 있을까요? 어떻게 단 한 명의 간호조무사도 기계적으로 20회라고 적는 대신에 실제로 1분 동안 제이의 호흡수를 세지 않을 수 있을까요? 제이를 중환자실로 옮겨서 호흡 장애를 해결하기보다 모르핀을 투여하라는 호흡기내과 전문의의 권고를 무시한 종양학 전문의가 단 한 명도 없을 수 있을까요? 그날 어쩌면 다른 목소리를 낼 수도 있었던 사람을 모두 합치면 내과 의사와 혈액내과 전문의가 각각 2명, 수간호사, 사례 관리자, 간호조무사 2명, 간호사 4명입니다. 그 생각만 하면 정말 마음이 아파요.」

아울러 타라는 한 명의 간호사가 다른 목소리를 냈다고 해서 과연 결과가 달라졌을지 회의적인 입장이기도 하다. 의료 현장의 견고한 권력 구조로 인해 한 사람의 낭랑한 목소리 정도는 쉽게 무시될 수 있었기 때문이다. 과연 일개 간호사가 자신에게 주치의의 조언에 맞서 〈신속 대응 팀〉을 호출할 권한이 있다고 생각할 수 있을까? 설령 신속 대응 팀이 출동했더라도 이미 제이의 머리맡에 버티고 있던 폐 전문의가 그들을 물리치지 않았을까?

제이의 이야기가 특히 내 관심을 끈 이유는 그의 아내가 간호사였기 때문이다. 의료 실수는 환자와 그 가족이 어떤 배경을 가졌든 상관없이 그들을 피폐하게 만들지만, 나는 환자 쪽에 속하면서 직접 의료계에 종사하는 누군가와 이야기를 나누고 싶었다. 첫 번째 이유는 상대가 대등한 의학 지식을 갖춘 사람이기를 원했기 때문이다. 의료 실수에 직면한 많은 환자와 그 가족들에게 지식적인 불균형은 극복하기 어려운 장애물일 수 있다. 환자 가족 중에 호중구 감소증이나 고칼륨 혈증, 골수 이식실, 11번 장완 세염색체증, 메티실린 내성 황색 포도알균과 같은 용어에 익숙한 사람이 있다면 그러한 교란 요인을 피할 수 있다.

그리고 어쩌면 더 중요할지도 모를 두 번째 이유는 마치

20개의 접시를 동시에 돌리고 있는 듯한 오늘날의 의료 현실을 이해하는 누군가와 의료 실수에 관련된 경험을 살펴보고 싶었기 때문이다. 의료인이 아닌 사람들은 흔히 병원에 입원하는 일이 보잉 747 제트기에 탑승하는 것과 비슷할 거라고 막연히 생각한다. 살짝 들여다본 조종실 안에서는 어지러울 정도로 많은 버튼과 레버가 보이지만, 우리는 조종사라면 누구나 그 많은 버튼과 레버 하나하나의 용도를 전부 다 알고 있을 거라고 기대하면서 불안한 마음을 가라앉힌다. 모든 것은 점검 목록에 설명되어 있을 것이다. 조종실의 버튼과 레버 숫자는 엄청나게 많아 보여도 결국 유한하다.

비의료인들은 당연히 병원도 마찬가지로 유한함 안에서 기계처럼 원활하게 돌아갈 거로 생각한다. 하지만 의료계에 종사하는 내부자들은 전혀 그렇지 않다는 사실을 안다. 변수 — 특히 중증 환자 — 가 너무 많고 각각의 변수가 만들어 내는 순열과 상호 작용은 가히 충격적이기 때문이다. 변수에는 잠재적으로 모든 장기가 잘못될 수 있는 잠재적인 위험만 포함되는 것이 아니다. 치료에 관여하는 사람들 — 간호사, 의사, 치료사, 전임의, 주치의, 간호조무사, 감독자, 기사, 의대생 등 — 의 숫자에 더해서 모든 역할이 하루에 24시간, 일주일에 7일 내내 지속되어야 하므로 각각의 역할을 수행하는 모든 사람의 근무 일정도 포함된다.

내부에 있는 우리에게는 병원에서 일하는 것이 마치 곡예를 하는 것처럼 느껴진다. 언제든 중대한 실수를 저지를 위험이 함께한다. 더 많은 접시가 깨져 나가지 않는 현실이 그저 놀라울 따름이다. 그런고로 나는 이런 역학을 이해하는 누군가와 이야기해 보고 싶었다.

타라는 이 두 가지 기준에 부합했다. 그녀는 의료의 한계를 잘 알고 어떤 잘못된 기대도 품지 않는 통찰력 있는 현실주의자였다. 속사포 같은 그녀의 지적 능력 덕분에 우리는 많은 임상적인 세부 사항을 쉽게 파헤칠 수 있었다.

그런데 내가 전혀 고려하지 않았음에도 차츰 눈에 들어온 세 번째 측면이 있었다. 바로 자신의 직업과 의료인의 한 사람으로서 자기 자신에게 느끼던 그녀의 감정에 의료 실수가 끼친 영향이었다. 나는 막연히 어떤 좌절감이나 기껏해야 분노일 거라고 생각한 채 이런 감정의 깊이와 전체성에 대해 깊이 생각하지 않았다. 돌이켜 보면 그러지 말았어야 했다. 정체성이라는 것이 우리 안에서 얼마나 깊은 곳을 흐르는지 알기 때문이다. 많은 의사와 간호사에게 의료는 단순한 직업이 아니다. 그들 자신을 규정하는 정체성이다. 다른 몇몇 직종에서는 가끔 이렇게 말하는 사람을 만나기도 한다.「나는 예전에 은행원이었는데 지금은 소매업에 종사하고 있습니다.」하지만 〈나는 과거에 의사였습니다〉라고 하거나 〈나는 한때 간호사였습니다〉라고 이야기하는 사람은 본 적이 없을 것이다. 이런 직업은 우리가 하는 일을 나타내는 것이 아니라 우리가 누구인지를 나타낸다. 간호사는 은퇴하더라도 간호사다. 본인 스스로도 그렇게 생각하고 지역 사회도 마찬가지다. 은퇴한 의사가 자신이 더는 의료 행위를 하지 않는다고 말할 때는 있어도 자신이 더는 의사가 아니라고 말하는 경우는 절대로 없다. 따라서 나는 타라가 보인 강렬하고 순전히 본능적인 반응에 놀라지 말았어야 했다.

〈배신감〉은 그녀가 자신의 감정을 설명할 수 있는 유일한 단어였다. 내게 보낸 편지에서 그녀는 이렇게 말했다. 〈배신감은 내가 생각하기에 성직자에게 성추행을 당한 피해자들이 느끼는 것만큼이나 충격이 엄청나요. 나는 모든 독실한 가톨릭 신자들이 가톨릭교회를 신뢰하듯이 의료 체계를 신뢰했어요. 제이의 치료 계획을 세우던 의사들이 이타적이고, 예컨대 경건하고 순결하며 순종하겠다는 성직자들의 맹세와 같은《우선 해를 입히지 말라》라는 그들의 맹세를 지킬 거라고 믿었어요. 의료인으로서 내 직업은 내가 하느님에게 가장 가까이 다가갈 수 있는 방법이었습니다. 나는 내가 하는 일과 내 옆에서 일하는 사람들에게 그 정도로 믿음이 있었어요.〉

타라는 계속해서 이어 갔다. 〈특히 간호사들은 직업적으로 내 자매들이자 형제들이었어요. 우리는 환자들의 삶에서 가장 취약한 시기에 그들의 인간적 존엄성을 지킨다는 암묵적인 합의를 공유했어요. 적어도 나는 그렇게 생각했어요. 우리는 노련한 간호와 더불어 인간적인 연민을 베푼다는 믿음을 공유했습니다 — 그렇지 않았나요? 환자를 돌보느라 비록 점심도 못 먹고, 화장실도 못 가고, 씻지도 못하고, 12시간씩 교대 근무를 했지만 우리는 자부심이 있었어요. 그보다 더 명예로운 일이 있을까요? 동료나 다름없는 의료인들의 완전한 영적 배신은 내게 너무나 큰 상처를 주었고 다시 믿음을 회복하기까지 몇 년이 걸렸습니다. 그전까지 거의 10년에 가까운 세월 동안은 거울에 나를 비추어 볼 때마다 분노로 가득 찬 낯선 사람이 보였습니다.〉

16장
환자는 어떻게 해야 할까?

타라와 멀리사, 낸시가 경험한 분노와 배신감은 의료 실수를 겪은 사람들에게는 안타깝게도 흔한 경험이다. 분노와 배신감을 느끼는 것이 놀라운 일도 아니다. 병원이라는 곳이 본래 사람들에게 보살핌을 제공하는 피난처와 같은 장소이기 때문이다. 대다수 사람은 병원에 가면 다 잘될 거라는 나름 합리적인 믿음을 가지고 있다. (가장 신뢰받는 직업 순위에서 간호사는 항상 수위를 차지하며 바로 뒤에는 의사와 약사가 위치한다.) 그래서 혹시라도 일이 잘못되면 극심한 배신감으로 고통스러워한다.

상황을 개선하고자 애쓰는 수많은 사람의 지속적이고 존경스러운 노력에도 불구하고 현실은 의료 서비스가 불완전한 시스템이며 앞으로도 늘 그럴 거라는 사실이다. 안타깝지만 환자들이 정신을 바짝 차리고 적극적으로 의심하는 수밖에 없다. 이 같은 요구에 부응하기 위해 언론은 재빠르게 움직였다. 병원에서 안전을 보장받기 위한 점검 사항과 조언을 담은 기사들이 곳곳에 넘쳐났다. 환자에게 권고되는 수많은 해야 할 일에 자칫 압도당할 정도다. 일부만 예를 들어 보자면 표를 만들고, 자격증을 확인하고, 다른 의사의 소견을 들어 보고, 엑스레이 사진의 사본을 확보하고, 약물 상호 작용을 조사하고, 혹시 의사가 제약업체로부터 돈을 받는지 알아보고, 과거에 의료 소송을 당한 적이 있는지 확인하고, 자신의 모든 의료 기록을 항상 보관해 놓고, 자신의 표피를 기준으로 90센티미터 이내의 거리에서 수술복을 입고 있는 모든 사람에게 전면적인 심문을 시행하는 것 등이다. 건강한 사람에게도 무리한 주문이지만 아파서 정신이 없는 사람에게는 그야말로 벌이나 다름없는 요구다.

내가 생각하는 자신을 보호하는 방법은 그보다는 덜 목록 지향적이며 균형을 중시한다. 만약에 하나만 선택해서 집중해야 한다면 나는 의료 서비스가 — 그리고 병원과 진료실, 치료소와 응급실도 — 하나의 인간 활동이라는 사실을 인정하는 데 집중할 것이다. 의료 서비스를 구축한 것도 인간이고, 연구한 것도 인간이며, 운영하는 것도 인간이다. 너무나 많은 경우에 사람들은 의학 분야가 전적으로 과학적인 완벽성을 특징으로 한다고 생각한다. 당연하지만 불과 몇 년 만에 에이즈를 곳곳에 존재하는 잔인한 학살자에서 유순한 만성 질환으로 바꾸어 놓은 것과 같은 정말로 기적에 가까운 과학적 발전을 폄하하려는 것이 아니다.

그런데도 인류 전체를 대상으로 한 포괄적인 의학적 진보에 따른 과학적 확실성과 환자 개개인을 대상으로 하는 의료 행위의 극심한 불확실성 사이에는 괴리가 존재한다. 이를테면 수백만 달러를 투자한 임상 실험에서 극적인 결과가 나왔음에도 안타깝게 환자에게는 그처럼 눈이 번쩍 뜨이는 결과를 보장할 수 없는 것과 같은 맥락이다.

우리는 의료 실수가 아예 발생하지 않기를 바란다 — 깊이 생각할 필요도 없는 문제다. 하지만 이처럼 모 아니면 도라는 식으로 생각하는 것은 현실과 주어진 상황의 복잡성을 고려할 때 아무런 도움이 되지 않는다. 우리가 하는 모든 행위는 위험 편익비와 관련이 있다. 예를 들어, 3번가를 가로지르는 일도 위험 편익비와 관련이 있다 — 우리는 길 반대편에 있는 베이글 가게에 도달하고자 함으로써 편익을 추구하지만 동시에 자동차 운전자가 미숙하거나, 숙취 상태이거나, 휴대 전화기에 정신이 팔렸을지도 모르는 위험을 감수한다. 훈제 연어와 케이퍼를 얹은 100퍼센트 통밀 베이글을 얻는 편익은 2톤의 각진 쇳덩어리가 우리에게 돌진할지도 모르는 위험과 균형을 이루어야 한다. 사고 가능성이 작기는 하지만 단 한 번이라도 사고가 나면 파괴적인 결과로 이어질 수 있기 때문이다. 따라서 우리는 도로 경계석을 내려갈 때마다 나쁜 결과가 얼마나 빈번하게 발생하는지, 그로 인한 결과가 얼마나 나쁠 수 있는지, 굳이 길을 건널 필요가 있는지, 아침 식사로 병원의 오래된 옥수수 머핀을 먹었을 때 어떤 영향이 있을지 등을 고려해야 한다. 고작 하나의 결정을 앞두고도 고려할 사항들이 이 정도다.

의료 경험은 아찔할 정도로 복잡한 인체와 연관된 수십

가지의 결정을 수반한다. 때로는 수백에서 수천 가지에 이르기도 한다. 점검 목록을 적극적으로 활용하는 항공 산업계의 방식이 충분히 적합하지 않은 이유다. 비행기는 모델의 가짓수가 한정되어 있으며 모델이 같은 경우에는 다행히도 모두 똑같다. 하지만 인간은 그렇지 않다. 그리고 인간이 앓는 질병들의 생물학적 다양성은 병의 진행에 영향을 미치는 그보다 훨씬 많은 사회적 요인들 때문에 더욱 복잡해진다.

의료 경험을 둘러싼 좀 더 현실적인 접근법은 위해 저감 개념이다. 환자가 병원에 있는 동안 겪는 실수를 예컨대 다섯 번만 줄일 수 없을까? 약물 혼용 사고를 20퍼센트 줄일 수 없을까? 예방 대책을 마련하여 요양 병원에서 발생하는 낙상 사고를 절반으로 줄일 수 없을까? 이런 겸손한 목표는 병원들이 가까운 고속도로나 공항의 즐비한 광고판에 집어넣고 싶어 하는 문구와 거리가 멀다. (그런 곳에는 최신식이나 세계 최상급, 혁신적, 최첨단과 같은 표현이 들어가야 한다……. 그리고 당연하지만 그것은 우수 의료 기관인 경우에나 가능한 이야기다.)

자신이 치료받는 과정에서 당연히 어떠한 실수도 없기를 바라는 환자들에게도 위해 저감이라는 겸손한 목표가 반향을 일으키지 못하기는 마찬가지다. 기존에 320건에 달하는 이상 반응을 248건으로 줄이려고 노력하는 병원에 누가 가고 싶겠는가? 병원 내 감염을 어중간하게 22퍼센트 줄이는 것이 원대한 목표인 병원에서 누가 치료를 받고 싶겠는가?

그렇지만 의심할 여지 없이 시시하게 들리는 이런 점진적인 목표야말로 의료 체계와 같은 거대한 전함의 뱃머리를 돌리고자 할 때 실질적으로 달성할 수 있는 현실적이고 유일한 목표다. 의료 실수가 아예 발생하지 않기를 요구하는 것은 시스템을 둘러싼 도박과 의미 없는 유행어들에 대한 과도한 의존을 담보하고 환자에게도 그다지 안전하지 않을 것이 분명한 상황을 담보할 뿐이다.

위해 저감 전략은 에이즈와 C형 간염이 (그리고 나중에는 이른바 오피오이드 유행병이) 한창 유행할 때 언론의 대대적인 주목을 받았다. 문제의 의료 위기들은 누구나 쉽게 훈계하려고 드는 대상과 행실, 상황 — 동성애자, 마약 중독, 매춘, 동성애 행위, 문란한 성생활, 주사기를 돌려쓰는 행위, 빈곤 등 — 과 관련이 있었기 때문에 언론에서 뜨거운 논란을 일으켰다. 그리고 모든 사람이 행실만 바르게 한다면 이것은 더는 문제가 되지 않을 거라는 의견까지 나오기에 이르렀다. 하지만 당시에 이미 참호 속에 있던 사람들 — 환자와 의료진 모두 — 에게는 그처럼 고상한 훈계가 전혀 먹히지 않고 있음이 분명했다. 환자들이 떼로 죽어 나가는 상황에서 수단과 방법을 가리지 않고 어떻게든 신속하게 사망자를 줄여야 했기 때문이다. 무료 콘돔을 배포하고 정맥 주사기를 사용하는 마약 중독자들에게 깨끗한 주사기를 제공하는 것은 단기간에 사망률을 낮추기 위한 실용적인 방법이었고, 더 나은 치료법을 개발하는 데 필요한 귀한 시간을 벌어 주었다.

그런데도 위해 저감 전략은 많은 정책 입안자를 짜증 나게 했다. 용납될 수 없는 행위들을 묵인하고 심지어 〈부추기는〉 것처럼 보였기 때문이다. 하지만 위해 저감 전략은 실질적으로 사람들의 생명을 구했다. 물론 모든 생명을 구한 것은 아니지만 에이즈나 C형 간염에 걸리는 환자를 줄여 주었다. 죽는 환자를 줄여 주었다. 모든 것을 해결해 주지는 못했으나 환자들이 겪는 질병으로 인한 고통 부담을 완화해 주었다. 오피오이드 과다 복용으로 인한 부작용을 역전시키기 위해 날록손 키트를 나누어 주고, 오피오이드에 중독된 환자들에게 메타돈과 부프레놀핀을 제공하는 것도 같은 맥락이라고 할 수 있다. 그런 조치는 생명을 살리고 시간을 벌어 준다.

위해 저감 전략은 마약 복용이나 무방비한 성관계가 가진 실체적인 위험성을 미화하지 않는다. 오히려 이런 위험요소가 존재하지만 그런데도 우리가 위험 요소가 초래하는 피해를 최소화하기 위해 무언가를 할 수 있다는 현실적인 인식을 보여 준다.

마찬가지로 의료 실수는 쉽게 또는 금방 — 또는 절대로 — 완전히 근절되지 않을 의료계의 현실이다. 그러나 위해 저감 접근법으로 (의학 연구가 체계적인 해결책을 개발하기 위해 힘쓰는 동안) 의료 실수의 만연과 심각성은 최소화될 수 있다.

그렇다면 환자로서 우리는 위해를 최소화하기 위해 무엇을 할 수 있을까? 우선은 자신의 병력을 아는 것이 중요하다. 어떻게 보면 매우 당연한 말처럼 보이지만 나는 자신의 병력을 모르는 환자들이 정말 많다는 사실에 항상 놀라고는 한다. 자신의 기본적인 진단명과 현재 복용하는 약물과 복용량, 자신이 받았던 수술, 자신이 가진 알레르기 등을 정리하여 한 페이지의 목록으로 만드는 것도 좋은 방법이다.

매번 앓았던 감기와 10대 때 났던 여드름, 발가락을 찧었던 일, 마늘 가루 때문에 딸꾹질을 했던 사실까지 모두 나열된 빽빽하고 교차 검증까지 곁들인 40페이지의 논문처럼 만들고 싶은 생각이 들더라도 참아야 한다. 목록은 단순하고 명확해야 하며 꼭 필요한 내용만 있어야 한다. (화학 요법이나 심장 이식과 같은 복잡한 치료를 받은 적이 있다면 예외다. 그런 경우에는 별도의 종이에 핵심적인 세부 내용을 기록해서 보관할 수 있다.)

기본적인 정보가 적힌 종이를 가지고 있으면 어떤 의료 상황에서든 자신이 알레르기 반응을 일으키거나 자신이 앓는 질환 중 하나 때문에 금지된 어떤 약물이 처방되는 사태를 방지하는 데 도움이 될 수 있다.

약은 수시로 바뀌기 때문에 병원을 방문할 때마다 자신이 가진 약 목록과 의사가 가진 약 목록을 비교하는 것이 현명하다. 이를 위한 가장 현실적인 방법은 약병들을 한 봉지에 모두 담아 의사에게 가져가는 것이다. 나는 이 방법이 가장 유용하다고 생각한다. 직접 보지 않았으면 내가 몰랐을 약들을 가끔 다른 의사들이 처방해 주는 경우가 있기 때문이다. 응급 진료를 받으면서 복용량이 달라질 때도 있다. 보조제나 한약, 처방전이 필요 없는 약들도 있으면 원래 포장지에 담아 함께 가져가야 한다.

진단 실수를 최소화하기 위해서는 대화에 초점이 맞추어져야 한다. 환자와 의료진의 대화는 단 하나뿐인 가장 중요한 진단 도구이기 때문에 환자는 대화가 흐지부지되지 않도록 확실히 해야 한다. 의사가 진료 시간 내내 컴퓨터 화면에서 눈을 떼지 않은 채 기계적으로 확인란을 채우고 있을 때 환자가 정중하게 이 부분을 지적하는 것은 헌법에 규정된 권리다. 환자는 아마도 이렇게 말할 수 있을 것이다. 「당신이 이 모든 것을 컴퓨터에 기록해야 한다는 사실을 알지만 1분만 내게 온전히 집중해 준다면 최대한 간단명료하게 중요한 내용을 말할게요.」 환자는 의사와 세세하고 진지한 대화를 나누고 그렇게 함으로써 자신의 증상이 적절히 탐구될 수 있도록 해야 한다.

그리고 의사가 〈내 생각에는 모 질환 같습니다〉라고 말하면 환자는 이렇게 질문해야 한다. 「그렇게 생각되는 이유가 있을까요?」 이 질문은 의사가 얼마나 자료를 확신하는지 또는 확신하지 못하는지 파악하는 데 도움이 될 수 있다. 그런 다음에는 〈다른 병일 가능성도 있나요?〉라고 물어야 한다. 이 질문은 의사의 감별 진단과 임상적 추론에 대한 이해를 제공한다. 여기서 조금 더 의사를 압박하고 싶다면 〈우리가 절대로 놓치면 안 되는 다른 것이 있나요?〉라고 물을 수 있다. 혹시라도 성급하게 진단하는 경향이 있는 의사에게는 이런 간단한 질문들이 처음부터 그랬어야 하는 추론 과정에 더욱 전념하도록 압박을 가할 것이다.

감염은 예방에 대한 실질적인 전략이 있는 영역 중 하나다. 환자는 모든 의료진이 자신을 만지기 전에 손을 씻는지 반드시 확인해야 한다. 꼭 그래야 한다면 농담처럼 이야기하거나, 필요하다면 자신을 깎아내리거나, 신경증 반응을 보이거나, 단호한 모습을 보이거나, 할 수 있다면 자신의 내면에 있는 이그나즈 제멜바이스를 소환해야 한다. 아무튼 그들이 세균 가득한 손을 비누로 씻거나, 물 없이 사용하는 멸균제로 꼼꼼하게 문지를 때까지 할 수 있는 모든 것을 해야 한다. (혹시라도 의사나 간호사가 기분 나쁘게 받아들인다면 제멜바이스의 두 산과 병실 중 〈그들〉이라면 어떤 병실에서 치료를 받고 싶을지 물어볼 수 있을 것이다.)

입원 환자에게 (그리고 화학 요법과 같은 광범위한 외래 치료를 받는 사람에게) 아마도 가장 중요한 안전장치는 다른 사람의 존재다. 심하게 아프거나 불도저 수준의 치료를 받는 환자에게 자신의 치료와 관련된 복잡한 내용을 계속 파악하라고 하는 것은 그야말로 너무 지나친 요구다. 열이 40도까지 올라서 마치 내장까지 토할 것 같거나 온몸의 뼈마디가 덜커덕거리는 것 같은 환자에게는 그럴 여유가 없다. 그런 환자는 이미 지금 당장 끔찍한 고통에만 집중할 수 있는 특별 허가를 받은 셈이나 마찬가지다.

환자 보호자는 환자의 눈과 귀가 되어야 한다. 침대맡에 공책을 놓아두고서 진행 사항을 하나하나 모두 기록해야 한다(또한 질문해야 한다). 진단명은 무엇인가? 이 약은 어디에 쓰이며 어떻게 발음하는가? 어떤 부작용을 주의해야 하는가? 오늘 혈액 검사 결과는 어떠한가? 흰색 가운을 입은 이 서른일곱 번째 사람은 누구인가? CT 촬영을 하는 이유가 무엇인가? (CT 촬영이 이 문제에 얼마나 도움이 되는가?) 치료 효과는 언제부터 나타나는가?

앞으로 나서서 이야기하기가 어려울 수도 있다. 심지어 거기까지는 어떻게 하더라도 — 타라가 경험했듯이 — 변화를 일으키기는 더욱 어려울 수 있다. 하지만 환자 가족이나 친구는 환자를 가까이서 지켜보는 꼭 필요한 존재다. 의료진에게 각각의 단계에 관해 설명하도록 하는 행위 그 자체는 일반적인 의료 실수를 예방하는 훌륭한 견제 수단이기도 하다. 병원 직원들은 그런 환자 보호자에게 그 병동에서 가장 성가신 환자 가족이라며 토니상을 주고 싶어 할지 모르지만 상관없다. (그들의 구겨진 자존심은 오며 가며 쿠키 한 상자씩 선물하면서 달래 주면 된다.) 질문을 던지고 세부 사항을 받아 적는 일은 혼란스러운 여정에서 문서로 된 흔적을 제공한다. 그리고 혹시라도 일이 잘못되었을 때는 지난 시간표를 재구성하기 위한 소중한 자료가 되어 줄 것이다.

이 책을 쓰는 중이던 어느 금요일 밤에 10대인 딸의 복통 때문에 우리는 응급실을 찾았다. 일반적으로 나는 일상적인 통증이나 고통에 과잉 반응을 하지 않는다. 발열이나 감기, 기침, 발목을 삐는 일 정도로는 내 맥박을 빨리 뛰게 만들 수 없다. 우리 아이들은 〈본인들이 피를 흘리거나 심정지를 일으키지 않는 한〉 그들의 엄마가 『뉴욕 타임스』를 내려놓지 않을 것을 안다. 어쩌면 이례적으로 진짜 아픈 환자들에 관한 이야기를, 때로는 간은 어떻게 각기 다른 두 곳에서 혈액을 공급받는지와 같은 요구하지도 않은 가르침까지 곁들여서 들려줄 수는 있을 것이다 — 정말 멋지지 않나? 우리 아이들은 의료 차원의 연민을 받고 싶으면 차라리 컴퓨터 프로그래머인 아빠에게 가야 한다는 사실을 안다.

하지만 이번에는 도무지 편한 자세를 찾지 못하는 딸의 모습에서 의심이 들었고 나는 청진기를 꺼냈다. 아이의 장에서 특유의 졸졸거리는 소리가 나지 않고 아무런 소리도 들리지 않아 나는 외투를 챙겨서 곧장 응급실로 향했다. 내가 처음에 의심했던 충수염이 맞았다는 사실에 딸아이는 의사로서 나에 대한 믿음을 부쩍 회복한 듯 보였다. 그런데도 내가 지나다니면서 만나는 여러 동료에게 이런 사정을 자랑스럽게 이야기하자 다시 자괴감에 빠졌다. (으흠, 충수염은 예의라는 기본적인 규칙을 무시해도 될 만큼 중병이 아니란다.)

수술은 다음 날 아침에 진행될 예정이었고, 딸아이는 수액과 진통제를 맞으면서 병원에서 그날 밤을 보내게 되었다. 나는 비록 피곤했지만 잠을 잘 수 없었다. 딸아이가 잠들었다가 깨기를 반복하는 동안 막간을 이용해서 이 책과 관련된 의료 실수에 관한 기사들을 검토했지만 전혀 도움이 되지 않았다. 나는 병실에 누가 들어올 때마다 자리에서 벌떡 일어나서 그들이 누구인지, 왜 왔는지 세심하게 살폈다.

소아 청소년과 전공의가 딸아이의 병력을 확인하기 위해 새벽 3시에 방문했을 때 나는 단호하게 맞섰다 — 딸아이는 이미 환자 분류를 담당하는 간호사와 응급실 전공의, 응급실 전문의, 외과 전공의, 외과 과장, 외과 전문의에게 자신의 병력에 관해 이야기하고 검사까지 받은 상황이었다. 나는 딸아이를 깨우지 못하도록 그를 막았다. 병력 확인만 벌써 열일곱 번은 한 것 같았기 때문이다.

〈그렇지만 꼭 필요한 일이에요〉라고 전공의가 말했다.

의사로서 나는 이렇게 하는 것이 표준 절차임을 알았다. 그래도 부모로서 화가 나는 것은 어쩔 수 없었다. 물론 화를 내는 것이 실질적으로 아무런 도움이 되지 않는다는 사실도 알았다. 차라리 이 기회에 전공의를 교육하는 편이 더 나은 접근법일 것이다. 그 밤늦은 시간에 나는 최대한 소크라테스처럼 전공의에게 물었다. 「당신의 진단명이나 처치를 바꾸게 할 무언가를 발견할지도 모른다고 생각하나요?」 전공의가 잠시 머뭇거렸고, 나는 기세 좋게 임상적 추론 수업에 착수할 기회를 잡았다. 어쨌거나 나는 그녀가 근무하는 병원의 교수진 중 한 명이었다. 「환자가 지금 진통제를 맞고 있어서 신체검사로는 어떠한 압통도 발견되지 않을 겁니다. 초음파 검사에서 이미 충수염인 것으로 드러났고 백혈구 수치도 높아졌어요. 혹시라도 병력이나 신체검사에서 수술이 바람직하지 않다고 암시하는 무언가를 발견했기 때문이라면 당연히 환자를 깨워야겠지요.」

청진기를 만지작거리며 나를 경계하듯이 쳐다보는 전공의를 보면서 나는 나 자신이 교육적인 의사에서 화난 부모로 변신하고 있음을 느꼈다. 「그렇지만 아이를 깨워서 배를 쿡 찌른 다음에 충수염이고 수술이 필요하다는 거창한 결론을 내릴 거라면 그만두세요.」나는 퉁명스럽게 말했다.「가엾은 아이를 그냥 자게 내버려 둬요.」

　　다시 긴 침묵이 이어졌다. 전공의가 성미도 고약하고 잠까지 설치고 있는 보호자를 상대로 자신의 주장을 밀어붙이는 데 따른 위험 편익비를 계산하고 있음이 느껴졌다. 나는 그녀가 결정하는 데 도움을 주기 위해 〈차트에 그냥《환자 엄마가 병력과 신체검사를 거부함》이라고 적어요〉라고 조언했다. 전공의는 결국 물러났고, 나는 다시 의자에 털썩 주저앉아서 의료 재앙에 관련된 또 다른 박진감 넘치는 기사를 읽었다.

　　어느 순간에 외과 팀이 수술을 하는 대신에 정맥 주사를 통해 항생제만 투여하는 대안을 제안했다. 환자에 따라서는 수술을 하지 않아도 되는 경우가 있다는 설명이었다. 그들의 설명에 따르면 항생제를 투여하더라도 나중에 충수염이 다시 재발할 가능성은 50퍼센트였다. 요컨대 절반에 가까운 환자들은 아예 수술을 하지 않아도 된다는 뜻이었다. 솔깃한 이야기였다 ― 가능하다면 누구인들 수술을 피하고 싶지 않겠는가? 하지만 외과 팀은 아침에 수술실을 예약할지 말지 알아야 하기 때문에 우리가 지금 당장 결정해야 한다고 말했다.

　　나는 외과 의사도 아니고 소아 청소년과 의사도 아니다. 따라서 이쪽 일은 내 전문 분야가 아니었다. 나는 외과 전공의에게 혹시 이 제안이 15명의 환자를 조사한 예비 연구에 근거한 것인지, 아니면 10년 동안 수백 명의 환자를 추적 조

사한 믿을 수 있는 실험에 근거한 것인지 물었다. 전공의가
한숨을 내쉬었고, 나는 그가 한밤중에 까탈스러운 환자 보호
자이자 전문의와 함께 자료를 분석하는 일에 짜릿함을 느끼
지 않는다는 사실을 알 수 있었다. 그에게는 분명히 엄청나
게 긴 진상 고객 명단이 있을 것이다.

하지만 우리는 선택 가능한 대안이 두 가지가 있다는 사
실뿐 아니라 둘 중에서 어떤 대안이 더 나은지도 알아야 했
다. 나는 외과 팀에서 수술실을 준비할 시간이 촉박하다는
이유로 섣부른 결정을 내리고 싶지 않았다.

회유와 몇 건의 전략적인 인터넷 검색으로 우리는 약간
의 연구를 마쳤다. 항생제 치료에 관한 자료는 조금 예비적
인 측면도 있었지만 특히 수술을 무서워하는 사람들에게 추
천할 만했다. 이 시점에서 미리 말하자면 내 딸은 어떠한 종
류의 바늘도 좋아하지 않는다. 독감 예방 주사만 맞아도 울
고불고 난리를 치면서 키가 나보다 머리 하나가 더 크고 몸
무게도 훨씬 더 나감에도 내 무릎 위에서 글자 그대로 웅크
리고 있기 일쑤다. 수술과 그에 수반되는 메스와 그 밖의 날
카로운 도구들을 피할 수 있다고 하면 팔짝팔짝 뛰면서 좋아
할 것이 분명했다.

결론부터 말하자면 딸아이는 수술에 대해 완전히 다른
입장인 것으로 드러났다. 응급실에서 정맥 주사를 맞으면서
너무 끔찍했던 아이는 두 번 다시 같은 경험을 되풀이하고
싶어 하지 않았다. 그래서 미래의 언젠가 이 모든 일을 다시
겪게 될 가능성 ─ 아무리 낮더라도 ─ 보다 수술이 갖는 확

실성에 더 마음이 이끌렸다. 게다가 아이는 응급실에서 초기 정맥 주사를 맞으며 이미 고통을 겪었으니 다음 날도 계속 같은 주삿바늘을 사용할 수 있을 것으로 계산했다. 아이가 보기에 전신 마취와 수술은 나중에 정맥 주사를 피하는 매우 합리적인 방법이었다!

표준 치료법인 수술을 선택하기까지 우리의 결정은 몇 분이 아니라 대체로 몇 시간이 걸렸다. 비록 가장 관리하기 쉬운 환자라는 칭찬은 받지 못했지만 나는 우리가 외과 팀을 압박하여 선택 가능한 치료들의 상대적인 장점을 설명하게 하고, 10대 소녀의 근시안적인 사고방식에 대한 약간의 오해가 있기는 했지만 그들에게 환자의 가치관과 선택을 고려하게 함으로써 옳은 일을 했다고 생각했다.

이튿날 아침에 딸아이가 수술대에 오를 때는 견디기 힘든 순간도 있었으나 입원은 순조롭게 진행되었다. 딸아이는 그렇게 많은 사람이 마스크와 수술복 차림으로 자신을 내려다볼 줄 몰랐던 것 같다. 심지어 자신의 얼굴 위로 산소마스크가 내려올 때는 숨이 막힐 것 같았던 모양이다. 갑자기 겁에 질려서 큰 소리로 내 이름을 부르며 도와 달라고 애원했고 의료진을 떼어 내려고 발버둥 치기 시작했다. 나는 이미 수술실 밖으로 안내된 뒤였지만 부모로서 다시 안으로 달려가서 아이를 구해 주고 싶은 본능이 꿈틀거렸다. 그렇지만 의료진에게 계속하라는 신호를 보내야 했고, 그들이 겁에 질린 아이를 다시 수술대 위에 올리기 위해 씨름하며 아이의 얼굴에 억지로 마스크를 씌우는 과정을 지켜보아야 했다. 나

16장 환자는 어떻게 해야 할까?

는 불과 몇 초 뒤면 마취제가 투입되고, 딸아이가 지금 일을 거의 기억하지 못할 것이며, 수술을 강행하는 것이 아이를 위해 옳은 일임을 알았다. 그런데도 그 모든 과정을 지켜보고 있자니 부모로서는 정말 고역이었다.

이후에는 가벼운 순간도 있었다. 수술이 끝나고 딸아이가 마취에서 점점 깨어나고 있을 때였다. 나는 간호사가 제안한 진통제 토라돌Toradol을 맞고 싶은지 물었다. 아이는 아직 말이 어눌한 상태였지만 그런데도 분명히 내 말을 알아들은 듯 보였다. 딸아이는 〈토르텔리니Tortellini*요?〉라고 중얼거렸고 목소리가 여전히 가냘프지만 표 나게 높아졌다. 「우리 토르텔리니 먹어요?」

수술은 결과적으로 성공적이었다. 결장의 남은 꼬리 부분이 성공적으로 제거되었고, 우리는 그날 밤 취침 시간 전까지 집에 올 수 있었다. 나는 현대 의학의 경이에 다시 한번 감명을 받았다. 이런 일이 1세기 전에 일어났다면 나는 그날 저녁에 혹시 토르텔리니가 있는지 확인하려고 냉동실을 파헤치는 대신에 자식의 무덤을 파고 있을 것이 분명했기 때문이다.

한 병원에 정말 다양한 역할을 하는 수많은 사람이 존재한다는 사실 자체도 새삼 놀라웠다. 우리 병원이 제공하는 다양한 의료 서비스 — 담석이나 미숙아부터 사지 접합과 급성 정신병에 이르기까지 — 에 같은 병원의 내과 의사로서 나는 엄청난 자부심을 느꼈다. 하지만 환자 가족으로 병원에

* 소를 넣은 초승달 모양의 파스타 요리.

476

있는 동안 내게는 이 모든 경이로운 역할자가 잠재적인 의료 실수의 원흉들처럼 보였다. 딸아이의 병실을 들락날락하는 수많은 사람을 보면서 나는 오직 한 가지 생각밖에 들지 않았다. 그들이 수많은 미생물 군집을 연신 뒤섞고 있으며 각각의 군집 하나하나는 전염 가능성을 가진 악의적인 세균을 가졌을 거라는 생각이었다.

훈련되지 않은 사람들의 관점에서 누가 누구인지 구별하기란 사실상 불가능하다. 청소하는 직원부터 외과 의사에 이르기까지 조금씩 다르기는 하지만 하나같이 수술복을 입고 있기 때문이다. 심지어 훈련된 사람도 구분하기 어려울 정도다. 신분증은 열쇠와 펜 사이에 매달려 있어서 굳이 밤중에 어두운 병실이 아니더라도, 또는 침대맡에서 휴지와 얼음주머니, 진저에일 등과 뒤섞이는 바람에 안경을 잃어버리지 않았더라도 읽기가 불가능하다. 게다가 우리는 단순한 충수염일 뿐이었다. 중증 환자는 중소 도시 수준의 인구가 대체로 가장 부적절한 순간에 자신의 침대맡으로 하이킹을 다닌다는 느낌이 들 수도 있다.

물론 나는 사람을 잡아먹는 완전한 괴물까지는 아니었다. (음, 조금은 그랬을지도 모르겠다.) 나는 각각의 절차에 대한 명확한 설명을 원했을 뿐이다. 여기에 더해서 〈우리는 원래 이렇게 합니다〉라는 말보다 조금은 더 설득력 있는 설명을 원했을 뿐이었다. 명백히 나는 일의 흐름을 지연시켰고 적지 않은 사람들의 심기를 불편하게 만들었다. 하지만 의료 실수에 대한 환자 가족의 우려를 덜어 주는 것 또한 일의 일부다 — 설령 그 환자 가족이 내과 의사가 아니거나, 그 병원의 교수가 아니거나, 우연의 일치로 환자 옆에서 의료 실수에 관한 책을 쓰고 있는 사람이 아니더라도 달라질 것은 없다. 모든 환자에게 적용되는, 또는 적용되어야 하는 치료 기준인 것이다.

당연하지만 양질의 안전한 치료를 담보하기 위한 부담이 환자나 그 가족의 몫이 되면 안 된다. 그와 같은 부담은 의료 시스템의 몫이다. 그리고 우리가 잘 알고 있듯이 의료 시스템은 그동안 완전무결한 모습과 거리가 멀었기에 환자와 그 가족들은 세부적인 사항에 가능한 한 지속적으로 관여해야 한다. 그렇다고 반드시 내가 그랬던 것처럼 완전한 독수리 모드가 될 필요는 없지만 집요해야 하고, 혹시 직원들이 자신을 짜증스럽게 여기더라도 신경 쓰지 말아야 한다.

목소리 큰 사람이 되고 싶은 사람은 아무도 없다. 특히 환자가 고분고분하고 순종적일 때 매사가 더 부드럽게 진행될 거라는 노골적인 분위기를 풍기는 조직 안에서는 더욱 그러하다. 나는 타라가 왜 굴복하고 때때로 혼자서만 생각하고 말았는지 이해할 수 있다. 심지어 누군가의 목숨이 달려 있을 때조차 잔소리꾼이 되기란 쉽지 않다. 내 조언은 예의를 지키되 끈질겨야 한다는 것이다. 모든 사람이 열심히 일하고 있으며 옳은 일을 하려고 노력한다는 사실을 인정하는 태도도 — 잘 진행되고 있는 일에 대해서는 감사를 표함으로써 — 도움이 될 수 있지만 그렇더라도 자신의 의문과 우려는 끈질기게 물고 늘어져야 한다.

가족이나 믿음직한 친구가 병실 침대 옆에 앉아 있을 의향이 없거나 형편이 되지 않는 환자들 처지에서는 끔찍한 난제다. 혼자인 환자는 어떻게 해야 할까? 그야말로 매우 현실적인 동시에 어려운 상황이다. 내 조언은 자신이 최대한 할 수 있는 데까지 직접 기록하라는 것이다. 자신이 할 수 있는 범위 안에서 최대한 많이 기록해야 한다. 최소한 각각의 약이 무엇이고 자신에게 왜 필요한지 물어야 한다. 간호사가 대신 적거나 목록을 인쇄해 줄 수도 있을 것이다. 그리고 혹시라도 자신이 너무 메스껍거나, 너무 졸리거나, 너무 열이 나서 토론에 참여할 수 없더라도 모든 의료진을 상대로 꼼꼼하게 질문하지 못했다고 자책할 필요는 없다. 휴식이 필요하면 쉬어야 한다. 단, 잠들기 전에 남는 외과용 테이프를 이용해서 자신의 가슴에 다음과 같은 경고문을 붙여 두기를 추천한다. 「손을 씻으시오!」

그렇다면 일이 잘못되었을 때는 어떻게 해야 할까? 자신이 보기에 의료 실수나 이상 반응이 발생한 것 같을 때는 어떻게 해야 할까? 개인적으로 나는 직접적인 대화가 최선이라고 생각한다. 따라서 나라면 의사나 간호사에게 무슨 일인지 설명해 달라고 직접 요구할 것이다. 무언가가 잘못되었을 때 방어적으로 변하는 인간의 본성을 고려하여 소송에 대한 욕구만 잘 억제한다면 아마도 최선의 결과를 얻을 수 있을 것이다. 감정을 억제하고 건설적으로 생각해야 한다. 의료진에게 자신의 목표는 오로지 사건의 진실을 파악하는 것뿐임을 이해시켜야 한다.

그래도 만족스러운 답변을 얻지 못한다면 상사와 이야기하게 해달라고 요구할 수 있다. 모든 조직에는 항상 하나하나 단계를 거쳐 올라갈 수 있는 지휘 계통이 존재한다. (자신이 누구와 이야기했는지, 언제 그 사람을 만났는지, 답변은 들었는지 기록해 두자.) 의료 기관 대부분은 환자 대변인을 두고 있다. 환자 대변인은 환자가 언제라도 정보를 얻고자 할 때 — 또는 치료를 받는 과정에서 언제라도 — 접촉할 수 있는 사람들이다. 환자를 위해 존재하는 사람들인 까닭에 그들에게는 아무런 부담 없이 부탁할 수 있다. 자신이 가입한 의료 보험 회사에도 환자 대변인이 있을 수 있으며, 어쩌면 자신이 근무하는 회사나 노조에도 환자 대변인이 있을 수 있다. 이들을 자유롭게 활용하자.

환자가 알아야 할 또 다른 존재는 위기관리 센터다. 이 조직은 병원에서 발생하는 모든 문제에 대해서 궁극적으로 책임을 지는 팀이다. 이상적인 세상이라면 위기관리자가 환자를 전폭적으로 지지하겠지만 현실 세계에서 그들이 하는 일이란 병원의 최대 이익만을 생각하는 것이다. 대개는 병원과 환자의 이익이 일치하지만 그렇지 않은 경우도 얼마든지 상상할 수 있으므로 이 점을 유념할 필요가 있다.

또한 의료 기록 사본을 항상 요구해야 한다. 차트에 기록된 정보는 전부 환자에 관한 내용이기 때문에 법적 소유권이 환자에게 있다. 자신의 차트를 제공받기가 어려울 때도 있겠지만 — 각종 서류를 작성해야 하고 복사하는 비용도 들어가기 때문에 ― 해당 정보에 접근할 수 없다는 말을 절대로 그냥 듣고만 있지 말자. 다시 말하지만 차트는 환자의 것이다.

의료 체계 외부에도 다른 이용 가능한 자원들이 존재한다. 주된 문제가 개별적인 의사가 아닌 병원과 관련이 있다면 미국의 주요 인가 기관인 의료 기관 평가 위원회Joint Commission에 민원을 넣는 것도 방법이다. 의료 기관 평가 위원회는 예전 이름인 의료 기관 신임 합동 위원단Joint Commission on Accreditation of Healthcare Organizations의 머리글자 JCAHO가 발음하기 어려웠던 점을 고려하여 〈제이-코Jay-Co〉라고 불린다. 3년 주기로 진행되는 이 기관의 정기 점검은 공포와 두통, 산처럼 많은 서류 작업, 그리고 비슷하게 많은 광란의 벽 도색 작업을 유발한다. 결국 JCAHO는 형식적인 이름 변경을 거쳐 〈의료 기관 평가 위원회〉라는 공식적인 이름을 갖게 되었다. 하지만 이름만 바뀌었을 뿐 그 끔찍한 방문 점검은 줄어들지 않았고 병원 복도에 점검 스트레스를 극복하려면 도대체 얼마나 많은 마리화나가 필요할지 모르겠다는 원성의 물결을 일으켰다.

의료 기관 평가 위원회는 정부 기관이 아닌 민간 기업이며 병원과 검사실, 요양 병원, 치료소, 재가 복지 서비스, 정신 보건 센터 등을 관리한다. 이런 기관 중 하나의 운영 방식에서 초래된 이상 반응을 경험했다면 의료 기관 평가 위원회에 민원을 제기할 수 있다. 아울러 글렌의 사례에서 멀리사와 낸시가 그랬듯이 자신이 거주하는 지역의 보건국을 찾을 수도 있다.

의료 실수가 의사나 간호사, 그 밖의 사회 복지사와 관련된 경우에는 해당 직종의 주 위원회에 민원을 제기할 수 있다. 부주의했음이 드러난 의사나 간호사는 징계를 받거나 최악의 상황으로 면허가 취소될 수 있다.

다른 자원들은 국립 환자 안전 재단National Patient Safety Foundation 홈페이지에서 추가로 확인할 수 있다. 이외에도 피터 멀러닉스가 일하는 곳처럼 환자를 지원하는 수많은 지역 단체가 존재한다.

이런 자원들도 도움이 되지 않을 때는 어떻게 해야 할까? 결국 변호사를 선임해야 할까? 텔레비전 드라마를 보면 마치 쉬운 일처럼 묘사되지만 법정 투쟁을 시작하는 것은 절대로 마음 약한 사람들이 선택할 만한 방법이 아니다. 운 좋게도 지금 거주하는 곳이 스칸디나비아반도가 아니라면 수년에 걸친 외로운 싸움에 대비해야 하는 까닭이다. 〈이상 반응〉 대다수는 소송에 적합하지 않다는 정신이 번쩍 들게 하는 사실을 명심해야 한다. 환자는 자신에 대한 치료가 기준에 미달했으며, 기준에 미달한 치료가 자신이 겪은 피해의 원인이라는 사실을 입증할 수 있어야 한다. 여기에 더해서 그 피해가 (예컨대 심각한 장애나 사망, 엄청난 액수의 의료비용 등) 상당한 금액의 금전적인 요구를 낳을 정도로 충분히 심각해야 한다. 그렇지 않으면 보상금을 받더라도 소송비용조차 감당하기 어렵다. 의료 소송이라는 수단은 극히 소수의 환자에게만 도움이 될 뿐이다.

타라와 멀리사, 낸시가 몸소 보여 주었듯이 의료 실수에 대처하는 일은 결코 쉽지 않다. 이론상으로는 해야 할 일들이 명백히 보임에도 현실은 느리고 고통스러우며 좀처럼 만족스럽지 않다. 게다가 사인과 사과, 때에 따라서는 금전적인 보상을 받는다고 하더라도 의료 실수 자체는 돌이킬 수 없다. 그로 인한 육체적, 정서적 피해는 안타깝게도 영원히 남는 경우가 많다. 이는 우리 의료인들이 책임져야 하는 어떤 것이다. 우리는 우리의 의료 행위가 때때로 위해를 초래하는 현실로부터 자유로울 수 없다. 그런데도 위해를 최소화하고 예방하기 위해 최선을 다하는 것이 우리의 의무이지만 일이 잘못되었을 때는 마땅히 환자들의 호된 심판을 감수해야 한다.

17장
바로잡다

이 책의 대부분은 유독 비극적인 두 사례에 초점을 맞추고 있다. 제이와 글렌은 현대 의료 체계에서 반복되는 가장 가혹한 실수의 희생자였다. 내가 그들의 사례를 강조한 이유는 다양한 교훈을 제공하기 때문이다(그리고 그들 가족의 놀라운 관대함 때문이기도 했다).

　　어떻게 보면 제이와 글렌의 사례는 이례적인 의료 실수다. 의료 실수 대부분 ─ 해결을 위해 노력해야 한다는 점은 똑같이 중요하지만 ─ 이 그와 같은 피해를 초래하지 않는다는 점에서 우선 그들의 사례는 의료 실수의 가장 비극적인 결말을 보여 준다. 그들의 사례가 일반적이지 않은 또 다른 이유는 부적절한 치료의 수준 때문이다. 공정을 기하기 위해 말하자면 나는 두 사례와 관련된 의료진 가운데 누구와도 면담할 수 없었고, 세부적인 완전한 의료 기록이나 합의 조건에도 접근할 수 없었다. 하지만 외부인으로서 내가 수집할 수 있었던 자료에 따르면 (그리고 여러 전문가와 함께 이들 사례를 검토한 바에 따르면) 심각한 질병 — 패혈증과 화상 — 을 둘러싼 상황 인식과 치료의 일부 측면들이 눈에 띄게 부족했다. 〈부주의〉라는 법률적인 용어까지는 쓰지 않겠지만 — 다시 말하지만 나는 두 사례와 관련해서 모든 관련자의 이야기를 다 들어 본 것이 아니다 — 그런데도 두 사례에서 제공된 의료 수준은 하나같이 부족해 보였다.

이들 사례에서 나타난 명백한 관리 실수와 의료진의 무관심해 보이는 듯한 태도는 으레 신문의 헤드라인을 장식하며, 대다수 사람은 의료 실수에 대해 생각할 때 제일 먼저 그와 같은 문제들을 떠올릴 것이다. 그러나 현실에서는 대부분 양심적이고 유능하며 환자들에게 애정을 쏟는 의료인들이 실수를 저지른다. 이런 의사나 간호사는 완벽하지 않으며 — 이 점은 확실하다 — 자신들이 충분히 그럴 수 있거나 그래야 하는 정도로 능숙하지 않은 경우가 많다. 그리고 자신들이 실수를 하거나 어떤 식으로든 환자에게 위해를 가했을 때 회한으로 가슴이 찢어지는 듯한 고통을 겪는다.

제이와 글렌의 사례에서 전형적인 부분은 의료 실수가 단 한 가지만 일어나는 경우는 드물다는 사실이다. 흔히 불행한 결과는 실수에 실수가 겹치면서 눈덩이처럼 커진 결과일 때가 대부분이다. 그리고 내가 생각하기에 제이와 글렌의 사례가 가장 잘 보여 주는 것은 점검 목록화할 수 있는 구체적인 항목들(예컨대 언제 카테터를 제거하거나, 언제 화상 센터로 이송할지와 같은)과 임상적 추론이나 지적인 겸손함, 효율적인 대화, 책임 의식과 같은 덜 유형적인 자질들의 조합에서 비극적인 결과가 비롯된다는 사실이다.

의료 시스템을 환자에게 좀 더 안전하게 만들기 위해서는 이들 두 가지 측면을 모두 고려해야 한다. 당연하지만 덜 유형적인 자질을 함양하기가 훨씬 어렵다. 그런 자질은 지상군을 통해서만, 즉 그와 같은 특징의 본보기가 되어 주고, 관련 기술을 가르치며, 동료들에게 비슷한 행동을 요구하는 사람들을 통해서만 함양될 수 있다. 반면에 구체적인 항목들은 실질적으로 접근하기가 더 쉬우므로 의료 기관 대부분은 이 부분에 노력을 집중한다. 하지만 직원들에게 예컨대 3,471가지나 되는 점검 목록 폭탄을 떠넘길 수는 없는 노릇이다 — 물론 시도를 하는 병원들도 분명히 존재한다. 우리는 사람들이 실수하기 어렵게 시스템을 조정할 필요가 있다.

인간 공학은 사람들이 주변의 도구나 과학 기술과 상호작용하는 방식을 관찰하고 논리적인 설계를 적용하여 사물을 본질적으로 더 안전하게 만드는 비교적 최근에 등장한 분야다. 간단한 예를 찾아보자면, 거의 모든 가정의 주방에 한 자리씩 차지하고 있는 만능 믹서기를 들 수 있다. 윙 하는 소리를 내면서 회전하는 만능 믹서기의 칼날은 예전에는 콜리플라워를 가는 동안 맛을 보려고 안에 손을 집어넣으면 쉽게 손끝을 절단할 수 있었다. 여기에 인간 공학 원칙을 적용해서 설계자들은 뚜껑이 완전히 잠기지 않으면 모터가 돌아가지 않는 시스템을 개발했다. 그 결과 이제 콜리플라워에 현혹된 우리가 묘한 매력을 가진 꽃 부분을 낚아채고 싶은 충동을 억제하지 못하고 〈현행범〉이 되면 우리보다 똑똑해진 기계는 뚜껑이 열리자마자 찰칵 하는 소리와 함께 작동을 중지할 것이다.

나는 이 책의 앞부분에서도 비슷한 예를 언급했다. 서로 다른 가스의 호스와 연결 장치가 호환되지 않게 함으로써 마취과 의사가 수술실에서 더는 질소와 산소를 혼동하지 않을 수 있게 한 사례였다. 의료계는 인간이 실수를 덜 하도록 시스템을 개선할 수 있는 기회로 가득 차 있다. 그리고 이런 기회들은 비극이 발생한 뒤에야 비로소 조명을 받게 된다.

헤파린은 혈전을 치료하는 용도로 사용되는 강력한 혈액 희석제다. 또한 훨씬 묽은 형태로 주사 줄이 막히지 않도록 카테터나 정맥 주사기를 세척하는 데 사용되기도 한다. 2006년에 인디애나주에서는 미숙아 6명의 카테터를 기준보다 훨씬 진한 농도의 헤파린으로 세척하는 사고가 발생했고 그중 3명이 사망했다.

실수를 검토하는 과정에서 병원들은 묽은 농도와 진한 농도의 헤파린이 같은 크기의 약병으로 제공되며 이를 구분하기 위해 라벨을 읽으려면 눈을 찡그리고 보아야 한다는 사실을 알아냈다. 제조사는 안전 경보를 발령했고 라벨을 바꾸어서 좀 더 쉽게 구분할 수 있도록 했다. 하지만 안타깝게도 모든 병원이 예전 약병들을 모두 폐기한 것은 아니었고, 그로부터 1년 뒤 캘리포니아주에서 다시 3명의 유아에게 진한 농도의 헤파린이 투여되는 사고가 발생했다. 다행히 인명 손실은 없었지만 이 사건을 계기로 인간 공학적인 접근법이 더욱 신중하게 숙고되어야 한다는 지적이 제기되었다.[1] 병원들은 진한 농도의 헤파린 약병을 일반 병동에서 물리적으로 완전히 제거하는 것과 같은 더 극적인 조치를 해야 했다. 아울러 기존의 세척용 헤파린은 내용물이 미리 채워지고 크기가 완전히 달라진 주사기 형태로 바뀌었다.

인간 공학을 적용하여 의료 실수를 줄일 수 있는 곳 중에는 병원이나 치료소의 물리적인 구조도 포함된다. 우리가 알다시피 손 씻기는 감염 예방을 위한 가장 중요한 기술이지만 일반적으로 개수대는 다른 모든 요소를 배제한 채 배관이 지나가는 경로를 중심으로 설치되는 까닭에 사용하기 불편한 자리에 있는 경우가 많다. 병원을 지을 때는 처음부터 개수대가 환자와 더 가까운 곳에 있도록 설계할 수 있다. 그런 곳에 있어야 의사나 간호사도 개수대를 더 자주 이용하게 될 것이다. 하지만 개수대가 허술하게 설계된 경우에는 개수대 자체가 오히려 감염을 확산하는 매개체 역할을 할 수 있다. 그다지 깨끗하지 않은 배수관으로 물을 곧장 배출하는 개수대는 물이 배출되는 과정에서 주변에 튈 수 있으며, 이런 이유로 몇몇 병원에서는 실제로 감염 문제가 발생하기도 했다.

알코올 기반의 손 세정제는 위치의 제약이 별로 없다. 거의 모든 곳에 배치될 수 있음에도 어떻게 으레 불편한 위치에 자리를 잡고 있는지 놀랄 때가 많다. 일례로 내 진료실에 있는 세정제는 나로 하여금 손을 씻을 때마다 환자에게 등을 돌리도록 강요한다. 그렇게 함으로써 내게 환자에 대한 무례를 강요할 뿐 아니라 환자의 처지에서 안전 상태를 빈틈없이 감독할 수 있는 기회까지 박탈한다. 환자에게 의사가 손 씻기를 깜빡한 것과 같은 실수를 지적할 수 있도록 권한을 부여하고자 한다면 무엇보다 그들이 그와 같은 장면을 볼 수 있도록 해야 할 것이다. 그리고 당연하지만 알코올 기반의 세정제는 손 씻기의 완벽한 대안이 될 수 없다. 세정제는 미생물을 비활성 상태로 만들지만 그렇다고 죽이는 것은 아니다. 특히 병원 안에서 걸리는 설사병 대부분의 원인균인 클로스트리듐 디피실레Clostridium difficile(C. diff)균에는 아무런 효과가 없다. 게다가 하루에 여든다섯 번씩 세정제를 사용하는 사람이라면 누구나 알겠지만, 세정제는 건조력이 엄청나기에 의료진 대부분은 손이 칼라하리 사막에서 수입된 자두처럼 변한 채 돌아다니기 일쑤다.

감염 관리를 위한 인간 공학은 단지 손 씻기를 용이하게 하는 것 이상의 전략을 세워서 병원 내에 존재하는 세균의 무단 거주를 줄이기 위해 다양한 방법을 모색할 수 있다. 검사실 가운의 소매를 줄이거나 넥타이를 금지하는 간단한 조치는 대롱거리는 물건들이 세균을 이 환자에서 저 환자로 옮기지 못하도록 예방할 수 있다. 많은 사람의 손과 세균이 어울리는 주된 장소인 침대 난간은 구리와 같은 항균 소재로 만들 수 있다. 병실 침대와 검사대를 가리는 가림막 — 검사실 가운과 수술복뿐 아니라 — 도 세균에 덜 친화적인 소재로 만들 수 있을 것이다. 손 씻기가 감염 확산을 막는 여전히 최고의 방법이기는 하지만 이런 유형의 설계도 때때로 손 씻는 것을 잊는 인지 과부하 상태의 사람들에게 견제 수단이 될 수 있다.

약물 관련 실수를 확실하게 줄일 수 있는 방법 중 하나는 조제실과 간호사실에 의약물 안전지대를 만드는 것이다. 이런 안전지대에는 아주 작은 글씨도 읽을 수 있는 밝은 조명과 돋보기 등 획기적인 특징들이 포함된다. 아울러 각종 약은 인지적 차원에서 논리적인 방식으로 배치될 것이다. 단순히 알파벳순이 아니라 자주 사용되는 약물은 좀 더 쉽게 찾을 수 있도록, 또는 정맥 주사에 관련된 도구들은 모두 한곳에 보관되는 방식으로 시스템이 갖추어질 것이다.

가장 중요한 것은 이런 안전지대가 정신적으로 집중할 필요성을 인정한다는 점이다. 전형적인 간호사실에서 자신의 왼쪽 귀를 긁어 가며 일련의 사고를 이어 가기란 좀처럼 불가능하다. 끊임없이 울리는 전화기와 알람 소리, 동분서주하는 직원들, 여기저기 걸레질 중인 청소 직원들, 진저에일을 요구하는 환자들, 사랑하는 누군가를 찾아 방황하는 방문객들, 전자 체온계도 사용할 줄 모르는 무지한 의대생들, 당직 근무를 마치고 남은 도넛을 호시탐탐 노리는 외과 전공의들, 앳킨스 씨를 영상 의학과로 데려가려고 초조하게 기다리는 이동 보조원, 조만간 있을 의료 기관 평가 위원회의 정기 점검 때문에 갑자기 등장해서 모두에게 정리를 잘하라고 상기시키는 수간호사까지 수많은 방해 요소가 존재한다. 그리고 새로운 EMR을 설치해야 하기에 앞으로 몇 시간 동안은 EMR을 사용할 수 없을 것이다. 관련하여 필수 직무 교육이 진행될 예정인데 대체 근무할 직원이 부족한 관계로 간호사 3명 중 한 명은 다른 과로 지원을 간다. 아, 그리고 직원 화장실이 또 고장이라 다른 층에 있는 화장실을 사용해야 할 것이다. 당분간은 화장실 갈 때도 시차를 두어야 한다는 뜻이다.

약간 과장을 보태기는 했으나 이 같은 모습은 분주한 병동의 전형적인 간호사실 모습과 사실상 크게 다르지 않다. 환자들에게 모든 약을 매번 정확하게 제공하기 위해 요구되는 동시에 당연시되는 집요한 철저함에 이보다 덜 도움이 되는 환경을 만들기도 어렵다. 그런고로 의약물 안전지대의 목표는 온갖 방해 요소로부터 자유로운 한적하고 조용한 장소를 확보하는 것이다. 이를 위해 설계 단계에서 병동의 혼란한 상황으로부터 간호사들을 물리적으로 분리시켜 줄 깊숙한 곳에 간호사실을 배치하는 것도 한 가지 방법이다. 또는 모든 사람이 뒤로 물러나 조용히 해야 한다는 사실을 알 수 있도록 약을 준비하는 간호사들이 형광 주황색으로 된 세련된 안전 조끼를 착용할 수도 있을 것이다.

진단 실수 ― 어쩌면 가장 극복하기 어려운 ― 와 관련하여 나는 자신의 진단에 대해 아무런 방해 없이 비판적으로 생각할 수 있는 비슷한 안전지대가 필요하다고 생각한다. 그런데도 EMR에 진료 기록을 입력하느라 시간에 쫓기다 보면 사색과 같은 일체의 잠재적인 행위를 포기할 수밖에 없다. EMR과 노예 계약을 체결하는 우리의 현재 방식은 가장 헌신적인 임상의에게서조차 생기를 앗아 간다. 감별 진단을 시행하고, 딱 맞아떨어지지 않는 자료를 의심하며, 혹시 편견은 없었는지 우리 자신의 사고 과정을 관조하고, 결정적인 무언가를 놓치지 않았는지 되짚어 보는 등 우리 의료진이 그 래버와 싱의 인지 원칙을 적용하기를 바란다면 다른 무언가를 내주어야 할 것이다 ─ 우리 신경이 제 실력을 발휘하기 위해서는 약간의 시간과 공간이 필요한 까닭이다. 결국 우리는 진료에 더 많은 시간을 들여야 하거나(이 경우에는 궁극적으로 돈 문제에 관련된 판단이 될 것이다), 아니면 기록에 대한 부담을 근본적으로 축소하여 임상의가 실질적으로 생각하는 데 많은 시간을 쓸 수 있도록 해야 한다.

디지털 혁명이 어떻게 의료 서비스를 구원할 것인지, 그리고 창조적 파괴가 어떻게 우리를 기술 집약적인 열반으로 끌고 갈 것인지에 관한 그 모든 이야기에도 불구하고 의약품 안전지대 개념을 살펴보면서 환자의 안전과 관련된 가장 중대한 〈혁명〉 중 하나가 평화와 고요라는 사실에서 나는 조금 역설적이라는 생각이 든다. 그렇지만 사실이 그렇다. 즉 의료 실수를 줄이는 가장 중요한 하나의 방법은 간호사와 의사에게 생각할 시간과 공간을 허락하는 것이다. 물론 방해 요소도 없어야 한다. (그리고 그들이 생각에 전념하는 동안 그로부터 비롯될 평화와 고요는 우리가 보유한 모든 정교한 과학 기술 때문에 병원에서 두 번 연속으로 눈을 깜빡할 정도의 짧은 시간도 마음 놓고 잘 수 없는 환자들에게 매우 유익할 것이다.)

환자의 안전을 개선하기 위해서는 궁극적으로 문화의 변화가 필요하다. 우리는 전통적으로 환자의 엉뚱한 부위를 수술하거나 잘못된 약을 투여하는 것처럼 잘못이 명백한 일들을 의료 실수라고 정의해 왔다. 하지만 이제는 과거라면 당연히 〈유감스럽지만 예상된〉 부작용 ─ 카테터로 인한 감염이나 압박 궤양 등 ─ 으로 여겨졌을 현상들도 예방 가능한 것으로 간주되고 있다.

진료할 때마다 진료비를 지급하는 전통적인 요금 제도에서 보험 회사들은 어떤 의료 서비스가 제공되든 무조건 비용을 지급했다. 그런데 이제는 일어나지 말았어야 할 의료 행위에 대해서는 보험사들이 갈수록 지급을 거부하는 추세다. 2008년에 노인 의료 보험 제도는 병원에서 예방 가능하다고 판단되는 질환에 대해 변제를 거부하는 〈비급여 프로그램〉을 단행했다. 병원에서 얻는 이런 질환에는 요로 감염과 혈류 감염, 낙상, 혈전, 혈액형 불일치 수혈, 관리되지 않은 혈당 수치 등이 포함되었다. 159개 병원의 80만 명이 넘는 환자를 대상으로 한 전후 분석에 따르면, 특히 감염을 비롯한 이들 질환은 비급여 프로그램을 실행한 지 불과 몇 년 만에 뚜렷한 감소세를 보였다.[2]

그들의 호주머니를 쥐어짜면 짤수록 병원은 이런 예방 가능한 피해에 더욱 집중할 것이 틀림없다. 한 가지 바람이 있다면 병원이 적절한 자원 ─ 적절한 간호 인력과 사용자를 로봇처럼 만들지 않는 EMR 등 ─ 에 투자함으로써 이와 같은 개선을 이루어 가는 것이다. 하지만 제도를 역이용하려는 인간의 성향이 항상 문제다. 너무나 많은 환자가 금방 재입원하는 (즉 부적절한 치료가 행해지고 있음을 암시하는) 병원에 노인 의료 보험이 제재를 가하기 시작하자 해당 병원은 재입원한 환자가 최대 23시간까지 머무를 수 있는 〈관찰실〉이라는 것을 만들어 냈다. 관찰실은 〈외래용〉으로 분류되었기 때문에 (환자복을 입고 입원 환자와 똑같이 맛없는 병원밥을 먹으면서 병실 침대에 누워 있어도) 이곳 환자들은 엄밀히 말하면 병원에 재입원한 상태가 아니었다. 관찰실이 필요한 여러 가지 타당한 이유가 있기는 하지만 그런데도 일부 병원들이 인위적으로 재입원율을 낮추고 벌금을 피하고자 관찰실을 이용하고 있다는 사실은 의심의 여지가 없다.

문화적인 변화가 필요한 또 다른 측면은 우리가 의료 실수를 바로잡고자 하는 시점(時點)과 관련이 있다. 너무나 많은 경우에 우리는 뒤늦은 깨달음 속에서 ─ 불행한 사건이 발생하고 나중에 사건을 검토하는 식으로 ─ 의료 실수를 다룬다. 이런 식의 진행은 힘들 수밖에 없다. 조사하는 데만 몇 달이 걸릴 수 있고, 무언가를 바꾸기 위해서는 그보다 훨씬 오래 걸릴 수 있기 때문이다. 무엇보다 이런 과정은 보통 자발적으로 실수를 보고하는 사람들에게 의존한다. 그런데 의료인이 자신의 실수를 공개하는 데 따른 불안감을 극복할 준비가 되어 있음에도, 아무리 착한 사마리아인이라도 포기시킬 정도로 보고 체계가 ─ 〈최소한 3개의 키릴Cyrillic 숫자와 대문자로 된 라틴어 어형 변화, 그리고 자신이 좋아하는 균질종이 포함된 임시 암호를 생성하시오〉라는 요구에 더해서 ─ 너무 까다롭다. 전문가 대다수는 확인할 방법이 없음을 인정하면서도 세상에 드러나는 이상 반응이나 의료 실수가 실제의 10퍼센트도 되지 않을 것으로 추산한다.

실수를 자동으로 감지할 수 있는 시스템을 도입할 수 있다면 어떨까? 더 나아가서 시스템이 실시간으로 실수를 감지할 수 있다면 어떨까? 만약 EMR이 어떤 식으로든 우리에게 족쇄를 채운다면 우리도 EMR의 기능에 마구를 달아서 실수를 잡아내는 데 이용할 수 있을 것이다. 감염 관리 팀은 수년째 이와 유사한 방식으로 일하고 있다. 예컨대 미생물 검사실은 초기 감염 발병을 암시하는 집락화를 찾기 위해 배양 결과들을 추적한다. 그리고 인간은 오직 제한된 숫자의 변수만 추적할 수 있다.

반면에 EMR을 사용하면 모든 감염 환자를 — 그리고 그들이 방문했던 병원 내의 모든 장소와 그들이 접촉했던 모든 직원, 그들에게 투여된 모든 약물, 그들과 병실을 함께 사용했던 다른 환자들, 그들에게서 채취한 샘플이 양성으로 변한 정확한 시점, 그들에게 처방된 환자식까지 — 추적할 수 있고, 이 모든 자료를 감염되지 않은 환자들과 비교하여 어떤 요소가 감염을 전파하는지 알아낼 수 있다.

한 병원은 EMR의 이런 기능을 이용하여 앞서 언급했듯이 손 세정제로도 죽지 않고 전염력이 매우 강한 클로스트리듐 디피실레균을 추적했다. 클로스트리듐 디피실레균 감염은 극심한 설사를 유발하며 치명적일 수 있다. 이 세균은 세제 저항성을 지닌 포자로 둘러싸여 있으며 해당 포자는 감염병 전문의와 청소 직원이 표백제로 잔뜩 무장한 채 끊임없이 추격전을 벌이는 동안 병원 내 다양한 부서를 오가는 환자들에게 달라붙어서 손에서 침대로, 각종 도구로, 개수대로 신나게 옮겨 다닌다. (《디피실레》라는 이름이 붙은 이유는 1935년에 이 간균의 정체가 처음 밝혀졌을 때 검사실에서 배양하기가 매우 어려웠기 때문이다. 근절하기가 어렵다는 점에서 여전히 적절한 이름이기도 하다.)

이 병원의 EMR은 8만 6천 명이 넘는 입원 환자와 40만 건이 넘는 그들의 위치 변동에 관련된 방대한 자료를 쏟아냈다.[3] 뒤이은 정교한 분석 과정에서 감염원은 응급실에 있던 한 CT 스캐너로 특정되었다. 문제가 된 팀에서 추가 조사를 시행했고 발병 원인이 밝혀졌다. 영상 의학과에서는 진즉에 CT 기계의 표준 세척 절차를 개정했으나 관련 내용이 응급실까지 전달되지 않은 것이다. 응급실에 있는 방사선실에서는 여전히 예전 기술을 사용하고 있었는데 끈질긴 클로스트리듐 디피실레균에는 명백히 효과가 없는 방법이었다.

이처럼 EMR로 생성되는 과도한 양의 자료는 실시간으로 실수를 잡아낼 수 있는 유망한 가능성을 제공한다. 보건 의료 향상 기구에서 개발한 글로벌 트리거 툴Trigger Tool 또한 그러한 알고리즘 가운데 하나며, EMR을 이용해서 잠재적인 문제 지점들을 찾아낸다. 그런데도 이것이 〈잠재적인〉 문제 지점들에 불과하며 실제로 바람직하지 않은 무언가가 일어나고 있는지 판단하기 위해서는 직접적인 확인이 뒤따라야 한다는 사실을 명심할 필요가 있다. 일례로 항히스타민제 디펜히드라민은 트리거로 간주된다. 알레르기 반응과 과민증에 대응하기 위해 투약되기도 하지만 수면 보조제나 환자가 계절성 알레르기를 앓을 때 투약되기도 하기 때문이다. 디펜히드라민을 처방할 때마다 EMR도 즉각 붉은 깃발을 띄워서 주의를 상기시키겠지만 이와 별개로 환자가 자신이 복용하는 약물에 정말로 알레르기 반응을 겪고 있는지, 단순히 방문자가 고양이 털로 짠 카디건을 입고 있는지 사람이 직접 확인해야 할 것이다.

트리거는 의료 실수나 이상 반응을 자동으로 알려 주는 지시자가 아니라 그럴 가능성이 클 때 실시간으로 확인해야 한다고 제안할 뿐이다. 코드 팀이나 신속 대응 팀이 호출되는 것도 하나의 트리거며 투석도 마찬가지다. 이외에 환자가 48시간 안에 응급실을 재방문하거나, 재차 수술실에 들어가거나, 30일 이내에 재입원하는 상황도 모두 트리거에 포함된다. 이런 상황은 무언가 좋지 못한 일이 일어나고 있을지 모른다고 암시하는 단서들이다.

트리거에는 특정한 검사 수치 — 매우 높거나 매우 낮은 혈당 수치나 높은 유산염 수치(패혈증을 암시함), 신장 기능이나 혈구 수치의 급격한 감소 — 도 포함된다. 아울러 CT 촬영이나 초음파 검사에서 발견된 혈전, 비타민 K(혈액 희석제인 와파린에 대한 해독제) 투약, 환자의 낙상, 물리적 구속의 필요성, 압박 궤양의 발생 등도 모두 트리거에 해당한다.

글로벌 트리거 툴을 시범 운영한 병원에서는 표준적인 자발적 보고 방식을 이용하는 병원보다 약 열 배 많은 〈안전 사고〉가 발견되었다.[4] 일반적으로 그날그날 생성되는 트리거를 검토하는 업무에는 한 명의 간호사가 배정된다. 해당 간호사는 혹시 실수나 이상 반응이 일어났는지 확인하기 위해 각각의 사례를 — 차트를 읽고, 직원과 이야기를 나누며, 환자를 관찰함으로써 — 조사할 수 있다. 그리고 패혈증과 같은 특이 상황이 실제로 진행 중이면 적절한 치료가 진행되고 있는지 확인할 수 있다.

　　때로는 트리거가 실수나 이상 반응을 알려 주기보다 고위험에 노출된 환자를 식별해 줄 수도 있다. 전향적 사고를 하는 병원이라면 이런 환자들에게 직원을 집중적으로 배치하거나, 그들을 간호사실과 가까운 병실로 옮기거나, 약사에게 약을 재점검하게 하거나, 그들이 퇴원한 이후에 방문 간호사를 주선해 줄 수 있을 것이다. 이런 개입은 미래의 이상 반응을 줄일 수 있으며 당연하지만 그 또한 우리의 목표다.

의료 실수를 줄이고 환자의 안전을 개선하기 위한 수단으로 많은 사람이 인공 지능에 기대를 걸고 있다. 캘리포니아주의 심장병 전문의 에릭 토폴도 그의 저서 『딥메디슨』에서 이 문제를 탐구했다.[5] 인공 지능은 특히 진단 실수를 줄이는 데 도움이 될 수 있다. 앞서 5장에서 살펴보았듯이 인공 지능은 흉부 엑스레이 사진이나 발진처럼 시각에 관련된 부분에서 특히 장점이 있다. 인공 지능이 패턴을 인식하고 그렇게 인식된 패턴을 진단과 연결시킬 수 있을 때까지 거의 무한에 가까운 영상 정보를 입력할 수 있기 때문이다.

　　인공 지능이 정확도에서 의사들을 능가할지, 심지어 그들 사업에서 퇴출할지에 대해서 그동안 많은 지면이 할애되었다. 토폴의 관점에서 보자면 이런 논란들은 질문 자체가 잘못되었다. 피부 발진을 예로 들어 보자. 비록 협회 인증을 받은 피부과 의사들보다 낫지는 않더라도 인공 지능은 발진 대부분이 피부과 의사가 아닌 다른 의사로 진단되고 치료된다는 점에서 전반적인 진단 정확도를 높여 줄 수 있다. 피부 질환 대부분을 치료하는 1차 진료 의사들이나 임상 간호사들, 응급실 직원들, 소아 청소년과 의사들에게 인공 지능 시스템은 진단 실수를 줄이는 데 매우 유용할 수 있다.

토폴은 안과의 상황도 비슷하다고 설명한다. 당뇨성 망막증은 대표적으로 예방 가능한 실명 요인 중 하나다. 당뇨병 환자들은 대부분 실명을 예방하기에 충분할 만큼 조기에 망막증 진단을 받지 못한다. (진단 지연도 진단 실수의 범주에 해당한다.) 안과 의사의 진단 기술이 부족하기 때문이 아니다. 환자 대다수가 안과까지 가지 않기 때문이다. 피부 발진과 마찬가지로 전반적인 진단 실수를 줄이는 핵심은 환자들이 실질적으로 위치한 곳에서 — 보통은 그들의 당뇨병을 치료하는 가족 주치나 내과 의사에게 — 정확한 진단을 받을 수 있도록 하는 것이다. 수십만 장의 망막 영상을 컴퓨터에 입력함으로써 이제 인공 지능 알고리즘은 안과 의사가 아닌 다른 의사나 심지어 의사가 아닌 사람이 찍은 사진에 근거해서 진단을 내릴 수 있다. 사진을 찍는 사람이 혈압을 재는 의료 보조원이나 원무과 직원도 될 수 있다. 어느 시점에 이르러서는 환자가 집에서 직접 사진을 찍을 수도 있을 것이다.

그렇다면 발진이나 망막 사진처럼 명확한 패턴을 식별

하는 수준보다 훨씬 복잡하고 광범위한 진단은 어떨까? 토폴을 인터뷰할 때 나는 그날의 상처뿐인 임상 진료를 막 끝낸 참이었다. 내가 진료한 환자들은 잠재적으로 관련이 있거나 없을 수 있는 여러 상황 — 보통 수준인 중성 지방, 〈사교적〉 음주 행위, 정상에서 아주 약간 벗어난 6년 전 골밀도 검사, 대장암에 걸린 사촌, 정상 범주의 상한선에 걸린 요산 수치, 〈비특이성 변화〉를 보이는 심전도, 유독 맥도널드 음식이 당기는 이유, 직장의 유독한 냄새, 한 의사가 30년 전에 언급한 담석, 기타 등등 — 과 엮어서 온갖 종류의 별로 특이해 보이지 않는 불만 사항들 — 통증과 고통, 피로감, 어지러움 등 — 을 늘어놓았다. 인공 지능은 나 같은 내과 의사가 혼란스러운 가능성으로 가득 찬 현실 세계의 가마솥에서 정확하고 실행 가능한 진단명을 뽑아내는 데 어떻게 도움이 될 수 있을까? (게다가 주어진 시간은 원래라면 내가 병력과 신체검사를 하고 있어야 할 그 쥐꼬리만 한 15분을 이용해서 족히 한 시간은 잡아먹을 내용을 EMR에 입력하느라 씨름하는 동안뿐이다.)

「글쎄요.」 토폴이 말했다. 「그 모든 것을 당신이 추적할 필요가 없다고 상상해 보세요. EMR이 모든 사진과 모든 검사 결과, 모든 병력 등 환자의 모든 자료를 한곳에 모아서 당신에게 제공하기에 당신이 그 모든 것을 직접 챙길 필요가 없다고 상상해 보세요. 여기에 더해서 EMR은 환자의 게놈뿐 아니라 모든 의학 연구에 접근할 수 있어요. 차트는 정확성을 높이기 위해 환자가 직접 수정하죠.」

「당신은 아무것도 할 필요가 없어요.」 그가 계속해서 말했다. 「주어진 시간을 오롯이 환자와 대화하는 데 사용할 수 있는 거죠. EMR은 〈자연 언어 처리〉 기능을 탑재해서 당신과 환자의 대화를 듣고 요약하여 임상 기록으로 남깁니다. 당신이 부적절하거나 불필요한 검사를 지시하면 왜 그와 같은 판단을 했는지 설명할 수 있도록 참조란을 제공합니다.」

나는 EMR이 아닌 환자와 소통하는 데 진료 시간을 오롯이 사용할 수 있다는 말에 혹하지 않을 수 없었다. 그렇게만 되더라도 내가 실수하는 비율은 (그리고 이제는 나의 일상이 된 위경련도) 아마 줄어들 것이다. 이를테면 지난해에 실시한 혈액 검사를 비롯하여 적당한 간격을 두고 사용하기만 하면 스타틴계 약물이 얼마나 효과적인지, 위암의 유전성이 얼마나 되는지, MRI 검사로 림프샘 질환을 얼마나 정확하게 알아낼 수 있는지, 폐경 여성의 유방 조영상 거짓 양성률이 어느 정도인지, 어떤 종류의 맥관염이 장에 영향을 미치는지, 홍역 백신의 면역력이 언제부터 감소하기 시작하는지, 단백질 제한이 중증 신장 질환에 얼마나 효과가 있는지, 환자의 국적과 출신 도시와 마을에 따라 어떤 희귀 질환이 발생하는지 등 내가 지력의 한계로 머릿속에 계속 담아 두지 못하는 부분까지 인공 지능이 서로 연결시켜 줄 수 있다는 점은 특히 매력적이었다.

토폴의 요점은 인공 지능이 나보다 꼭 낫지는 않으며 — 그런데도 그럴 가능성이 농후한 것처럼 들린다! — 주어진 시간의 97퍼센트를 낭비하고 기진맥진한 자료 입력원 역할에 집중하는 대신 최상의 상태에서 의료 행위에 전념하도록 나를 도와줄 수 있다는 것이다. 즉 인공 지능은 복잡한 병력을 파악하기 위해 노력하고, 감정적이거나 비언어적인 단서를 찾아내며, 정답이 없는 복잡한 대안 치료법을 검토하고, 환자들이 질환과 싸우면서 직면하는 현실적인 문제들을 해결하는 등 내가 더욱 잘할 수 있는 일을 하도록 해줄 것이다. 다른 일 — 매년 발행되는 2백만 건에 달하는 연구 논문을 조사하거나, 3천 페이지의 내과학 전공서를 뒤지거나, 환자 한 명당 1년에 8만 바이트씩 생성되는 자료를 검색하는 등 — 은 내가 하는 것보다 훨씬 완벽하고 빠르게 인공 지능이 모두 알아서 할 것이다. 심지어 그 과정에서 편두통이나 궤양, 손목 터널 증후군을 앓지도 않는다. 번아웃이 와서 내과 의사를 그만두고 MBA 과정을 수강하는 문제를 고민하지도 않을 것이다. (마지막 말은 그냥 농담이다…….)

의료 실수를 줄이기 위한 싸움에서 가장 중요한 부분은 관련 논쟁을 의료 영역에서 벗어나 더 광범위한 사회로 공론화하는 것이다. 이를테면 1970년대에 자동차 안전 문제가 대두되고 수많은 정부 규제와 산업계의 주도적인 계획들이 시행되면서 궁극적으로 자동차와 관련된 사망자와 부상자 수가 급격히 감소했듯이 환자의 안전 문제도 전국적인 담론으로 확대될 필요가 있다.

　　덴마크에서는 2003년에 제정된 환자 안전법이 의료 실수를 바라보는 사회적인 시각에 대대적인 변화를 가져왔다.

미국에서도 2005년에 환자 안전법이 통과되었으나 덴마크의 그것처럼 포괄적이지 않았다. 그나마 환자의 안전에 관련된 의식을 높여 주었지만 미국의 환자 안전법은 의료와 책임 체계에 대한 전면적인 개혁에 착수하지 않았다. 무엇보다 놀라운 점은 국가적인 차원에서 어떠한 의료 사고 보고 체계도 만들지 않았다는 사실이었다. 미국인들이 중앙 집권적인 행위에 천성적으로 반감을 갖는 이유도 있었지만, 더 실질적인 이유는 그런 프로그램을 만들고 운영하는 데 어떠한 예산도 할당되지 않았기 때문이다.

미국에서 환자 안전법을 수행하는 업무는 작은 정부 기관인 AHRQAgency for Healthcare Research and Quality가 맡고 있다 (아는 사람들끼리는 〈아크〉라는 애칭으로 불리는데, 정식 명칭은 보건 의료 연구 및 품질 관리원이다). AHRQ는 의료계가 자체적으로 환자 안전 단체Patient Safety Organizations(머리글자로 부르는 데 중독된 이쪽 분야에서는 PSO라고도 불린다)를 설립하도록 지원하고 있다. PSO는 이상 반응을 자발적으로 보고하도록 독려하면서 지역을 기반으로 활동한다. 의료인들의 자발적인 보고를 장려하기 위해 환자 안전법은 이렇게 보고된 정보는 기밀이며, 보고한 사람을 징계하기 위한 목적으로 사용될 수 없다고 명시한다. AHRQ가 환자 안전 데이터베이스 네트워크를 관리하지만, 그들은 그 모든 자료를 통합할 자원도 없고 무언가를 강제할 권한도 없다.

AHRQ의 가장 큰 성과는 교육 쪽에 있다. 그들은 의료 전문가와 관리자뿐 아니라 일반인에게도 유용한 정보를 보관하는 온라인 기반의 환자 안전 네트워크를 마련했다. 해당 웹 사이트(www.psnet.ahrq.gov)는 온라인 학습 모듈과 실용 지침, 팟캐스트를 제공한다. 또한 가장 최근에 발표된 연구들을 업데이트하며, 일반인들이 제공하고 전문가들이 분석하는 사례를 소개한다. (참고로 이들 사례는 익명으로도 제공될 수 있다.) 환자 안전 네트워크는 대부분의 의료 전문가들을, 이를테면 의료 실수를 인지하고 처리하며 예방할 준비가 되어 있지 않은 상태로 방치하는 의과 대학이나 간호 대학의 맹점을 보완하기 위해 노력하고 있다.

미국이 덴마크처럼 포괄적인 전국적 보고 체계를 과연 확고히 할 수 있을지는 확실하지 않다. 그런데도 그에 가장 근접한 체계는 재향 군인 관리국인 VAVeterans Administration의 의료 체계에서 찾아볼 수 있다. VA 자체는 덴마크 전체의 의료 시스템보다 규모가 크지만 어떤 면에서 미국의 민영화된 의료 서비스보다 덴마크의 국영 의료 서비스와 공통점이 더 많다. VA는 재향 군인들의 거의 모든 의료 요구에 대응하는 1,200개가 넘는 병원에 단일 급여 체계를 적용한다. 이 병원들은 전부 같은 EMR을 사용하며 운영 체계도 대부분 표준화되어 있다. 나는 캘리포니아주에 있는 한 재향 군인 병원을 방문한 적이 있었는데, 의료 차트를 끼워 놓은 쇠틀부터 그들이 사용하는 독특한 규격의 서류와 환자복 배색까지 모든 것이 섬뜩할 만큼 우리 맨해튼에 있는 재향 군인 병원의 그것들과 똑같았다.

VA의 환자 안전 보고 체계는 의료 서비스에 NASA의

〈체계론적 접근법〉을 이식하고자 한 짐 바기언이 1999년에 주도했다. (덴마크의 의료 사고 보고 체계도 사실은 VA의 이 보고 체계에 바탕을 두고 있다.) 본인 역시 의사인 바기언은 〈누구의 잘못인가?〉에서 〈정확히 무슨 일이 일어났고, 왜 일어났으며, 재발 방지를 위해서 우리가 무엇을 할 수 있는가?〉로 초점을 이동해야 한다고 강력하게 주장했다.

무엇보다 바기언은 의료 전문가들이 실수를 보고하지 않는 이유에 집중했다. 그가 내게 말했다. 「의사들에게 물으면, 그들은 의료 소송이 무서워서 그렇다고 이야기할 겁니다.」 하지만 VA에서 막상 익명으로 설문 조사를 실시하자 의사들이 실수를 보고하지 않는 이유로 깊은 수치심 때문이라는 답변이 압도적인 1위를 차지했다.

나는 전공의 시절에 두개 내 출혈 진단을 놓친 적이 있었다. 인수인계 과정에서 누군가가 〈엑스레이 사진은 괜찮아요〉라고 말하는 소리를 듣고 굳이 CT 사진을 볼 생각도 하지 않았다. 나는 언제든 환자를 퇴원시킬 준비가 되어 있었는데 다행히 다른 누군가로 인해 출혈이 발견되었다. 환자는 두개골에 고인 피를 제거하기 위해 곧바로 수술에 들어갔고 무사했다. 엄밀히 말하면 내 실수는 〈근접 오류〉로 불려야 할 것이다. 나의 부주의가 환자의 치료에 궁극적으로 아무런 영향을 끼치지 않았기 때문이다.

그런데도 〈근접 오류〉라는 말로는 이 사건의 본질을 모두 담아낼 수 없다. 이 경우에 〈근접 오류〉는 환자가 단지 운이 좋았음을 의미할 뿐이다. 내가 실수 — 사진을 직접 확인하는 대신에 구두 보고에만 의존한 행위 — 를 범했다는 사실은 달라지지 않았다. 내가 환자의 생명을 위험에 빠트렸다는 사실은 변하지 않았다. 내가 기준 미달의 의료를 제공했다는 생각에 너무 수치스러워 나는 이 일을 아무에게도 말하지 않았다. 내가 공개적으로 이 사건에 관해 이야기할 수 있게 되기까지는 20년이 넘게 걸렸다.

당시의 나는 너무 망연자실하여 일이 손에 잡히지 않았다. 신출내기 내과 의사로서 내 환자에게 너무 큰 실망을 안겨 주었다는 생각뿐이었고 의사를 그만둘 생각까지 했다. 같은 맥락에서 그로부터 몇 년 뒤에 실수로 약 복용량을 잘못 계산하여 자신이 돌보던 유아를 사망에 이르게 한 간호사가 스스로 목숨을 끊었다는 기사를 접했을 때 마냥 놀랍지만은 않았다.[6]

유명한 프랑스인 외과 의사 르네 르리슈는 이런 글을 남겼다. 〈모든 외과 의사는 자신 안에 작은 묘지를 가지고 있으며 가끔 그곳으로 기도를 하러 간다. 고통과 후회가 함께 묻혀 있는 그 묘지에서 그는 자신이 실패한 명확한 이유를 찾고자 한다.〉 나의 묘지에는 두개 내 출혈이 있던 예의 환자가 거주한다. 내가 빈혈과 암을 진단하는 데 실패한 로메로 부인도 그곳에 거주하고 있으며, 유감스럽지만 이외에도 많은 사람이 있다. 나의 실수가 그들에게 끼친 영향에 비하면 나 자신에게 끼친 영향은 별로 중요하지 않다는 사실을 잘 알고 있음에도 나는 다른 모든 의사와 간호사와 마찬가지로 고통스러운 심정으로 주기적으로 그 묘지를 방문한다. 세월이 흐르고 무덤이 닳아도 내 환자에게 위해를 가했다는 통렬한 슬픔과 수치심은 절대로 줄어들지 않는다.

이런 현상은 명령이나 점검 목록, 무자비한 정책 등의 집중 공격에도 의료 실수와 환자 안전 문제가 절대로 완전하게 해결되지 않을 것이라는 기본적인 원칙을 더욱 강조할 뿐이다. 아울러 인간적인 요소가 다른 무엇보다 중요함을 보여 준다. 실제로 짐 바기언은 〈의료 실수〉라는 용어조차 사용하지 않는다. 그가 내게 보낸 이메일 내용이다. 《〈의료 실수〉라는 용어는 마찬가지로 인간을 포함하기는 하지만 대체로 좀 더 지속 가능한 해결책을 제시하는 시스템 중심의 접근법보다 인간 중심의 접근법을 암시합니다. 그래서 노련한 안전 전문가들은 자신이 하려는 일이 환자에게 위해를 끼치는 사건을 예방하기 위함이라는 점에서 보통《부정적인 의료 사건》이라는 용어를 선택합니다.〉

바기언은 때에 따라서는 실제로 〈비난할 만한〉 상황도 있다고 인정할 만큼 신중했다. 직원이 술에 취했거나 실질적인 범죄를 저지른 경우는 명백히 그런 상황에 해당한다. 의사나 간호사가 알면서 일부러 불안전한 조치를 하는 것도 그런 범주에 해당한다. 이런 사건들은 비록 드물게 발생하지만 그에 따른 적절한 징계가 뒤따라야 할 것이다. 이외의 모든 상황에서는 물론 실수를 저지른 사람은 책임을 져야 하겠지만 병원은 시스템이 어떻게 그와 같은 실수를 가능하게 만들었고, 그런 일이 재발하지 않도록 하려면 어떻게 해야 하는지에 초점을 맞추어야 할 것이다.

처음 이 책을 쓰기 시작했을 때 나는 의료 실수가 신문 헤드라인에 발표된 것처럼 정말로 사망 원인 중 세 번째인지 아닌지 알아내기 위해 사명감에 불탔다. 그리고 수년에 걸쳐 조사를 진행하고 환자들과 그 가족, 의사, 변호사, 간호사, 관리자, 연구가, 환자 안전 대변인을 인터뷰한 결과 이제는 그 질문 자체가 당초에 내가 생각했던 것만큼 유의미하지 않다는 결론에 도달했다.

사망 원인을 둘러싼 문제의 결론을 도출한 『영국 의학 저널』의 논문에 대해서는 상당한 학술적 비판이 있었다. 가장 중요한 쟁점은 해당 논문이 1차 자료 연구가 아니었다는 사실이다. 즉 실제로 의료 실수가 있었는지, 있었다면 어디에서 발생했는지 알아내기 위해 연구자들이 직접 의료 차트를 조사하지 않았다는 것이다. 정확히 말하자면 해당 논문은 이전에 발표된 자료를 재분석한 결과물에 불과했다. 저자들도 확실히 그 이상의 어떠한 자료도 제시하지 않았지만, 대중의 눈에는 의료 실수가 전체 사망 원인 중 세 번째임을 〈입증〉한 〈새로운 연구〉처럼 보였다. 자료를 재분석하는 행위 자체는 규정 위반이 아니지만(미국 의료 협회도 「실수를 범하는 것은 인간이다」라는 보고서에서 같은 기술을 사용했다) 그런데도 결함과 편견을 불러올 수 있다. 극히 소수의 사례에서 결론을 도출한 뒤 전체 모집단에 대하여 같은 결과를 추정하는 방식은 특히 문제가 있다. 통계학적인 측면에서도 매우 위험천만한 접근법이다.

일례로 분석 과정에서 참고한 4건의 연구 중 하나는 노스캐롤라이나주에 있는 열 곳의 병원에서 자료를 수집한 것이다.[7] 이들 자료가 꼭 틀린 것은 아니지만 전체 인구를 정확히 대변하기에는 무리일 수 있다. 우리가 다루는 주제가 자주 일어나지 않는 사례임을 고려할 때 특히 미덥지 않을 수 있다. 열 곳의 병원에서 원래의 연구를 진행한 연구자들은 (그들이 검토한 총 2,344건의 사례 중에서) 14명이 의료 실수 때문에 사망했다고 결론을 내렸다. 14는 작은 수다. 사망자가 3명만 더 늘어나도 해당 연구의 사망률은 20퍼센트나 치솟는다. 그리고 표본 집단인 2,344명을 전국의 3억 3천만 명으로 환산하면 이 20퍼센트의 차이는 거의 50만 명에 달하는 추가 사망자를 나타낸다. 이처럼 표본 집단이 작은 경우에는 미세한 수치의 변화도 전체 모집단에 대한 결론을 도출할 때 지대한 영향을 끼칠 수 있음을 알 수 있다.

의료 실수가 실제로 문제의 사망을 초래했는지도 판단하기가 쉽지 않다. 예컨대 말기 대장암 환자에게 잘못된 약이 투여되었다고 가정해 보자. 명백한 의료 실수이지만, 그 환자는 단순히 대장암 때문에 사망했을 수 있다. 그 사이의 인과 관계를 분석하는 일은 전혀 간단하지 않다. 『영국 의학 저널』의 분석이 근거한 연구에서도 특정한 실수가 죽음을 초래했는지를 (또는 앞당겼는지를) 놓고서 연구자들의 의견이 항상 일치했던 것은 아니다. 어쩌면 노스캐롤라이나주 연구에서 보고된 14건의 의료 실수에 의한 사망 사례가 실제로는 17건이었거나 12건이었을지도 모를 일이다(전체 모집단과 그들의 비행기 은유에 대한 애정으로 추론해 볼 때 점보제트기의 추락 건수도 마찬가지로 완전히 달라질 수 있을 것이다). 의료 실수가 얼마나 많은 죽음을 초래하는지 추산하는 것은 아직 매우 어려운 일이다.

『영국 의학 저널』에 실린 논문의 주요 저자 마틴 마카리는 나와의 인터뷰에서 사망 원인을 정확히 집어내기란 결코 쉽지 않다고 강조했다. 「모든 사망 원인은 추정에 불과합니다. 과학적으로 완벽하지 않아요.」하지만 유감스럽게도 사망 진단서는 의사에게 단 하나의 주된 사망 원인을 지목하도록 강요한다. 그는 〈어떻게 그 복잡한 일련의 요인들을 고려해서 단 하나의 원인을 짚어 낼 수 있겠어요?〉라고 반문했다.

〈주요 사망 원인〉으로서 의료 실수에 대한 언론의 집중적인 관심은 실제로 일어나고 있지만 환자의 사망으로 이어지지 않는 (훨씬 많은) 모든 실수로부터 관심을 돌려놓았다. 환자를 사망에 이르게 하지는 않더라도 이런 실수는 환부 절단이나 신부전, 정상적인 생활이 불가능할 정도의 극심한 통증, 마비, 과민증, 극심한 재정적 타격 등 심각한 피해를 초래할 수 있다. 사망자 수만 집계하는 통계에는 나타나지 않겠지만 이런 사례는 전체적인 의료 실수 희생자 수를 산정할 때마다 하나같이 의료 실수에 의한 심각한 피해 범주로 분류될 만큼 매우 심각하다. 물론 피해를 전혀 유발하지 않고 모든 시선이 오로지 사망률에만 집중될 때 철저하게 무시되는 실수도 많다. 언제든 광범위한 피해로 이어질 수 있다는 점에서 상대적으로 사소한 이런 실수도 똑같이 검토될 필요가 있다. 결국 〈세 번째 주요 사망 원인〉이라는 주장은 정확하지 않을 확률이 높다. 의료 실수는 인간을 살육하는 수많은 요소 목록에서 아마도 아랫부분에 위치할 것이다. 물론 목록의 아랫부분에 위치한다고 해서 이 문제가 덜 중요해지는 것은 아니다. 환자에 대한 모든 예방 가능한 위해는 우리가 공격적으로 조사해야 하는 어떤 것이다.

내가 중요하게 느낀 점은 의료 실수와 이상 반응(그 자체로는 실수가 아닌 것들도 포함하여)이 우리가 생각하는 수준보다 훨씬 만연해 있다는 사실이다. 대다수가 심각한 위해까지는 유발하지 않겠지만 그런데도 충분한 해를 끼치고 있다. 따라서 오늘날의 우리 의료계는 이 문제를 가장 중요하게 다룰 필요가 있다. 비록 최종적인 숫자 — 어차피 정확하게 산정하기가 불가능한 숫자 — 에서 틀렸지만 『영국 의학 저널』의 논문은 이 문제와 관련하여 대중의 관심을 불러일으키는 데 일조했다.

마카리는 사망 진단서에 의료 실수를 표시할 방법이 현재로서는 없다고 지적했다. 사망 진단서는 우리가 전 국민을 대상으로 역학 자료를 수집하는 중요한 방법 중 하나다. 심장 질환과 암이 미국인의 주요 사망 원인이라는 사실도 그래서 아는 것이다. (참고로 세 번째 주요 사망 원인은 교통사고이며, 폐 공기증과 뇌졸중이 그 뒤를 잇고 있다.) 마카리는 표준 사망 원인에 더해서 혹시 예방 가능한 합병증이 사망의 한 원인이었는지 묻는 칸을 사망 진단서에 추가하자고 제안한다. 그렇게 함으로써 우리는 실질적으로 얼마나 많은 실수 — 적어도 사망을 초래했거나 앞당긴 실수들 — 가 일어나고 있는지를 알 수 있다. 플로렌스 나이팅게일이 일찍이 1850년에 지적했듯이 자료 수집을 통해 현재 상태를 확실히 파악하기 전까지는 아무것도 고칠 수 없다.

과연 의사들이 실제로 그런 칸에 체크 표시를 할까? 소송에 대한 두려움 — 적어도 미국에서는 — 이 이대로 존재하는 한 이 질문은 논란의 여지가 있다. 그러나 우리에게 의료 실수와 이상 반응, 그 밖의 모든 예방 가능한 위해에 대한 일종의 통일된 전국적인 데이터베이스가 필요하다는 사실은 의심의 여지가 없다. 강제적인 보고는 역효과를 낳을 수 있으며 자발적인 보고는 그 효과가 매우 미미하다. 그와 같은 시스템을 실행 가능하고 신뢰할 수 있게 만드는 유일한 방법은 이상 반응을 보고하는 일이 환자를 만지기 전에 손을 씻는 일처럼 의료 전문가들 사이에서 당연하고 일상적인 업무로 받아들여질 수 있는 문화를 조성하는 것이다. 이를 위해서는 기존 문화에서 명백히 엄청나게 많은 부분이 바뀌어야 하겠지만 바로 그것이 우리가 계속 정진해야 할 목표다.

한 세대 또는 두 세대 전까지 대중은 순전한 존경의 시선으로 의료계를 바라보았다. 이제는 여론의 동향이 거의 반대로 바뀌어 많은 사람이 일상적이고 검증된 치료조차 피할 만큼 의료계를 의심스러운 눈으로 바라본다. 실상은 아마 그 중간의 어딘가에 위치할 것이다. 의학은 지난 한 세기 동안 엄청난 발전을 이루었고, 객관적인 측면에서 사망자와 질병으로 고통받는 사람들 수를 크게 줄여 주었다. 만약 우리 조상들이 지금 살아 있다면, 오늘날 우리가 당연하게 여기는 의료 혜택 ― 예방 접종이나 마취, 암 치료, 심장 이식, 투석 등 ― 을 위해 무엇이든 기꺼이 갖다 바치려고 할 것이다. 물론 치료가 오히려 위해를 초래하기도 하고, 그런 위해 중 상당수가 예방 가능하다는 사실은 반론의 여지가 없다. 환자와 그 가족들은 ― 의료진뿐 아니라 ― 모든 임상 검사와 치료를 신중하고 의심스러운 눈길로 지켜보아야 한다.

의료는 팀 스포츠이며, 그 팀에는 의사와 간호사뿐 아니라 환자와 가족, 지인들도 포함된다. 너무나 많은 경우에 우리는 반대 팀처럼 또는 같은 팀이지만 반대되는 생각을 하는 팀처럼 느껴질 수 있다. 하지만 사실상 우리의 목표는 단 하나다. 환자를 도와서 회복하게 하는 것이다. 세상에는 환자의 회복을 돕는 과하다 싶을 정도로 많은 기계 장치가 존재하지만 그 모든 기계 장치를 제대로 작동하게 만들 책임은 결국 인간에게 있다.

의료 협회가 예의 획기적인 보고서 제목은 확실히 잘 뽑았다. 맞다. 실수를 범하는 것은 명백히 인간이다. 하지만 실수가 발생함으로써 벌어진 일에 관심을 두는 것 또한 인간이다. 여기에는 개별적인 환자의 즉각적인 후유증뿐 아니라 모든 환자에게 실수를 최소화하기 위한 방법을 고민하는 더욱 광범위한 진보적 사고도 포함된다. 우리는 더 건강한 상태로, 또는 적어도 더 나쁘지 않은 상태로 반대쪽 문을 나서게 될 거라는 기대와 함께 병원에 발을 들인다. 우리에게는 치료 자체가 우리를 더 아프게 만들지 않을 거라고 기대할 명백한 권리가 있다. 거의 2천5백 년 전에 히포크라테스는 그의 논문 「전염병에 관하여Of the Epidemics」에서 동료 그리스 치료사들에게 다음과 같이 조언했다. 〈질병을 대할 때는 두 가지를 명심하라 — 도움을 주거나 적어도 해를 끼치지 말라.〉이후로도 더 이상의 적절한 표현은 등장하지 않았다.

감사의 말

의료 실수는 그다지 가볍게 이야기할 수 있는 주제가 아니다. 아무리 양심적이고 자기 성찰적인 의사나 간호사라도 어쩌면 그들의 경력에서 가장 암울했을 순간에 대해서는 되씹기를 주저한다. 환자와 그 가족으로서도 의료인에 대한 믿음은 물론이고 자신들의 건강과 행복, 삶을 앗아간 사건에 대해 다시 자세히 이야기하는 것이 지극히 고통스러울 수 있다. 그런 측면에서 나는 타라 듀크와 멀리사 클라크슨, 낸시 클라크슨에게 무한한 감사의 마음을 전한다. 이들 세 사람은 많은 시간을 할애하여 내게 그들이 겪은 끔찍한 시련과 그들의 생각과 의견을 기꺼이 공유해 주었다. 나는 비록 제이나 글렌을 만날 기회가 없었지만 정신이 번쩍 들게 하는 그들의 의료 관련 이야기에 더해서 그들의 재담과 기발함, 사랑에 대해 알 수 있었다는 점에서 정말 운이 좋았다. 이 놀라운 두 남자의 삶에 간접적으로나마 함께할 수 있었던 것을 영광으로 생각한다.

많은 연구자가 이 책에 도움을 주었다. 귀한 시간을 내서 자신들이 하는 일을 설명해 준 그들에게 감사한다. 그들은 내가 보낸 수십 통의 이메일과 그들의 자료에 관한 거의 트집에 가까운 수많은 질문에 친절하게 답변해 주었다. 하딥 싱, 마크 그래버, 이티엘 드로어, 로버트 웍터, 피터 프로노보스트, 마틴 마카리, 토머스 갤러거, 미셸 멜로, 에릭 토폴, 짐 바기언에게 많은 감사의 마음을 전한다.

본인들의 열정으로 나를 감염시키고, 깨끗한 해변만큼이나 깨끗한 자전거 도로를 가진 그들 나라에서 나를 따뜻하게 맞이해 준 훌륭한 덴마크인들에게도 감사한다. 루이즈 라빌, 베스 릴야, 샬럿 밤베르크 라스무센, 프리츠 브레달, 마틴 에릭센이 바로 그들이다. 고백하자면 나는 병원에서 일이 너무 힘들다고 느껴질 때마다 가끔 코펜하겐행 편도 항공료를 알아보고는 한다.

본인들의 이야기를 공유해 준 에케네 오주쿠우, 피터 멀러닉스, 엘리후 시멜에게도 감사한다. 그들의 다양한 관점은 이 책을 더욱 알차게 만들어 주었다. 제니 본과 알렉 골드버그는 이 책에 소개된 일부 의료 사례들을 기꺼이 검토해 주었다. 그들에게 고마움을 전한다. 환자 안전과 관련해서 전체 원고를 꼼꼼하게 검토해 준 키란 굽타에게도 감사한다. 이외에도 많은 연구자가 시도 때도 없는 내 질문에 친절하게 대답해 주었고, 나와 함께 자료를 분석하고 공유해 주었으며, 다른 동료들을 소개해 주었다. 연구 단체의 본능적인 개방성과 지적인 환대는 매번 내게 깊은 인상을 주었다.

아울러 덴마크 의료 시스템에 관한 기초 조사를 도와준 안나 팔비, 브리아나 크로켓, 캐서린 나자로에게도 감사한 마음을 전한다.

벨뷰 병원과 뉴욕 대학교 의과 대학의 동료들, 그리고 『벨뷰 문학 평론*Bellevue Literary Review*』의 공동 편집자들에게 그들의 지속적인 지지와 격려에 특별한 감사의 표시를 하고 싶다. 아디나 카렛과 루스 크로는 친절하게도 내게 의대생과 수련의와 함께 그들의 시뮬레이션 프로그램을 관찰할 수 있는 기회를 주었다. 그 밖의 수많은 동료가 나의 절박한 질문들을 재치 있게 받아 주었고, 내가 뇌 용량 부족으로 괴로워할 때는 많은 동료가 돌아가며 기꺼이 진료 업무를 대신해 주었다(그리고 때로는 내게 서사적 심폐 소생술도 실시해 주었다). 나는 이제 벨뷰 병원에서 20년 넘게 근무하고 있으며, 이곳이 정말 보기 드문 놀라운 직장이라고 — 어떠한 의료 실수에 대한 걱정도 없이 — 단언할 수 있다. 벨뷰 병원은 오랜 역사에도 불구하고 지극히 현대적이며 비할 데 없는 정확성과 함께 진화하는 모습을 보여 준다. 직원들과 환자들, 그리고 우리 사이에서 공유하는 거의 300년에 걸친 의료 서비스를 아우르는 넉넉한 관대함이 존재한다. 나는 의대생일 때 처음 벨뷰 병원에 왔고, 이곳에서 전공의로서 첫 경험을 쌓았으며, 아마 별일이 없는 한 이곳에서 들것에 실려 은퇴할 것이다. 이곳에서 근무해 본 사람이라면 누구나 벨뷰 병원에서는 단 하루도 지루할 날이 없다고 이야기할 것이다. 내가 무엇보다 감사하게 여기는 부분이다.

비컨 출판사 직원들에게는 말로 다 표현할 수 없는 고마움을 느낀다 — 다행히도 출판사는 이미 말이 넘쳐나는 곳이다. 헬렌 앳완은 그동안 내가 집필한 모든 책의 편집을 맡아왔고 상냥하지만 까다로운 피드백의 달인이다. 그녀의 끈질긴 에너지는 이 책에 활기를 불어넣었고 고맙게도 마지막 비문이 적절히 수정될 때까지 전혀 수그러들지 않았다. 최고의 홍보와 마케팅 실력을 갖춘 팸 맥콜과 알리사 하산에게도 감사한다. 비컨에서 22년을 근무하고 은퇴한 위대한 톰 할록은 여전히 그립기만 하다. 비컨 제작 팀 모두에게 진심 어린 고마움을 전한다. 헤일리 린치, 수전 루메넬로, 마시 반스, 루이스 로, 산지 카르반다, 크리스티안 콜먼, 스티븐 혼은 이 책을 실질적인 책으로 바꾸어 놓았다.

마지막으로 가족들에게 고맙다는 말을 하고 싶다. 나아바, 노아, 아리엘은 모두 전형적인 10대의 권태기에 돌입해서 마치 부모의 모든 의견과 조언을 쉽게 무시해도 되는 권리라도 얻은 듯하다. 그런데도 사랑은 어찌어찌 가족들 사이를 들락거리고 나는 그 모든 순간을 즐긴다. 이 책은 우리가 사랑하는 줄리엣이 떠난 뒤로 처음 쓴 책이다. 열일곱 살이라는 나이의 개는 사람으로 치면 백 살에 가깝다지만 그런데도 우리에게는 충분한 시간이 아니었다. 발치에서 따뜻하고 검고 복슬복슬한 존재가 웅크리고 있는 것이 느껴지지 않는 상태에서 글을 쓴다는 것은 완전히 다른 작업이었다.

그리고 항상 내 곁을 든든하게 지켜 주는 벤저민에게 감사한다. 의료계와 마찬가지로 인생에서 무언가를 결정하는 일은 매우 복잡하며 온갖 위험과 판단 착오를 동반한다. 하지만 벤저민과 함께하기로 한 나의 결정은 내가 내렸던 가장 명확하고 훌륭한 결정 중 하나다. 그리고 다행히도 실수가 아니었다!

주

1장 점보제트기 추락 사고

1   M. A. Makary and M. Daniel, "Medical Error—the Third Leading Cause of Death in the US," *British Medical Journal* (BMJ) 353 (2016): 2139–44, www.ncbi.nlm.nih.gov/pubmed/27143499.

2   L. T. Kohn et al., *To Err Is Human: Building a Safer Health System* (Washington, DC: National Academies Press, 2000), www.ncbi.nlm.nih.gov/pubmed/25077248.

3   R. H. Moser, "Diseases of Medical Progress," *New England Journal of Medicine 255* (1956): 606–14, www.ncbi.nlm.nih.gov/pubmed/13369682.

4   E. M. Schimmel, "The Hazards of Hospitalization," *Annals of Internal Medicine 60* (1964): 100–110, www.ncbi.nlm.nih.gov/pubmed/12571347.

5   E. M. Schimmel, "The Physician as Pathogen," *Journal of Chronic Diseases 16* (1963): 1–4, www.ncbi.nlm.nih.gov/pubmed/13991732.

6   T. A. Brennan et al., "Incidence of Adverse Events and Negligence in Hospitalized Patients—Results of the Harvard Medical Practice Study I," *New England Journal of Medicine 324* (1991): 370–76, www.ncbi.nlm.nih.gov/pubmed/1987460.

7   L. L. Leape, "Error in Medicine," *Journal of the American Medical Association (JAMA)* 272 (1994): 1851–57, www.ncbi.nlm.nih.gov/

pubmed/7503827.

8   E. J. Thomas et al., "Incidence and Types of Adverse Events and Negligent Care in Utah and Colorado," *Medical Care* 38 (2000): 261–71, www.ncbi.nlm.nih.gov/pubmed/10718351.

9   S. M. Berenholtz et al., "Eliminating Catheter-Related Bloodstream Infections in the Intensive Care Unit," *Critical Care Medicine* 32 (2004): 2014–20, www.ncbi.nlm.nih.gov/pubmed/15483409.

10 P. J. Pronovost et al., "An Intervention to Decrease Catheter-Related Bloodstream Infections in the ICU," *New England Journal of Medicine* 355 (2006): 2725–32, www.ncbi.nlm.nih.gov/pubmed/17192537.

11 A. B. Haynes, "A Surgical Safety Checklist to Reduce Morbidity and Mortality in a Global Population," *New England Journal of Medicine* 360 (2009): 491–99, www.ncbi.nlm.nih.gov/pubmed/19144931.

12 D. R. Urbach et al., "Introduction of Surgical Safety Checklists in Ontario, Canada," *New England Journal of Medicine* 370 (2014): 1029–38, www.ncbi.nlm.nih.gov/pubmed/24620866.

13 C. Dreifus, "Doctor Leads Quest for Safer Ways to Care for Patients," *New York Times*, March 8, 2010, www.nytimes.com/2010/03/09/science/09conv.html.

14 L. L. Leape, "The Checklist Conundrum," editorial, *New England Journal of Medicine* 370 (2014): 1063–64, www.ncbi.nlm.nih.gov/pubmed/24620871.

15 M. Best and D. Neuhauser, "Ignaz Semmelweis and the Birth of Infection Control," *BMJ Quality & Safety* 13 (2004): 233–34, www.ncbi.nlm.nih.gov/pubmed/15175497.

16 C. J. Gill and G. C. Gill, "Nightingale in Scutari: Her Legacy Reexamined," *Clinical Infectious Diseases* 40 (2005): 1799–1805, www.ncbi.nlm.nih.gov/pubmed/15909269.

3장 진단과 누락

1   M. L. Graber, "The Incidence of Diagnostic Error in Medicine," *BMJ Quality & Safety* 22 (2013): ii21–ii27, www.ncbi.nlm.nih.gov/pubmed/23771902.

2   H. Singh et al., "Types and Origins of Diagnostic Errors in Primary

Care Settings," *JAMA Internal Medicine* 173 (2013): 418−25, www.
ncbi.nlm.nih.gov/pubmed/23440149.

3   M. L. Graber et al., "Cognitive Interventions to Reduce Diagnostic
Error: A Narrative Review," *BMJ Quality & Safety* 21 (2012):
535−57, www.ncbi.nlm.nih.gov/pubmed/22543420.

5장 진단적 사고(思考)

1   P. Rajpurkar et al., "Deep Learning for Chest Radiograph Diagnosis:
A Retrospective Comparison of the CheXNeXt Algorithm to
Practicing Radiologists," *PLoS Medicine* 15, no. 11 (November 20,
2018): e1002686, www.ncbi.nlm.nih.gov/pubmed.

2   N. Riches et al., "The Effectiveness of Electronic Differential
Diagnoses (DDX) Generators: A Systematic Review and Meta-
Analysis," *PLoS ONE* (March 8, 2016), www.ncbi.nlm.nih.gov/
pubmed/26954234.

3   J. W. Ely et al., "Checklists to Reduce Diagnostic Errors," *Academic
Medicine* 86 (2011): 307−13, www.ncbi.nlm.nih.gov/pubmed/
21248608.

4   Perioperative Interactive Education, "Diagnostic Checklist," Toronto
General Hospital, Department of Anesthesia, pie.med.utoronto.ca/
DC/DC_content/DC_checklist.html, accessed September 4, 2019.

5   M. L. Graber et al., "Developing Checklists to Prevent Diagnostic
Error in Emergency Room Settings," *Diagnosis* (Berl) 1 (2014):
223−31, www.ncbi.nlm.nih.gov/pubmed/27006889.

6   H. Singh and L. Zwaan, "Reducing Diagnostic Error—A New
Horizon of Opportunities for Hospital Medicine," *Annals of
Internal Medicine* 165 (2016): HO2−HO4, www.ncbi.nlm.nih.gov/
pubmed/27750328.

7   E. P. Balogh, B. T. Miller, and J. R. Ball Jr., eds., *Improving Diagnosis
in Health Care* (Washington, DC: National Academies Press, 2015),
www.ncbi.nlm.nih.gov/books/NBK338600.

7장   공식적으로

1   Robert Wachter, *The Digital Doctor: Hope, Hype, and Harm at the
Dawn of Medicine's Computer Age* (New York: McGraw Hill, 2015).

2   D. R. Murphy et al., "The Burden of Inbox Notifications in Commercial Electronic Health Records," *JAMA Internal Medicine* 176 (2016): 559–60, www.ncbi.nlm.nih.gov/pubmed/26974737.

3   D. C. Radley et al., "Reduction in Medication Errors in Hospitals Due to Adoption of Computerized Provider Order Entry Systems," *Journal of the American Medical Informatics Association* 20 (2013): 470–76, www.ncbi.nlm.nih.gov/pubmed/23425440.

4   B. J. Drew et al., "Insights into the Problem of Alarm Fatigue with Physiologic Monitor Devices: A Comprehensive Study of Intensive Care Patients," *PLoS One* (October 22, 2014), www.ncbi.nlm.nih.gov/pubmed/25338067.

5   Liz Kowalczyk, "Patient Alarms Often Unheard, Unheeded," *Boston Globe*, February 13, 2011, http://archive.boston.com/lifestyle/health/articles/2011/02/13/patient_alarms_often_unheard_unheeded.

6   M. L. Graber et al., "Electronic Health Record–Related Events in Medical Malpractice Claims," *Journal of Patient Safety* 15 (2019): 77–85, www.ncbi.nlm.nih.gov/pubmed/26558652.

7   "Case Counts," Centers for Disease Control and Prevention, www.cdc.gov/vhf/ebola/outbreaks/2014-west-africa/case-counts.html, accessed December 5, 2019.

8   Josh Vorhees, "Everything That Went Wrong in Dallas," *Slate*, October 16, 2014, http://www.slate.com/articles/health_and_science/medical_examiner/2014/10/dallas_ebola_timeline_the_many_medical_missteps_at_texas_health_presbyterian.html; D. K. Upadhyay et al., "Ebola US Patient Zero: Lessons on Misdiagnosis and Effective Use of Electronic Health Records," *Diagnosis* 1 (2014): 283–87, www.ncbi.nlm.nih.gov/pubmed/26705511.

9   NBC News, "Texas Hospital Makes Changes after Ebola Patient Turned Away," October 3, 2014, www.nbcnews.com/storyline/ebola-virus-outbreak/texas-hospital-makes-changes-after-ebola-patient-turned-away-n217296.

10   Robert Wachter, "What Ebola Error in Dallas Shows," *USA Today*, October 12, 2014, www.usatoday.com/story/opinion/2014/10/12/what-ebola-error-in-dallas-shows-column/17159839.

9장 시간에 쫓겨서

1   BBC News, "Leicester Doctor Guilty of Manslaughter of Jack Adcock, 6," November 4, 2015, www.bbc.com/news/uk-england-leicestershire-34722885.

2   *Resident Duty Hours: Enhancing Sleep, Supervision, and Safety* (Washington, DC: National Academies Press, 2009), www.ncbi.nlm.nih.gov/pubmed/25009922.

3   K.Y. Bilimoria et al., "National Cluster-Randomized Trial of Duty-Hour Flexibility in Surgical Training," *New England Journal of Medicine* 374 (2016): 713−27, www.ncbi.nlm.nih.gov/pubmed/26836220.

4   S. Sen et al., "A Prospective Cohort Study Investigating Factors Associated with Depression during Medical Internship," *Archives of General Psychiatry* 67 (2010): 557−65, www.ncbi.nlm.nih.gov/pubmed/20368500; S. C. Fitzgibbons et al., "Long-Term Follow-Up on the Educational Impact of ACGME Duty Hour Limits: A Pre-Post Survey Study," *Annals of Surgery* 256 (2012): 1108−12, www.ncbi.nlm.nih.gov/pubmed/23069864; C. L. Bennett et al., "Association of the 2003 and 2011 ACGME Resident Duty Hour Reforms with Internal Medicine Initial Certification Examination Performance," *Journal of Graduate Medical Education* 9 (2017): 789−90, www.ncbi.nlm.nih.gov/pubmed/29270281.

5   C. P. Landrigan et al., "Effect of Reducing Interns' Work Hours on Serious Medical Errors in Intensive Care Units," *New England Journal of Medicine* 351 (2004): 1838−48, www.ncbi.nlm.nih.gov/pubmed/15509817.

6   J. H. Silber et al., "Patient Safety Outcomes under Flexible and Standard Resident Duty-Hour Rules," *New England Journal of Medicine* 380 (2019): 905−14, www.ncbi.nlm.nih.gov/pubmed/30855740.

7   L. A. Riesenberg et al., "Residents' and Attending Physicians' Handoffs: A Systematic Review of the Literature," *Academic Medicine* 84 (2009): 1775−87, www.ncbi.nlm.nih.gov/pubmed/19940588.

8   A. J. Starmer et al., "Changes in Medical Errors after Implementation

of a Handoff Program," *New England Journal of Medicine* 371 (2014): 1803–12, www.ncbi.nlm.nih.gov/pubmed/25372088.

9   D. M. Olds and S. P. Clarke, "The Effect of Work Hours on Adverse Events and Errors in Health Care," *Journal of Safety Research* 41 (2010): 153–62, www.ncbi.nlm.nih.gov/pubmed/20497801.

10   L. H. Aiken et al., "Hospital Nurse Staffing and Patient Mortality, Nurse Burnout, and Job Dissatisfaction," *JAMA* 288 (2002): 1987–93, www.ncbi.nlm.nih.gov/pubmed/12387650.

11   J. Needleman et al., "Nurse Staffing and Inpatient Hospital Mortality," *New England Journal of Medicine* 364 (2011): 1037–45, www.ncbi.nlm.nih.gov/pubmed/21410372.

12   J. Q. Young et al., "July Effect: Impact of the Academic Year-End Changeover on Patient Outcomes: A Systematic Review," *Annals of Internal Medicine* 155 (2011): 309–15, www.ncbi.nlm.nih.gov/pubmed/21747093.

13   L. A. Pauls et al., "The Weekend Effect in Hospitalized Patients: A Meta-Analysis," *Journal of Hospital Medicine* 9 (2017): 760–66, www.ncbi.nlm.nih.gov/pubmed/28914284.

14   A. S. Walker et al., "Mortality Risks Associated with Emergency Admissions during Weekends and Public Holidays: An Analysis of Electronic Health Records," *Lancet* 390 (2017): 62–72, www.ncbi.nlm.nih.gov/pubmed/28499548.

10장 편견

1   M. F. MacDorman et al., "Trends in Maternal Mortality by Sociodemographic Characteristics and Cause of Death in 27 States and the District of Columbia," *Obstetrics & Gynecology* 129 (2017): 811–18, www.ncbi.nlm.nih.gov/pubmed/28383383.

2   B. D. Smedley, A. Y. Stith, and A. R. Nelson, eds., *Unequal Treatment: Confronting Racial and Ethnic Disparities in Health Care* (Washington, DC: National Academies Press, 2003), www.ncbi.nlm.nih.gov/pubmed/25032386.

3   J. A. Sabin et al., "Physicians' Implicit and Explicit Attitudes about Race by MD Race, Ethnicity, and Gender," *Journal of Health Care for the Poor and Underserved* 20 (2009): 896–913, www.ncbi.nlm.

nih.gov/pubmed/19648715.

4   A. R. Green et al., "Implicit Bias among Physicians and Its
     Prediction of Thrombolysis Decisions for Black and White Patients,"
     Journal of General Internal Medicine 9 (2007): 1231−38, www.ncbi.
     nlm.nih.gov/pubmed/17594129.

5   M. Alsan et. al., "Does Diversity Matter for Health? Experimental
     Evidence from Oakland," National Bureau of Economic Research
     Working Paper 24787, revised August 2019, http://www.nber.org/
     papers/w24787.

6   BBC News, "'Liver Branding' Surgeon Simon Bramhall Fined
     £10,000," January 12, 2018, www.bbc.com/news/uk-england-
     birmingham-42663518.

7   Debra Roter and Judith Hall, *Doctors Talking with Patients/Patients
     Talking with Doctors: Improving Communication in Medical Visits*
     (Westport, CT: Praeger, 2006), 67−68.

11장 법정에서 봅시다

1   T. Halwani and M. Takrouri, "Medical Laws and Ethics of Babylon
     as Read in Hammurabi's Code," *Internet Journal of Law, Healthcare,
     and Ethics* 4, no. 2 (2006), ispub.com/IJLHE/4/2/10352.

2   D. P. Kessler, "Evaluating the Medical Malpractice System and
     Options for Reform," *Journal of Economic Perspectives* 25 (2011):
     93−110, www.ncbi.nlm.nih.gov/pubmed/21595327.

3   Carol Peckham, "Medscape Malpractice Report 2015: Why Most
     Doctors Get Sued," Medscape, December 9, 2015, www.medscape.
     com/features/slideshow/public/malpractice-report-2015.

4   I. M. Pellino et al., "Consequences of Defensive Medicine, Second
     Victims, and Clinical-Judicial Syndrome on Surgeons' Medical
     Practice and on Health Service," *Updates in Surgery* 67 (2015):
     331−37, www.ncbi.nlm.nih.gov/m/pubmed/26650202.

5   D. M. Studdert et al., "Claims, Errors, and Compensation Payments
     in Medical Malpractice Litigation," *New England Journal of Medicine*
     354 (2006): 2024−33, www.ncbi.nlm.nih.gov/pubmed/16687715.

12장 더 나은 방법이 있을까?

1   1. M. M. Mello et al., "Administrative Compensation for Medical Injuries: Lessons from Three Foreign Systems," *Commonwealth Fund Issue Brief* 14 (2011): 1–18, www.ncbi.nlm.nih.gov/pubmed/21770079.

2   Olga Pierce and Marshall Allen, "How Denmark Dumped Medical Malpractice and Improved Patient Safety," *ProPublica*, December 31, 2015, www.propublica.org/article/how-denmark-dumped-medical-malpractice-and-improved-patient-safety.

3   Lisa Belkin, "How Can We Save the Next Victim?," *New York Times*, June 15, 1997, www.nytimes.com/1997/06/15/magazine/how-can-we-save-the-next-victim.html.

4   BusinessWire, "Global Dental Floss Market Driven by the Increasing Adoption of Preventive Oral Healthcare Measures, Reports Technavio," April 26, 2017, www.businesswire.com/news/home/20170426006407/en/Global-Dental-Floss-Market-Driven-Increasing-Adoption; Hoosier Econ, "How Much Do Americans Spend on Tattoos?," May 11, 2015, hoosierecon.com/2015/05/11/how-much-do-americans-spend-on-tattoos.

5   P. A. Offit, "Why Are Pharmaceutical Companies Gradually Abandoning Vaccines?," *Health Affairs* 24 (2005): 622–30, www.ncbi.nlm.nih.gov/pubmed/15886152.

6   M. M. Mello et al., "'Health Courts' and Accountability for Patient Safety," *Milbank Quarterly* 84 (2006): 459–92, www.ncbi.nlm.nih.gov/pubmed/16953807.

7   A. Bolton, "Dems Take a Second Look at GOP Proposals, including Tort Reform," *Hill*, February 27, 2010, thehill.com/homenews/house/84021-democrats-take-a-second-look-at-gop-proposals-including-tort-reform.

8   M. M. Mello and A. Kachalia, Evaluation of Options for *Medical Malpractice Reform*, report to the Medicare Payment Advisory Commission (MedPAC), April 2010, http://www.medpac.gov/docs/default-source/reports/dec16_medicalmalpractice_medpac_contractor.pdf.

13장 답을 찾아서

1 A. C. Mastroianni et al., "The Flaws in State 'Apology' and 'Disclosure' Laws Dilute Their Intended Impact on Malpractice Suits," *Health Affairs* 29 (2010): 1611–19, www.ncbi.nlm.nih.gov/pubmed/20820016.

2 A. Kachalia et al., "Effects of a Communication-and-Resolution Program on Hospitals' Malpractice Claims and Costs," *Health Affairs* 37 (2018): 1836–44, www.ncbi.nlm.nih.gov/pubmed/30395501.

14장 우리 뇌에 맞추어

1 I. E. Dror, "A Novel Approach to Minimize Error in the Medical Domain: Cognitive Neuroscientific Insights into Training," *Medical Teacher* 33 (2011): 34–38, www.ncbi.nlm.nih.gov/pubmed/21067318.

2 B. Zendejas et al., "Patient Outcomes in Simulation-Based Medical Education: A Systematic Review," *Journal of General Internal Medicine* 28 (2013): 1078–89, www.ncbi.nlm.nih.gov/pubmed/23595919.

3 J. B. Rousek and M.S. Hallbeck, "Improving Medication Management through the Redesign of the Hospital Code Cart Medication Drawer," *Human Factors* 53 (2011): 626–36, www.ncbi.nlm.nih.gov/pubmed/22235525.

15장 심판

1 E. S. Berner and M. L. Graber, "Overconfidence as a Cause of Diagnostic Error in Medicine," *American Journal of Medicine* 121 (2008): S2–S23, www.ncbi.nlm.nih.gov/pubmed/18440350.

17장 바로잡다

1 J. Arimura et al., "Neonatal Heparin Overdose–A Multidisciplinary Team Approach to Medication Error Prevention," *Journal of Pediatric Pharmacology and Therapeutics* 13 (2008): 96–98, www.ncbi.nlm.nih.gov/pubmed/23055872.

2 C. P. Thirukumaran et al., "Impact of Medicare's Nonpayment Program on Hospital-Acquired Conditions," *Medical Care* 55

(2017): 447–55, www.ncbi.nlm.nih.gov/pubmed/27922910.

3   S. G. Murray et al., "Using Spatial and Temporal Mapping to Identify Nosocomial Disease Transmission of Clostridium difficile," *JAMA Internal Medicine* 177 (2017): 1863–65, www.ncbi.nlm.nih.gov/pubmed/29059280.

4   D. Classen et al., "An Electronic Health Record-Based Real-Time Analytics Program for Patient Safety Surveillance and Improvement," *Health Affairs* 37 (2018): 1805–12, www.ncbi.nlm.nih.gov/pubmed/30395491.

5   Eric Topol, *Deep Medicine: How Artificial Intelligence Can Make Healthcare Human Again* (New York: Basic Books, 2019).

6   NBC News, "Nurse's Suicide Highlights Twin Tragedies of Medical Errors," June 27, 2011, http://www.nbcnews.com/id/43529641/ns/health-health_care/t/nurses-suicide-highlights-twin-tragedies-medical-errors.

7   C. P. Landrigan et al., "Temporal Trends in Rates of Patient Harm Resulting from Medical Care," *New England Journal of Medicine* 363 (2010): 2124–34, www.ncbi.nlm.nih.gov/pubmed/21105794.

대니엘 오프리Danielle Ofri, MD 오늘날 의료계에서 가장 중요한 목소리를 내는 내과 의사 중 한 명으로, 의사와 환자 사이에 존재하는 유대감과 장벽에 대해, 그리고 무엇보다 의사들이 그들의 권한과 한계를 이해하는 방식에 대해 해박한 지식을 갖고 있다. 뉴욕 대학교 의과 대학을 졸업하고 동 대학교 의과 대학원에서 약리학 박사 학위를 받았다. 현재 뉴욕 대학교 의과 대학 교수로 일하며 뉴욕 벨뷰 병원에서 20년 넘게 환자들을 돌보고 있다. 감정이 의료에 가하는 영향에 관해 연구와 저술을 이어 오며 의사의 감정이 의료에 미치는 영향을 파헤친 『의사의 감정』을 발표했다. 또한 『벨뷰 문학 평론』의 창립자이자 편집장으로 활동하며 『뉴욕 타임스』, 『뉴잉글랜드 의학 저널』, 『랜싯』에 정기적으로 글을 쓰고 있다. 의학 커뮤니케이션에 대한 뛰어난 공헌으로 미국 의학 작가 협회로부터 맥거번상을, 골드 재단으로부터 국가 휴머니즘상을 받았다. 미국 여러 의과 대학과 레지던트 과정에서 그의 책과 글을 교육 과정에 활용하고 있으며 특히 『외래 의학을 위한 벨뷰 가이드』는 최고의 의학 교과서상을 수상했다. 〈의료 실수〉라는 만연한 문제의 원인을 능숙하게 진단한 『의료 사고를 일으키는 의사들』에서는 모든 환자가 이해할 수 있는 체계적 분석을 넘어서 의료 서비스를 정상화하는 방법에 대한 해결책을 제시한다.

옮긴이 고기탁 한국외국어대학교 불어과를 졸업하고, 펍헙 번역 그룹에서 전문 번역가로 일한다. 옮긴 책으로 앤드루 솔로몬의 『부모와 다른 아이들』, 에번 오스노스의 『야망의 시대』, 프랑크 디쾨터의 인민 3부작인 『해방의 비극』, 『마오의 대기근』, 『문화 대혁명』, 토마스 프랭크의 『민주당의 착각과 오만』, 헨리 M. 폴슨 주니어의 『중국과 협상하기』, 윌리엄 H. 맥레이븐의 『침대부터 정리하라』, 캐스 R. 선스타인의 『TMI: 정보가 너무 많아서』, 『동조하기』 등이 있다.

의료 사고를 일으키는 의사들

발행일   2025년 6월 1일 초판 1쇄

지은이   대니엘 오프리
옮긴이   고기탁
발행인   홍예빈
발헹서   주식회사 열린책들

경기도 파주시 문발로 253 파주출판도시
전화 031-955-4000 팩스 031-955-4004
홈페이지 www.openbooks.co.kr 이메일 humanity@openbooks.co.kr

Copyright (C) 주식회사 열린책들, 2025, *Printed in Korea.*
ISBN 978-89-329-2519-6 03510